寄生虫学テキスト 第4版

著
上村　清 ◎ 元 富山医科薬科大学助教授
木村 英作 ◎ 愛知医科大学名誉教授
金子　明 ◎ 大阪市立大学教授
丸山 治彦 ◎ 宮崎大学教授
所　正治 ◎ 金沢大学准教授
大槻　均 ◎ 鳥取大学准教授

文光堂

執筆者一覧

上村　清	富山大学医学部 協力研究員 元 富山医科薬科大学医学部感染予防医学講座 助教授
木村英作	愛知医科大学 名誉教授 長崎大学熱帯医学・グローバルヘルス研究科 客員教授
金子　明	大阪市立大学大学院医学研究科寄生虫学分野 教授
丸山治彦	宮崎大学医学部感染症学講座寄生虫学分野 教授
所　正治	金沢大学医薬保健研究域医学系寄生虫感染症制御学講座 准教授
大槻　均	鳥取大学医学部感染制御学講座医動物学分野 准教授

第4版の序

このたび，11年ぶりに寄生虫学テキストの改訂版を刊行する運びとなった．その間，世界各地から入国してくる外国人が急増し，持ち込まれる寄生虫病への対処に苦慮する事態が生じている．日本人観光客が帰国して寄生虫病を発症する事例も散見される．毒グモなど外来種の侵入，ペットや野生動物由来の人獣共通感染症，マダニなどの衛生動物性疾患も増加している．学問的には分子生物学が進展し，DNA解析によって原虫類などの分類体系が大幅に見直されている．薬剤抵抗性への対応，新薬開発や遺伝子診断などで，診断・治療法や駆除法なども改められてきた．一方，世界は大きく動き，寄生虫問題を克服してきた日本の呼びかけで，開発途上国の「顧みられない熱帯病」にも光があてられ，先進国や製薬企業などの協力で世界的に寄生虫病制圧が促進している．そのため，国際医療協力に貢献できる人材育成が求められている．

このような時にあたり，時代の変化に対応して全面的に本書を改稿することになった．初版から本書発刊に尽力いただいてきた井関基弘博士の後任に金子　明博士，所　正治博士，3版執筆の福本宗嗣博士の後任に丸山治彦博士，大槻　均博士が加わり，各人が得意とする分野を分担執筆した．さらに総論と各論の原稿について全員で幾度も意見を交換しあい，最新の知見を加え，偏りのないわかりやすい記述となるように努めた．寄生虫学の最新の教科書として，この分野を学ぶ医学生はじめ関連分野の方々に本書が愛用されることを願ってやみません．

今回の第4版刊行にあたって，多くの学兄からご教示やご鞭撻を賜り，貴重な資料や図版を提供いただき，厚くお礼申し上げます．また編集・制作の労をとられた文光堂の末冨　聡氏はじめ編集企画部の各位に心から感謝いたします．

2019年12月

執筆者を代表して
上村　清

第3版の序

　本書は2000年8月に初版が刊行され，2002年12月に新知見を加えて第2版を刊行，2005年1月にも部分的改訂を行った．最新の情報を盛り，読みやすくてコンパクトなテキストとして，初版以来，医学生や臨床検査医学生のみならず，感染症対策に携わる医師，検査技師，環境保健関係者などにも広くご利用いただいた．今回さらに新知見を加えて全面改訂を行うことができたのは著者たちの大きな喜びである．

　世界の寄生虫症患者数は21世紀の現在も増加の一途である．熱帯地域では寄生虫症が多くの人々の命を脅かし，健康を害し，その国の経済発展を妨げている．先進国においても輸入感染症，新興・再興感染症として大きな問題になっている．人類の生活，文化，経済活動がますますグローバル化する現在，国際社会が互いに協力して寄生虫症の流行を制圧することなしには世界の発展はない．

　わが国では寄生虫症は稀な疾患になり，医師や検査技師が日常の医療の現場で症例に遭遇する機会は著しく減ったが，根絶されたわけではないし，グローバル化した今日，多種多様な寄生虫症の輸入症例は年々増えている．医師・検査技師には，これらを見落とさず適切に対応できる能力が要求される．また，寄生虫撲滅で過去に輝かしい実績を持つ日本は，その経験を活かして国際貢献することが求められている．本テキストが寄生虫症を学ぶ人々の一助になることを期待したい．

　今回から執筆者1名が交代した．これまでご執筆いただいた平井和光鳥取大学教授（現名誉教授）に代わって後任教授である福本宗嗣が分担を引き継いだ．総論，各論は4著者がそれぞれの得意分野を分担執筆したが，各原稿について全員で意見を交換し，最新の知見と情報を加え，偏りのないわかりやすい記述となるように努めた．今回の改訂の主な点は次のとおりである．

　①総論を全面的に書き改めた．②各論はすべての分野で新知見を加えて更新し，必要な項目は新たに設け，付図の追加や差し替え，MEMOの追加や配置換えを行った．③本書の特徴であるKey WordsとMinimum Requirementsをより正確・簡潔な表現に更新した．④インターネットで寄生虫症に関する優れた画像や最新の情報を得られるよう，国内外の主なホームページアドレスを紹介した．⑤診断・検査法では免疫診断法や遺伝子診断法，衛生動物調査の最新知見を追加した．⑥治療薬とその用法では新しい薬剤を追加し，用法と副作用の記述を更新した．また，熱帯病治療薬研究班が保管する稀用薬剤一覧と，薬剤保管機関・担当者リストも最新のものに更新した．⑦寄生虫学のまとめは，学習成果を簡潔にチェックできるものに全面改訂した．

　貴重な資料や図版をご提供いただいた先生方に厚くお礼申し上げるとともに，第2版までご執筆いただいた平井和光名誉教授，第3版刊行にあたって多々ご尽力いただいた文光堂の嵩　恭子氏，金子弘毅氏はじめ編集企画部の各位に深謝します．

2008年3月

上　村　　　清
井　関　基　弘
木　村　英　作
福　本　宗　嗣

第2版の序

　本書は2000年8月に初版が刊行され，最新の情報を盛り，読みやすくてコンパクトなテキストとして多数の読者を得た．今回，より正確な記載と，より新しい情報を加えることを目的に改訂を行った．医学生，臨床検査科学生のみならず，国内や途上国で感染症対策に携わる医師，検査技師，医療関係者などに実践的に役立つ寄生虫症の最新の知識と情報を含めて簡潔にまとめた．

　世界の寄生虫症患者数は21世紀の現在も増加の一途である．途上国では寄生虫症が多くの人々の命を脅かし，健康を害し，その国の経済発展を妨げている．先進国においても輸入感染症，新興・再興感染症として寄生虫症は大きな問題になっている．人類の生活がグローバル化した現在，国際社会が互いに協力して寄生虫撲滅対策を講ずることなしには世界の発展はない．1998年の先進国主要8ヵ国会議で当時の橋本龍太郎首相が提言した「21世紀に向けての国際寄生虫戦略」（橋本イニシアティブ）は，現在，WHO，UNICEF，世界銀行，非政府機関（NGO）などが協力して，マラリア，住血吸虫症，フィラリア症，腸管寄生虫症を中心にさまざまな角度から進められている．わが国もタイとケニアにセンターを開設して各種プロジェクトを推進している．

　このような国際環境の中で，寄生虫学の教育・研究は益々重要になっているが，近年，国内では医学教育や臨床検査技師教育においてこれが大いに軽視され，寄生虫学講座や研究者数は年々減少し，いまや危機的状況にある．国際感染症に対応できる医師，検査技師，研究者の養成は焦眉の課題であり，寄生虫学教育の充実と研究態勢の立て直しが切望される．本テキストが寄生虫症を学ぶ人々の一助になることを期待したい．

　今回の改訂の主な点は次のとおりである．

　1）Key WordsとMinimum Requirementsをよりわかりやすく改めた．2）蠕虫類の分類体系を改め，従来は袋形動物門に包含されていた線虫類と鉤頭虫類をそれぞれ独立の門とした．近年の欧米の教科書や医学辞典に広く採用されている体系である．3）日本医学会の医学用語辞典が大幅に改訂されたのに合わせて用語を見直し，より的確なものに改めた．4）治療薬や検査法に最新のものを加え，希少治療薬保管提供機関などのリストも更新した．5）付図のうち25点を改め，その説明をより理解しやすいものにした．

　貴重な写真，図版や資料を提供いただいた先生方に厚くお礼申し上げるとともに，第2版刊行にあたってご尽力をいただいた文光堂の嵩恭子氏はじめ編集部の各位に深謝する．

　2002年12月

上村　　清
井関　基弘
平井　和光
木村　英作

初版の序

　21世紀は新興・再興感染症の時代といわれる．感染症というと一般には細菌やウイルス感染を想起するが，寄生虫症は感染症の中で重要な位置を占めている．「寄生虫学」は，「医動物学」ともいわれ，人体に直接または間接に病害を与える動物と疾病との関連において勉学する科目であって，内部寄生をする原虫，吸虫，条虫，線虫などにとどまらず，吸血したり病原体や毒物を注入する衛生動物までを研究対象にしている．ウイルス，細菌などを扱う「微生物学」に比べると複雑多岐な分野ではあるが，これからの21世紀には研究，技術が次々と発表，開発されて，格段に進歩していくことが期待されている．

　わが国は古くから寄生虫症の多い所として知られていたが，農村が近代化されて生活環境が整備されると共に，衛生教育や集団検診の普及，治療法の開発などによって，主として土壌に由来する回虫，鉤虫などが激減した．人体寄生の寄生虫は120種にも及ぶが，代表的な寄生虫の減少によって，一般市民だけでなく，医師，検査技師などの医療従事者の寄生虫症に対する関心までが薄れ，20世紀後半には医学教育の場においても軽視される事態をまねいた．

　ところが，これらのことは日本特有の現象であって，地球規模でみれば今なお世界には寄生虫症が蔓延しており，それらを制圧してきた日本の技術援助に発展途上国の期待は大きい．国内においても，経済発展に伴って熱帯発展途上国との交流が盛んとなり，在留外国人や海外渡航者が一段と増え，生鮮食品の輸入も増加一路で，全世界の病気が短時間に持ち込まれる時代となった．高齢者が多くなるにつれ，免疫不全による日和見感染の寄生虫症も臨床的に重視されるようになってきた．分子生物学などの進歩によって，寄生虫が生体の生理機能解明などに好適な研究材料として用いられるようにもなっている．これからの医師，検査技師には多様化・増加する寄生虫症に的確に対応するための寄生虫学の知識が欠かせない．21世紀の医学・医療を担うことになる医学生と臨床検査科学生にふさわしい適切な教科書として，本書では最新の知見を含めるとともに，必要最小限の事項をできるだけわかりやすくまとめるのに意を用いた．

　本書の前身ともいうべき「寄生虫学新書」は，1966年以来8版を重ね，全国の医学生などに愛用されてきたが，編著者の故吉村裕之先生から，これからの21世紀に向けたものとして全面的に書き改めるようにと私たちに託された．総論と衛生動物類を上村が，原虫類と診断・検査法（一部）を井関が，吸虫類，条虫類と治療薬を平井が，線虫類と診断・検査法を木村が分担執筆したが，全編を通じて相互に補充しあった．故吉村裕之，故近藤力王至両先生をはじめ，本書に貴重な写真，図，標本などを提供いただいた先生方に厚くお礼申し上げます．また，本書出版に理解と惜しみない協力をいただいた文光堂の嵩恭子氏ほか企画部の皆さまに敬意を表します．

2000年6月

上村　　清
井関　基弘
平井　和光
木村　英作

目 次

【総論】
1. 寄生虫と寄生虫学の概念・・・・・・・2
   1. 寄生と寄生虫・・・・・・・・・2
   2. 寄生虫学とその守備範囲・・・・・2
2. 寄生虫病の過去と現在・・・・・・・2
   1. 日本における寄生虫病への取組み・・3
   2. 世界における寄生虫病への取組み・・4
   3. 寄生虫学の重要性・・・・・・・8
3. 寄生虫の分類・・・・・・・・・・・8
   1. 分類および同定・・・・・・・・8
   2. 寄生虫学で扱う代表的な動物・・・10
4. 発育と生活史・・・・・・・・・・・13
   1. 生殖方法・・・・・・・・・・・13
   2. 発育過程と伝播様式・・・・・・14
   3. 生活史と宿主の役割・・・・・・14
   4. 寄生部位の特異性・・・・・・・15
5. 寄生虫感染と病態・・・・・・・・・16
   1. 寄生虫の感染経路・・・・・・・16
   2. 寄生虫の病害作用・・・・・・・17
   3. 宿主の防御反応・・・・・・・・17
6. 臨床症状と治療・・・・・・・・・・19
   1. 寄生虫病の症状と診断・・・・・19
   2. 治療と治療薬・・・・・・・・・20
7. 寄生虫病の感染・伝搬要因と予防対策・21
   1. 自然環境の影響・・・・・・・・21
   2. 人間活動の影響・・・・・・・・21
   3. 個人的予防・・・・・・・・・・22
   4. 地域社会での予防と法規・・・・22

【各論】
I 原虫類・・・・・・・・・・・・・27
1 原虫類概論・・・・・・・・・・・28
2 消化管寄生
   1. 赤痢アメーバ・・・・・・・・・35
   2. ジアルジア（ランブル鞭毛虫）・・41
   3. クリプトスポリジウム・・・・・43
   4. 戦争シストイソスポーラとサイクロスポーラ・・・・・・・・・・・45
   5. 肉胞子虫と大腸バランチジウム・・・47
   6. ブラストシスチスと微胞子虫・・・49
3 泌尿生殖器寄生
   腟トリコモナス・・・・・・・・・51
4 血液・組織寄生
   1. マラリア原虫とバベシア・・・・54
   2. トリパノソーマ・・・・・・・・62
   3. リーシュマニア・・・・・・・・66
   4. トキソプラズマ・・・・・・・・68
   5. 病原性自由生活性アメーバ類・・・71

II 吸虫類・・・・・・・・・・・・・75
1 吸虫類概論・・・・・・・・・・・76
2 消化管寄生（成虫）
   1. 異形吸虫類・・・・・・・・・・79
   2. 肥大吸虫と浅田棘口吸虫・・・・81
3 肝・胆管寄生（成虫）
   1. 肝吸虫類・・・・・・・・・・・83
   2. 肝蛭と巨大肝蛭・・・・・・・・85
4 組織寄生（成虫）
   1. 肺吸虫類・・・・・・・・・・・87
   2. 住血吸虫類・・・・・・・・・・91

III 条虫類・・・・・・・・・・・・・97
1 条虫類概論・・・・・・・・・・・98
2 消化管寄生（成虫）
   1. 日本海裂頭条虫と海洋性裂頭条虫類・100
   2. 大複殖門条虫・・・・・・・・・105
   3. 無鉤条虫と有鉤条虫・・・・・・107
   4. 小形条虫と縮小条虫・・・・・・112
   5. 瓜実条虫と有線条虫・・・・・・114
3 組織寄生（幼虫）
   1. マンソン裂頭条虫と芽殖孤虫・・・115
   2. エキノコックス（単包条虫と多包条虫）・・・・・・・・・・・・・118

IV 線虫類・・・・・・・・・・・・・123
1 線虫類概論・・・・・・・・・・・124

2 成虫が消化管寄生

1. 回　虫・・・・・・・・・130
2. 鞭　虫・・・・・・・・・134
3. 蟯　虫・・・・・・・・・136
4. ズビニ鉤虫とアメリカ鉤虫・・・138
5. 糞線虫・・・・・・・・・142
6. 東洋毛様線虫・・・・・・・146
7. 旋毛虫・・・・・・・・・148
8. フィリピン毛細線虫・・・・・・151

3 成虫が組織寄生

1. バンクロフト糸状虫とマレー糸状虫・152
2. 回旋糸状虫（オンコセルカ）・・・157
3. ロア糸状虫とマンソネラ属糸状虫・159
4. 東洋眼虫・・・・・・・・160
5. 肝毛細線虫・・・・・・・161
6. メジナ虫・・・・・・・・162

4 幼虫が組織寄生

1. イヌ回虫・・・・・・・・163
2. ブタ回虫とアライグマ回虫・・・167
3. イヌ糸状虫とその他の動物寄生糸状虫
・・・・・・・・・・168
4. アニサキス類・・・・・・・171
5. 有棘顎口虫とその他の顎口虫類・・175
6. 広東住血線虫・・・・・・・179
7. 旋尾線虫・・・・・・・・181
8. ブラジル鉤虫とイヌ鉤虫・・・・182

Ⅴ 鉤頭虫類・・・・・・・183
鉤頭虫類・・・・・・・・183

Ⅵ 衛生動物類・・・・・・185
1 衛生動物類概論・・・・・186
2 吸血昆虫類・・・・・・188
3 ダニ類・・・・・・・197
4 有毒動物類・・・・・・202
5 不快動物類・・・・・・209
6 ネズミ類および人獣共通感染症・・・214
7 衛生動物類の防除・・・・219

Ⅶ 診断・検査法・・・・・223
1 寄生虫病の診断・・・・・224
2 原虫検査法・・・・・・228
3 蠕虫検査法・・・・・・237
4 抗体検査法・・・・・・249
5 遺伝子診断法・・・・・256
6 衛生動物検査法・・・・・262

Ⅷ 寄生虫病の治療・・・・265
1 主な原虫症の治療法・・・266
2 主な蠕虫症の治療法・・・269
3 主な衛生動物疾患の治療法・・・271

寄生虫学のまとめ・・・・・・273
索　引・・・・・・・・・・279

■MEMO
- 障害調整生存年数 Disability Adjusted Life Years（DALYs）・・・・・5
- 顧みられない熱帯病（NTDs）・・・・7
- インターネットで見る寄生虫・・・40
- マラリア制圧の歴史とノーベル賞・・・61
- エキノコックス流行地の拡大・・104
- 世界規模のリンパ系フィラリア症（LF）制圧計画
・・・・・・・・・156
- 衛生仮説と寄生虫・・・・・182
- 人体内ダニ症・・・・・・・201
- ダニ恐怖症（皮膚寄生虫妄想）・・・201
- 吸血性ヒル類・・・・・・・208
- ハエ幼虫症（ハエウジ症）・・・211
- ウジ療法（マゴットセラピー）・・213
- イノシシがもたらす病害・・・218
- 虫刺症（虫刺され）の治療・・・270

寄生虫症・虫卵カラー図譜

原虫類（1）

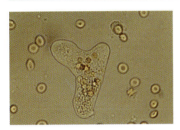
1) 赤痢アメーバの栄養型（生鮮）

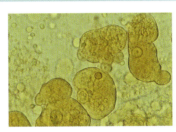
2) 赤痢アメーバの栄養型（ヨード染色）

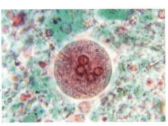
3) 赤痢アメーバの成熟シスト（コーン染色）

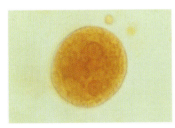
4) 赤痢アメーバの成熟シスト（ヨード染色）

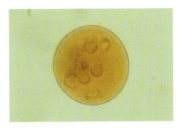
5) 大腸アメーバの成熟シスト（ヨード染色）

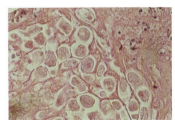
6) 腸アメーバ症（HE染色）

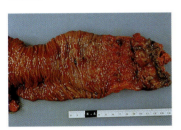
7) 腸アメーバ症（直腸癌と誤り切除）

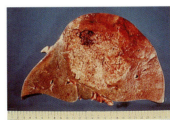
8) アメーバ性肝膿瘍

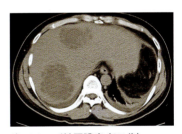
9) アメーバ性肝膿瘍（CT像）

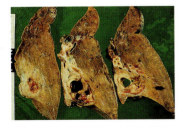
10) アメーバ性肺膿瘍（左肺下葉に膿瘍）

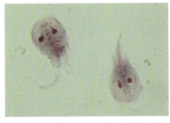
11) ジアルジア（ランブル鞭毛虫）の栄養型（ギムザ染色）

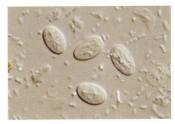
12) ジアルジア（ランブル鞭毛虫）のシスト（微分干渉顕微鏡像）

原虫類（2）

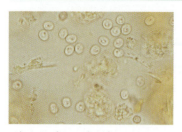

13）クリプトスポリジウムのオーシスト（ショ糖遠心浮遊法）

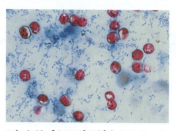

14）クリプトスポリジウムのオーシスト（抗酸染色法）

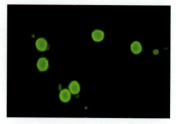

15）クリプトスポリジウムのオーシスト（直接蛍光抗体法）

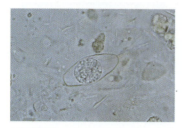

16）戦争シストイソスポーラの未成熟オーシスト（生鮮）

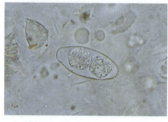

17）戦争シストイソスポーラの未成熟オーシスト（生鮮）

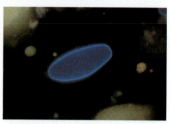

18）戦争シストイソスポーラのオーシスト（自家蛍光像，U-励起光）

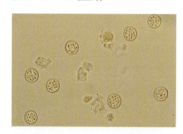

19）サイクロスポーラの未成熟オーシスト（生鮮）

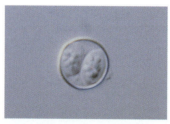

20）サイクロスポーラの成熟オーシスト（微分干渉顕微鏡像）

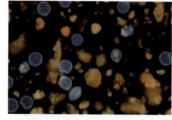

21）サイクロスポーラのオーシスト（自家蛍光像，U-励起光）

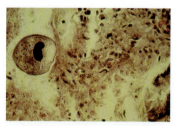

22）大腸バランチジウム栄養型の寄生（腸，HE染色）

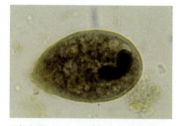

23）大腸バランチジウムの栄養型（鉄ヘマトキシリン染色）

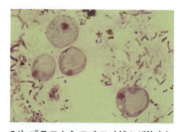

24）ブラストシスチス（ギムザ染色）

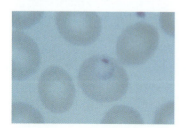

25）三日熱マラリア原虫の輪状体（ギムザ染色）

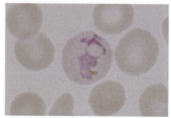

26）三日熱マラリア原虫のアメーバ体（ギムザ染色）

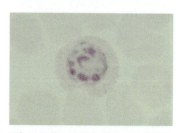

27）三日熱マラリア原虫の未成熟分裂体（ギムザ染色）

原虫類（3）

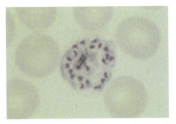
28) 三日熱マラリア原虫の成熟分裂体（ギムザ染色）

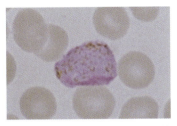
29) 三日熱マラリア原虫の生殖母体（ギムザ染色）

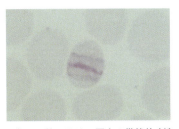
30) 四日熱マラリア原虫の帯状体（ギムザ染色）

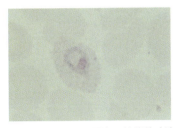
31) 卵形マラリア原虫の輪状体（ギムザ染色）

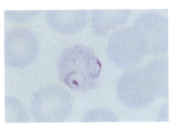
32) 熱帯熱マラリア原虫の輪状体（ギムザ染色）

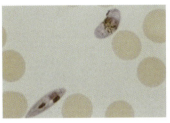
33) 熱帯熱マラリア原虫の生殖母体（ギムザ染色）

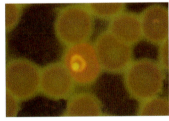
34) 三日熱マラリア原虫の輪状体（AO染色）

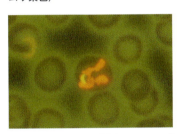
35) 三日熱マラリア原虫のアメーバ体（AO染色）

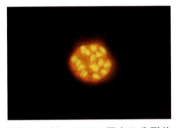
36) 三日熱マラリア原虫の分裂体（AO染色）

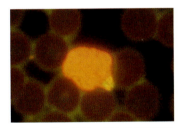
37) 三日熱マラリア原虫の生殖母体（AO染色）

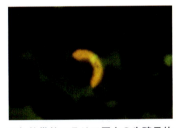
38) 熱帯熱マラリア原虫の生殖母体（AO染色）

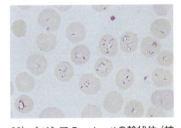
39) バベシア B. microti の輪状体（神戸の症例，ギムザ染色）

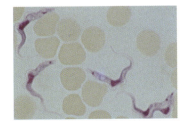
40) ガンビアトリパノソーマの錐鞭毛型（ギムザ染色）

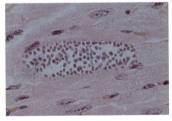
41) クルーズトリパノソーマの無鞭毛型の集塊（HE染色）

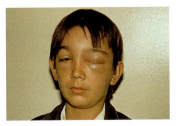
42) シャーガス病の眼瞼浮腫（ロマーニャ微候）

原虫類 (4)

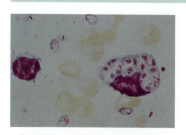
43) リーシュマニアの無鞭毛型（ギムザ染色）

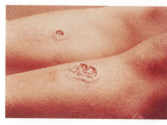
44) 皮膚リーシュマニア症（辺縁が隆起した潰瘍）

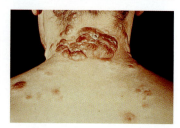
45) 皮膚リーシュマニア症（頸部結節様肉芽腫）

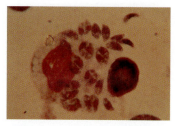
46) トキソプラズマの急増虫体（ギムザ染色）

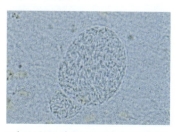
47) トキソプラズマのシスト（脳の圧平標本，生鮮）

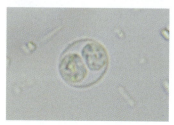
48) トキソプラズマの成熟オーシスト（生鮮）

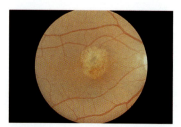
49) 眼トキソプラズマ症（網脈絡膜炎）

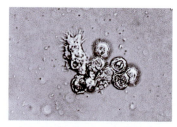
50) アカントアメーバの栄養型とシスト（微分干渉像）

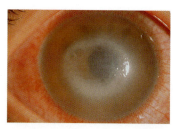
51) アカントアメーバによる輪状角膜炎

52) フォーラーネグレリアのシスト（微分干渉像）

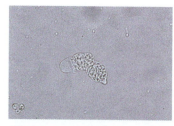
53) フォーラーネグレリアの栄養型：アメーバ型（微分干渉像）

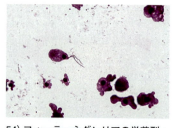
54) フォーラーネグレリアの栄養型：アメーバ型と鞭毛型（ギムザ染色）

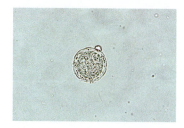
55) バラムチアのシスト（微分干渉像）

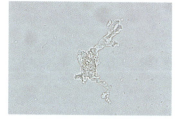
56) バラムチアの栄養型（微分干渉像）

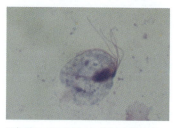
57) 腟トリコモナス（ギムザ染色）

吸虫類 (1)

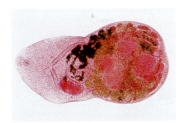
58) 横川吸虫の成虫 (圧平標本)

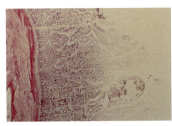
59) 横川吸虫の腸壁吸着像 (HE染色)

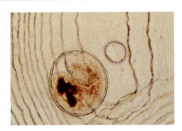
60) 横川吸虫のメタセルカリア (アユ鱗下)

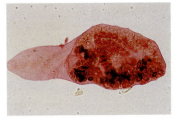
61) 有害異形吸虫の成虫 (圧平標本)

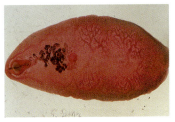
62) 肥大吸虫の成虫 (圧平標本)

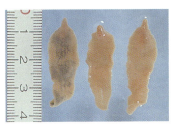
63) 巨大肝蛭の成虫 (生鮮)

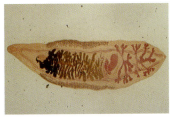
64) 肝吸虫の成虫 (圧平標本)

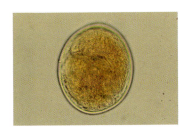
65) 肝吸虫のメタセルカリア

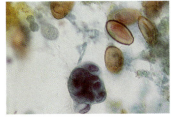
66) 肝吸虫の虫卵 (ヒト胆汁内)

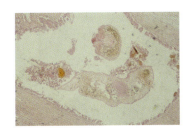
67) 肝吸虫症 (胆管癌を併発)

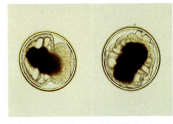
68) ウエステルマン肺吸虫のメタセルカリア

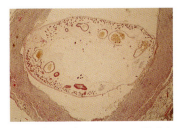
69) 虫嚢内のウエステルマン肺吸虫 (肺臓)

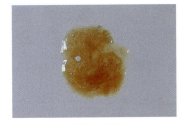
70) 肺吸虫症患者の血痰

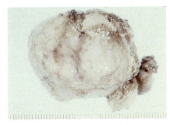
71) 脳肺吸虫症 (摘出腫瘤)

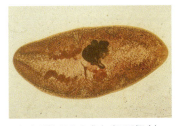
72) 宮崎肺吸虫の成虫 (圧平標本)

吸虫類（2）

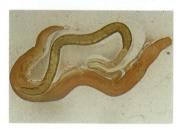
73）日本住血吸虫の雌雄成虫

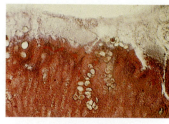
74）日本住血吸虫の腸壁産卵による病変

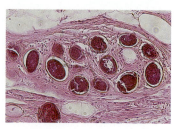
75）日本住血吸虫の虫卵結節（胃）

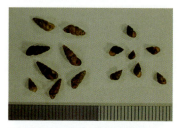
76）日本住血吸虫の中間宿主貝（左：日本産，右：インドネシア産）

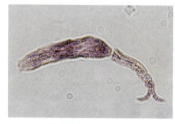
77）日本住血吸虫のセルカリア（ギムザ染色）

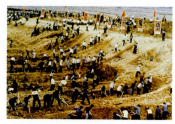
78）日本住血吸虫症の中間宿主対策（中国）

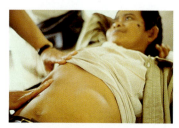
79）日本住血吸虫症患者（インドネシア）

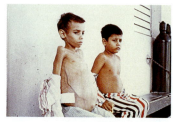
80）マンソン住血吸虫症の患児

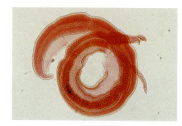
81）マンソン住血吸虫の雌雄成虫

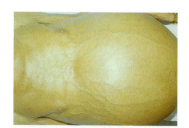
82）マンソン住血吸虫症患者（腹壁静脈怒張）

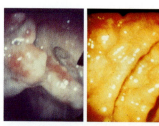
83）マンソン住血吸虫症患者の肝表面（内視鏡像）

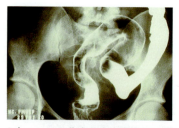
84）マンソン住血吸虫症患者のX線像

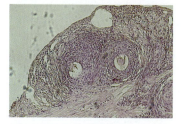
85）マンソン住血吸虫の虫卵結節（腸）

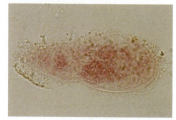
86）マンソン住血吸虫のミラシジウム

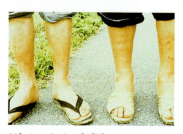
87）セルカリア皮膚炎

条虫類 (1)

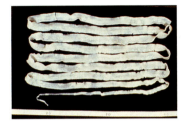
88) 日本海裂頭条虫の成虫

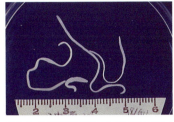
89) 日本海裂頭条虫のプレロセルコイド

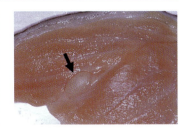
90) 日本海裂頭条虫のプレロセルコイドが寄生するマスの肉片

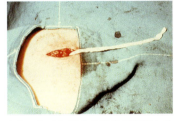
91) マンソン孤虫症患者の腫瘤から出るプレロセルコイド虫体

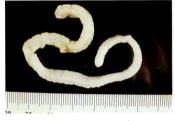
92) マンソン裂頭条虫のプレロセルコイド

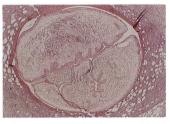
93) マンソン孤虫症（皮下，HE染色）

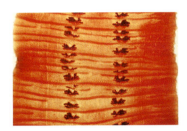
94) 大複殖門条虫の成熟片節

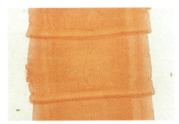
95) 無鉤条虫の成熟片節

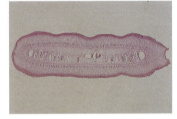
96) 無鉤条虫の受胎片節（横断面）

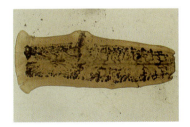
97) 無鉤条虫の受胎片節

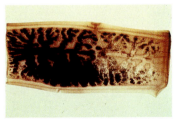
98) 有鉤条虫の受胎片節

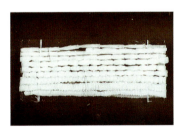
99) 有鉤条虫の成虫

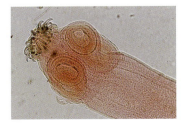
100) 有鉤条虫の頭部

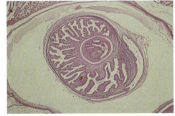
101) 有鉤条虫の嚢尾虫（断面，HE染色）

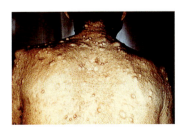
102) 有鉤嚢虫症（小腫瘤）

条虫類 (2)

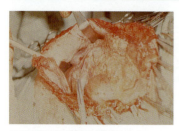
103) 肝単包虫症の手術

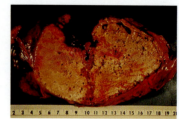
104) 肝多包虫症（肝臓）

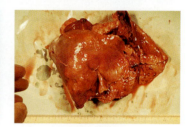
105) 腎多包虫症（腎臓）

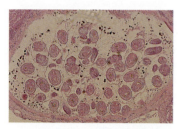
106) 多包虫の小嚢胞と原頭節の集塊

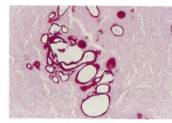
107) 肝多包虫症（肝臓）

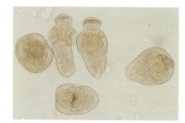
108) 多包条虫の原頭節

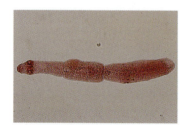
109) 多包条虫の成虫

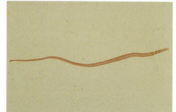
110) 小形条虫の成虫

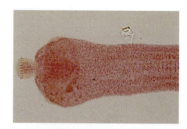
111) 小形条虫の頭部

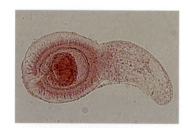
112) 縮小条虫の擬嚢尾虫

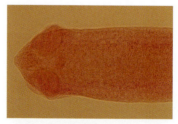
113) 縮小条虫の頭部

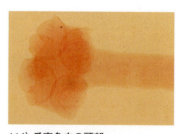
114) 瓜実条虫の頭部

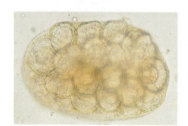
115) 瓜実条虫の卵嚢

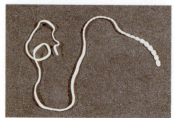
116) 有線条虫の成虫

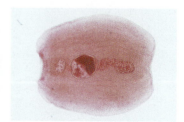
117) 有線条虫の成熟片節

線虫類 (1)

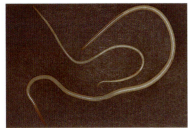
118) 回虫の雌雄成虫

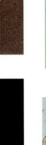
胆石

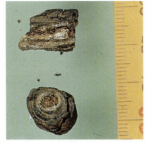

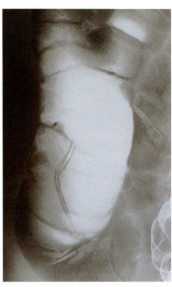

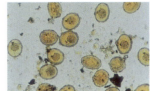
胆石中の虫卵

119) 十二指腸内の回虫（内視鏡像）　120) 回虫性胆石と胆石内の虫卵　121) 上行結腸内の回虫（X線造影像）

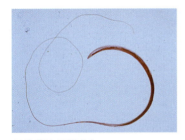
122) 鞭虫の雌成虫

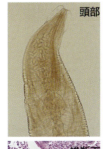
頭部

125) 播種性糞線虫症による皮膚病変

123) 蟯虫の成虫

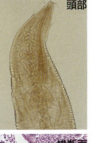
横断面
124) 蟯虫の雌成虫

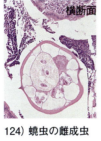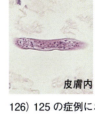
皮膚内　　　　　喀痰内
126) 125の症例における糞線虫幼虫

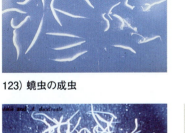
127) 東洋毛様線虫成虫（大きい2匹はズビニ鉤虫）

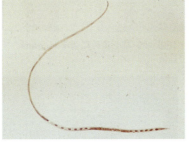
128) 東洋毛様線虫の雌成虫

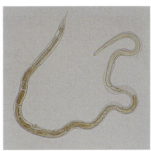
129) 糞線虫の寄生世代成虫

線虫類（2）

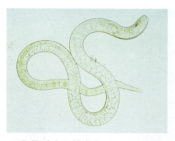
130）旋毛虫の雌成虫

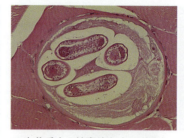
131）旋毛虫の被囊幼虫（HE染色）

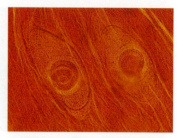
132）旋毛虫の被囊幼虫（筋肉圧平標本）

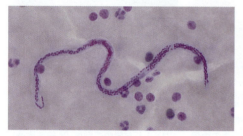
133）バンクロフト糸状虫のミクロフィラリア

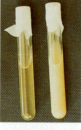
134）乳び尿（右）

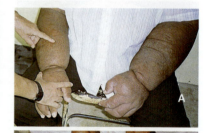
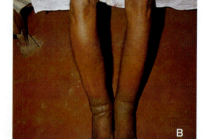
137）リンパ系フィラリアによる象皮病（A：バンクロフト糸状虫，B：マレー糸状虫）

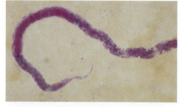
135）*Brugia* 属ミクロフィラリアの尾核

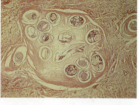
136）バンクロフト糸状虫の成虫（HE染色）

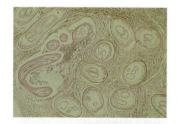
138）オンコセルカ腫瘤（HE染色）

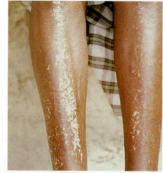
139）オンコセルカによる leopard skin

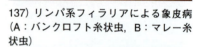
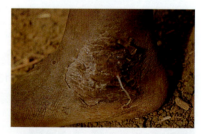
140）皮膚よりあらわれたメジナ虫の雌成虫

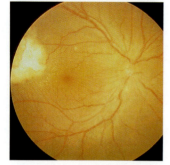
141）眼トキソカラ症（眼底写真）

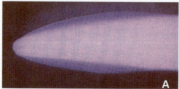
142）トキソカラ成虫の頭部（A：イヌ回虫，B：ネコ回虫）

線虫類（3）

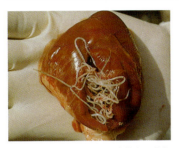
143）イヌ右心に寄生のイヌ糸状虫の成虫

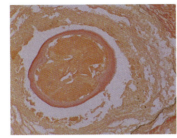
144）肺イヌ糸状虫症（145と同症例）

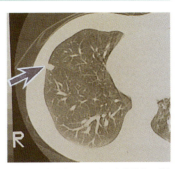
145）イヌ糸状虫による肺の肉芽腫（CT像）

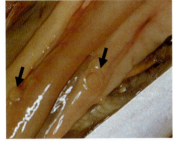
146）サバの内臓に寄生するアニサキス幼虫

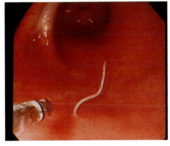
147）アニサキス幼虫（胃内視鏡像）

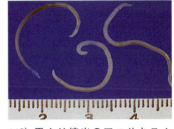
148）胃より摘出のアニサキス *A. simplex* 幼虫

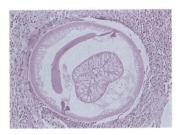
149）アニサキス幼虫の横断面

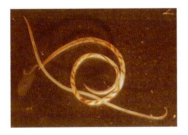
150）広東住血線虫の成虫

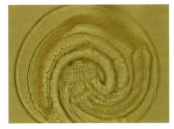
151）剛棘顎口虫の第3期幼虫

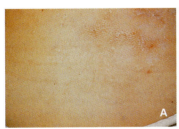
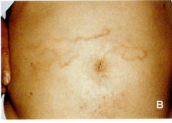
152）顎口虫幼虫による皮膚爬行症（A：有棘顎口虫，B：日本顎口虫）

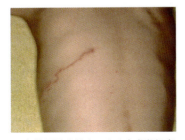
153）旋尾線虫幼虫による皮膚爬行症

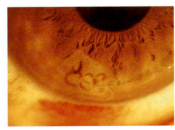
154）眼に侵入した旋尾線虫幼虫

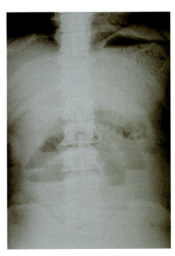
155）旋尾線虫幼虫による腸閉塞

衛生動物類 (1)

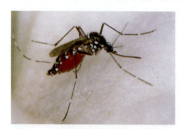
156) ヒトスジシマカの雌成虫

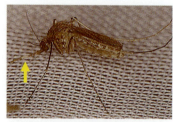
157) コガタイエカ（雌成虫）

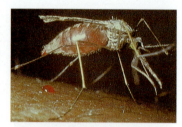
158) シナハマダラカの雌成虫

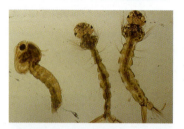
159) アカイエカの蛹と幼虫

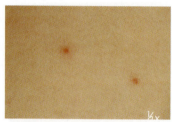
160) アカイエカ吸血による紅斑

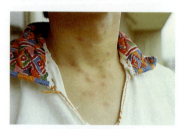
161) ブユ吸血による紅斑

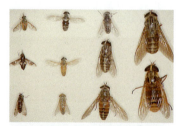
162) 日本産のアブ各種（雌成虫）

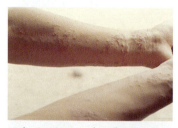
163) イヨシロオビアブ吸血による皮疹（二次感染）

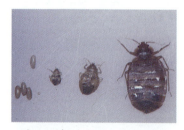
164) トコジラミの卵・幼虫・雌成虫

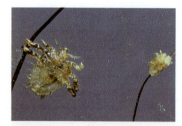
165) ケジラミの雌成虫と幼虫

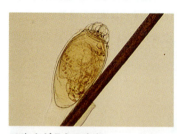
166) ケジラミの虫卵

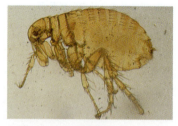
167) ヒトノミの雌成虫

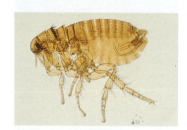
168) ネコノミの雄成虫

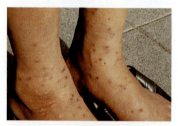
169) ネコノミ吸血による皮疹

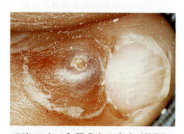
170) スナノミ雌成虫の寄生（足指）

衛生動物類 (2)

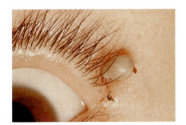
171) ヤマトマダニの上眼瞼寄生

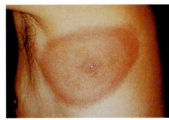
172) マダニ刺咬によるライム病の遊走性紅斑

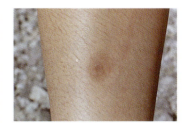
173) コウモリマルヒメダニの刺咬跡（半年後）

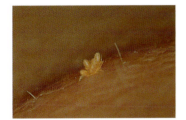
174) タテツツガムシのヒト吸着

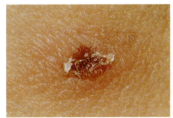
175) ツツガムシの刺し口

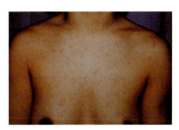
176) つつが虫病の発疹

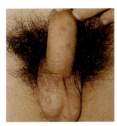
177) 疥癬（陰部）

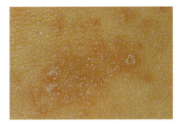
178) 疥癬の皮疹

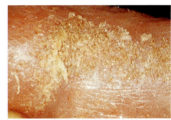
179) 角化型疥癬

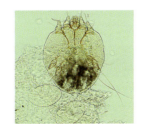
180) ヒゼンダニ（雌成虫と卵）

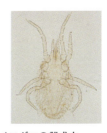
181) イエダニの雌成虫

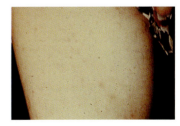
182) イエダニ刺症よる皮疹

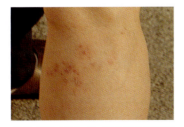
183) スズメサシダニ吸血による紅斑

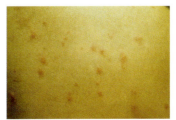
184) シラミダニ刺咬による紅斑

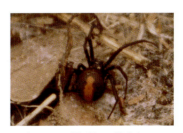
185) セアカゴケグモの雌成虫

衛生動物類（3）

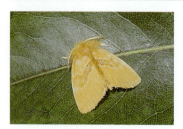
186）ドクガの雄成虫

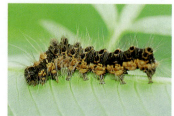
187）ドクガの終齢幼虫

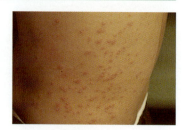
188）ドクガ皮膚炎

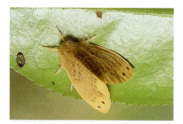
189）チャドクガの雌成虫

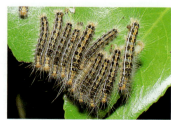
190）チャドクガの終齢幼虫

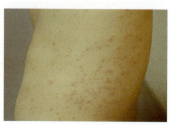
191）チャドクガ幼虫による皮膚炎

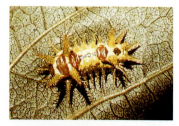
192）イラガの終齢幼虫

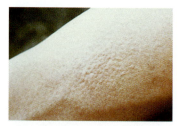
193）イラガ刺症

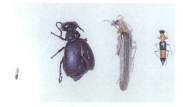
194）左よりクロアリガタバチ，ツチハンミョウ，アオカミキリモドキ，アオバアリガタハネカクシの成虫

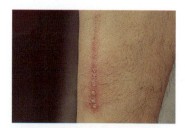
195）アオバアリガタハネカクシによる線状皮膚炎

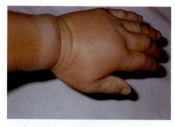
196）スズメバチ刺症

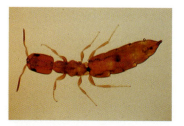
197）シバンムシアリガタバチの雌成虫

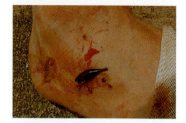
198）ヤマビル刺症

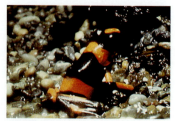
199）ヤドクガエル

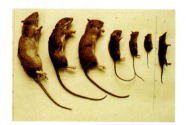
200）家ネズミ類

衛生動物類（4）

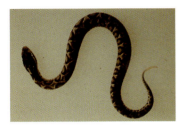
201）マムシ（成体）

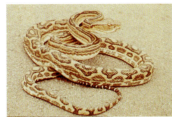
202）ハブ（成体）

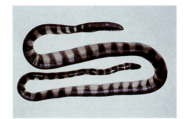
203）マダラウミヘビ

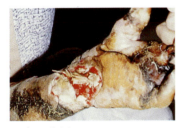
204）ハブ咬症

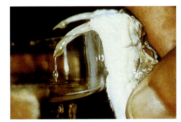
205）ハブ毒液採取

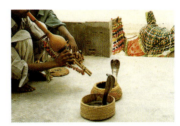
206）コブラとヘビ使い

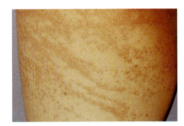
207）カツオノエボシ刺症

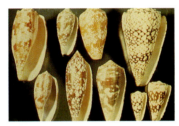
208）イモガイ類（アンボイナなど）

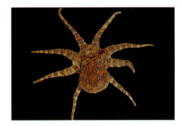
209）ヒョウモンダコ

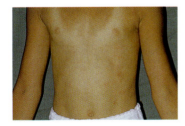
210）カニ幼生による海水浴皮膚炎

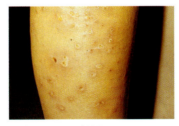
211）オニヒトデ刺症

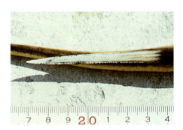
212）アカエイの毒棘

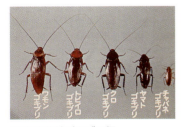
213）家住性ゴキブリ類

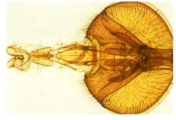
214）イエバエの口器と頭部

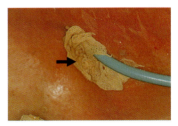
215）センチニクバエのハエ幼虫症

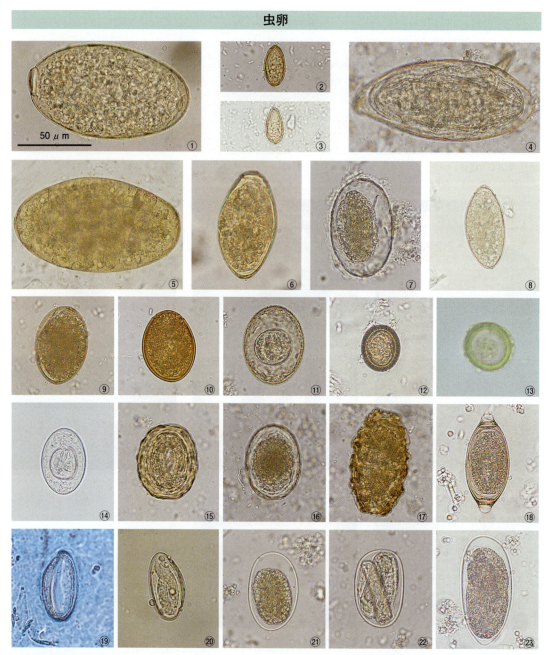

216) 寄生虫卵
① 肥大吸虫卵, ② 横川吸虫卵, ③ 肝吸虫卵, ④ マンソン住血吸虫卵, ⑤ 巨大肝蛭卵, ⑥ ウエステルマン肺吸虫卵, ⑦ 日本住血吸虫卵, ⑧ マンソン裂頭条虫卵, ⑨ 日本海裂頭条虫卵, ⑩ 大複殖門条虫卵, ⑪ 縮小条虫卵, ⑫ 無鉤条虫卵, ⑬ 多包条虫卵, ⑭ 小形条虫卵, ⑮ 回虫受精卵, ⑯ 回虫受精卵（蛋白膜剝離）, ⑰ 回虫不受精卵, ⑱ 鞭虫卵, ⑲⑳ 蟯虫卵, ㉑ 鉤虫卵, ㉒ 鉤虫幼虫包蔵卵, ㉓ 東洋毛様線虫卵

カラー図譜提供者

（ABC 順，敬称略，番号は図版番号）

阿部久夫（元 厚生省検疫所） 200
愛知医大・旧第2内科 119, 121, 147
愛知医大・旧第4内科 155
愛知医大・眼科 141
安藤勝彦（元 三重大・医動物） 152 右
青木克己（元 長崎大・熱研） 152 左
吾妻靖子（元 愛知医大・皮膚科） 125, 126
原　樹（久留米大・感染医学講座真核微生物学部門）
　　52～56
橋口義久（元 高知大・寄生虫） 42, 44
比嘉　進（元 富山大・臨床検査医学） 216
平井和光・福本宗嗣（元 鳥取大・医動物） 70,
　　72, 94, 116, 117
稲岡　徹（元 旭川医大・寄生虫） 177
井関基弘（元 金沢大・寄生虫） 1～2, 4～7, 10～
　　21, 24, 25～38, 40, 41, 43, 46～49, 57,
　　120, 151, 153, 180, 191, 195
石井　明（元 自治医大・医動物） 78, 87
角坂照貴（元 愛知医大・寄生虫学） 118, 124
　　上, 129, 133, 135, 149
上村　清（元 富山大・感染予防） 22, 23, 58,
　　61, 62, 65～67, 75, 79, 81, 85, 86, 89,
　　90, 93, 95, 96, 100, 101, 106～108, 110～
　　115, 122, 124 下, 138, 157, 159～164, 167～
　　169, 173, 175, 181, 183, 185, 192～194,
　　196, 198, 201, 206, 214, 215
泉川欣一（泉川病院） 144, 145
神谷正男（元 北大・寄生虫） 109
加納六郎†・篠永　哲（元 医歯大・医動物） 170,
　　179, 184, 199, 202～205, 208, 209, 211,
　　212
木船悌嗣†（元 福岡大・寄生虫） 64, 73, 77
木村英作（元 愛知医大・寄生虫） 134, 137, 146
木原　彊（元 川崎医大・内科） 102
近藤力王至†（元 金沢大・寄生虫） 76, 89, 91,
　　92, 148, 165, 166, 171, 182
松田　肇†（元 獨協医大・医動物） 80
中島康雄（元 山梨大・寄生虫） 154
大滝倫子（九段坂病院・皮膚科） 207
大鶴正満†（元 琉球大・寄生虫） 127, 128
斉藤あつ子（元 神戸大・医動物） 39
関　太輔（元 富山大・皮膚科） 178, 210
塩田　洋（元 徳島大・眼科） 51
白井良和（元 富山大・感染予防） 156, 158
塩飽邦憲（元 島根大・環境保健） 139
鈴木　博（元 長崎大・熱研） 174
鈴木俊夫（元 在ナイジェリア日本大使館） 140
高田伸弘（元 福井大・医動物） 130, 132, 172
高橋優三（元 岐阜大・寄生虫） 131
高原照美（元 富山大・3内） 82～84
宇賀昭二（元 神戸大・病態解析） 142, 143, 150
所　正治（金沢大・寄生虫感染症制御学） 3, 9,
　　50
梅谷献二（農水技術情報協会） 186～190
海野登久子†（元 医科研・寄生虫） 213
渡辺　護（感染研・昆虫医科学） 197
吉村裕之†（元 金沢大・寄生虫） 8, 45, 59, 60,
　　63, 68, 69, 71, 74, 88, 97～99, 103～105,
　　123, 136, 176

総　論

1. 寄生虫と寄生虫学の概念
2. 寄生虫病の過去と現在
3. 寄生虫の分類
4. 発育と生活史
5. 寄生虫感染と病態
6. 臨床症状と治療
7. 寄生虫病の感染・伝搬要因と予防対策

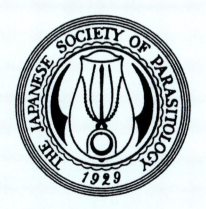

日本寄生虫学会
http://jsp.tm.nagasaki-u.ac.jp

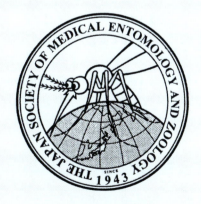

日本衛生動物学会
http://www.jsmez.gr.jp

1 ― 寄生虫と寄生虫学の概念

1. 寄生と寄生虫

　地球に生命が誕生したのは約38億年前，核をもたない原核生物から始まり，長い年月をかけ多様な進化をなしてきた．15億年前に核をもつ真核生物が，9億年前には多細胞生物が出現した．現在，地球上には動物界の多細胞動物が1千万種ほどいると推定され，約150万種に学名がつけられている．その多くは自由生活性 free living であるが，長い進化の過程で他の動物に寄生し，病害をもたらす動物が出現した．**寄生** parasitism とは，ある動物が別種の生きている動物の体内または体表に生活の場を得て，一時的あるいは生涯にわたって栄養を摂りながら生活することをいう．生活の場と栄養を得るほうを**寄生虫** parasite，宿と栄養を提供するほうを**宿主** host という．宿主の組織や消化管など体内に寄生するものを**内部寄生虫** endoparasite，刺咬などのために体表に寄生するものを**外部寄生虫** ectoparasite という．内部寄生虫は，単細胞の**原虫類** protozoa と多細胞の**蠕虫類** helminths とに分けられる．これらと衛生動物（外部寄生虫や有毒動物など）が寄生虫学の対象となる．

2. 寄生虫学とその守備範囲

　寄生虫学 parasitology は，寄生虫そのものに関する生物学的研究と，寄生虫と宿主との相互関係，さらに寄生虫病を研究する学問分野であって，細胞生物学，分子生物学，免疫学，遺伝学，生態学，疫学などの分野の研究手法を駆使する学際的性格を持っている．野生動物の寄生虫を純生物学の領域で扱うことも多くあり，また水産学では魚類寄生虫学 fish parasitology，獣医学では獣医寄生虫学 veterinary parasitology，医学では人体寄生虫学 human parasitology とか臨床寄生虫学 clinical parasitology として疫学・臨床・予防対策などを含む大きな学問領域を形成している．

　本書で扱う医学領域の寄生虫学は，内部・外部寄生虫のみならず，ヒトに病原体を媒介する疾病媒介動物や有毒動物，不快動物などヒトに病害を与える**衛生動物**も研究領域に含んでいる．ネズミ，ゴキブリ，毒グモなどは寄生虫の概念には馴染まないとしてこれらを含め**医動物学** medical zoology という名称も使われる．しかし欧米の医学書では，Medical Parasitology はもちろん，Clinical Microbiology という書名でも，内部・外部寄生虫から衛生動物までを広範に詳しく扱っているものが多くある．

　また，寄生虫は，細菌，リケッチア，クラミジア，真菌，ウイルス，プリオンなどと同じく感染症 infectious diseases の病原体であるから，**臨床微生物学** clinical microbiology では微生物疾患とともに寄生虫疾患も扱われている．熱帯地域には寄生虫疾患が蔓延しているし，熱帯固有の寄生虫病も数多いので，**熱帯医学** tropical medicine では寄生虫学は大きな位置を占めている．

2 ― 寄生虫病の過去と現在

　人類は，類人猿と分かれた約700万年前の誕生当初から多種多様な寄生虫病に悩まされ続けてきたに違いない．紀元前4000年の中国のミイラの頭髪からシラミの卵が発見されている．紀元前3000年ほどの青森県三内丸山遺跡から鞭虫卵が多数検出されている．

　ヨーロッパアルプスの氷河から発見された同時代の凍結したミイラの腸からも鞭虫卵が検出されている．古代エジプトのレリーフには，リンパ系フィラリア症による象皮病の像，ビルハ

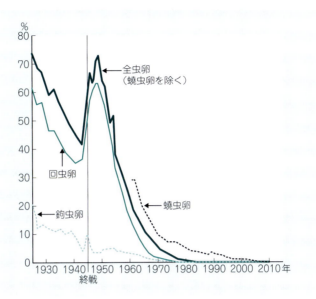

図❶ 日本における糞便検査および蟯虫検査の寄生虫卵陽性率の推移
（1925〜2015年，政府および日本寄生虫予防会資料）

ルツ住血吸虫症やハチ刺されによる死亡記事などが刻まれている．古代中国のミイラから日本住血吸虫卵やシラミが発見されている．奈良県の藤原京（694〜710年）や岩手県の柳之御所（平安末期1100年代）などのトイレ遺構からは，回虫，鞭虫，肝吸虫，横川吸虫，日本海裂頭条虫などの虫卵が多数検出されている．太古の昔から近代に至るまで，寄生虫病は世界中のあらゆる地域に濃厚に蔓延していたことがうかがえる．

1. 日本における寄生虫病への取組み

日本で寄生虫が学問的に取り上げられるようになったのは明治9年（1876）以降で，西洋医学の教師として在留したベルツ E. Baelz とショイベ H. B. Scheube の研究が最初である．鎌倉時代から田畑に下肥として人糞が施されていたこともあり，回虫，鉤虫，鞭虫などの腸管寄生虫が国民病といわれるほどに蔓延し，マラリアやフィラリア症も各地にはびこっていた．先達の日本人研究者によって，おこり，寸白虫，くさふるい，大嚢，水腫脹満などと呼ばれていた風土病がマラリア，条虫症，フィラリア症，同，住血吸虫症などの寄生虫病だと明らかにされた．感染経路などの活発な研究により種々の検査法や有効な治療薬などが開発されてきた．

日清，日露両大戦，第二次世界大戦に伴って，台湾，朝鮮，満州や南方戦線における寄生虫病の制圧が国策として取り組まれた．日本寄生虫学会が1929年に，日本衛生動物学会が1943年に設立され，研究者が実際の制圧をサポートした．敗戦となって，米国の占領政策によって人糞肥料の中止など公衆衛生の向上が図られ，戦地から帰還してきた研究者が国内大学寄生虫学関連などの教官となり，1947年には国立予防衛生研究所（現国立感染症研究所）寄生虫部・衛生昆虫部が設立され，寄生虫病対策に関わってきた．

わが国の寄生虫卵陽性率の推移（1925〜2015年）を図1に示す．全国の保健所と日本寄生虫予防会が全国的に毎年実施してきた糞便の虫卵検査と肛囲セロファンテープ法による蟯虫卵検査の統計結果から抜粋したものである．1920年代の虫卵陽性率（糞便検査で検出されたすべ

ての虫卵を含む）は73.8％で，国民の7割が腸管寄生虫に感染しており，当時の日本では種々の寄生虫が濃厚に流行していたことがわかる．それが1941年には43.0％にまで低下したが，太平洋戦争（1941～1945年）終了後の社会混乱期に58.4％へと急上昇し，1949年には73.0％にまでなったが，後は年々着実に減少し，1980年には0.5％とついに1％以下となり，現在は0.1％以下にまでなっている．

1949年のピーク時から，わずか30年ほどでこれほど見事に寄生虫を撲滅した国は世界に例をみない．日本のこの寄生虫撲滅対策のノウハウは，1970年代から発展途上国諸国に導入され，現在も世界各地で活用されている．わが国が行ってきた対策の経過と成果の概要を以下に記す．

1931年，政府は8ヵ条からなる**「寄生虫病予防法」**を制定し，回虫，鉤虫，住血吸虫，肝吸虫などを対象として，全国道府県および市町村単位で寄生虫病撲滅対策を実施することを決めた．この法律は1994年まで続き，寄生虫撲滅活動に大きな役割を果たした．1932年頃から「回虫駆除のため海人草を生徒全員に投与」という記事が小中学校の年間行動記録にみられるようになった．学校における集団検便，**集団駆虫**の開始である．なお，海人草は紅藻類の一種で，カイニン酸を含む駆虫薬でマクリとも呼ばれ，江戸時代末期から駆虫薬として用いられた．

戦後の1949年には寄生虫予防協会という虫卵検査を主務とする民間の検査機関が東京と大阪で活動を開始し，やがて34府県に開設され，1955年にそれらによって「(財)**日本寄生虫予防会**」が設立された．1958年には**「学校保健法」**が制定され，全国の小・中・高校の生徒全員の虫卵検査が義務付けられ，保健所と各県寄生虫予防協会（予防医学協会）とで年間膨大な数の検査が2015年まで続けられた（図1）．

厚生省（当時）は特定の地域に流行する風土病（地方病）対策にも力を入れ，1957年に「住血吸虫症撲滅10年計画」，1962年に「フィラリア症撲滅3年計画」，1963年に「鉤虫症撲滅3ヵ年計画」などを策定．大学や地方衛生研究所の研究者，地方の衛生行政，地域の保健所，県寄生虫予防協会や学校などが一体となって取り組み，これら風土病的な寄生虫病は1960年代後半にはほぼ制圧された．1966年，日本寄生虫予防会は(公財)予防医学事業中央会へと発展した．

現在，1999年に制定（2007年などに一部改正）された「感染症の予防及び感染症の患者に関する法律（感染症法）」で，マラリア，エキノコックス症，アメーバ赤痢，クリプトスポリジウム症，ジアルジア症などの寄生虫病は診断した医師が保健所に届け出ることになっている．また，食品衛生法によって，食品由来の寄生虫による食中毒もすべて保健所に届け出なければならない．

2. 世界における寄生虫病への取組み

第二次世界大戦後，先進国では生活環境が次第に改善され，住民の衛生知識も向上し，治療薬などが次々と開発された．それらによって，回虫，鉤虫，鞭虫など寄生虫の感染者数が激減した．

しかし，発展途上国において寄生虫感染は今日なお公衆衛生上の大問題である．回虫1種だけを例にとっても世界には8億人に及ぶ感染者がいるとされ，その病害は甚大である．児童の就学，成績，体力などに多大の悪影響を与え，労働者の質を低下させ，経済活動に悪影響を与えて貧困を助長している．疾患の負荷量を示す障害調整生存年数 Disability adjusted life years (DALYs) はマラリアが1,248年で，他の寄生虫病に比べて飛び抜けて大きい（表1）．

表❶ 主な寄生虫病の流行実態と人類の健康への負荷値（DALYs）

寄生虫病名	新規感染推定数（年）	死亡数（年）	DALYs*（対10万人） 2005	2010	2013
赤痢アメーバ症	約2,800万（2010）	1,470（2010）	—	7.4	—
ジアルジア症	約2,800万（2010）	0（2010）	—	2.6	—
クリプトスポリジウム症	約800万（2010）	3,759（2010）	—	29.2	—
腟トリコモナス症	約1億人（男女1：9）	—	1.5	—	1.5
マラリア	212万（2016）	439,000（2016）	1,798	—	1,248
トリパノソーマ症	約570万	—	18.1	—	10.5
アフリカ睡眠病	2,804（2015）	—	12.6	—	5.3
シャーガス病	5,742,167（2010）	—	5.9	—	5.2
リーシュマニア症	約22万（2015）	—	57.3	—	58.6
内臓リーシュマニア症	23,804	—	56.8	—	58.0
皮膚・粘膜皮膚リーシュマニア症	197,552	—	0.5	—	0.6
トキソプラズマ症	約2,000万（2010）	1,409（2010）	—	24.4	—
先天性	98,900	1,409	—	16.3	—
後天性	20,710,906	0	—	8.1	—
食品媒介吸虫症	約28万（2010）	13,303（2010）	45	40.0	27
住血吸虫症	約8,900万（2016）	—	52.3	—	42.1
有鉤条虫症（有鉤嚢虫症を含む）	約37万（2010）	28,114（2010）	—	41.0	—
エキノコックス症（包虫症）	約20万（2010）	約2万（2010）	3.3	13.8	2.6
単包条虫症	188,079	2,250	—	2.8	—
多包条虫症	18,451	17,118	—	11.0	—
土壌伝播性線虫疾患	—	—	69.4	—	55.8
回虫症	約2,700万（2010）	2,224（2010）	26.8	19.6	17.6
鞭虫症	—	—	9.8	—	8.0
鉤虫症	—	—	32.8	—	30.2
リンパ系フィラリア症	約152万（2015）	—	45	—	40
オンコセルカ症（回旋糸状虫症）	約133万（2016）	—	22.6	—	16.6

*DALYs（障害調整生存年数）：ある疾患が人類，国民，あるいは地域住民の健康にどの程度の負荷を与えているかを示す指標（下記 [MEMO] 参照）．

【MEMO】 障害調整生存年数 Disability Adjusted Life Years（DALYs）

　ある疾患が人類，国民，あるいは地域住民の健康にどの程度の負荷を与えているか，疾病ごとの重要度を総合的に比較・評価するために用いられる指標．ハーバード大学のMurray教授らが世界銀行の年次報告書（1993）の中で初めて使用し，その後，WHOなどで単なる死亡数や患者発生数などとは異なる指標として広く使われるようになった．

　DALYsは，ある疾患が原因の死によって「失われる余命の年数 Years of Life Lost（YLL）」と，その疾患が原因で「障害を抱えて生きる年数 Years of Life Lived with Disability（YLD）」の和であり，DALYs＝YLL＋YLDで表される．

　YLLは死亡年齢による補正がなされるし，YLDは障害の質と程度によって異なる平均加重（0～1の値で，水様下痢であれば0.066，視力消失であれば0.6，1は死亡と同等などと規定されている）を使って算出される．WHOは，あらゆる疾患について，人類全体，地域別，国別のDALYs値を公表している．

（所　正治）

表❷ 世界の主要寄生虫（蠕虫類）感染状況の推移

年次	1940	1980	2010
世界人口	23億	44億	70億
虫種	感染者数（％）	感染者数（％）	感染者数（％）
回虫	6.4億（28）	12.7億（29）	8億（11）
鉤虫	4.6億（20）	9.3億（21）	6億（8.6）
鞭虫	3.6億（16）	6.9億（15）	6億（8.6）
リンパ系フィラリア	1.9億（8.3）	0.9億（2.0）	1.2億（1.7）
回旋糸状虫	0.2億（0.9）	0.3億（0.7）	0.2億（0.3）
住血吸虫	1.1億（4.8）	2.0億（4.5）	2億（2.9）

（WHOなどの統計資料より作成）

　そのような中，安全な飲料水の供給，衛生教育などを含めて，発展途上国における寄生虫病問題を扱うために，国連機関（WHO，UNICEFなど），各国政府，民間団体（NGO，NPO）が積極的に取り組むようになり，マラリア，リンパ系フィラリア症，オンコセルカ症（回旋糸状虫症），リーシュマニア症，メジナ虫症などは制圧に向けた共同作業が実施されている．

　すなわち，1970年代になると，先進国内で寄生虫問題がほぼ解決したことから，日本でも寄生虫研究者などによって文部科学省国際学術調査，国際協力事業団（JICA，現国際協力機構）や国連の世界保健機関（WHO）などによる寄生虫病海外医療協力が始まった．1975年には，WHOで「**熱帯病研究・訓練特別計画** The Special Program for a Research and Training in Tropical Diseases（**TDR**）」が立ち上げられた．TDRのネットワークによって，大学と医薬品産業の研究者グループの連携がもたらされ，発展途上国の人々を悩ます疾患に対する有効な新薬の開発・利用・アクセス促進がなされてきた．

　WHOは1998年，マラリア制圧のために「**ロールバック・マラリア・キャンペーン** Roll Back Malaria Campaign」を開始した．その戦略の1つとして，ヒトと媒介蚊の接触を減らすべく日本の住友化学が開発した殺虫剤長期残効処理蚊帳 long-lasting insecticidal net（商品名オリセットネット Olyset Net）の配布を強力に推進した．また，2000〜2004年にかけて，日本政府は寄生虫対策の人材育成と研究活動の拠点として，タイのマヒドン大学熱帯医学部，ケニア国立医学研究所，ガーナ大学野口記念医学研究所に国際寄生虫対策センターを設置した．

　21世紀になると，**世界3大感染症**（結核，HIV/AIDS，マラリア）に加えて，発展途上国における「**顧みられない熱帯病（NTDs）**」対策（**MEMO参照**）も行われるようになってきた．2000年には「**リンパ系フィラリア症制圧世界プログラム** Global Programme to Eliminate Lymphatic Filaraisis（**GPELF**）」が開始され，2013年までに56ヵ国住民約10億人に50億回分の駆虫薬の**集団治療**がなされ，多くの場所で流行をかなり低下させた．2010年には中南米のシャーガス病対策の決議がなされ，その抑制を促進させている．それらによって，熱帯・亜熱帯の寄生虫病が蔓延する地域で感染率がかなり低下し，世界の感染者数は大幅に減じた（**表2**）．

　2000年の九州・沖縄サミットでは「感染症対策」が主要議題として取り上げられ，2年後に3大感染症対策基金として「グローバルファンド」が設立された．また，2008年の洞爺湖サミットで感染症対策や母子保健を含め「保健システム強化」の包括的取組みが合意された．

　マラリア制圧では，「**ミレニアム開発目標（MDGs）**」下（2000〜2015年）において，マラリ

ア流行地への対策資金は激増し，グローバルなマラリア死亡者数は，2004年頃から減少に転じている．しかし依然として，年間50万人弱の死亡が続いており，その多くがアフリカに居住する5歳以下の小児である．しかし，近年マラリア対策資金は頭打ちになってきており，MDGsに引き続く持続可能な開発目標（SDGs）が掲げる「2030年までのマラリア流行終焉」が達成できるか疑問視される．1955年に開始された人類最初のマラリア撲滅計画は1970年までに目的を達成できずに終焉したが，その教訓として，マラリア制圧には魔法の弾丸はないことと地域特異性の重要性があげられている．2016年，WHOが新たに出した「Global Technical Strategy for malaria」では，マラリア制圧に向けたイノベーションの必要性が強調されている．そこでは新たな技術とともに，既存のツールの新しい使い方，戦略が含まれる．熱帯アフリカにおいてマラリア制圧は可能か，その実現には何が必要か？ が今問われている．

【MEMO】顧みられない熱帯病（NTDs）

マラリアのように死亡率が高く危険な熱帯病は先進国においても植民地統治下において重要疾患として古くから研究・対策の対象となってきた．しかし発展途上国の貧しい人々を古代から苦しめてきた重篤な多くの感染症は長年にわたりほぼ完全に無視されていた．世界がこのような弱者に蔓延する病を気遣うようになったのはつい最近のことである．

象徴的な出来事は，日本の橋本龍太郎総理（当時）による「橋本イニシアチブ」である．彼は1997年，デンバーで開催されたG8（先進国首脳会議）において，先進国の協調による寄生虫病対策の必要性を訴え世界を動かしたのである．同年にはWHO総会において，全世界からリンパ系フィラリア症を制圧することが決議され，2000年より対策が開始された．また，2005年にはWHO本部に「**顧みられない熱帯病** Neglected Tropical Diseases（**NTDs**）」対策部門が新設された．現在NTDsとして，20疾患（群）（下記）が認定されているが，このうち11疾患が寄生虫病，14疾患が衛生動物に関与しており，本書に掲載されている．

NTDsが無視されていた時代には，その治療に必要な薬剤すらほとんど生産されていなかったが，現在では世界の医療・保健問題の優先課題としてNTDs対策が実施されている．このような大プロジェクトには膨大な費用がかかるが，先進国政府や非政府組織の援助，製薬企業の協力（治療薬の無償供与など），流行地住民の理解と協力に支えられて大きな成果をあげている．見方を変えれば，NTDs活動は世界の良心を目覚めさせる大イベントといえるだろう．

NTDsとして認定されている疾患は，<u>デング熱とチクングニア熱</u>，<u>狂犬病</u>，トラコーマ，ブルーリ潰瘍，地方性トレポネーマ感染症（イチゴ腫を含む），ハンセン病，マイセトーマ（菌腫）などの真菌症，<u>シャーガス病</u>，<u>アフリカ睡眠病</u>，<u>リーシュマニア症</u>，<u>有鉤嚢虫症</u>，<u>メジナ虫症</u>，<u>エキノコックス症（包虫症）</u>，<u>食物由来吸虫感染症</u>，<u>リンパ系フィラリア症</u>，<u>オンコセルカ症（河川盲目症）</u>，<u>住血吸虫症</u>，<u>土壌伝播性寄生虫感染症</u>（<u>回虫症</u>，<u>鉤虫症</u>，<u>鞭虫症</u>），<u>疥癬症</u>，<u>毒蛇咬症</u>である（下線は本書関連）．

（木村英作）

3. 寄生虫学の重要性

　日本を含む先進諸国では衛生環境が改善され，回虫，鉤虫，鞭虫などの土壌伝搬性の腸管寄生虫病や昆虫媒介性の寄生虫病が激減し，日常診療で寄生虫検査をすることはまれとなっている．そのため，寄生虫検査が医学教育でも検査室業務でもおろそかにされ，不明疾患をあれこれと検査して，ようやく寄生虫疾患を疑うようなことになりがちである．さらに，地域の中核となる大病院においてすら寄生虫病の診断治療に対応できない憂うべき事態も生じている．

　一方で，世界はますます狭くなり，アフリカや南米からでも 2, 3 日で行き来できるため多くの日本人が発展途上国を含む海外へ仕事や観光で赴いている．日本人海外渡航者数は 1964 年 13 万人だったのが 2016 年には 1,700 万人に増え，渡航先には寄生虫病が流行している発展途上国も多く，マラリアなどの蚊媒介感染症，その他各種の熱帯寄生虫病に現地で感染し，帰国後あるいは入国後に日本で発症する**輸入寄生虫病** imported parasitic diseases や衛生動物媒介感染症が多々みられる．また，訪日外国人数も近年急増している．1964 年 35 万人だったのが，2018 年に 3,119 万人となり，東京オリンピックのある 2020 年には 4,000 万人近くまで増加すると予測されている．労働者不足から出入国管理法が緩和され，製造業やサービス業などに従事する在留外国人は増加の一途をたどっており，2018 年には 273 万人となり，東京や大阪はもちろん，地方都市の病院でも寄生虫病や熱帯病患者に遭遇する機会は今後ますます増加することが予想される．

　そして，輸送技術が向上し，野菜など生鮮輸入食品が急増しているが，寄生虫や衛生動物が混入していることがあり，検疫の重要性が増している．また，ライフスタイルの変化とペットブーム，わが国に根強い生食文化，高齢化社会における免疫不全疾患の増加などもあって，これまであまり知られていなかった輸入寄生虫病や免疫力の低下したヒトが感染する**日和見感染** opportunistic infection の症例が増えている．回虫や鞭虫など旧来の寄生虫病もしぶとく残っており，動物とヒトに共通して感染する**人獣共通感染症** zoonoses，1970 年以降に新しく認識された**新興感染症** emerging infectious diseases，下火になっていたのが再び注目されている**再興感染症** re-emerging infectious diseases は寄生虫学の分野でも大きな問題である．

　また，わが国の国際貢献において，**国際医療協力**としての寄生虫病対策が求められている．1975 年から 8 年間にわたって続けられたグアテマラにおける「オンコセルカ症研究対策プロジェクト」に始まって，インドネシア，タンザニア，ケニア，ソロモン諸島など世界の至る地域で，国際協力機構（JICA），世界保健機関（WHO），文部科学省海外学術調査などで派遣される研究者，医師，看護師，検査技師も増えている．

　寄生虫学の重要性を再認識し，国内の寄生虫病患者への対応はもちろん，海外での寄生虫病制圧プロジェクトなど国際舞台においても貢献できる医師，看護師，検査技師などが求められている．

3 ― 寄生虫の分類

1. 分類および同定

　近代的な分類学は 1753 年の**リンネ** C. Linnaeus から始まった．学名に**二名法**を採用し，形態の差異によって基本単位の**種** species の記載がなされ，近い関係にある種をまとめて**属** genus とし，さらにまとめて，**族** tribe，**科** family，**目** order，**綱** class，**門** phylum，**界** kingdomと階層的な分類体系がとられてきた．さらに，1990年ウーズC. Woeseらによって，真核生物，細菌，古細菌の3つの**ドメイン**domeinが上位に設けられた．

動物の**学名**scientific nameはすべて**国際動物命名規約**International Code of Zoological Nomenclatureによって規定．**二名法**binominal nomenclatureでラテン語化された**属名**generici name（語頭のみ大文字）と**種小名**specific name（小文字）とを並べ，原則イタリック体で記す（例：熱帯熱マラリア原虫 *Plasmodium falciparum*）．その後に命名者名と発表年号を普通字体で付記するが，省略可．種小名を明記しない場合は普通字体でsp.（複数spp.）とする（例：*Plasmodium* spp.）．

亜種subspeciesは同種内の地理的品種であり，三名法として種小名の次に記す．属は**亜属**subspeciesに分けることができ，属名と種小名の間にカッコに入れて示す（例：ヒトスジシマカ *Aedes*（*Stegomyia*）*albopictus*）．なお，同一種に2つ以上の種名が与えられている場合，それらは同物異名（シノニムsynonym）となり，先取権の原理によって最も古いものが有効名となり，他は無効名となる．

学名は万国共通であるが，各国で**一般名**common nameがあり，日本には和名，英米には英名がある．たとえば，学名 *Ascaris lumbricoides* は，日本語では回虫，英語ではround wormという．日本寄生虫学会では用語委員会を設けて和名の標準化に努めている．一般に動物の種名は片仮名で表記されるが，寄生虫に限って慣例的に漢字表記が認められている．また，日本語でよく用いられている「類」は分類学的用語ではなく慣用語である．本書でも随所に「-類」を用いているが，文脈に沿って綱や目，時に科や属などを示しており一定ではない．

近年，遺伝子のDNA配列から系統関係を明らかにする**分子系統解析**によって，従来の系統分類が大幅に見直されている．本書で扱うすべての生物は細胞内に核をもつ**真核生物**ドメインEukaryoteに属す．真核生物は，1本鞭毛をもつ**ユニコンタ**Unikonta（＝Amorphea）に属する原始的な**アメーボゾア**Amoebozoaと鞭毛を後方にして運動する**オピストコンタ**Opisthokonta（動物界と菌界），および2本鞭毛をもつ**バイコンタ**Bikontaに属する**エクスカバータ**Excavataと**アーケプラスチダ**Archaeplastida（植物界），**SAR**グループの**ストラメノパイル**Stramenopiles，**アルベオラータ**Alveolata，**リザリア**Rihizariaというスーパーグループに分類される（図2）．本書では最新の知見と，従来の形態的分類の種名を原則として用いる．

種speciesは，一定の遺伝子構成をもつ繁殖集団で，他種とは生殖的に隔離されて進化した1系統であり，分類できる形態的標徴をもつ．形態的にはほとんど区別できないが，遺伝学的や分子分類的に違いのある**同胞種**sibling speciesがいる種群もある．

種名を鑑別して明らかにすることを**同定**identificationという．研究・調査の正確性の確保や診断治療・予防の適正化には正しく同定することが重要．**標本**は同定作業に向くよう作製し，必ず採取場所，宿主，日付，採取者名を記したラベルを付ける．遺伝子を解析する場合はホルマリンを避け70％エタノールなどで固定する．

同定が困難な場合は**検索表**keyが用いられる（表3）．検索表は数字の若いほうから形態のよく合う項をたどり，属，種などの名称に到達する．しかし，生物には個体間変異や成育による変化があり，常に一定の形態を示すとは限らない．標本が破損，外部形態が脱落していることも多いため，検索表で求めた名称を再度全般的記載で確認したほうがよい．ただし，検索表や図鑑類に掲載されていない種も多い点に留意する．自分で調べても同定できない場合は専門家に事前に了解を得たうえで画像や標本を送付して同定依頼をする．日本寄生虫学会や日本衛

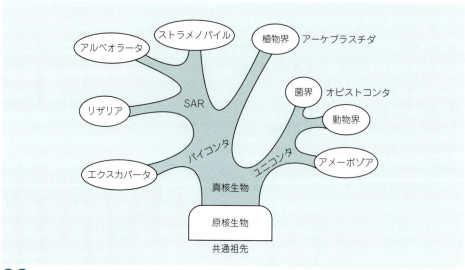

図❷ 真核生物の大系統樹

生動物学会などのウェブサイトから依頼先を問い合わせることも可能である．同定標本は原則として同定者が保管する．

2. 寄生虫学で扱う代表的な動物

人体寄生虫学（衛生動物学を含む）で対象として扱う動物として約440種が知られている．そのおよその内訳は，単細胞の原虫類70種，多細胞の蠕虫類で吸虫類40種，条虫類30種，線虫類50種，衛生動物類250種程度となっている．

a. 原虫類（原生動物類）Protozoa

原虫類は**原生動物**とも呼ばれ，動物性の単細胞の真核生物として扱われてきたが，近年，分子系統解析に基づき原生生物界は大幅に見直されている．ヒト寄生の原虫類は下記の各スーパーグループから出現し，動物界のヒトの寄生へと進化してきた（**各論Ⅰ 原虫類 ①原虫類概論参照**）．微細構造は精巧で細胞小器官を持ち，生殖様式は無性生殖か有性生殖である．

《スーパーグループ》

① **アメーボゾア** Amoebozoa：赤痢アメーバ，アカントアメーバなど．
② **エクスカバータ** Excavata：トリパノソーマ，リーシュマニア，腟トリコモナス，ジアルジアなど．
③ **ストラメノパイル** Stramenopiles：ブラストシスチス．
④ **アルベオラータ** Alveolata：胞子虫綱 Sporozoasidea のマラリア原虫，バベシアや大腸バランチジウム，サイクロスポーラ，トキソプラズマ，戦争シストイソスポーラ，肉胞子虫，クリプトスポリジウムなど．

b. 蠕虫類 Helminths

蠕虫類は，単細胞の原虫類に対して，多細胞の動物界 Animalia の**後生動物** Metazoa である内部寄生虫につけられた総称で，多様な生物群を含む．

表❸ 寄生虫・衛生動物の大まかな検索表

1.	脚がない	2
	脚がある	6
2.	体節をなさない	5
	体に節がある	3
3.	殻を持たない	4
	殻を持ち運動しない	卵・シスト
4.	体形ミミズ形	線虫類
	体形ヒル形	吸虫類
	体形ソラマメ形（0.1 mm 以下）	繊毛虫類
	体形滴形・紡錘形（0.1 mm 以下）	鞭毛虫類
	体形球形・三日月形（0.1 mm 以下）	胞子虫類
	体形不定で仮足を出す（0.1 mm 以下）	アメーバ類
5.	体形紐形で長く毛がない	条虫類
	体形ウジ形で毛を持つ	ハエ・ノミの幼虫
6.	脚は1体節から1対以下	7
	脚は1体節から2対ずつ	ヤスデ類
7.	脚は3対	8
	脚は4対	18
	脚は8対	ガ類幼虫
	脚は21〜23対	ムカデ類
8.	翅がある	9
	翅がない	14
9.	胸と腹は直結する	10
	胸と腹の間がくびれる	ハチとアリ類
10.	前翅は左右が重なり合う	11
	前翅は堅く，重なり合わない	甲虫類
11.	後翅は退化しない	12
	後翅は退化する（平均棍）	ハエ類
12.	鱗片を欠く	13
	鱗片が多い	ガ類
13.	頭部や複眼がよく見える	カメムシ類
	頭部や複眼がかくれて見えない	ゴキブリ類
14.	複眼がある	15
	複眼がない	ダニ類幼虫
15.	口は吸収型	16
	口は咬み型	17
16.	脚の爪は強大	シラミ類
	脚の爪は普通	トコジラミ・カメムシ類
17.	胸と腹は直結	甲虫類幼虫
	胸と腹の間は細くくびれる	アリ・ハチ類
18.	前方に大きな鋏を持たない	19
	前方に大きな鋏を持つ	サソリ類
19.	胸と腹の間が細くくびれる	クモ類
	胸と腹は直結	ダニ類

1) **扁形動物門** Platyhelminthes：背腹に扁平で，一部を除き雌雄同体．

① **吸虫類** Trematoda：住血吸虫，肺吸虫，肝吸虫，横川吸虫，肝蛭など．通常2個の吸盤を持ち，消化管は盲管となる．かつてジストマと呼ばれた（吸盤が2個の口とみられた）．雌雄同体，一部雌雄異体．

② **条虫類** Cestoda：日本海裂頭条虫，マンソン裂頭条虫，無鉤条虫，有鉤条虫，小形条虫，縮小条虫，エキノコックスなど．俗に**サナダムシ**と呼ばれ，細長く扁平で，多数

の片節に分かれる．消化管がない．雌雄同体である．
2) **線形動物門** Nematoda：回虫，アニサキス，蟯虫，鉤虫，糞線虫，顎口虫，糸状虫，鞭虫，旋毛虫など多数の重要種が含まれる．一般に**線虫類**と呼ばれ，細長い円筒形で，体節をなさず，固いクチクラで覆われる．消化管を持つ．雌雄異体である．
3) **鉤頭動物門** Acanthocephala：鉤頭虫類．多数の鉤を有する口吻を持ち，ヒトに偶然寄生する数種がいる．消化管がない．雌雄異体である．

c. 衛生動物類 Animals of medical importance

衛生動物は，動物界に属す外部寄生虫の吸血害虫をはじめ，有毒動物や中間宿主，病原体保有動物から，アレルゲンになる動物，不快動物まで多岐にわたる動物が含まれる．

1) **刺胞動物門** Cnidaria：クラゲ，イソギンチャクなど．刺胞があり，毒液を発射する．
2) **軟体動物門** Mollusca：イモガイ，ナメクジ，ヒョウモンダコ，スルメイカなど．いわゆる貝やイカ，タコの類で，刺症や咬症，食中毒を起こしたり，吸虫，線虫の中間宿主になったりするものがいる．
3) **環形動物門** Annelida：ヒル，ウミケムシ，ミミズなど．細長く，多数の体節よりなる．吸血や刺症，人体寄生などを起こすものがいる．
4) **節足動物門** Arthropoda：全動物の3/4の126万種を占め，あらゆる場所に広く分布し，生活様式も多様である．体表をキチン質の外骨格で覆われ，脱皮によって成長する．体節がある．ダニ類と昆虫類に医学上重要なものが多い．
   ① **クモ類** Arachnida：ゴケグモ，マダニ，ツツガムシ，ヒゼンダニ，サソリなど．咬症，刺症や疥癬を起こしたり，つつが虫病などの疾病を媒介したり，アレルゲンとなるものがいる．
   ② **ムカデ類** Chilopoda：トビズムカデなど．咬症を起こすものがいる．
   ③ **昆虫類** Insecta：蚊，ハエ，ハチ，甲虫，ノミ，シラミ，ゴキブリなど．吸血や刺咬で皮膚炎を起こしたり，マラリア，フィラリア症，デング熱，脳炎，発疹チフス，ペストなどの感染症を媒介したり，寄生虫の中間宿主となるものがいる．
   ④ **甲殻類** Crustacea：カニ，エビ，ケンミジンコなど．肺吸虫，裂頭条虫，顎口虫など寄生虫の中間宿主となったり，食中毒を起こしたりするものがいる．
5) **棘皮動物門** Echinodermata：ウニ，ヒトデなど．毒棘で刺したり，食中毒を起こすものがいる．
6) **脊索動物門** Chordata の **脊椎動物亜門** Vertebrata．
   ① **魚類** Pisces：フグ，エイ，ミノカサゴなど食中毒や毒棘で刺すものや，アニサキス，吸虫類などの寄生虫の中間宿主となるものがいる．
   ② **両生類** Amphibia：ヒキガエル，イモリなど．皮膚に毒を持つものやマンソン裂頭条虫など寄生虫の中間宿主となるものがいる．
   ③ **爬虫類** Reptilia：マムシ，ハブ，ウミヘビ，ドクトカゲなど．毒蛇が咬症を起こす．マンソン裂頭条虫の中間宿主となったり，食中毒を起こすものもいる．
   ④ **鳥類** Aves：ハト，カラスなど．オウム病，鳥インフルエンザ，ウエストナイル熱，トリサシダニなどを感染させるものがいる．
   ⑤ **哺乳類** Mammalia：ネズミ，イヌ，ネコ，ブタなど人獣共通感染症の感染源となったり，条虫の中間宿主となることがある．

4 — 発育と生活史

1. 生殖方法

　すべての生物は正常な子孫を確実に次世代に残さなければならない．寄生虫は他の生物の体内にわずかな機会をとらえて侵入する生活様式を持ち，分裂して自らを大量に複製，もしくは膨大な数の卵を産むことが多い．生物が自己と同種の新しい個体を産生することを**生殖** reproduction という．生殖法は雌雄の配偶子が関係する有性生殖と，関係しない無性生殖に大別される．前者は原虫と蠕虫および衛生動物にみられ，後者は原虫にのみみられる．特に胞子虫類の原虫は同一個体で有性生殖と無性生殖の両方がみられる．

a. 無性生殖 asexual reproduction

(1) 二分裂 binary fission
　1個体が同大の2個体に分裂する生殖法．赤痢アメーバ，ジアルジア（ランブル鞭毛虫），リーシュマニア類にみられる．

(2) シゾゴニー schizogony（多数分裂 multiple fission）
　1個体が一時に多数の娘個体メロゾイトに分裂する生殖法．マラリア原虫，クリプトスポリジウムなどの胞子虫類にみられる．

(3) 内出芽二分裂 endodyogeny
　トキソプラズマや肉胞子虫などは，母虫体の内部に新しい2個の娘虫体が形成され，それが虫体を破壊して遊離するという特殊な分裂法をとる．

b. 有性生殖 sexual reproduction

(1) 両性生殖 bisexual reproduction
　雌雄の配偶子が合体（**受精** fertilization）して行う生殖法．胞子虫類やほとんどの後生動物（蠕虫，衛生動物）でみられる．雌と雄の配偶子として，それぞれ卵細胞と精子（蠕虫，衛生動物の場合），あるいは雌性生殖体 macrogamete と雄性生殖体 microgamete（胞子虫類の場合）がある．なお，雌雄の配偶子が同一個体内で産生されることを**雌雄同体** hermaphroditism といい，吸虫類や条虫類にみられる．雌・雄別々の個体がそれぞれ卵細胞や精子を産生するのは**雌雄異体** dioecism である．マラリア原虫などの胞子虫類や線虫類，衛生動物にみられる．

(2) 接合 conjugation
　原虫の繊毛虫類（大腸バランチジウムなど）にみられる．2個体が接合して相互の小核の一部を交換後再び2個体に遊離する．なお，接合が完了した後は二分裂で増殖する．

(3) 単為生殖 parthenogenesis
　雌性配偶子（卵細胞）が受精することなく発育して個体となる生殖法．**処女生殖**ともいう．糞線虫の寄生世代雌成虫や3倍体の肺吸虫成虫にみられる．

(4) 幼生生殖 paedogenesis
　幼虫の段階で生殖巣が成熟して多数の幼虫を産生する生殖法．吸虫類のすべてと条虫類の一部にみられる．たとえば肺吸虫の幼虫（スポロシスト）は中間宿主の巻貝の体内で発育中に，その体壁の胚細胞（生殖にかかわる細胞）より多数のレジアを，さらにレジアはその胚細胞から娘レジアを，さらにその胚細胞から多数のセルカリア（後にそれぞれが1個の成虫となる）を産生する．単包条虫の幼虫期である単包虫では包虫壁の**胚層** germinal layer から多数の繁殖

胞が出現し，その中に多数の原頭節（後にそれぞれが1個の成虫となる）が形成される．

2. 発育過程と伝播様式

　寄生虫は，寄生される動物（宿主）の体内で外界の影響から保護されつつ，豊富な栄養を利用して発育・成熟し子孫を残す．一方，宿主は異物である寄生虫を排除するメカニズムを持っているので，寄生現象は巧妙な**宿主・寄生虫相互関係** host-parasite relationship のバランスの上に成り立っている．多くの寄生虫はヒトに侵入する前に，別種の動物（**中間宿主**）に寄生して成長・発育する時期があるので，発育ステージごとに異なった宿主に適応した複雑な生活史を営む．寄生虫の生活史を知ることは，寄生虫病の診断，病態の理解や予防対策に役立つ．

　単細胞生物の**原虫類**は，ヒトの消化管，泌尿生殖器，血液・組織などに寄生し，無性生殖あるいは有性生殖によって分裂・増殖する．活発に運動・分裂する時期の虫体を**栄養型** trophozoite という．環境が不適となると被嚢して**シスト**（**嚢子**）cyst を形成するものが多い．一般に，消化管寄生原虫は経口摂取によりヒトに取り込まれ，下痢など起こしてヒト体外に排出される．泌尿生殖器の原虫は性行為によって伝搬されることが多い．血液・組織寄生原虫はしばしば吸血昆虫によって媒介される．

　蠕虫類（吸虫類，条虫類，線虫類）や**衛生動物**は通常有性生殖を行い，卵，幼虫，成虫と**変態** metamorphosis して発育するものが多い．種類によっては幼虫期がいくつかのステージに分かれ，その形態によってプレロセルコイド（条虫類）やスポロシスト（吸虫類）など特別な名称が与えられている．衛生動物では幼虫から成虫になる間に**若虫** nymph（ダニ類）や**蛹** pupa（昆虫類）を経るものもいる．蠕虫類は，ヒトの消化管や血液・組織に寄生し，腸管寄生の蠕虫では原則的に糞便中に虫卵が排出される．住血吸虫の成虫は血管内に寄生するが，産卵された虫卵は小血管を閉塞し大腸の管壁や膀胱壁に潰瘍を起こさせて，血便や血尿とともに宿主体外に排出される．ヒトのリンパ組織に成虫が寄生するフィラリア症は産生されたミクロフィラリアが血中に出現し媒介蚊によってヒトからヒトへ媒介される．

　蠕虫の発育過程は，中間宿主の有無と数（しばしば2種類の中間宿主が必要），生息環境などにより多様である．ヒトは卵を経口摂取もしくは幼虫を持った中間宿主を食べて感染する．糞線虫や鉤虫，住血吸虫などの感染型幼虫は，ヒトの正常な皮膚から侵入できる（経皮感染）．組織寄生の線虫や条虫は幼虫のステージでヒトに寄生しているものが少なくない．この中には，本来ヒト以外の動物を好適宿主とする寄生虫が，偶然ヒトに侵入したために十分な発育ができず，幼虫のままで体内を移動する種類も含まれる（**幼虫移行症**）．クリプトスポリジウムや糞線虫などでは，同一宿主（個体）の体内で有性生殖や単為生殖を繰り返して虫体数を増やすものがあり，これを**自家感染** autoinfection という．また，寄生虫の伝播様式には**水系感染** water-borne infection，**食物由来感染** food-borne infection，**土壌伝搬性感染** soil-transmitted infection，**媒介動物感染** vector-borne infection などがある．

3. 生活史と宿主の役割

　寄生虫はその進化の過程を通じて宿主と密接な関わりを維持してきた．宿主は，寄生虫の生存，発育，増殖に必要な環境を提供すると同時に感染の伝搬・拡大にも関与する．

a. 固有宿主 definitive host（終宿主 final host）

一般に，寄生虫がある宿主の体内で有性生殖を営むことができる宿主を**固有宿主**または終宿主という．たとえば，マラリア原虫は，ハマダラカに吸血された後に蚊の中腸内で雌・雄の生殖体に発育し受精するので蚊が固有宿主である．また，ズビニ鉤虫は固有宿主であるヒトの腸管内で雌雄が成熟して交尾・産卵する．ある寄生虫が成熟し子孫を残すことができる環境を与えてくれる宿主の種類は限られるのが普通である．すなわち寄生現象には**宿主特異性** host specificity がみられ，ある寄生虫の固有宿主となりうる動物種は限定されている．

なお，寄生虫がヒトとそれ以外の動物を固有宿主とする場合がある．このとき，ヒト以外の動物を**保虫宿主** reservoir host と呼んで区別することがある．たとえば，日本住血吸虫は，ヒト以外にイヌ，ネコ，ネズミ類，ウシなど多数の動物を固有宿主としている．保虫宿主はヒトへの感染源として重要である．また，感染していても無症状なことが多い．

b. 中間宿主 intermediate host

寄生虫の成長・発育に固有宿主以外の宿主が必要な場合，これらの宿主を中間宿主と呼ぶ．日本住血吸虫の幼虫は特定の淡水巻貝の中で発育し感染性の幼虫となってから固有宿主（ヒトや家畜など）に侵入する．バンクロフト糸状虫のミクロフィラリアは媒介蚊の体内で感染幼虫に発育し，吸血時にヒト（固有宿主）に侵入する．中間宿主の必要数は寄生虫によって異なる．肺吸虫は固有宿主のヒトに侵入する前に，幼虫が特定の淡水巻貝に侵入して発育・増殖し，さらに淡水カニ類に侵入して感染型幼虫になる．前者を**第1中間宿主** first intermediate host，後者を**第2中間宿主** second intermediate host という．中間宿主はしばしば固有宿主の餌や食料となるか，積極的に固有宿主を襲う媒介昆虫として寄生虫の伝搬を促進している．

c. 待機宿主（延長中間宿主）paratenic host

寄生虫の発育に必須な中間宿主ではないが，その体内で感染性のある幼虫が長期間生存できる宿主を**待機宿主**あるいは延長中間宿主と呼ぶ．たとえば，海産哺乳類を終宿主とするアニサキスは，オキアミが第1中間宿主，海産魚が第2中間宿主である．しかし海中では小魚が大魚に摂食されて食物連鎖が起こるため，感染性のあるアニサキス幼虫はさまざまな魚種に移り住むこととなる．この場合，高位にある大魚が待機宿主であり寄生虫の伝搬に重要な役割を果たしている．

d. 媒介動物 vector

ある種の寄生虫や病原体を体内に取り込み一定の発育ないし増殖をさせてヒトへの**生物学的伝播** biological transmission を行う動物（吸血昆虫やダニ類のほか，中間宿主となる淡水巻貝など）をいう．マラリア原虫や糸状虫，病原ウイルスなどを媒介する蚊類は重要な媒介動物であり，**媒介蚊** mosquito vector と呼ばれる．

4. 寄生部位の特異性

一般に，寄生虫がヒトに侵入すると，宿主内の特定の臓器，組織を移動しつつ発育を続け，最終的に一定の臓器に定着して成虫となる．時にこの原則が破られることがあり，予期せぬ部位に寄生虫が発見されることがある（異所寄生や迷入）．

a. 臓器特異性 organ specificity

固有宿主内の寄生虫は，発育・成熟と生殖が可能な環境を持った特定の臓器・組織に定着し

て成虫となる．たとえば肺吸虫の成虫は肺に，日本住血吸虫の成虫は門脈系の血管内に，回虫の成虫は小腸上部に寄生する．これを寄生の**臓器特異性**という．

b. 異所寄生 heterotopic parasitism と迷入 erratic parasitism

固有宿主の体内を移動する幼虫が本来の最終寄生部位に到達できないことがある．この場合，多くの幼虫は正常発育ができないと考えられるが，肺吸虫は脳や皮下などで成虫まで発育することがあり，これを**異所寄生**という．また，小腸上部に寄生していた回虫の成虫がさまざまな刺激により胆管・膵管などに侵入することがある．このように成虫が本来の寄生場所を離れて他の臓器に移動することを**迷入**と呼ぶ．

c. 転移 metastasis

ある種の原虫や，自立的に増殖可能な蠕虫組織の一部が，血流やリンパ流によって他所に運ばれ，定着・増殖する場合を**転移**という．大腸寄生の赤痢アメーバが肝や脳に転移したり，肝臓に寄生する多包虫の微小な嚢胞が肺，脳，骨などに転移したりすることがある．

5 ― 寄生虫感染と病態

1. 寄生虫の感染経路

a. 経口感染 oral infection

寄生虫の**感染型** infective form を経口的に摂取して感染する．最も多い感染様式である．経口感染はさらに，① 食物に寄生虫が寄生している場合（アニサキス，肺吸虫，無鉤条虫など），② 飲食物が虫卵や嚢子に汚染されている場合（赤痢アメーバ，ジアルジア，回虫など），③ 飲食に関係なく偶発的に経口摂取する場合の3つに分けられる．最後のカテゴリーはさらに，土壌や塵埃など環境中に虫卵や嚢子がある場合（エキノコックス，蟯虫など）と，感染者との性行為に伴って虫卵や嚢子を摂取する場合がある（赤痢アメーバ，有鉤条虫など）．

b. 経皮感染 percutaneous infection

皮膚や粘膜を通して寄生虫の感染型幼虫が自力で体内に侵入して感染する．鉤虫，糞線虫，住血吸虫など．

c. 媒介動物感染 vector-borne infection と接種感染 inoculation infection

経皮感染の一種で，吸血昆虫の刺咬時に体内に原虫や幼虫が皮膚から侵入する場合である．マラリア原虫，トリパノソーマ，リーシュマニア，糸状虫など．

d. 性行為感染 sexually transmitted infection と接触感染 contact infection

上記の赤痢アメーバなどの経口感染のほか，局所の粘膜や皮膚の接触によって感染する寄生虫がある．腟トリコモナス，ケジラミ，ヒゼンダニなど．

e. 輸血感染 blood transfusion infection

輸血，同じ注射針の共用，病原体を含む血液などによる針刺し事故などの場合である．マラリア原虫，リーシュマニア，トリパノソーマ，バベシア，トキソプラズマなど．

f. 経胎盤感染 transplacental infection

母体から胎盤を通して垂直感染する寄生虫がある．ヒトで重要なのは先天性トキソプラズマ症の原因になるトキソプラズマ．なお，イヌ回虫はイヌ類に寄生する回虫だが成犬では成熟できず，母犬から幼虫が胎仔に経胎盤感染し，感染した仔犬の小腸内で成虫になる．

g. 自家感染 autoinfection

感染者の体内で産出された卵・幼虫が排出されずに体内で発育し，同一の宿主内で成虫にまでなる場合をいう．クリプトスポリジウム，糞線虫，有鉤条虫，フィリピン毛細線虫．

2. 寄生虫の病害作用

寄生虫に感染すると，宿主である人体は物理的，化学的刺激を受けて細胞や組織に機能的な変化が起こり，病的状態になる．病害の程度は寄生虫の種類や数，増殖力，寄生部位，宿主側の防御免疫反応などによってさまざまで，全くの無症状からきわめて重篤で死亡に至るものまである．多くの寄生虫症で少数寄生の場合は無症状のことが多い．慢性の経過をとるものが大部分で，栄養障害，貧血，下痢などを起こす．一般に寄生虫感染では有効な**防御免疫**が誘導されにくく，再感染を繰り返す．

宿主の防御免疫が強いと寄生虫は生存できない．また，寄生虫の病原性が強いと宿主を殺し，自らの寄生生活も終わって種族の維持ができない．これらの自然淘汰によって，一般に寄生適応の進んだ寄生虫は宿主への病原性が少なく，それによって種族を維持している．

a. 物理的障害

寄生虫の虫体や虫卵によって正常な体液などの循環が阻害され，組織や細胞が破壊される．消化管では腸管内容物の通過障害による腸閉塞，胆管の閉塞では胆汁うっ滞がみられる．血管，リンパ管では組織の壊死，破壊による炎症が生じ，周辺組織の機能障害を引き起こす．

b. 生理活性物質による害

寄生虫は宿主体内で種々の分解酵素や代謝産物を分泌・排泄する．これらは宿主の細胞を直接破壊し，あるいは局所で炎症反応を誘導して細胞・組織の破壊をもたらす．赤痢アメーバでは単に分解酵素を分泌するだけでなく，宿主の細胞を貪食して破壊することが知られている．

c. 抗原作用

寄生虫によって産生されたものは宿主にとって異物であり，免疫応答を惹起する．免疫応答の原理自体は細菌感染症やウイルス感染症と同じだが，寄生虫感染に特徴的なものもある．蠕虫感染ではいわゆる2型免疫応答が誘導され，IgEの産生と好酸球増加 eosinophilia をきたす．**免疫診断**（抗体検査）は，これらの免疫反応を診断に利用するものである．

3. 宿主の防御反応（図Ⅶ-23 参照）

寄生虫に対してもウイルスや細菌などと同様に，宿主はまず自然免疫で対応し，次いで抗原特異的な獲得免疫系が誘導される．免疫には，皮膚粘膜などの機械的なバリア，補体をはじめとする液性成分，好中球，好酸球，マクロファージ，自然リンパ球などの免疫担当細胞が関与している．自然免疫によって感染が防御できない場合には，抗原特異的Tリンパ球やBリンパ球による細胞性免疫および液性免疫が誘導される．

a. 自然免疫 natural immunity

皮膚や粘膜のバリアを破って体内に侵入した寄生虫に最初に対応するのは，体液中に存在する可溶性物質と体内各所の血管外組織に常駐しているマクロファージなどの免疫担当細胞である．体液中に自然抗体と呼ばれるIgM，レクチン，補体成分などが存在し，IgMやレクチン

が寄生虫表面に結合すると寄生虫表面で補体系が活性化され，補体成分C3bが寄生虫表面に共有結合する．寄生虫の細胞表面にIgM，さらにC3bが結合すると，マクロファージや顆粒球が，IgMの定常領域を認識するFcレセプターあるいは補体レセプターを介して虫体に結合し，虫体を傷害する．これらを，**抗体依存性細胞傷害作用**，**補体依存性細胞傷害作用**という．

マクロファージは動物細胞には存在しない病原体由来分子を認識する種々のパターン認識受容体 pattern-recognition receptors (PRRs) を持っていて，異物の侵入を感知する．代表的な**パターン認識受容体**はToll様受容体 Toll-like receptor (TLR) で，Toll様受容体の細菌やウイルス由来リガンドには，ペプチドグリカン，フラジェリン，非メチル化DNA，二本鎖RNAなどがある．原虫では，リーシュマニア，トリパノソーマ，トキソプラズマ，マラリア原虫の細胞表面のGPIアンカータンパク質，トリパノソーマのゲノムDNA，トキソプラズマのプロフィリン様タンパク質，マラリア原虫のヘモゾイン（ヘモグロビンの分解産物）がTLRにより認識されることが知られている．

これらの受容体に病原体分子が結合するとマクロファージでは**炎症性サイトカイン**の発現が誘導され，周囲に分泌する．すると周囲の血管からは白血球が血管外に遊走し，多数の細胞の攻撃により寄生虫は処理される．原虫に対する応答は細菌感染と共通する部分が多く，炎症反応はマクロファージが中心的な役割を果たす．いわゆる1型免疫応答である．

一方，蠕虫感染では別のタイプの自然免疫系が発動する．細菌や原虫と比べるとはるかに巨大な蠕虫の幼虫が皮膚・粘膜のバリアを突破して体内各所を移動すると，上皮細胞をはじめとして種々の宿主細胞が破壊される．すると，細胞死によって細胞内分子が周囲に放出され，これにより炎症が誘導される．このような細胞内分子にはHMGB1 (high mobility group box 1)，インターロイキン (IL) -1αやIL-33のようなサイトカイン，あるいはHSP (heat shock protein) があり，「生体に対する危機を告げるもの」という意味で**アラーミン** alarminと総称される．幼虫周囲ではIL-33の作用により自然リンパ球から2型サイトカイン (IL-4, IL-5など) が分泌され，好酸球優位の急性炎症が惹起される．好酸球表面にも補体受容体があるため寄生虫に接着し，顆粒内の主要塩基性タンパク質 major basic protein，好酸球カチオン性タンパク質 eosinophil cationic protein，好酸球由来ニューロトキシン eosinophil derived neurotoxin などの作用により虫体に傷害を与える．

一般に原虫でも蠕虫でも，いわゆる非固有宿主ではこの自然免疫反応が強く，感染が成立しにくい一因となっている．初期の防御反応を生き延びた寄生虫に対しては，宿主側はより強力な獲得免疫系による防御反応を発動させる．

b. 獲得免疫 acquired immunity

寄生虫が体内に侵入すると，顆粒球やマクロファージだけでなく，皮膚や消化管粘膜に多数常駐している樹状細胞 dendritic cell (DC) も貪食作用あるいは飲作用により寄生虫抗原を取り込む．樹状細胞もToll様受容体をはじめとする各種のパターン認識受容体を持っており，病原体分子を認識すると細胞内にシグナルが伝達され，T細胞への抗原提示に必要なMHCクラスII分子や抗原提示の際の共刺激分子であるCD80, CD86を発現するようになる．そして樹状細胞はリンパ節に遊走し，ここでナイーブな（抗原刺激を受けていない）T細胞に抗原提示し，**獲得免疫系**が発動する．

原虫類に対しては，パターン認識受容体からの刺激によって樹状細胞はIL-12を分泌し，主に1型ヘルパーT細胞を誘導する．1型ヘルパーT細胞はマクロファージ活性化作用を有す

るインターフェロンγ（IFN-γ）を産生してマクロファージを活性化し，活性化マクロファージは一酸化窒素（NO）を産生する．NOはスーパーオキサイドと反応して強力な細胞障害作用を有するペルオキシナイトライト（ONOO⁻），さらに水酸化ラジカル（HO・）となって殺菌・殺原虫を担う．

蠕虫感染では，自然リンパ球から分泌されるIL-4の作用により樹状細胞は主に2型ヘルパーT細胞を誘導する．2型ヘルパーT細胞はIL-4，IL-5，IL-6，IL-10などのサイトカインを分泌する．IL-4にはIgE抗体産生のクラススイッチ作用があり，IL-5には好酸球の増加と活性化作用がある．好酸球はIgE受容体を持ち，抗体依存性細胞傷害作用により虫体を傷害する．糸状虫や住血吸虫には2型ヘルパーT細胞を直接誘導する因子を保有している．

1型であれ2型であれ，リンパ節で誘導される抗原特異性ヘルパーT細胞はリンパ節を離れ，血管に入り全身を循環する．炎症局所に到達するとヘルパーT細胞は血管外に遊出し，寄生虫周囲の抗原を貪食したマクロファージを活性化し自身も活性化されて大量のサイトカインを分泌する．さらに，抗原特異的T細胞によっては抗体産生能を誘導されたB細胞も同様に炎症部位に到達し，T細胞によって活性化され大量の抗体を分泌する．このように獲得免疫系が誘導されると虫体周囲の炎症部位には活性化された免疫担当細胞が集積し，抗体依存性細胞傷害作用なども増強されて共同で虫体を排除する．蠕虫類に対する生体防御では，さらに2型サイトカインが粘膜肥満細胞を誘導し，上皮にも作用して粘液産生を亢進させ排虫を促進させる．

獲得免疫ではきわめて強力な防御システムが作動するが，多くの寄生虫はこれらの防御反応を避け（**免疫回避** immune evasion），長期にわたり定着する能力を有する．原虫では多くの種が抗原性を変化させる仕組みを持ち，一部の蠕虫類ではToll様受容体による樹状細胞やマクロファージの活性化の抑制，1型ヘルパーT細胞の誘導を抑制する因子を分泌することが知られている．このような能力は，寄生虫が進化の過程で獲得してきたものと考えられている．

寄生虫感染によっては回虫アレルギーのような過敏症を起こすことも知られている．衛生動物では，刺咬・吸血の反復によってヒト免疫系は唾液や毒液に対するIgE抗体を産生し，I型アレルギーの**即時型反応**が引き起こされる．アナフィラキシーショックをきたす例もある．また，数時間〜数日後にTリンパ球が活性化されてIV型アレルギーの**遅延型反応**が表れたり，まれにIII型アレルギーの**アルサス反応** Arthus phenomenonが生じて重症化することもある．

6―臨床症状と治療

1. 寄生虫病の症状と診断

多くの寄生虫は寄生部位の**臓器特異性** organ specificityを持つため，臨床症状のみられる部位によって，ある程度寄生虫の種類が推定できる（**表VII-1参照**）．たとえば下痢や腹痛を起こすのは腸管寄生性の赤痢アメーバ，回虫，裂頭条虫類など，肝障害・肝腫大を起こすのは肝吸虫，日本住血吸虫など，呼吸器症状を起こすのは肺吸虫類などである．しかし寄生虫の体内移動により予期せぬ症状が起こりうる．特にヒトを非固有宿主とする線虫・条虫がヒトに感染すると**幼虫移行症** larva migransを起こし，眼球や脳を含むさまざまな臓器・組織に侵入し，診断が困難で時に重篤な症状が生じる．また肺吸虫の脳内寄生（**異所寄生**）や赤痢アメーバの脳寄生（**転移**）などもある．さらに寄生虫アレルギーが関与する喘息や蕁麻疹なども起こる．一方途上国では，慢性感染により栄養不良や貧血，発育障害などの非特異的な症状も多くみられる．

寄生虫病の診断には，臨床症状に加えて，**海外渡航・居住歴**，ペット飼育歴，食事内容などの特殊な**問診**情報が必須である．また血液検査における**好酸球**と**IgE の増加**は蠕虫感染を疑う特徴的な所見として重要である．特に成虫や幼虫がヒトの組織に侵入した場合に著明な増加を示し，消化管内寄生では少ない．一方，原虫感染では増加を認めない．近年，X 線検査，MRI 検査，エコー検査などのさまざまな**画像診断法**や内視鏡検査が普及し，これらの情報から寄生虫感染が疑われる症例が増加している．

寄生虫病の**確定診断**は，患者の糞便，血液，尿，喀痰，髄液，切除組織（切片を含む）などから虫卵や虫体（の一部）を得て種を同定することによる．この際，形態学的観察に加えて **PCR**（polymerase chain reaction）法などの遺伝子診断が必要となることが少なくない．しかし，幼虫移行症や異所寄生，軽度の感染や雄成虫だけの感染の場合など，卵や虫体を得られないこともある．この場合，**血清**または胸水や髄液など他の体液を用いた**免疫診断（抗体診断）**が有効で唯一の手がかりとなることもある．なお，腸管寄生蠕虫では，診断的駆虫を実施し検査虫体を得ることもある．

肛門や口から排出された寄生虫（特に条虫類の片節，回虫，蟯虫の成虫など）を患者が医療機関に持参し，それが診断につながることがある．また食中毒様の症状を起こす寄生虫では「食べ残し」の肉・野菜などから寄生虫が発見されることもある（旋毛虫など）．近年，無症状の感染者が検診中あるいは他疾患の検査中に寄生虫が偶然発見される例も少なくない．

2. 治療と治療薬

感染寄生虫の種類が確定されれば原虫に有効な**抗原虫薬**，あるいは蠕虫に有効な**駆虫薬**により治療する．しかし，寄生虫の種類により，有効な治療薬がない場合や治療法が確立しておらず薬剤の長期投与が必要などさまざまな問題がある．また寄生虫病の治療薬には副作用の強いものもあるので，その出現にも注意する．

腸管内寄生虫は時に内視鏡的に摘出可能である．また皮下を移行する寄生虫，組織内腫瘤を形成する寄生虫は，外科的に摘出されることが多い．寄生虫感染に伴うさまざまな症状（痛み，貧血，リンパ浮腫，脳神経症状など）は対症的に対処する．

わが国で市販されていない抗寄生虫薬は，主治医による個人輸入により入手するほかない．しかしながら，重症マラリアなど緊急を要するものについては，いわゆる「**熱帯病治療薬研究班**」に所属する医療機関での治療が可能である（表 4）．同研究班では，熱帯寄生虫病や国内発生寄生虫病の治療だけでなく，WHO または代理店からの個人輸入の支援も行っている．また，寄生虫病一般の診断治療の相談にも応じ，定期的に「寄生虫症薬物治療の手引き」を発行している．参加医療機関や取扱薬剤など研究班の最新情報は研究班のウェブサイトに掲載されている [https://www.nettai.org/]．

治療効果の判定は，臨床症状の改善・消失に加えて，投薬・治療後 3〜4 週おいて血液検査や検便などを実施し寄生虫の消失を確認する．免疫診断がなされている症例では抗体・抗原量の減少に基づいて判断する．

表❹ 熱帯病治療薬研究班参加医療機関 （2019年時点）

市立札幌病院	長野県立信州医療センター
岩手県立中央病院	長野赤十字病院*
仙台市立病院	富山大学病院
成田赤十字病院	新潟市民病院
結核予防会新山手病院	浜松医療センター
国立国際医療研究センター病院	名古屋市立東部医療センター
東京大学医科学研究所附属病院	京都市立病院
東京都立駒込病院	奈良県立医科大学病院
東京都立墨東病院	りんくう総合医療センター
聖路加国際病院	大阪市立総合医療センター
東京都立小児総合医療センター*	鳥取大学病院
国立成育医療研究センター*	神戸大学病院
虎の門病院*	愛媛大学病院
獨協医科大学埼玉医療センター	広島大学病院
東京都保健医療公社荏原病院	長崎大学病院
横浜市立横浜市民病院	九州大学病院
大船中央病院**	宮崎大学病院
	琉球大学病院

*：トキソプラズマ症のみ，**：マラリアに対するキニーネ注射薬のみ

7 — 寄生虫病の感染・伝搬要因と予防対策

1. 自然環境の影響

　寄生虫や衛生動物を含めて生物にはそれぞれに好適な環境条件があり，その条件に適応して生活している．寄生虫は中間宿主や固有宿主を必要としており，それらの生物が生存・繁栄するための環境条件がとりわけ重要である．たとえば，日本住血吸虫の中間宿主ミヤイリガイは水陸両生で，産卵には常に湿潤で軟らかい泥土が必要であるため，そのような条件を満たす河川流域を中心に住血吸虫症が流行した．

　一方，アニサキスはクジラなどの海産哺乳類を固有宿主とし，オキアミや魚類を中間宿主としており，地球規模の生態系のバランスの中で生存している．熱帯・亜熱帯に寄生虫や衛生動物が蔓延する一因として気候要因が大きな役割を果たしているが，地球温暖化は東洋眼虫やヒトスジシマカ（デング熱などを媒介）の分布拡大，高所マラリアの流行などヒトを含むさまざまな動物の寄生虫や衛生動物の生息域の拡大に大きな影響を与えている．

2. 人間活動の影響

　日本では，生活環境の変化（地域開発，住宅構造，殺虫剤使用など）や大規模で効率のよい寄生虫病対策（集団駆虫，媒介動物対策，衛生改善など）によって蚊が媒介するマラリアやフィラリア症などは撲滅された．また，土壌伝播性の寄生虫病も化学肥料の施用などで撃滅した．その反面，自然食品，輸入食品など食生活の多様化により，肺吸虫症，顎口虫症，アニサキス症，旋尾線虫症などの食品由来の寄生虫病が増えたり，回虫症のような古くからの寄生虫症も報告されることがある．また，性生活の多様化は性感染症としての寄生虫病（赤痢アメーバ症，腟トリコモナス症など）を増加させる可能性がある．さらに，グローバル化によって，国境を越えたヒトと物資の移動が日常化・巨大化し，外来寄生虫の持ち込み（輸入マラリアなど），外来衛生動物の移入（セアカゴケグモ，ヒアリなど），病害性の強いアライグマ回虫が寄

生するアライグマのペット飼育などさまざまな問題を起こしている．

一方，発展途上国では，貧困，地域紛争，人口増大，スラム化や難民など衛生環境を悪化させる多くの問題が蓄積しており，寄生虫症が蔓延する要因となっている．さらに発展途上国での水田・ダム開発で蚊や巻貝など媒介動物の生息域が増え，マラリア，フィラリア症，住血吸虫症などの流行が拡大することがある．劣悪な医療体制や不十分な保健衛生教育がこれに拍車をかけている．

また，免疫抑制作用のある薬剤の頻用により，寄生虫病の重症化がしばしばみられる．原虫や衛生害虫に対する薬剤の多用は**薬剤抵抗性** drug resistance を引き起こして治療や防除を困難にしている．DDT に始まる有機塩素系殺虫剤がマラリア（ハマダラカ）対策，発疹チフス（シラミ）対策などに果たした功績は大きいが，長期残留による環境汚染や人畜への影響のため使用が禁じられ，人畜毒性のきわめて低いピレスロイド系殺虫剤，ネオニコチノイド系殺虫剤，昆虫成長制御剤などが多用されている．しかし，これらが対象害虫ばかりかアカトンボなど自由生活性の昆虫類を壊滅状態にして虫を捕食する有用動物や虫媒花まで減らしている．

3. 個人的予防

ほとんどの寄生虫感染はちょっとした合理的判断・行動と生活態度の変更により予防が可能である．すなわち安全な飲料水と十分加熱した食餌を摂取し，野生動物の生食を避け，手洗いを励行する．また，マラリアなど吸血昆虫が媒介する寄生虫病には，夜間の外出をひかえ，吸血されにくい適切な服装，蚊帳の使用，殺虫剤や忌避薬の使用などが大切である．場合によっては，抗マラリア薬など**予防内服**が必要なこともある．

海外旅行に際しては，訪問国の感染症，医療事情を十分考慮しなければならない．感染が疑われるときには，早期診断のために診断キットを利用できることがある（マラリアなど）．

4. 地域社会での予防と法規

寄生虫病は，特に発展途上国では，集団としての感染率が高く再感染が多いので，個人の治療に加えて地域における伝播制御が重要である．たとえば，駆虫薬の**集団治療** mass drug administration（**MDA**）がさまざまな寄生虫病に有用なことがある．小児，高齢者，病人，妊婦などを除き，流行地の全住民を感染の有無にかかわらず治療する方法である．治療薬はきわめて安全で投与法が容易なことが条件で，非感染者を含むために膨大な数量が必要となるが，製薬業界の協力によって実現している．たとえば WHO はリンパ系フィラリア症の制圧計画で，年1回の集団治療を5回実施し，ミクロフィラリア感染率を1％以下にすることを目指しており，製薬企業より無償提供された薬剤を毎年5億人程度に投与している．

先進国でも，水道汚染によるクリプトスポリジウム症の集団発生，食肉汚染による旋毛虫症の集団発生，薬剤抵抗性による衛生動物の難防除化などが起きており，感染症法など法律の整備，検疫などの対策がされている．衛生動物の防除も殺虫剤一辺倒から発生源対策などを組み合わせる**総合的有害生物管理** integrated pest management（**IPM**）を行うようになってきた．

a. 感染症法

感染症法は1999年に従前の伝染病予防法にかわって施行され，2015年には南米におけるジカ熱流行などに対応した改正など感染症の流行状況に応じたアップデートが実施されてきた．

感染症を危険度などに応じて，一〜五類の届出感染症と1年間を期限に政令で感染症名を指定する指定感染症に位置づけており，これらを診断した場合に医師は所管の保健所長を通じて都道府県知事に届け出を行わなければならない（表5）．寄生虫症では，**四類感染症**にマラリアとエキノコックス症（包虫症）が，**五類感染症**の全数把握対象としてアメーバ赤痢，クリプトスポリジウム症，ジアルジア症が入っている．また，衛生動物（ダニや昆虫など）によって媒介されるペスト，つつが虫病，日本紅斑熱，デング熱，日本脳炎などの疾患や人獣共通感染症が一類および四類感染症として多く含まれている．なお，四類感染症と指定感染症は診断後ただちに，五類感染症（全数把握）は診断後7日以内に届け出なければならない．

b. 検疫法など

検疫法は国内に存在しない伝染病の侵入を防ぐための法律で，検疫感染症としてペストなど一類感染症7種とSARS，コレラ，黄熱，マラリア，デング熱がある．寄生虫を体内に宿して入国するヒトを検疫で阻止するのは困難である．病原体を保有するヒトや動物の移動は，**感染症法**や**家畜伝染病予防法**，**外来生物法**などによって規制されているが，輸送手段の発展に伴い，国外からさまざまな疾病や衛生上問題となる動物が持ち込まれているのが現状である．

食品衛生法では，感染症法の施行に伴って，2000年から食中毒の範疇にアニサキス症やサイクロスポーラ症など食品由来の寄生虫症がすべて含まれることとなり，これら食中毒を疑う患者を診断した医師は，急性でも慢性でも，ただちに最寄りの保健所に届け出る義務が課せられている．届け出を受けた保健所長は調査して県知事に報告し，事件票で厚生労働省に報告される．寄生虫病は事件票の病因物質の「その他」に，フグ毒，シガテラ毒，貝毒など動物に自然に含まれる毒成分による食中毒は「動物性自然毒」に分類されている．

表5 感染症法に基づく届け出の必要な感染症（2018年5月12日一部改正）

一類感染症（7）

病名	媒介動物	病原体保有動物
ペスト	ノミ	ネズミ
クリミア・コンゴ出血熱	マダニ	野生動物
エボラ出血熱	―	サル，コウモリ
マールブルグ病	―	サル，野生動物
ラッサ熱	―	ネズミ
南米出血熱	―	ネズミ
ほか1感染症（痘そう）	―	―

二類感染症（7）

病名	媒介動物	病原体保有動物
鳥インフルエンザ H5N1 および H7N9	―	トリ
重症急性呼吸器症候群（SARS）	―	野生動物
ほか4感染症	―	―

三類感染症（5）

病名	媒介動物	病原体保有動物
5感染症	―	―

四類感染症（44）

① 主に媒介動物によるもの

病名	媒介動物	病原体保有動物
マラリア	蚊	サル
黄熱	蚊	サル
デング熱	蚊	サル
チクングニア熱	蚊	サル
ジカウイルス感染症	蚊	サル
日本脳炎	蚊	トリ，ブタ
ウエストナイル熱	蚊	トリ
西部ウマ脳炎	蚊	トリ
東部ウマ脳炎	蚊	トリ
ベネズエラウマ脳炎	蚊	ネズミ
リフトバレー熱	蚊	家畜
ダニ媒介脳炎	マダニ	ネズミ
重症熱性血小板減少症候群（SFTS）	―	マダニ
日本紅斑熱	マダニ	野生動物
ライム病	マダニ	野生動物
ロッキー山紅斑熱	マダニ	野生動物
オムスク出血熱	―	ネズミ，マダニ
キャサヌル森林病	マダニ	トリ
Q熱	マダニ	家畜
つつが虫病	ツツガムシ	ネズミ
回帰熱	シラミ，ヒメダニ	トリ
発疹チフス	シラミ	―

②主に病原体保有動物によるもの

病名	媒介動物	病原体保有動物
エキノコックス症	―	ネズミ，イヌ
狂犬病	―	イヌなど
サル痘	―	リス，ネズミ，サル
腎症候性出血熱	―	ネズミ
炭疽	―	ウシなど家畜
ニパウイルス感染症	―	コウモリ，ブタ
ハンタウイルス肺症候群	―	ネズミ
Bウイルス病	―	サル
鼻疽	―	ウマ
ブルセラ症	―	家畜
ヘンドラウイルス感染症	―	ウマ
リッサウイルス感染症	―	コウモリ
レプトスピラ症	―	ネズミなど，家畜
野兎病	マダニ，アブ	ウサギ，ネズミ
鳥インフルエンザ	―	トリ，ブタ
オウム病	―	トリ
ほか6感染症	―	―

五類感染症（48）

病名	媒介動物	病原体保有動物
アメーバ赤痢	―	サル，イヌ
クリプトスポリジウム症	―	ウシなど家畜，ネズミ
ジアルジア症	―	ビーバー
ほか45感染症	―	―

（寄生虫病（**太字**），病原体保有動物と媒介動物が関与する疾患のみ記載）

各 論

I 原虫類
II 吸虫類
III 条虫類
IV 線虫類
V 鉤頭虫類
VI 衛生動物類
VII 診断・検査法
VIII 寄生虫病の治療

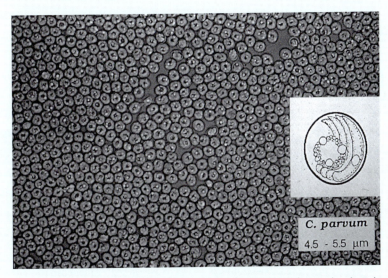

クリプトスポリジウムのオーシスト

I 原虫類

1 原虫類概論
Protozoa

Key Words
- 原虫（原生動物）
- 細胞内小器官（オルガネラ）
- 宿主特異性
- 臓器特異性
- 人獣共通感染症
- 日和見感染症

Minimum Requirements

(1) 原虫：原生動物と同義語で単細胞の真核生物のうち動物的性質をもつものをいう．
(2) 分類：遺伝子進化の観点から主要な人体寄生原虫が4つのスーパーグループ（アメーボゾア，アルベオラータ，エクスカバータ，ストラメノパイル）に分類されている．
(3) 寄生部位：各原虫の寄生には臓器特異性（消化管・泌尿生殖器，血液・組織など）があり，基本的に特定の臓器に寄生する．
(4) 病原性：それぞれの原虫感染に特有の病態を示すが，無症候性感染も少なくない．
(5) 感染経路：経口感染，経皮感染，媒介動物（ベクター）感染，性行為感染など多様な感染経路から寄生原虫は人体に侵入する．
(6) 人獣共通感染症：ヒトとヒト以外の幅広い哺乳類を宿主とする寄生虫による感染症．
(7) 日和見感染症：通常はヒトにほとんど病害をもたらさない微生物（弱毒微生物）が，宿主の免疫状態の低下（易感染性）に乗じて病原性をもたらす感染症．寄生虫学では，通常は重症化しない寄生虫病が致死的になるような場合を含む．
(8) 届出疾患：マラリア，アメーバ赤痢，クリプトスポリジウム症，ジアルジア症．

原虫とは

単細胞の**真核生物** eukaryote のうち植物でも真菌類でもないものを**原生生物界** Protista に分類し，そのうち従属栄養性かつ運動性をもつグループを**原生動物** protozoa と呼ぶ．「原生動物」は正規の分類名ではないが，主として医学・獣医学領域で古くから使用されてきた．英語表記では多細胞生物を示す**後生動物** metazoa の対語として使用され，また，日本語では蠕虫（線虫，吸虫，条虫など）にならって**原虫**ともいう．

進化と分類

約15億年前に出現した原生生物は地球上のありとあらゆる環境に適応放散し，**自由生活** free living の種および**寄生性** parasitic の種を総計して約1万種が記載されてきた．ヒトに寄生しうるおよそ70種の原生生物は基本的にすべて原虫である．

国際原生動物学会による分子系統解析に基づく新たな真核生物分類体系の提案（2005年）を契機に，寄生原虫の分類は分子分類に移行した．これは，形態による従来の各分類群が遺伝子レベルでは多系統となることに対応した再分類の試みである．

多くの分類群が再編され新たな**スーパーグループ**（遺伝子分類における上位分類群）に改訂されたが，基本的に門，属，種などの下位分類は従来通りである．

上位分類群の詳細についてはいまだに議論が続いているが，**オピストコンタ**（後生動物と真菌類，微胞子虫などを含むスーパーグループ）とヒトに寄生する原虫を含むスーパーグループである**アメーボゾア**（旧根足虫上綱の一部と旧動物鞭毛虫綱のアメーバ類を含む），**アルベオラータ**（繊毛虫門とアピコンプレックス門を含む），**エクスカバータ**（旧動物鞭毛虫綱の一部と旧根足虫上綱の鞭毛虫類を含む），**ストラメノパイル**（ブラストシスチスを含む）などの名称と分類構成はほぼ確立し，学術文献においても一般的に使用されるようになってきた．

本テキストでは，上位分類群についてはこれらのスーパーグループを用い，また各原虫種についても可能な限り最新の分子分類を採用する（表I-1-1）．各スーパーグループの特徴は以下の通り．

1 アメーボゾア Amoebozoa

旧分類の根足虫上綱の一部と動物鞭毛虫綱のアメーバ類および旧真菌類のアメーバ状構造をとる生物の一部が含まれ，病原性原虫では赤痢アメーバ，

表 I-1-1　主要人体寄生原虫の分類

■**Amoebazoa** アメーボゾア
\# ロボサ Lobosa ＞ディスコサ綱 Discosea
　Acanthamoeba spp.（アカントアメーバ）
　Balamuthia mandrillaris（バラムチア）
　Sappinia pedata（サピニア）
\# コノサ Conosa ＞古アメーバ綱 Archamoebea
　Entamoeba histolytica（赤痢アメーバ），
　E. dispar（ディスパアメーバ），
　E. moshkovskii（モシュコフスキアメーバ），
　E. coli（大腸アメーバ），
　E. hartmanni（ハルトマンアメーバ），
　E. gingivalis（歯肉アメーバ），
　Iodamoeba bütschlii（ヨードアメーバ），
　Endolimax nana（小型アメーバ）

■**Alveolata** アルベオラータ
\# 繊毛虫門 Ciliophora
　Balantidium coli（大腸バランチジウム）
\# アピコンプレックス門 Apicomplexa
　＞真コクシジウム目 Eucoccidiorida
　・アイメリア科 Eimeriidae
　　Cyclospora cayetanensis（サイクロスポラ）
　・サルコシスチス科 Sarcocystidae
　　Cystoisospora belli（戦争シストイソスポラ）
　　Sarcocystis spp.（肉胞子虫属）
　　Toxoplasma gondii（トキソプラズマ）
　＞グレガリノモルフェア綱 Gregarinomorphea
　　Cryptosporidium spp.（クリプトスポリジウム属）
　＞住血胞子虫目 Haemosporida
　　Plasmodium falciparum（熱帯熱マラリア原虫）
　　P. vivax（三日熱マラリア原虫）
　　P. malariae（四日熱マラリア原虫）
　　P. ovale（卵形マラリア原虫）
　　P. knowlesi（サルマラリア原虫）
　＞ピロプラズマ目 Piroplasmida
　　Babesia spp.（バベシア属）

■**Excavata** エクスカバータ
\# ユーグレノゾア Euglenozoa
　＞キネトプラスト類 Kinetoplastea
　＞トリパノソーマ目 Trypanosomatida
　・*Trypanosoma* spp.（トリパノソーマ属）
　　T. cruzi, T. brucei rhodesiense, T. brucei gambiense
　・*Leishmania* spp.（リーシュマニア属）
　　Leishmania 亜属（*L.* [*L.*] *donovani, L.* [*L.*] *infantum, L.* [*L.*] *tropica, L.* [*L.*] *major* etc.）
　　Viannia 亜属（*L.* [*V.*] *brazinensis, L.* [*V.*] *peruviana, L.* [*V.*] *panamensis* etc.）
\# ペルコロゾア Percolozoa
　＞ヘテロロボサ綱 Heterolobosea
　Naegleria fowleri（フォーラーネグレリア）
\# パラバサリア Parabasalia
　＞トリコモナス目 Trichomonadida
　Trichomonas vaginalis（腟トリコモナス）
　T. tenax（口腔トリコモナス）
　Pentatrichomonas hominis（腸トリコモナス）
　Dientamoeba fragilis（二核アメーバ）
\# フォルニカータ Fornicata
　＞レトルタモナス目 Retortamonadida
　　Chilomastix mesnili（メニール鞭毛虫）
　　Retortamonas intestinalis（レトルタモナス）
　＞ディプロモナス目 Diplomonadida
　　Giardia intestinalis（ジアルジア）
　　Enteromonas hominis（エンテロモナス）

■**Stramenopiles** ストラメノパイル
　Blastocystis hominis sp.（ヒトブラストシスチス）

■：スーパーグループ，＃：門レベルの分類群，＞：目綱レベルの分類群，
・：科レベルの分類群，緑字：病原性原虫，spp.：species 複数形，sp.：species 単数形

小形アメーバ，また自由生活性アメーバのアカントアメーバとバラムチアが含まれる．

2分裂により増殖する**栄養型** trophozoite と外部環境に耐性をもつ感染型である**シスト（嚢子）** cyst の形態をとるか，鞭毛期がある場合には**後方1本鞭毛**の形態をとる．また，**ピリミジン生合成経路**の3遺伝子は融合遺伝子である．

すべての原生生物の中でこのような形質（後方1本鞭毛＋融合遺伝子）の構成はオピストコンタとアメーボゾアのみで共有されることから，このグループを**ユニコンタ**（uni「1」＋conta「棍棒」，uniconta 1本鞭毛）として，その他の原生生物（**バイコンタ** bi-conta 2本鞭毛）と区別する．

ただし，赤痢アメーバのように寄生適応に伴うミトコンドリアの縮退進化によりピリミジン生合成経路自体を喪失し，鞭毛期のない原虫も含まれる．

2 アルベオラータ Alveolata

繊毛虫門，渦鞭毛虫門，アピコンプレックス門の3つのグループが含まれる．**アルベオール** alveole と呼ばれる細胞膜下の平板泡状構造により構成される柔軟な**外被** pellicle が共有形質．

繊毛虫門にはヒトに感染する唯一の繊毛虫である大腸バランチジウムが含まれる．

渦鞭毛虫門には貝毒**シガテラ**ciguateraの原因となるプランクトン（**有毒渦鞭毛藻**）が含まれるが，ヒト寄生の原虫は存在しない．

アピコンプレックス門は6,000種以上の種を含む寄生原虫最大の分類群である．基本的に細胞内寄生性であり，人獣と媒介昆虫などを宿主とする無性生殖と有性生殖による多様な生活環を構築している．宿主細胞への侵入に用いる**頂端複合構造**apical complexが分類名の由来であり，共有形質である．

旧胞子虫綱の一部がアピコンプレックス門に含まれ，主として消化管に寄生する真コクシジウム目（アイメリア科）の戦争シストイソスポーラ（旧戦争イソスポーラ），サイクロスポーラ，トキソプラズマ，肉胞子虫などと，赤血球に寄生する住血胞子虫目のマラリア原虫，ピロプラズマ目のバベシアがいる．

アピコンプレックス門の原虫は基本的にミトコンドリアと**アピコプラスト**（葉緑体由来とされる細胞オルガネラ，p.31参照）をもつが，クリプトスポリジウムは例外であり，ミトコンドリアの痕跡細胞内小器官である**マイトソーム**（p.31参照）のみを保持し，アピコプラストは欠失している．従来，クリプトスポリジウムは真コクシジウム目に分類されていた．しかし，この特殊な細胞内小器官の構成を共有する**グレガリナ類**と近縁であることが分子分類の知見から明らかとなり新たな分類群グレガリノモルフェア綱に移行した（**表I-1-1**，p.43参照）．

3 エクスカバータ Excavata

動物鞭毛虫綱の原虫と根足虫上綱の原虫の一部が含まれるスーパーグループだが，分類群としての単系統性は未確立．

鞭毛と鞭毛基部近傍に開口する細胞口を共有形質とするが，鞭毛期のほかにアメーバ期をその生活環にもつ**ペルコロゾア類**（フォーラーネグレリア）や細胞口を喪失したトリコモナス属（腟トリコモナスなど），ジアルジア属［ジアルジア（ランブル鞭毛虫）］を含む．

ミトコンドリアの盤状（扇型）クリステは，エクスカバータのユーグレナ類（ミドリムシなど）とキネトプラスト類（トリパノソーマ属とリーシュマニア属）のみに存在する特徴的な形態である．

一方，ミトコンドリアの縮退進化によりミトコンドリアゲノムとその形態を喪失した腟トリコモナスの**ヒドロゲノソーム**（p.31参照）やジアルジアの**マイトソーム**（p.31参照）の存在も知られる．

4 ストラメノパイル Stramenopiles

鞭毛に中空の小毛を持つグループ（ラテン語のstramen「麦わら」+pilus「毛」）と定義され，**不等毛類**Heterokontaとも呼ばれる．しかし，ストラメノパイルで唯一のヒト寄生原虫であるブラストシスチスは例外的に鞭毛期をもたない．

ブラストシスチスにおいてもミトコンドリアはマイトソームへと痕跡化しているが，ミトコンドリアゲノムの一部は維持されている．

5 分子分類によって原虫から他の分類群に移行した病原微生物

日和見感染により肺炎の原因となるニューモシスチス・イロベチイ *Pneumocystis jiroveci* は真菌類に分類された．

日和見感染によって下痢症や脳髄膜炎の原因となる**微胞子虫**Microsporidiaは真菌類あるいはその姉妹群に位置することが明らかとなり，もはや原虫には分類されない．

近年，養殖ヒラメの生食による食中毒の原因として注目された**粘液胞子虫**の *Kudoa septenktata* は古くから組織寄生原虫に分類されてきたが，分子分類では後生動物に位置することから，多細胞生物が再び単細胞形態に縮退進化したものと考えられている．

細胞内小器官

原虫は単細胞生物だが決して原始的で単純なものではなく，多細胞生物における器官のように細胞内で一定の機能をもつ**細胞内小器官（オルガネラ** organelle）を高度に進化させてきた．オルガネラの多くは真核生物の共通構造であり，核，小胞体，ゴルジ体，エンドソーム，リソソーム，ペルオキシソームなどの基本構造はすべて原虫にもみられる．

一方，寄生原虫においては，種/系統による独自

の進化・適応を物語る著しい構造上の多様性がみられ，古細菌/細菌さらに原生生物相互の**共生**symbiosisにより形成されたと考えられるオルガネラや，原虫の運動性や捕食をつかさどる多様な細胞構造，さらに宿主免疫応答を回避するために発達した細胞表面抗原の変異・多型などがある．

1 ミトコンドリアとミトコンドリア関連オルガネラ mitochondrion related organelles（MROs）

ヒトのミトコンドリアゲノムには13種類のタンパク質遺伝子がコードされているが，自由生活性原虫では *Tsukubamonas globosa* のように50種類以上のタンパク質遺伝子を保持するものもあり，真核生物がミトコンドリアの起源とされる α-プロテオバクテリアとの共生を開始した当初のゲノム構造により近いとされる．

一方，寄生適応によってゲノムが最小化している原虫としては，6,000塩基の鎖状ゲノムに3つのミトコンドリア関連遺伝子がタンデムに並ぶマラリア原虫が挙げられ，さらに嫌気的環境への適応による縮退進化の結果として酸化的リン酸化によるATP産生能を喪失したミトコンドリア関連オルガネラMROsとして，**ヒドロゲノソーム**hydrogenosomeと**マイトソーム**mitosomeがある．MROsは，ミトコンドリアの形態とゲノムを基本的に喪失しており，一部必須代謝酵素の遺伝子は核ゲノムに移行している．

基質レベルのリン酸化によるATP産生能を保持し副次的に水素を生成することから命名されたヒドロゲノソームは，当初トリコモナス属原虫で発見されたために寄生適応によるミトコンドリア縮退進化の特殊事例とされた．

しかし，ATP産生能を完全に喪失しMROs自体がさらに痕跡化しているマイトソームが，赤痢アメーバ，ジアルジア，クリプトスポリジウムなどの異なる系統の寄生原虫に存在することや，微胞子虫さらに土壌や環境水中の嫌気的条件下に生息する多様な自由生活性原虫にもMROsが見出されたことから，ミトコンドリアの縮退は低酸素状態への普遍的適応として多系統で独立して起こった**収斂進化**と考えられるようになった．

2 キネトプラスト kinetoplast

ミトコンドリオンの膨大部に位置するミトコンドリアゲノムの網状構造．キネトプラスト綱の名称の由来であり，ギムザ染色で鞭毛基部に濃染する小体構造である．

3 グリコソーム glycosome

キネトプラスト綱の原虫に特異的にみられるペルオキシソーム（脂肪酸などのβ-酸化と多様な生理活性物質の産生に関与する細胞内小胞）様のオルガネラ．複数の解糖系酵素が局在し嫌気的条件下でのエムデン-マイヤーホフ経路によるATP産生能を有す．

4 アピコプラスト apicoplast

アピコンプレックス門原虫にみられる光合成能を喪失した色素体（葉緑体，白色体，有色体など）．

脂質4重膜に囲まれた構造から光合成細菌を取り込んだ紅藻類がアピコンプレックス門の祖先細胞と二次的に共生後に縮退進化したものとみられる．脂肪酸やヘム合成などの代謝を担っており原虫の生存に必須のオルガネラ．なお，色素体ゲノムもミトコンドリアゲノム同様に母系遺伝である．

5 大核 macronucleus と小核 micronucleus

ヒトに寄生する唯一の繊毛虫である大腸バランチジウムには大小の2核がみられる．大核は原虫が無性的に2分裂で増殖する栄養期に必要な遺伝子を保持する多倍数体の栄養核であり，小核は原虫の接合過程（減数分裂，再融合による再生）のみに働く2倍体の生殖核である．

繊毛虫にみられるこのような体細胞系列（大核）と生殖細胞系列（小核）の分離が後生動物の生殖システムと類似することから，多細胞生物の繊毛虫類起源説（ハッジ説）が唱えられたことがあったが，近年の分子系統解析の結果では否定されている．

6 外質性の多様な細胞構造

上記のオルガネラの位置する細胞内部を**内質**（**内肉**）endoplasmと呼び，細胞辺縁部の**外質**（**外肉**）ectoplasmと区別する．

外質性のオルガネラは原虫の運動，捕食，防御な

どに関与する．アメーバ類にみられる透明な葉状，棘状などの**偽足（仮足）**pseudopodiumはアメーバ運動と捕食に関与し，また鞭毛虫類や繊毛虫では，**鞭毛**flagellumや体表に沿って鞭毛との間隙を後走する**波動膜**undulating membrane，体表に並んだ**繊毛**ciliaなどが原虫の運動を可能にする．

一方，鞭毛虫類の一部や繊毛虫では，細胞辺縁部のくぼみである**囲口部**peristomeや**細胞口**cytostomeおよび**細胞肛門**cytopygeなどが外部からの食物の取り込みや排泄に関与する．

7 細胞表面抗原の変異遺伝子群と対立遺伝子多型

原虫の外質性オルガネラの最外層には**細胞表面抗原**cell surface antigensがある．宿主免疫応答はこれを認識し原虫感染を排除しようとする．

一方，原虫側では**変異遺伝子群**［熱帯熱マラリア原虫における*Plasmodium falciparum* erythrocyte membrane protein 1（PfEMP1），トリパノソーマの**変異性表面糖蛋白質**variant surface glycoprotein（VSG），ジアルジアの変異特異的表面蛋白質variant-specific surface proteins（VSPs）など］を進化させることでこれに対抗してきた．変異遺伝子群の各遺伝子座には，さらに対立遺伝子としての複数の抗原型が集団レベルで保持されている（**対立遺伝子多型**）．

ある特定の表面抗原型が宿主免疫に認識された場合でも，寄生原虫は別の表面抗原遺伝子に発現を切り替えることで感染を持続できる．また，たとえ宿主免疫によって原虫感染が一旦排除されたとしても，さらに別の対立遺伝子型を持つ株による感染が起こるため，寄生虫感染は集団として維持されることになる．

感染経路・臓器特異性・病態

寄生原虫は，感染型の**経口感染**oral infectionや媒介昆虫を介した**経皮感染**percutaneous infectionなどのさまざまな感染様式によって宿主に侵入し，それぞれの種の臓器特異性に応じて消化管，組織，血球，免疫細胞などに寄生を成立させる．感染局所では，無性および有性生殖による2分裂や多数分裂により増殖し，特有の病態を宿主にもたらす（表I-1-2）．

1 消化管寄生原虫

糞便に汚染された飲料水や食物または手指などからの経口的な人体侵入（**糞口感染**fecal-oral transmission）によって，消化管に定着した寄生虫は感染局所で増殖することで莫大な数の感染型を再び糞便に排出する．

感染型は虫種によって異なるが，栄養型が被嚢した**シスト（嚢子）**cystや有性生殖によって形成される**オーシスト（卵嚢子）**oocystなどである．赤痢アメーバやジアルジアなどはシストを，コクシジウム類やクリプトスポリジウムはオーシストを形成する．

感染型は，浸透圧の変化や乾燥さらに各種消毒薬などへの抵抗性を有する．宿主に経口摂取されると胃酸に耐えるばかりでなく，むしろ胃酸刺激を契機として脱嚢するなど実に巧妙に消化管寄生に適応している．また，腸トリコモナスのように環境耐性のシストやオーシストを形成せず，栄養型が感染型として直接伝播する原虫も存在する．

このような高度な環境耐性をもつ感染型が1回の感染で数億〜数十億個も糞便中に排出され，また，感染型の数個の経口摂取でも感染が成立するため，腸管寄生原虫の感染型の**水系感染**water-borne infectionによる腸管寄生原虫症の集団発生が世界中でたびたび起こってきた．

病態の基本は，腸管上皮粘膜への付着による機械的障害（ジアルジア），腸管上皮粘膜細胞下への浸潤（赤痢アメーバ），細胞内寄生と多数分裂による微絨毛の直接的障害（コクシジア類とクリプトスポリジウム）などであり，脂肪性下痢，赤痢様下痢，激しい水様性下痢などがみられる．

2 泌尿生殖器寄生原虫

腟トリコモナスはシストを形成せず，性行為によって栄養型がヒト-ヒト間で直接伝播される（**性行為感染**sexual transmission）．腟トリコモナス症は病原性寄生原虫における唯一の狭義の**性感染症**sexually transmitted infectionである．

表I-1-2 病原性寄生原虫の人体内寄生部位・感染様式・主症状

原虫症名	寄生部位	感染様式	主症状	備考
消化管寄生				
赤痢アメーバ症	大腸(肝,脳,肺)	糞口感染(シスト)	粘血便,下痢,肝膿瘍,肺膿瘍,脳膿瘍	五類届出疾患
ジアルジア(ランブル鞭毛虫)症	小腸(胆嚢,胆管)	糞口感染(シスト)	下痢,胆管炎,胆嚢炎	五類届出疾患
クリプトスポリジウム症	小腸(胆嚢,胆管)	糞口感染(オーシスト)	水様下痢,胆管炎,胆嚢炎,膵炎?	五類届出疾患 AIDS診断指標疾患
戦争シストイソスポーラ症	小腸(胆嚢)	糞口感染(オーシスト)	下痢,胆管炎,胆嚢炎,膵炎?	AIDS診断指標疾患
サイクロスポーラ症	小腸(胆嚢)	糞口感染(オーシスト)	下痢,胆管炎,胆嚢炎	
肉胞子虫(サルコシスチス)症	小腸(胆嚢)/筋肉	肉胞子の経口摂取/糞口感染(オーシスト)	下痢,胆管炎,胆嚢炎/発熱,筋痛	
大腸バランチジウム症	大腸	糞口感染(シスト)	粘血便,下痢	
泌尿・生殖器寄生				
腟トリコモナス症	腟,尿道,前立腺	性行為	腟炎,尿道炎,前立腺炎	
血液・組織寄生				
マラリア	赤血球,肝臓	ハマダラカ刺咬症	発熱,貧血,脾腫	四類届出疾患
バベシア症	赤血球	マダニ刺咬症	発熱,貧血,脾腫	
アフリカトリパノソーマ症(アフリカ睡眠病)	血中,脳脊髄液	ツェツェバエ刺咬症	傾眠,嗜眠,昏睡	
アメリカトリパノソーマ症(シャーガス病)	心筋,消化管神経細胞	サシガメ刺咬症(糞便内感染型排出)	拡張型心筋症,巨大食道,巨大結腸	
リーシュマニア症(皮膚・粘膜皮膚・内臓)	粘膜,皮膚,肝臓,脾臓	サシチョウバエ刺咬症	皮膚潰瘍,粘膜皮膚潰瘍,下痢,脾腫	
トキソプラズマ症(後天性・先天性・脳症)	網脈絡膜,脳,胎児	シスト,オーシストの経口摂取,経胎盤	網脈絡膜炎,脳炎,水頭症,流・早・死産	AIDS診断指標疾患
アカントアメーバ角膜炎	角膜	偶発寄生(コンタクトレンズの不適切使用)	角膜炎	
GAE*(アカントアメーバ,バラムチア)	髄膜,脳	偶発寄生(日和見経鼻腔感染)	髄膜脳炎	
PAM**(フォーラーネグレリア)	髄膜,脳	偶発寄生(水泳時の経鼻腔感染)	髄膜脳炎	

*GAE：granulomatous amoebic encephalitis 肉芽腫性アメーバ性脳炎
**PAM：primary amebic meningoencephalitis 原発性アメーバ性髄膜脳炎

偽嚢子(シュードシスト) pseudocystと呼ばれるシスト様の構造がみられるがシスト壁をもたず,乾燥などへの抵抗性は限定的である.病態は2分裂によって増殖する栄養型の機械的刺激による慢性炎症である.

赤痢アメーバなどの糞便に感染型を排出するタイプの原虫は同性愛者などの性感染症の原因とされることがあるが,肛門性交などによる偶発的な糞口感染は厳密な意味での性感染症ではない.より広義の**接触感染(直接感染)** contact transmission (direct transmission)の範疇に含めるべきだろう.

3 血液・組織寄生原虫

多くは特定の節足動物ベクターの刺咬によって伝播する(**ベクター媒介感染** vector-borne transmission).マラリア原虫はハマダラカ,リーシュマニアはサシチョウバエ,アフリカトリパノソーマはツェツェバエ,アメリカトリパノソーマはサシガ

メ，バベシアはマダニをベクターとする．

組織寄生原虫の病態の基本は，各原虫の臓器特異的侵入・増殖にある．

- マラリアでは感染赤血球の崩壊による発熱，貧血および赤血球サイクルの亢進による脾腫，感染赤血球の塞栓による脳症や腎症などがみられる．
- 皮膚・粘膜皮膚・内臓リーシュマニア症では皮膚・粘膜潰瘍，全身性（播種性）の慢性炎症を病態とする多臓器不全などが起こる．
- アフリカトリパノソーマは中枢神経系に感染し脳脊髄膜炎（アフリカ睡眠病）を起こす．
- アメリカトリパノソーマによるシャーガス病では，播種性に感染した原虫への免疫応答を原因とする自己免疫機序によって肥大型心筋症や巨大食道，巨大結腸症などが後期症状としてみられる．
- トキソプラズマの感染では感染初期のリンパ節腫脹などの症状は早期に消失し，原虫は組織内シストに潜伏し無症候感染に移行する．しかし，宿主免疫の低下によって組織内シストから再増殖した急増虫体によって脳炎などの重篤な病態が発生しうる．

その他の重要な概念

1 日和見感染症 opportunistic infection

病原性は，感染微生物と宿主抵抗性のバランスのうえに成り立つため，宿主が免疫の低下によって**易感染性宿主** compromised host となった場合には，通常は無害あるいは低病原性の微生物であっても宿主に病害を起こすことがある．このような感染症を日和見感染症という．原虫病では，AIDS診断の指標疾患であるトキソプラズマ脳炎やクリプトスポリジウム下痢症が代表的だが，いずれの原虫も非病原性ではない点が厳密な日和見感染症の定義と異なる．

寄生虫学分野では，通常は自然治癒もしくは重症化することなく経過する寄生虫病が宿主免疫低下を契機に重症化，時に致死的になりうることを広義の日和見感染症として扱う．

2 人獣共通感染症 zoonosis

寄生原虫の感染可能な宿主域は，一般に限定されており，これを宿主特異性と呼ぶ．宿主特異性には，ヒトのみを宿主とするタイプや幅広い哺乳類を宿主とし人獣に幅広く蔓延するタイプなどがある．後者により起こる感染症を人獣共通感染症という．

なお，宿主特異性の違いは種レベルばかりでなく種内多型レベルでも知られており，例えばジアルジアでは，形態的に区別できないA～Hの8つの遺伝子型がそれぞれ異なる宿主特異性を保持し，ヒトに感染する遺伝子型のAとBは，ともに人獣共通感染タイプの遺伝子型である．

3 異所寄生 heterotopic (ectopic) parasitism

原虫寄生には**臓器特異性**がある．腸管寄生原虫は消化管に，また腟トリコモナスは泌尿器・生殖器系に特異的に感染するが，口腔トリコモナスの誤嚥による呼吸器感染のような通常とは異なる臓器への偶発的原虫寄生をみることがあり，これを異所寄生という．赤痢アメーバによる肝膿瘍なども腸管寄生原虫が腸管外に感染している点では異所寄生だが，通常の臨床経過において一般的な臨床像に対してはこの語は用いられず，きわめてまれな病態で使われる．

4 偶発感染 accidental infection

通常はヒトから検出されない原虫によるヒト感染の成立を偶発感染と呼ぶ．環境中に生息する自由生活性原虫のヒト感染例としては，自由生活性アメーバによるアカントアメーバ角膜炎，原発性アメーバ性髄膜脳炎（フォーラーネグレリア），肉芽腫性アメーバ性脳炎（アカントアメーバ，バラムチア）などがある．

その他，通常はヒト以外の宿主に寄生する原虫による偶発感染例があり，齧歯類やイヌにみられるバベシアのヒト感染，またアカゲザル（中間宿主）およびヘビ（終宿主）の肉胞子虫 *Sarcocystis nesbitti* によるヒトの筋痛症などがこれにあたる．

主に家畜などに感染する *Trypanosoma evansi* のヒト感染例が近年報告されたが，このケースはトリパノソーマ溶解因子に機能不全があったために感染・発症をみた特殊事例だった．易感染性宿主では宿主特異性がしばしば意味をなさず，さまざまな偶発感染がみられる．

Ⅰ 原虫類　2 消化管寄生

1. 赤痢アメーバ
Entamoeba histolytica

－赤痢アメーバ症 amebiasis－

Key Words
- 赤痢アメーバ
- 栄養型，シスト（嚢子）
- 腸アメーバ症
- 腸管外アメーバ症
- 届出感染症

Minimum Requirements

(1) 虫体：栄養型とシストがある．栄養型は大腸組織内に侵入して増殖し潰瘍を形成．また，腸管外に転移して膿瘍を形成する．粘血便・下痢便には栄養型，有形便にはシストが検出される．
(2) 感染：糞便に排出された成熟シストの経口摂取（糞口感染）．
(3) 症状：腸アメーバ症では粘血便，下痢，腸管外アメーバ症では肝・肺・脳膿瘍など．
(4) 診断：糞便検査，病理組織検査で虫体を検出．腸管外アメーバ症には画像診断や血清診断が有用．
(5) 治療：メトロニダゾール，チニダゾール，パロモマイシン
(6) 届出感染症（五類，全数把握）

疫　学

　赤痢アメーバ*Entamoeba histolytica*は組織に浸潤して腸炎や膿瘍などの病態を示す**赤痢アメーバ症**amebiasisの原因原虫である．赤痢アメーバ症は途上国ばかりでなく先進国にも蔓延しており，2010年の推計では全世界で赤痢アメーバ症によって年間5万5千人以上が死亡し，その**障害調整生存年**Disability-Adjusted Life Years (**DALYs**) は7.4年（対10万人）と消化管寄生原虫ではクリプトスポリジウムの29.2年（対10万人）についで高い疾病負荷が推定されている（MEMO「DALYs」，**p.5参照**）．

　感染症発生動向調査では「アメーバ赤痢」が五類全数把握届出疾患に指定され，「有症かつ赤痢アメーバ感染が確定した患者」についての届出を定めている．届出数は2000年の359件から増加傾向にあり，2017年は1,033件だった．この数字はサーベイランスが実施されている国内の寄生虫疾患の年間届出数では最多である．

　なお，感染症法で使用されている「アメーバ赤痢」は，本来，粘血便などの赤痢症状dysenteryをみる腸アメーバ症を指す語である．しかし，感染症法ではアメーバ性肝膿瘍なども要報告とされ，明らかに「赤痢アメーバ感染を原因とする腸管および腸管外アメーバ症の全般」を意味する「赤痢アメーバ症（amebiasis）」の意で「アメーバ赤痢」が独自定義されているため注意が必要である．

　赤痢アメーバは糞口感染によって主にヒト-ヒト間で伝播する．このため，広義の性行為感染症として主に**男性同性愛者** men who sex with men (MSM)，また，**コマーシャルセックスワーカー** commercial sex worker (CSW)に感染集積があり，その他，糞便の不適切処理などを原因に療養施設などでの集団感染も発生している．

　一方，特に途上国では，糞便汚染を原因とする水系感染，食品媒介感染が蔓延しており，旅行者下痢症としての輸入症例がみられる．

　赤痢アメーバのヒト以外の宿主としては一部の霊長類での蔓延が知られ，また，古くはイヌ，ネコなどへの実験感染の成立が報告されたが，家畜やペットなどからの検出例はほとんどなく，人獣共通感染症としての重要度は低い．

　赤痢アメーバの感染では，その大部分が**無症候性シストキャリア**asymptomatic cyst carrierとなり，発症は10％程度にとどまるとされてきた．しかし，1993年に形態的には赤痢アメーバと鑑別できない非病原性の**ディスパアメーバ***E. dispar*の存在が認められ，これまで赤痢アメーバの無症候性シストキャリアと考えられてきた感染の多くがディスパアメーバであることが判明した．

　非病原性の**モシュコフスキアメーバ***E. moshkovskii*も形態的には赤痢アメーバと鑑別できないが，ディスパアメーバと比較すると検出頻度は低い．

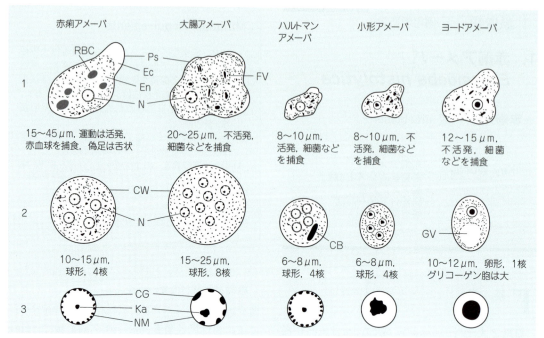

図Ⅰ-2-1　腸管寄生アメーバ類の栄養型，シストおよび核の特徴
1. 栄養型, 2. 成熟シスト, 3. 核の形態.
CB：類染色質体, CG：類染色質顆粒, CW：シスト壁, Ec：外質, En：内質, FV：食胞, GV：グリコーゲン胞, Ka：カリオソーム, N：核, NM：核膜, Ps：偽足, RBC：赤血球.（大きさは通常のサイズを示す）

病原体

*Entamoeba*属における病原性寄生原虫は，その組織浸潤性を表す「組織(histo)」+「融解(lytic)」との種小名をもつ赤痢アメーバ*E. histolytica*のみである．

しかし，ヒトの糞便には赤痢アメーバとの鑑別を要する**非病原性アメーバ**が検出され，形態的には鑑別できない上記の2種（ディスパアメーバ，モシュコフスキアメーバ）以外に，大腸アメーバ*E. coli*，ハルトマンアメーバ*E. hartmanni*，ポレックアメーバ*E. polecki*がおり，また，*Entamoeba*属以外にも，小形アメーバ*Endolimax nana*やヨードアメーバ*Iodamoeba butschlii*などのアメーバ形態をとる原虫が，ヒトの腸管に寄生する．

形　態

赤痢アメーバはその生活環において栄養型とシストの形態をとる．栄養型は粘血便，下痢便，大腸組織の潰瘍部や各種臓器に形成された膿瘍壁にみられる．大きさや形は変化に富み，長径15〜45μm程度（図Ⅰ-2-1）．新鮮な虫体は偽足を活発に出して運動し，赤血球や細菌を捕食し2分裂で増殖する．シストは軟便や有形便にみられ，直径10〜15μmの球形．核が1個か2個のものは未成熟で感染性はなく，4核になった成熟シストが感染源となる．

アメーバの分類には核の構造が重要な指標になる．適切な染色をしないと観察できないが，栄養型の核は1個で直径約4μm，2核の未成熟シストでは3μm弱，4核の成熟シストでは2μm程度になる．核膜下に**染色質顆粒**chromatin granuleが均一に分布し，点状の**核小体**karyosomeが核の中心部にみられる．

未成熟シストは**グリコーゲン胞**glycogen vacuoleや棍棒状の**類染色質体**chromatoid bodyを包蔵するが，成熟シストではこれらは消失する（図Ⅰ-2-1）．

発育・感染経路

成熟シストが経口摂取されると小腸で内部の虫体が**脱嚢**excystationし，すぐに分裂して8個の**脱嚢後栄養型**metacystic trophozoiteになる．

栄養型は大腸の粘膜層に侵入して周辺の宿主細胞を融解，赤血球を捕食しながら2分裂で増殖し，腸アメーバ症を起こす．腸上皮細胞下まで浸潤した栄養型の一部は血行性または直接の浸潤によって肝，肺，脳などに転移して増殖し，**膿瘍**abscessを形成する．

腸管腔の栄養型は便が有形化してくると球形の**前嚢子**precystになり，続いて表面にシスト壁を形成して**被嚢**encystationしシストを形成する．腸管外の膿瘍などでは基本的にシスト形成はない．糞便とともに体外に排出されたシストは湿潤な環境では数十日間感染性を保ち，また水道水レベルの塩素殺菌では死滅しないが，栄養型は体外では早期に死滅するので感染源にはならない．感染性の成熟シストを含む糞便を何らかの形で口にする**糞口感染**によって，赤痢アメーバの感染が起こる（図Ⅰ-2-2）．

臨床・病理

1 腸アメーバ症 intestinal amebiasis

大腸粘膜上皮層に浸潤した栄養型は上皮下組織に達すると筋層に沿って横に広がるので，初期は入り口が小さく内部が広いフラスコ型潰瘍（**ツボ型潰瘍**）を形成する．これが隣接病巣と融合すると潰瘍はさらに拡大し，表層の粘膜が脱落して粘血便の排出をみる．病変の局在は多い順に盲腸＞上行結腸＞横行結腸＞S状結腸＞直腸である（図Ⅰ-2-2）．

赤痢症状の場合には細菌性赤痢，潰瘍性大腸炎，大腸癌などとの鑑別診断が必要である．潜伏期は2～3週間と細菌性下痢症などと比較すると長く，発症も緩徐である．急性期にはしぶり腹と腹痛を伴う赤褐色イチゴゼリー様の粘血便が特徴的で，甘酸っぱい臭いの便がみられる．腸アメーバ症では通常，末梢血白血球増多はみられず，発熱はたとえあっても軽度にとどまる．

病型は，上記のような赤痢症状を示す**アメーバ赤痢**amebic dysenteryのほかに，赤痢症状を伴わず水様便・粘液便・血便などをみる**アメーバ性大腸炎**amebic colitisや，腸管の全周性慢性炎症による腫瘍性の**アメーバ腫**amebomaなどである．そのほかに腸管穿孔などを伴う劇症型が報告されているが，宿主免疫の低下による重症化などの日和見感染は腸アメーバ症では否定的である．

2 腸管外アメーバ症 extra-intestinal amebiasis

腸アメーバ症のうち約5％程度で，腸管外への栄養型の転移がみられる．大腸壁の栄養型が主に血行性に肝，肺，脳などに転移して増殖し膿瘍を形成する．その他，大腸壁を穿孔した栄養型が直接的に腹腔内諸臓器や腹壁に侵入したり，肝膿瘍が横隔膜を経て肺に穿通し肺膿瘍を新たに形成したり，痔瘻様の直腸病変から直接的に肛門周囲に広がり皮膚病変（潰瘍）を生ずることもある（図Ⅰ-2-2）．

最も多いのは**肝膿瘍**liver abscessであり，わが国では感染症発生動向調査における届出の10～20％程度で肝膿瘍が報告されている．圧倒的に男性に多く，アルコール性肝障害との関連が疑われている．

アメーバ性肝膿瘍症例の約半数では原発巣であるはずの腸アメーバ症が認められず，腸管外への栄養型の浸潤による宿主免疫応答に伴い腸アメーバ症が自然治癒している可能性がある．

肝膿瘍では主に単発の右葉膿瘍がみられるが，多発性膿瘍の症例もある．膿瘍はレンガ色～黄褐色のアンチョビペースト状とも形容される粘稠な膿汁で満たされる．栄養型は膿瘍壁の正常組織との境界部に浸潤するため膿瘍穿刺液からは通常検出されない．

アメーバ性肝膿瘍は，典型的には38℃以上の発熱を伴う右季肋部痛として発症し，肝臓の腫大とともに白血球増多，C反応性蛋白C-reactive protein（CRP）上昇，胆道系酵素［特にアルカリフォスファターゼalkaline phosphatase（ALP）］上昇などをみるが，肝機能異常は限定的である．未治療では重症化し死の転帰をとりうる．腸アメーバ症とは異なり腸管外アメーバ症では，免疫不全に伴う重症化（日和見感染症）の知見がある．

肺膿瘍，**脳膿瘍**の症例数はきわめて少ないが，肝

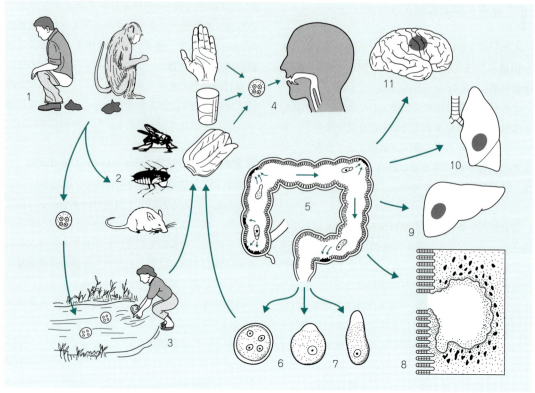

図 I-2-2　赤痢アメーバの感染経路と病変部位
1：シストの排出，2：ハエ・ゴキブリ・ネズミなどが伝播，3：汚染された水で洗う，
4：手指・生水・生野菜からシストを摂取，5：大腸壁に侵入，6：シストは感染源に，7：栄養型と前囊子は早期に死滅，
8：大腸壁のフラスコ型潰瘍，9～11：肝・肺・脳などに膿瘍を形成．

膿瘍でみられる所見に加えて，呼吸困難（胸水貯留による），脳圧の上昇に伴う中枢神経症状（痙攣，麻痺など）が特徴的である．

診　断

1 虫体・囊子の顕微鏡検出

糞便の顕微鏡検査による栄養型の赤血球貪食像の検出が確定診断になる．粘血便や下痢便，内視鏡による潰瘍擦過物はできるだけ新鮮なものを圧平して鏡検し，偽足を出し動いている栄養型を検出する．栄養型は室温では運動性が落ち，また採取後1時間以上経過すると運動性がなくなり，死滅・自己融解して検出できなくなる．

成熟シストのサイズ（直径10～15μm）と形態（4核）が特徴的であり，大腸アメーバ（直径15～25μm，8核）やハルトマンアメーバ（直径6～8μm，4核），小形アメーバ（直径6～8μm，4核），ヨードアメーバ（直径10～12μm，1核）との形態による鑑別が可能である（図 I-2-1）．

前述のようにディスパアメーバなどとは形態のみでは鑑別できないため，形態的のみで赤痢アメーバを診断した場合には「*Entamoeba histolytica/E. dispar*」や「*E. histolytica*-complex」と診断名を記載し，ディスパアメーバあるいはモシュコフスキアメーバの可能性を除外しない．

生鮮標本やヨード染色で形態的に診断を確定できない場合は集シスト法処理を用いると検出できることがある．また，トリクローム染色やコーン染色といった固定染色も有用である．検体の残りは新鮮なうちにSAF液（p.232参照）に保存するとよい．生検組織標本では組織に浸潤した栄養型をみることが

できる．栄養型の内部顆粒はPAS陽性となるためHE染色と併用するとよい．

2 画像診断

腸アメーバ症の大腸内視鏡所見では，中央部にアフタ様〜深掘れ潰瘍をともなうタコいぼ状の多発隆起と潰瘍間の正常粘膜を認める．潰瘍底には白苔がみられ生検ではこの部分に炎症細胞を伴う栄養型の浸潤像を認める．

腸管外アメーバ症における膿瘍診断にはCT・MRI・エコーなどの画像診断が有用だが，アメーバ性膿瘍画像に特異的所見はなく，細菌性膿瘍などとの鑑別に細菌培養試験や血清診断が使用される．

3 血清診断

酵素結合免疫吸着法 enzyme-linked immunosorbent assay（**ELISA**）法などによる抗赤痢アメーバIgM，IgG抗体の測定が可能．抗体価の上昇は有用な診断指標になりうるが，腸アメーバ症，腸管外アメーバ症ともに陽転率は70〜80％にとどまるため，陰性でも感染を否定できない．

4 遺伝子診断など

赤痢アメーバ，ディスパアメーバ，モシュコフスキアメーバの鑑別には，PCRシークエンスなどの分子分類を用いた解析が有用（**p.257参照**）．また便中抗原を免疫クロマトグラフィー法により検出する抗原検出キットも赤痢アメーバを特異的に検出できる．

治療

赤痢アメーバの治療では，胆汁，精液，母乳，粘液などの分泌液と組織への移行にすぐれたニトロイミダゾール系の腸管外作用薬が，腸管内外の栄養型の治療に用いられる．また，腸管でほとんど吸収されず嚢子にも効果のある**パロモマイシン**は殺管腔アメーバ薬 luminal amebicide とも呼ばれ，栄養型の治療後の嚢子排出患者などで使用される．

メトロニダゾールは血液疾患（白血球減少，好中球減少があらわれることがある），脳・脊髄に器質的疾患のある患者（中枢神経症状があらわれることがある）では慎重投与であり，妊娠3ヵ月以内の妊婦への投与は禁忌である（有益性が危険性を上回ると判断される場合は除く）．またアンタブース（嫌酒薬）作用があるため，メトロニダゾール服用中のアルコール摂取は厳禁である．パロモマイシンは，イレウス患者への投与が禁忌である（腸閉塞の症状が悪化するおそれがある）．

膿瘍に対する膿瘍ドレナージは，切迫破裂などの危険性がない場合には使用する必要はない．赤痢アメーバへの薬剤治療が奏効すれば膿瘍は徐々に吸収され治癒する．

赤痢アメーバ症では治療後の再発・再感染が少なくない．パートナーとの同時治療，糞便検査によるフォローアップが望ましい．

予防

ワクチンや予防内服薬はない．流行地では生水や生野菜の摂取を避ける．口・肛囲接触をともなうような性行為のリスクを理解し適切に対応する必要がある．

非病原性腸管寄生アメーバ類

1 ディスパアメーバ *Entamoeba dispar*，モシュコフスキアメーバ *Entamoeba moshkovskii*

大腸管腔で増殖．栄養型もシストも形態的には赤痢アメーバと区別できず，鑑別診断には分子分類，抗原検出キットなどが必要．

ディスパアメーバは1993年に赤痢アメーバと異なる非病原性の種として再定義された．

モシュコフスキアメーバは当初下水から分離された自由生活性アメーバだがヒトの腸管寄生にも適応している．自由生活性アメーバのため室温でも比較的運動性があり室温培養が可能な点で赤痢アメーバやディスパアメーバと鑑別できる．モシュコフスキアメーバが病原性をもつ可能性が近年提示されたが，従来の検出例の多くは無症候性感染である．

赤痢アメーバと形態的に鑑別できない *Entamoeba* 属の非病原性原虫としては，このほかに**バングラデシアメーバ** *E. bangladeshi* と**ヌッタルアメーバ**

E. nuttalli が知られているが，ディスパアメーバと比較するとヒト検出例はきわめてまれである．

2 大腸アメーバ *Entamoeba coli* (図I-2-1)

旅行者下痢症で高率に検出される非病原性寄生原虫．寄生虫蔓延地域での住民の感染率は時に80％を超えることもある．

栄養型の運動性は鈍く，わずかに葉状の偽足を出す程度．核の構造は赤痢アメーバに似るが，核小体がやや大きく中心から少し外れている．シストは赤痢アメーバより大きく直径15〜25μm程度．成熟シストの核は8個，まれに16個や32個のものもみられる．未成熟シストの類染色質体は棍棒状ではなく裂片状の形態をとる．

3 その他 (図I-2-1)

小形の赤痢アメーバ様形態（成熟シストが4核，シスト径6〜8μm）をとる**ハルトマンアメーバ** *E. hartmanni*，多数の小さな類染色質体が特徴的な単核の成熟シスト（シスト径11〜15μm）を形成する**ポレックアメーバ** *Entamoeba polecki*（syn. *E. chattoni*），顆粒状の4核の成熟シストが特徴的な**小形アメーバ** *Endolimax nana*，ヨードで染色するグリコーゲン胞 glycogen vacuole が特徴的な単核シストの**ヨードアメーバ** *Iodamoeba butschlii* などがヒトの糞便に検出される．いずれも，シストの大きさや核の構造が赤痢アメーバとはかなり異なるので形態的に鑑別が可能．そのほかヒトに寄生する *Entamoeba* 属としては，歯周ポケットに寄生する**歯肉アメーバ** *Entamoeba gingivalis* が知られるが，シストを形成しないこともあり糞便から検出されることは通常はない．赤痢アメーバを除くここに挙げたアメーバ類は基本的にすべて非病原性寄生原虫であり，通常は治療を必要としない．

【MEMO】 インターネットで見る寄生虫病

インターネットで寄生虫（症）に関する画像や役立つ情報を見よう．

1) 米国疾病予防管理センター（CDC）の寄生虫学部門
   https://www.cdc.gov/dpdx/
2) 英国 The Natural History Museum の寄生虫・媒介生物部門
   http://www.nhm.ac.uk/our-science/departments-and-staff/life-sciences/parasites-vectors.html
3) 各種寄生虫の遺伝情報などの統合データベース
   ・PlasmoDB　http://plasmodb.org/plasmo/
   ・WormBase　https://wormbase.org/
4) 熱帯病治療薬研究班（熱帯病治療薬に関する情報，寄生虫症薬物治療の手引きなど）
   https://www.nettai.org
5) 国立感染症研究所/感染症疫学センター（感染症発生動向週報，病原体情報など）
   https://www.niid.go.jp/niid/ja/from-idsc.html

（大槻　均）

I 原虫類　2 消化管寄生

2. ジアルジア（ランブル鞭毛虫）
Giardia intestinalis（syn. *G. lamblia*, *G. duodenalis*）

－ジアルジア症 giardiasis－

Key Words
- ジアルジア（ランブル鞭毛虫）
- 栄養型，シスト
- ジアルジア症
- 下痢，胆嚢/胆管炎
- メトロニダゾール
- 届出感染症

Minimum Requirements
(1) 虫体：栄養型とシストがある．栄養型は2核と4対8本の鞭毛を有し，小腸上部の粘膜刷子縁に吸着して2分裂で増殖．成熟シストは楕円形で4核．
(2) 感染：糞便に排出された成熟シストの経口摂取（糞口感染）．
(3) 症状：下痢．通常は自然治癒するが，慢性化し胆嚢・胆管炎を併発することもある．
(4) 診断：新鮮な下痢便や胆汁からは栄養型を，有形便からはシストを検出する．
(5) 治療：メトロニダゾール，チニダゾール，アルベンダゾール，ニタゾキサニド
(6) 届出感染症（五類，全数把握）

疫学

ジアルジア（ランブル鞭毛虫）*Giardia intestinalis*（syn. *G. lamblia*, *G. duodenalis*）は，全世界で年間1億8千万人が罹患するジアルジア症の原因原虫である．本症は途上国では乳幼児期の吸収不良による成長阻害の原因とされ，一方，先進諸国では輸入感染症（旅行者下痢症）の原因となってきた．また，感染性シストの上水道への混入を原因とする集団感染が発生し，感染症発生動向調査における五類全数把握届出疾患に指定されている．わが国における年間届出数は100件程度である．和名としてはランブル鞭毛虫とジアルジアが混在して使用されてきたが，感染症法ではジアルジア症の名称が採用された．

形態・生活史・感染経路

ジアルジアはその生活環において2分裂で増殖する栄養型と環境耐性かつ感染型のシストの形態をとる．寄生部位は十二指腸，小腸上部，時に胆嚢・胆管である．

栄養型は背腹方向に見ると西洋梨型（10〜20×5〜9μm）であり，大きな核小体様の構造が特徴的な左右対称の2核をもつ（図I-2-3）．この核小体様の濃染構造は**異質染色質** heterochromatin と呼ばれ厳密には核小体ではない．

両核の間に位置する8個の**基底小体** basal body（＝**キネトソーム** kinetosome）を起始部とする4対8本の鞭毛は，いずれも細胞質内を走行した後，左右対称の**遊離鞭毛** free flagella になる．腹面前半部には大きな**吸着円盤** sucking disk があり，粘膜に吸着する．吸着円板の下方には鉤爪状の**中央小体** median body が2個並ぶ．

シスト（11〜14×7〜10μm）は一端に4個の核をもつ（栄養型は被嚢直後に2分裂するため）．また，長軸方向に走る**縦線維** longitudinal fiber，鉤状の**曲刺** curved bristle，鞭毛の遺残物が内部にみられる．

感染は成熟シストの経口摂取による（糞口感染）．感染力は非常に強く10個程度のシストでも感染が成立しうる．糞便汚染された水・野菜・ジュースなどの摂取が主な原因だが，口・肛囲接触を伴う性行為でも容易に感染する．ジアルジアにはA〜Hの8タイプの遺伝子型が報告されているが，ヒトには基本的にA，Bのみが感染し，ともに人獣共通感染タイプの遺伝子型である．

症状・診断

下痢を主症状とするが，無症候性キャリアが多い．潜伏期は通常1〜3週間．下痢，腹痛，腹部不快感，鼓腸などで発症する．水様便や泥状便，悪臭を伴う脂肪性下痢や慢性感染による吸収不良症候群が時にみられる．分泌型IgA低下症の患者では慢性化・重症化のリスクがあるが，AIDSなどでの日和見感染はない．また，胆道系感染では胆管・胆嚢炎またまれに膵炎の原因となる．

診断には顕微鏡検査を用いる．下痢便や十二指腸

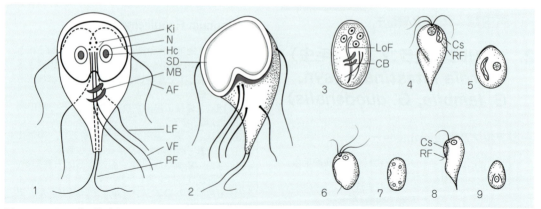

図I-2-3　ランブル鞭毛虫とその他の消化管寄生鞭毛虫類の形態
1：ランブル鞭毛虫の栄養型，2：同腹面立体図，3：同シスト，4：メニール鞭毛虫の栄養型，5：同シスト，6：ヒトエンテロモナスの栄養型，7：同シスト，8：腸レトルタモナスの栄養型，9：同シスト．
AF：前鞭毛，CB：曲刺，Cs：細胞口，Hc：異質染色質，Ki：キネトソーム，LF：側鞭毛，LoF：縦線維，MB：中央小体，N：核，PF：後鞭毛，RF：回帰鞭毛，SD：吸着円盤，VF：腹鞭毛．

液，胆汁などを採取直後に鏡検すると落葉が舞うように遊泳する栄養型を検出することができる．また糞便塗抹固定標本ではギムザ染色が，また有形便では集シスト法が有用．

治療

ニトロイミダゾール系の治療薬（**メトロニダゾール，チニダゾール**）が著効するが，耐性が報告されており，無効な場合には**アルベンダゾールやニタゾキサニド**，また妊娠中には吸収の少ない**パロモマイシン**を用いる．

その他の消化管寄生鞭毛虫類

1 二核アメーバ *Dientamoeba fragilis*

近年トリコモナス類に再分類された大腸寄生原虫．病原性が示唆されている（その他のトリコモナス類，p.52参照）．

2 腸トリコモナス *Pentatrichomonas hominis*

大腸寄生の非病原性原虫だが，下痢便に多数の虫体がみられる（その他のトリコモナス類，p.52参照）．

3 メニール鞭毛虫 *Chilomastix mesnili*

栄養型は長さ約15μmの長楕円の形態をとる．3本の前鞭毛が特徴的．シストは長さ6〜10μmのレモン型であり，片側に核が，反対側に鞭毛が線状にみえる．非病原性．シスト形態がジアルジアと似るため誤認されることがある．

メニール鞭毛虫の栄養型は**細胞口** cytosome が明瞭であり細胞口内に**回帰鞭毛** recurrent flagellum が伸長する（図I-2-3）．

4 その他

さらに小形の非病原性の人獣共通感染鞭毛虫がヒトの下痢便にみられることがある（図I-2-3）．

1）**腸レトルタモナス** *Retortamonas intestinalis* (syn. *Embadamonas intestinalis*)

長さ4〜9μmの栄養型の前端部に核が位置し，核近傍から2本の鞭毛（前鞭毛，回帰鞭毛）が伸びる．栄養型の片側に細胞口が開口し回帰鞭毛はここを貫通して遊離鞭毛となる．長径4〜6μmの1核の卵円形のシスト内部には鞭毛と核による鳥のクチバシ様の形態 bird's beak がみられる．

2）**ヒトエンテロモナス** *Enteromonas hominis*

長さ4〜10μmの栄養型の前端部に核が位置し3本の前鞭毛と1本の回帰鞭毛がある．細胞口はなく，回帰鞭毛は細胞質中を通り栄養型の後端近くで遊離鞭毛となる．長径6〜8μmの卵円形のシストは成熟すると4核になるが，ジアルジアとは異なり長軸方向の両端に2核ずつが位置する．

ジアルジアと二核アメーバ以外の鞭毛虫類（腸トリコモナス，メニール鞭毛虫，腸レトルタモナス，ヒトエンテロモナス）はいずれも非病原性とされ，通常は治療を要しない．

I 原虫類 ② 消化管寄生

3. クリプトスポリジウム
Cryptosporidium spp.
(*Cryptosporidium hominis*, *C. parvum*, and other specis)

— クリプトスポリジウム症
cryptosporidiosis —

Key Words
- アピコンプレックス門
- 消化管寄生原虫
- 水様下痢
- 日和見感染症（AIDS診断の指標疾患）
- 人獣共通感染症
- 届出感染症

Minimum Requirements

(1) 虫体：腸粘膜上皮細胞の微絨毛に寄生し，無性生殖と有性生殖で増殖．糞便に成熟オーシストが排出される．
(2) 感染：オーシストの経口摂取（糞口感染）．
(3) 症状：水様下痢，腹痛，嘔吐．AIDSなどの易感染性宿主では慢性化・重症化をみる．胆管・胆嚢炎，気管支炎なども起こりうる．
(4) 診断：糞便検査でオーシストを検出．
(5) 治療：パロモマイシンやニタゾキサニドが原虫にある程度有効だが特効薬はない．免疫正常者では自然治癒．免疫不全患者では原疾患の治療が唯一の治療法．
(6) ヒトのみを宿主とする *C. hominis* と人獣共通感染症タイプの *C. parvum* が主にヒトから検出される．
(7) AIDS診断の指標疾患
(8) 届出感染症（五類，全数把握）

疫 学

世界中に分布．年間罹患数は2.5億〜5億人，死者数は年間約10万人（WHO，2010年推定）．腸管寄生原虫では最大の29.2年（対10万人）の疾病負荷が推定されている（MEMO「DALYs」，p.5参照）．

身近な動物を含め約80種の脊椎動物に感染がみられる人獣共通感染症である．

感染性オーシストによる水道水汚染が問題であり，1993年の米国ミルウォーキーでの集団発生では2週間で40万3千人が発症し，うちAIDSなどの免疫不全患者が約400名死亡した．

本症はAIDS診断の指標疾患であり，感染症法の五類全数把握届出疾患である．

病原体

近年，昆虫寄生の腸管寄生原虫である**グレガリナ類** *Gregarina* に近縁とされ，アピコンプレックス門の**グレガリノモルフェア綱** Gregarinomorphea が新設された（表I-1-1参照）．

クリプトスポリジウム属には26種の有効名があるが，通常，下痢症患者から検出されるのは *C. hominis*（ヒトのみに特異的に感染）と *C. parvum*（ヒトを含む幅広い哺乳類に感染）の2種である．そのほかに，*C. meleagridis*（シチメンチョウ），*C. baileyi*（幅広い鳥類），*C. felis*（ネコ），*C. canis*（イヌ），*C. muris*（齧歯類）などのヒト以外の脊椎動物を宿主とするクリプトスポリジウムによるヒト感染例が報告されてきたが，ほとんどがAIDSなどでの日和見感染症例である．

クリプトスポリジウムの寄生部位は基本的に小腸だが，上記の *C. muris* などは胃に寄生する．

生活史

クリプトスポリジウムは細胞内寄生原虫だが，腸粘膜上皮細胞内の細胞質外に寄生（**細胞内細胞質外寄生**）．**無性生殖** asexual reproduction と**有性生殖** sexual reproduction による**多数分裂** shizogony を繰り返しながら増殖する．糞便には有性生殖により形成された成熟**オーシスト** mature oocyst を排出．

図I-2-4に示した通り，(1) 経口摂取されたオーシストが小腸に達すると**スポロゾイト**が脱嚢して微絨毛に侵入，(2) 虫体は球状の栄養型になり，袋状に膨化した微絨毛の膜に完全に包まれ（**メロント**），(3) 多数分裂の過程で核と細胞質が分裂し，(4) バナナ状のメロゾイトを8個形成する．遊離した**メロゾイト**(a)は新しい微絨毛に侵入して無性生殖による増殖(1)〜(4)を繰り返す．メロゾイトの一部は(5) **雌性生殖母体**（→成熟して**雌性生殖体**になる）と(6) **雄性生殖母体**さらに(7) **雄性生殖体**に分化し，

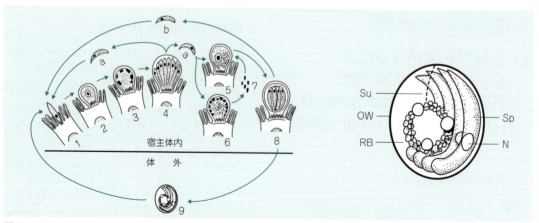

図I-2-4　クリプトスポリジウム（*C. hominis*）の生活史とオーシストの構造
a：メロゾイト，b：スポロゾイト．N：核，OW：オーシスト壁，RB：残体，Sp：スポロゾイト，Su：オーシスト壁の縫合部（左図はIseki, 1979を改変）．

受精によりオーシストを形成する．（8）オーシストは微絨毛の中で4個のスポロゾイトを形成して成熟し，（9）糞便とともに宿主外に排出されるが，一部のオーシストは腸管内でスポロゾイトを放出し（b），上記（1）〜（8）の増殖を繰り返す**自家感染**autoinfectionに関与する．

形　態

　小腸寄生タイプのオーシストは5×4.5μmの短楕円形で，オーシスト壁の内部に4個のバナナ状のスポロゾイトと，顆粒状の1個の残体を包蔵する（図I-2-4）．一方，*C. muris*のオーシストは楕円形でサイズが若干大きい（7〜9×6μm）．

臨床・病理

　激しい水様下痢が主症状．腹痛，嘔気，嘔吐を伴い，約半数で38℃程度の発熱をみる．免疫機能が正常な場合，下痢は7〜10日程度で自然治癒する．一方，免疫不全患者では症状は重症化・慢性化し，しばしば胆管・胆嚢炎，膵炎，気管支炎などをみる．また慢性感染では吸収不良，体重減少をみる．
　感染極期の下痢便には1日に総数10億個ものオーシストが排出され，下痢終息後も数週間は排出が継続する．オーシストは乾燥や70℃以上の加熱で容易に死滅するが，塩素や各種消毒薬の通常の使用濃度では影響を受けない．感染力は非常に強く，数個のオーシストの摂取でも感染が成立し，感染が成立すると高率（約80％）に発症をみるが，無症候性シストキャリアーも指摘されている．

診　断

　糞便検査でオーシストを検出すればよいが，オーシストサイズがきわめて小さいため，通常の虫卵・原虫検査法では検出できない．ショ糖遠心浮遊法，抗酸染色法および抗体を用いた蛍光抗体法などが用いられる．また，イムノクロマトグラフィによる糞便抗原検出キットも販売されている（各論Ⅶ「診断・検査法」，**p.233参照**）．

治療・予防

　パロモマイシンやニタゾキサニドの投与による治療が試みられてきたが完治例はない．脱水補正などの対症療法により重症化を防ぎ自然治癒を待つ．
　免疫不全患者の場合，免疫不全の治療が最優先．AIDSでは，抗レトロウイルス薬を使用しCD4陽性細胞数が200/μL以上まで回復すると，クリプトスポリジウム症は自然治癒する．
　クリプトスポリジウム症では有効な治療薬が存在しないことから感染予防が重要となる．近年の膜濾過による浄水処理ではクリプトスポリジウムのオーシストは完全に除去されるが，伝統的な浄水処理ではオーシストは濾過を通過し，また塩素消毒でも不活化できない．

Ⅰ 原虫類　② 消化管寄生

4. 戦争シストイソスポーラと サイクロスポーラ
Cystoisospora belli
Cyclospora cayetanensis

ー戦争シストイソスポーラ症 cystoisosporiasis,
　サイクロスポーラ症 cyclosporiasisー

Key Words
・戦争シストイソスポーラ
・サイクロスポーラ
・消化管寄生
・コクシジウム類
・下痢

Minimum Requirements
(1) 虫体：両原虫とも腸粘膜上皮細胞の細胞質内に寄生．無性生殖と有性生殖で増殖し，糞便には未成熟オーシストが排出される．
(2) 感染：成熟オーシストの経口摂取．
(3) 症状：水様下痢，腹痛，嘔吐．免疫正常者では自然治癒．AIDSやATL（成人T細胞白血病）など免疫不全患者では慢性化し，重症例では胆嚢などにも感染をみる．
(4) 診断：糞便検査でオーシストを検出．
(5) 治療：ST合剤．
(6) 戦争シストイソスポーラ症はAIDS診断の指標疾患．
(7) サイクロスポーラ症は1993年に病原体が確定した新興感染症．

疫　学

両原虫症とも全世界に分布するが，熱帯・亜熱帯の衛生状態の悪い地域に多い．戦争シストイソスポーラ症はわが国では1980年以降約37例が報告され，AIDS，成人T細胞白血病，悪性リンパ腫などの免疫不全患者における重症例と帰国者下痢症を含む．サイクロスポーラ症は東南アジアや中南米で蔓延しており，米国とカナダでは，グアテマラなどから輸入されたラズベリーやバジルの摂食が原因と考えられる集団感染が発生している．国内では東南アジアなどからの帰国者下痢症が報告されてきたが症例は10数例にとどまる．

病原体

両者ともアピコンプレックス門のコクシジア（**真コクシジウム目**Eucoccidiorida）に属する腸管寄生原虫である．**戦争シストイソスポーラ** *Cystoisospora belli*（旧名 *Isospora belli*）の属名は近年改訂された（鳥類由来のコクシジアの属名 *Isospora* と区別するため新属 *Cystoisospora* が提唱された）．一方，サイクロスポーラの場合は，以前はCLB感染症（藍藻菌様物体 cyanobacterium-like body またはコクシジウム様物体 coccidian-like body）と呼ばれていた下痢症起因病原体が1993年に新種**サイクロスポーラ** *Cyclospora cayetanensis* として記載されたものである．

生活史

成熟オーシストが口から入ると，小腸上部で脱嚢したスポロゾイトが粘膜上皮細胞に侵入し細胞質内に**寄生体胞** parasitophoras vacuole を形成して寄生する．無性生殖の過程ではメロント内での多数分裂によりメロゾイトが，また有性生殖では雌雄の生殖体からオーシストが形成される（図Ⅰ-2-5）．成熟オーシストが外界に排出されるクリプトスポリジウムとは異なり未成熟オーシストが糞便に排出されるため，基本的に自家感染はない．オーシストの成熟期間は27℃の環境下で，戦争シストイソスポーラで数日，サイクロスポーラで約1週間である．両種ともヒト以外には感染せず，したがって人獣共通感染症ではない．

形　態

排出直後のオーシストは，戦争シストイソスポーラでは27×14μmの楕円形，サイクロスポーラでは直径8〜10μmの球形で，顆粒の集塊からなる1個の**融合体** zygote を包蔵する．やがて融合体は分裂して2個の**スポロブラスト** sporoblast になり，表

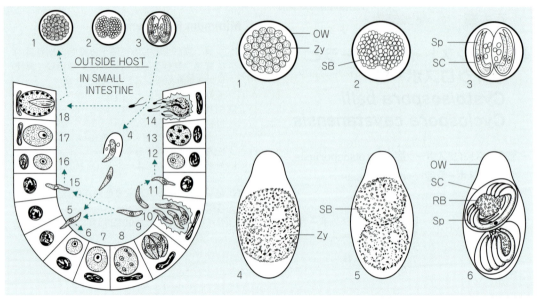

図 I-2-5　サイクロスポーラ，戦争シストイソスポーラの生活史とオーシストの構造
（左）1〜3：未成熟オーシストが成熟，4：スポロゾイトが脱嚢，5〜10：無性生殖でメロゾイトを形成，11〜14：雄性生殖体の形成，15〜17：雌性生殖体の形成，18：受精しオーシストを形成（Hoare, 1949のIsosporaの図を改変）．
（右）1〜3：*Cyclospora cayetanensis*，4〜6：*Isospora belli*．OW：オーシスト壁，RB：残体，SB：スポロブラスト，SC：スポロシスト，Sp：スポロゾイト，Zy：融合体．

面に膜を形成し，内部にバナナ状の**スポロゾイト**sporozoiteを包蔵する**スポロシスト**sporocystが2個形成されて成熟し，感染性を持つようになる．成熟オーシスト内の各スポロシストに包蔵されるスポロゾイトの数は，戦争シストイソスポーラでは4個，サイクロスポーラでは2個である（図I-2-5）．

臨床・病理

主症状は頑固な下痢．どちらの原虫感染でも症状に差はみられない．潜伏期は約1週間．1日6〜10回の水様下痢あるいは軟便が反復し，腹部不快感，軽度の発熱，体重減少を伴う．血便はみられない．免疫機能が正常であれば下痢は5〜10日程度で治まるが，オーシストの排出はさらに2〜6週間継続する．糞便へのオーシスト排出数は，下痢発症中で10^6〜10^7個/g，下痢終息後の有形便でも1〜2週間は10^4〜10^6個/g程度である．AIDSなどの免疫不全患者では間欠的な下痢とオーシスト排出が年余にわたって持続し，体重減少と衰弱が著しい．戦争シストイソスポーラ症の重症例では腸管以外にも感染が拡大し，胆管・胆嚢炎や膵炎を起こすことがある．

診　断

糞便検査でオーシストを検出する．ショ糖遠心浮遊法がクリプトスポリジウムと同様に有用だが，クリプトスポリジウムよりもサイズが大きいため，ホルマリン・酢酸エチル法，直接法の鏡検でも十分に検出が可能であり，また，抗酸染色法も利用可能である．サイクロスポーラは同様の球形の形態をみる．両種ともオーシスト壁が自家蛍光を有し（蛍光顕微鏡のU-励起光で確認可能），また，**発育試験**も有用（1週間程度で2個のスポロシストがオーシスト内に形成されることを確かめる）．

治　療

ST合剤（1錠にトリメトプリム80mg，スルファメトキサゾール400mgを含有）が有効．免疫不全患者では再発を繰り返し難治性になる例も多い．

I 原虫類　② 消化管寄生

5. 肉胞子虫と大腸バランチジウム
Sarcocystis spp.
Balantidium coli

― 肉胞子虫症 sarcocystosis,
　バランチジウム症 balantidiasis ―

| Key Words | ・ヒト肉胞子虫
・大腸バランチジウム
・消化管寄生
・コクシジウム類
・繊毛虫類
・下痢 |

Minimum Requirements

(1) 虫体：ヒト肉胞子虫は戦争シストイソスポーラに似るが中間宿主を必要とし，糞便には成熟オーシストが排出される．大腸バランチジウムは栄養型が大腸壁に侵入して増殖，有形便にはシストを排出．
(2) 感染：肉胞子虫は肉胞嚢またはスポロシストの摂取，バランチジウムはシストの経口摂取．
(3) 症状：肉胞子虫症では下痢・腹痛もしくは筋痛症，バランチジウム症では下痢・血便．
(4) 診断：肉胞子虫はスポロシストを，バランチジウムは栄養型またはシストを糞便から検出する．
(5) 治療：肉胞子虫症に有効な薬剤はなく対症療法のみ．バランチジウム症にはテトラサイクリン，メトロニダゾール．

肉胞子虫 *Sarcocystosis* spp.

サルコシスチス *Sarcocystis* spp. は戦争シストイソスポーラと近縁だが，生活史で中間宿主を必要とする二宿主性である点が異なる（人獣共通感染症）．終宿主はイヌ，ネコ，オオカミ，コヨーテ，ハイエナ，ヒトなどの肉食・雑食動物で，中間宿主は草食動物．現在，約130種が記載されているが，中間宿主と終宿主が特定されている種はその約半数．ヒトを終宿主とするものと，ヒトを中間宿主とする数種がある．

形態・生活史

ヒトを終宿主とするものは，ウシを中間宿主とする**ヒト肉胞子虫** *S. hominis*（= *S. bovihominis*）と，ブタを中間宿主とする ***S. suihominis*** である．bovi- と sui- はそれぞれウシ，ブタを意味する．ライフサイクルが確定する1970年代末まではイソスポーラの1種と考えられ，*Isospora hominis* と記載されていた．

感染したウシやブタの肉を加熱不十分な状態で終宿主であるヒトが食べると，**肉胞嚢** sarcocyst 内にいたメロゾイトが小腸の**粘膜固有層** lamina propria の細胞に侵入し，雌雄の生殖体に分化することで，有性生殖によってオーシストを形成する．サルコシスチスのオーシストは宿主細胞内で成熟する．基本

形態は戦争シストイソスポーラと同じで，それぞれ4個のスポロゾイトを有する2個のスポロシストが包蔵される．しかし，オーシスト壁が薄く壊れやすいため糞便に検出されるのはオーシスト壁から遊離した大豆様の形態のスポロシストであることが多い．スポロシストの大きさは *S. hominis* では約15×9 μm, *S. suihominis* では約13×10 μm であり（図 I-2-6），UV励起による自家蛍光がある．

中間宿主がスポロシストを摂食した場合，放出されたスポロゾイトは腸壁から侵入し，まず血管内皮細胞内で多数分裂により増殖する．細胞破壊により放出されたメロゾイトは血行性に骨格筋や心筋に移行し，多数分裂して肉胞嚢を形成する．肉胞嚢は紡錘形で長さは1.5mmにも達し内部には無数のメロゾイトが包蔵される．

ヒトの骨格筋や心筋内に肉胞嚢が検出されることがある．ヒトを中間宿主とするもので，かつて**リンデマン肉胞子虫** *S. lindemanni* と呼ばれたタイプだが，1970年代以降の症例がなく，この種名は使われなくなっていた．ところが，近年マレーシアでヒトの筋肉内に肉胞嚢が検出される熱性筋痛症候群タイプのサルコシスチス症のアウトブレイクが発生し注目が集まっている．

疫学・症状

わが国の家畜でも肉胞嚢が検出されるが大部分は

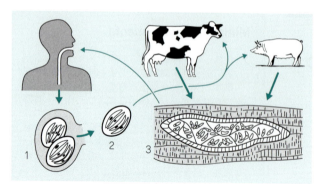

図Ⅰ-2-6　ヒト肉胞子虫類の生活史
1：ヒト糞便中の成熟オーシスト，2：遊離したスポロシスト，
3：牛肉・豚肉中の肉嚢胞（多数のメロゾイトを包蔵）．

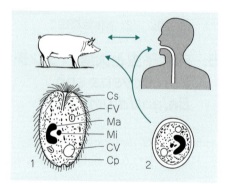

図Ⅰ-2-7　大腸バランチジウムの形態
1：栄養型，2：シスト．
Cs：細胞口，FV：食胞，Ma：大核，Mi：小核，CV：収縮胞，Cp：細胞肛門．

ヒトへの感染をみない S. cruzi などであり，S. hominis や S. suihominis の検出はほとんどない．

症状は下痢・腹痛・嘔吐であり，激しい腸炎症状で入院を要する場合もある．一般的に S. suihominis のほうが S. hominis よりも病原性が強いとされる．ヒトの糞便へのスポロシストの排出期間は数週間から数ヵ月である．

ヒトに肉胞嚢が検出された熱性筋痛症候群タイプのサルコシスチス症は，サルコシスチス Sarcocystis nesbitti の感染であることが判明した．この種は，アカゲザルなどを中間宿主とするタイプで終宿主はヘビであることから，ヒトへの感染は肉胞嚢またはスポロシストの摂食による偶発感染と考えられる．症状は発熱と激しい筋肉痛を伴う筋肉（顎筋など）の腫脹だった．

食中毒の原因として注目されているサルコシスチスにサルコシスチス・フェアリー Sarcocystis fayeri がある．馬を中間宿主，イヌを終宿主とするサルコシスチスだが，馬刺しの喫食から数時間（4〜8時間）に一過性の嘔吐・下痢をみる食中毒事例が報告された．この場合はヒトへの感染は起こらず，毒素を原因とする下痢症である．

治療・予防

有効な治療法はない．筋痛症に対する対症療法としてステロイドなどが使用される．予防には加熱不十分な食肉の摂食を避ける．

大腸バランチジウム Balantidium coli

唯一ヒトに寄生する**繊毛虫類** Ciliophora．ブタやサルにも寄生する人獣共通感染症である．人体症例は熱帯・亜熱帯の衛生状態が悪い地域に多くみられる．わが国でもブタに流行を見ることがあり，まれだが患者は最近でも報告されている．

形態・生活史

ヒトに寄生する原虫の中で最大の栄養型とシストの形態をとる．栄養型は50〜100×40〜70μmの卵円形で体表には**繊毛** cilia が密生し活発に遊泳する．前端の**細胞口** cytostome で腸壁の細胞残渣や澱粉顆粒，細菌，粘液などを摂食，後端には**細胞肛門** cytopyge がある．細胞質内には多数の**食胞** food vacuole，1〜2個の**収縮胞** contractile vacuole がみられ，核は大豆様の**大核** macronucleus と球状の**小核** micronucleus の2個である．栄養型は大腸壁で2分裂する．シストは直径50〜70μmの球形．有形便にみられる．感染はシストの経口摂取による（図Ⅰ-2-7）．

症状・診断・治療

腸アメーバ症と同様の下痢，血便などの症状をみる．血便に至るまでに激しい下痢が数週〜数ヵ月間続くことがある．診断には検便で虫体を検出する．治療にはテトラサイクリンやメトロニダゾールが使用される．

I 原虫類　2 消化管寄生

6. ブラストシスチスと微胞子虫
Blastocystis sp.
Microsporidia

―ブラストシスチス症 blastocystosis,
　微胞子虫症 microsporidiosis―

Key Words
・ブラストシスチス（症）
・微胞子虫（症）
・下痢症
・日和見感染

Minimum Requirements

(1) 病原体：ブラストシスチスは大腸の管腔に寄生．微胞子虫類はすべて細胞内寄生性で種によって寄生部位は異なり，微小な胞子を形成．
(2) 感染：シストまたは胞子の経口摂取．
(3) 症状：ブラストシスチスでは下痢．微胞子虫では下痢や角膜炎など多様で，AIDSなど免疫不全患者の日和見感染症として重要．
(4) 診断：糞便検査などで虫体を検出．
(5) 治療：確実に有効な治療薬はない．
(6) 最近の分子系統樹解析では，ブラストシスチスはストラメノパイル，微胞子虫は真菌類または真菌類の姉妹群に分類される．

ブラストシスチス *Blastocystis* sp.

ヒトブラストシスチス *Blastocystis hominis* は古くから糞便に検出され，非病原性の酵母の一種と考えられてきたが，分子分類によって原虫であることが判明しストラメノパイルに分類された．本原虫は各種の哺乳類，鳥類，爬虫類，両生類から検出され，遺伝子型においてもヒトのみに感染する遺伝子型は明らかでないため，「hominid」を種小名として使用するのは不適切と指摘された．そこで，*Blastocystis* sp. を種名として用い，種小名については将来の分子分類の充実を待って再検討するとされている．

疫　学

世界中に広く分布．熱帯の衛生状態の悪い地域では感染率30〜50％というところも少なくない．米国での陽性率は合計2万4千人の調査で平均7.7％（0.3〜34.1％），男性同性愛者180人の52％．わが国でも病院患者の0.8〜3.8％，知的障害者施設などでは17.2〜53％に感染がみられたとの報告がある．

形態・生活史・感染経路

糞便に検出される形態は栄養型である．ほぼ球形で，大きさは同一検体中でも非常に変化に富み，直径は5〜50μm．中央部は液胞状の大きな**中央体** central body で占められ，複数個の核やミトコンドリアを含む細胞質は周辺に押しやられ指輪状を示す（図I-2-8）．

偽足を出して伸縮するアメーバ型，液胞型，前シスト型，薄膜シスト，厚膜シストなどの発育ステージがある．2分裂で増殖するが，多数分裂や有性生殖による胞子形成も考えられ，発育史の詳細は不明．感染は直径数μmと極小で一般の光学顕微鏡では検出が困難なシストの経口摂取によると考えられている．

診断・病原性

下痢便から多数の虫体が検出され，他に下痢起因病原体（細菌，ウイルスを含む）や原因が見当たらない場合は本症と診断される．一方，下痢患者以外からも虫体がよく検出されるので，本原虫は非病原性であるとする研究者もある．

検査・治療

下痢便は直接塗抹・ヨード染色による固定・染色により鏡検する．固定前の糞便を水で希釈すると虫体が崩壊するので生理食塩水を使用する．田辺・千葉培地による培養法は検出までに2〜3日を要するが検出感度はきわめて高い．

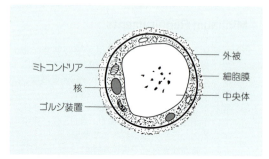

図 I-2-8　ブラストシスチスの栄養型の構造

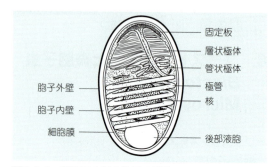

図 I-2-9　微胞子虫類の胞子の構造

治療にはメトロニダゾールなどが腸アメーバ症の場合と同じ処方で用いられるが，効果は不定．

微胞子虫類　Microsporidia

微胞子虫門 Microsporidia は 100 属，1,000 種以上からなる大きなグループ．現在，ヒトに寄生するものは 8 属 12 種が知られており，その大半は 1985 年以降に新属あるいは新種として記載されたものである．この感染症を**微胞子虫症** microsporidiosis と総称する．

AIDS 患者などに最も多く検出されるのは *Enterocytozoon bieneusi* と *Encephalitozoon intestinalis* で，主として小腸に寄生し下痢の原因として重要．ほかに脳，角膜，骨格筋などに寄生する種類もある．最近の分子系統樹解析では，原虫ではなく，真菌類 Fungi またはその姉妹群に位置づけられている．

疫　学

AIDS の腸微胞子虫症患者は世界中にみられる．*Ent. bieneusi* 感染例は 1985 年に初めて報告され，1993 年には 500 例以上に達した．*Enc. intestinalis* は 1993 年に *Septata intestinalis* として初めて報告され，1995 年に属名が *Encephalitozoon* に変更された．健常者における感染も少なくないものと思われるが，血清診断法も確立していないため，流行実態は不明である．

形態・生活史・感染経路

胞子はいずれも微小な楕円形で，*Ent. bieneusi* は $1.5 \times 1.0\,\mu m$，*Enc. intestinalis* は $2.5 \sim 3.0 \times 1.5 \sim 3.0\,\mu m$ 程度．特徴は胞子の前端にある**固定板** anchoring disk に続いてコイル状に巻いた**極管** polar tube（polar tubule ともいう）を有することである（図 I-2-9）．これが胞子の内部で何回巻いているかが分類の指標になる．

口から入った胞子が小腸に達すると，先端から固定板と極管を突出させて粘膜上皮細胞に突き刺し，核を含む胞子内容物はこの極管を通って宿主細胞に侵入する．侵入した虫体は 2 分裂や多数分裂で増殖し多数の胞子を形成する．細胞から遊離した胞子は新たな細胞に侵入して増殖する一方，糞便にも排出される．マクロファージの中で増殖する種類もあり，虫体は全身に運ばれて尿や喀痰に胞子が排出されることもある．

臨床・診断・治療

腸寄生の上記 2 種による症状は典型的な吸収不良性下痢で，血便や発熱はみられない．下痢は 1 日 3 〜10 回程度のことが多い．重症例では胆管・胆嚢炎や膵炎を併発することもある．糞便からの胞子検出にはトリクローム染色変法や真菌類検出用の蛍光色素による染色が適用されるが，確定診断や種の鑑別には電顕観察が必要．治療は困難．

Ⅰ 原虫類 ③ 泌尿生殖器寄生

腟トリコモナス
Trichomonas vaginalis

―トリコモナス症 trichomoniasis―

Key Words
- 腟トリコモナス
- 腟炎
- 性感染症

Minimum Requirements
(1) 虫体：主に腟寄生するが男性の尿道や前立腺にも寄生し，栄養型が2分裂で増殖する．組織侵入性はなく，シストは形成されない．
(2) 感染：典型的な性感染症だが，タオルや公衆浴場の浴槽，イスなどを介した感染や出産時の母子感染（経腟感染）などもある．
(3) 症状：尿道炎，腟炎，外陰炎．
(4) 診断：腟分泌物や尿沈渣を直接あるいは培養して鏡検し，形態的に検出する．
(5) 治療：メトロニダゾール，チニダゾール．

トリコモナス目はエクスカバータのパラバサリア類に属し，多数の属と種が含まれる．ヒトに寄生するのは4種だが，病原性が確定しているのは**腟トリコモナス** *Trichomonas vaginalis* と**二核アメーバ** *Dientamoeba fragilis* の2種であり，**腸トリコモナス** *Pentatrichomonas hominis*，**口腔トリコモナス** *T. tenax* は非病原性．

疫 学

腟トリコモナス症は，世界では非ウイルス性最多の性感染症とされ，年間約1億4千万件（2012年推計）の新規感染が発生している．国内では1998年以降，性感染症定点調査に本症が含まれておらず流行状況が不明だが，近年のレセプト情報では毎年およそ14万件の治療が主に生殖年齢の女性を対象に実施されている．

形態・感染経路

腟トリコモナスはその生活環においてシストを形成しない．栄養型は長径7～23μm，短径6～12μmの楕円型で，前端付近の**生毛体** blepharoplast から生じた5本の**鞭毛** flagella を有する．4本は2本2組の構成をとる**遊離鞭毛** free flagella として前方に伸び，他の1本は**回帰鞭毛** recurrent flagellum として体表との間の**波動膜** undulating membrane を縁取って体中央部まで後方に伸張する．核は楕円形で1個，体中央より前方に位置する．体前端から細胞内を縦断する**軸索** axostyle は後端で体表から軸索突起として突出する．細胞口は不明瞭で複数のミトコンドリア関連小器官**ヒドロゲノソーム**を細胞質中にもつ．虫体は鞭毛と波動膜を使って回転するように運動し，縦2分裂で増殖する（図Ⅰ-3-1）．

感染は基本的にヒトの接触感染（性行為感染を含む）によるが，タオル，浴槽などの接触感染媒介物 fomites を介した感染もありうる．また，トリコモナス感染妊婦では，出産時に2～17％の頻度で新生女児への**経腟感染**が起こりうる．

腟トリコモナスの感染部位は男女の泌尿生殖器が主だが，咽頭・扁桃炎や胸水，膿胸穿刺液などから腟トリコモナス原虫が検出される異所寄生もある．異所寄生では，腟トリコモナス感染のほか，非病原性の口腔トリコモナスや腸トリコモナスの寄生をみることもある．

症 状

感染者の約70％は無症候性．女性では尿道炎，バルトリン腺炎，腟炎のほか，子宮頸管や卵管に感染して骨盤内炎症性疾患の原因となり，また，男性では尿道炎，前立腺炎や精管炎の原因となりうる．

通常，感染機会から数日～10日前後の潜伏期を経て悪臭の強い膿性・泡沫状黄緑色の帯下や尿道分泌物の増加，外陰部不快感（瘙痒感，灼熱痛），性器の潰瘍性病変，排尿痛，性交痛，射精痛，排尿障害などで発症をみる．腟トリコモナス症の腟炎において腟壁や子宮腟部にみられる発赤や点状出血斑は**イチゴ状所見** strawberry appearance と呼ばれ特徴的である．

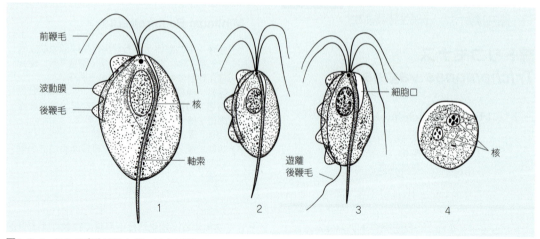

図 I-3-1　ヒトに寄生するトリコモナス類
1：腟トリコモナス，2：口腔トリコモナス，3：腸トリコモナス，4：二核アメーバ．

未治療の場合，女性では年余にわたる慢性感染の経過をとりうる．一方，男性では自然治癒例が少なくなく，発症自体がまれであり自覚症状も乏しい．無症候性感染でも，腟トリコモナス症は積極的に治療すべきである．これは，感染患者が感染源となり，また，感染妊婦では炎症性刺激による早産や上記の新生児への経腟感染のリスクがあるためである．さらに腟トリコモナス感染による腟粘膜びらんはHIVなどの他の性感染症の感染リスクを高める．

診　断

腟トリコモナス症では15〜28％にクラミジアが，また10％に淋菌の重複感染が認められ，その他の性感染症についてもリスク因子となりうるため，網羅的なスクリーニング検査による各性感染症の確実な同定と個別治療が必要になる．

腟トリコモナス原虫の検出には，尿道分泌物，腟分泌物（帯下），尿沈渣，また，異所寄生の場合には，喀痰，肺胞洗浄液，胸水，膿瘍穿刺液などを検体として使用し，以下の検査が実施可能である．
① 新鮮サンプルの直接顕微鏡検査：紡錘形の栄養型が鞭毛や波動膜を動かして踊るように運動する姿を検出できる．
② 塗抹染色標本（ギムザ染色など）：トリコモナス類を鞭毛数，波動膜の長さなどの形態的特徴によって種同定できる．
③ 検体抽出DNAをテンプレートにPCR検査，DNAシークエンス決定による種鑑別が可能．
④ 専用培地が市販されており培養検査が可能だが，判定までには2日〜1週間程度かかる．

治　療

ニトロイミダゾール系のチニダゾールやメトロニダゾールの内服および腟錠の併用が治療に用いられる．再感染予防のためパートナーとの同時治療を原則とする．薬剤耐性による難治例が知られるため，再感染および再発の有無を確認するために治療後の再検査を実施する．

その他のトリコモナス類

腟トリコモナスとの鑑別診断のための栄養型の形態的特徴を比較する（図I-3-1）．

1 口腔トリコモナス *Trichomonas tenax*

口腔内の歯槽膿漏，歯周ポケットに寄生する．誤嚥による異所寄生が知られ，喀痰や肺胞洗浄液，また胸水や膿胸由来の膿汁に多数の運動性を示す栄養型が検出される．非病原性とされ病態への関与はおそらくない．前鞭毛は4本で，形態は腟トリコモナ

スに似るがやや小さく（長径6〜8μm），波動膜は体中部下まで達し，細胞口がみられる．

2 腸トリコモナス *Pentatrichomonas hominis*

古くは*Trichomonas hominis*と呼ばれ，盲腸に寄生．非病原性だが新鮮な下痢便に運動性の虫体を認めることがある．体長は通常7〜9μm．前鞭毛は5本で，まれに3または4本のものもある．波動膜は体後部まで達し，末端から後鞭毛が遊離している．細胞口が明瞭．人獣共通感染症である．

3 二核アメーバ *Dientamoeba fragilis*

大腸寄生．細胞から遊離する鞭毛はなく，アメーバのように偽足で運動する．同一検体内でも5〜15μmの多様なサイズを認める．虫体の60〜80%は3〜5個の断片化した顆粒状染色質が特徴的な2核（他は1核）を持つ．シスト形成の可能性が示唆されているが未確定である．

非病原性とされてきたが，腹痛，下痢，食欲不振，疲労感（**二核アメーバ症** dientamoebiasis）の原因となりニトロイミダゾール系の薬剤（チニダゾール，メトロニダゾール）で治療可能であることが判明した．

従来見過ごされてきた理由は診断がきわめて困難なことが原因だろう．容易に崩壊するため新鮮便を適切に塗抹固定しギムザ染色などで可視化する必要がある．PCRシークエンスを用いた分子疫学調査が実施されるようになり，イヌ，ヒツジ，霊長類などにもヒト由来の株と同じ遺伝子型が分布することが判明し人獣共通感染症の可能性が指摘されている．

4 人体から検出されるその他のトリコモナス類

ニューモシスチス肺炎や急性呼吸促迫症候群では，気道分泌物による末梢気道・肺胞の閉塞が起こることから，微好気性の原虫であるトリコモナス類の偶発感染が起こる（呼吸器トリコモナス症 pulmonary trichomoniasis）．多くは，口腔トリコモナスや腟トリコモナスの異所寄生だが，そのほかに，本来はヒト以外の宿主に寄生しているトリコモナス類の感染が知られる．虫体は喀痰や肺胞洗浄液から検出されるが，鞭毛を格納したアメーバ型の形態をとるため，検出の難易度が高い．

1）ウシ生殖器トリコモナス
Tritrichomonas foetus

牛，羊などの生殖器に寄生するトリコモナス類で，世界中に分布．交配時に感染し雌牛の子宮粘膜炎による流産あるいは不受胎の原因となるため，家畜伝染病予防法において届出伝染病に指定されている．国内では1963年以来家畜での発生例はないが，白血病に合併した髄膜脳炎の髄液，尿中に多数の栄養型を検出したヒト症例が報告されている．栄養型は3本の前鞭毛と1本の後鞭毛を有する．後鞭毛は起点から前半部が波動膜を形成し後半部が遊離する．

2）ニワトリトリコモナス
Tetratrichomonas gallinarum

ニワトリ，シチメンチョウなどのキジ目の腸管寄生原虫．4本の前鞭毛が属名の由来であり，1本の後鞭毛を有し末端が遊離鞭毛となる．

3）膿胸トリコモナス
Tetratrichomonas empyemagena

ヒトの膿胸症例から検出され2013年に新種名が提唱されたテトラトリコモナス属の寄生原虫．固有宿主などの生活環は不明．

I 原虫類　4 血液・組織寄生

1. マラリア原虫とバベシア
Plasmodium spp.
Babesia spp.

ーマラリア malaria,
バベシア症 babesiosisー

Key Words
・マラリア
・バベシア症
・発熱, 貧血
・ハマダラカ
・マダニ
・届出感染症

Minimum Requirements
(1) 虫体：ヒト寄生マラリア原虫は5種ある．人体内では肝細胞と赤血球内で無性生殖にて増殖し，ハマダラカ体内で有性生殖する．バベシアは人体内では赤血球内で無性生殖，マダニ体内で有性生殖を行い，野ネズミやウシなどを好適宿主とする数種がヒトにも感染する．
(2) 感染：マラリア原虫はハマダラカ，バベシアはマダニの刺咬によるスポロゾイトの注入．
(3) 症状：発熱，貧血，脾腫など．
(4) 診断：血液塗抹染色標本から虫体を検出．
(5) 治療：クロロキン，メフロキン，キニーネ，アルテミシニンなど．
(6) マラリアは届出が必要（四類，全数把握）．

マラリア原虫 *Plasmodium* spp.

病原体・疫学

　マラリアはハマダラカ属蚊によって媒介される原虫性疾患である．マラリア原虫はアピコンプレックス門，胞子虫綱の住血胞子虫目に属する．約120種が知られ，哺乳類，鳥類，爬虫類などに広く寄生するが，宿主特異性が強い．人間に感染するマラリア原虫には熱帯熱マラリア原虫 *Plasmodium falciparum*，三日熱マラリア原虫 *P. vivax*，四日熱マラリア原虫 *P. malariae* および卵形マラリア原虫 *P. ovale* の4種ある．このうち熱帯熱マラリア原虫は脳性マラリアなどの合併症による重症化および世界に蔓延する原虫薬剤耐性ゆえに最も重要である．三日熱マラリア原虫，卵形マラリア原虫では肝休眠体が存在し，初感染から数年後に再発を起こすことがある．これら4種は自然界ではヒトのみに感染する．しかし最近東南アジアの森林に生息するサルのマラリア原虫である二日熱マラリア原虫 *P. knowlesi* がヒト集団にも感染していることが報告され，第5のヒトマラリアとされている．二日熱マラリア原虫は形態が四日熱マラリア原虫に類似し，これまで見逃されてきたと考えられる．二日熱マラリア原虫感染による死亡例も出ている．

　現在，マラリアは熱帯・亜熱帯の約100ヵ国に流行している．年間約2億人が発症し，約50万人が死亡する．死亡例の多くは熱帯熱マラリアにより，サブサハラアフリカに居住する5歳以下小児である．WHOは2016年時点で世界全体の5歳以下小児総死亡数は年間560万人でその原因は早期出産（16％），肺炎（13％），新生児仮死を含む分娩時関連合併症（11％），新生児肺炎・敗血症（10％），下痢（8％），マラリア（5％），よりなると推定した．肺炎，下痢，マラリアなどの感染症で5歳以下小児死亡総数の3分の1強を占めており，その中でマラリアは依然として重要な位置を占める．

　わが国でも年間100人前後の輸入感染例があり，死亡例もみられる．マラリア患者数の推移は一定しないが，わが国の感染症発生動向調査では，2000年の154名をピークに漸減傾向で，最近は年間70名前後である．マラリア伝播は，第二次世界大戦頃までは日本，北米，欧州などでも起こっていた．これら多くの温帯地域の状況は，かつてマラリアを媒介していた蚊は依然として存在するがそれによる伝播は停止している（Anophelism without malaria）．わが国ではハマダラカを介したマラリア伝播は1960年以降認められなくなっている．韓国でも同様の状況であったが1993年に一人の兵士のマラリア感染から，今日に至るまでマラリア患者発生が継続しており，この背景として北朝鮮における多くのマラリア患者発生がある．

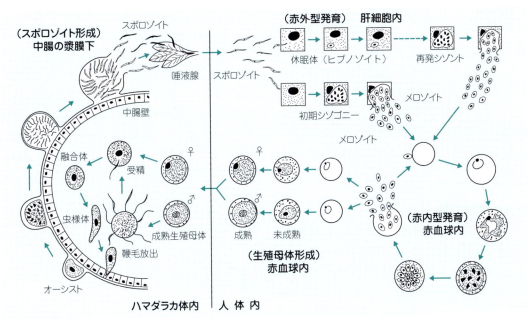

図Ⅰ-4-1　三日熱マラリア原虫の生活史（Gilles & Warrell：Essential Malariology, 1993より改変）

生活史・感染経路

1 原虫の発育（図Ⅰ-4-1）

　媒介蚊から注入されたスポロゾイトはただちに肝細胞に侵入しそこで分裂して多数のメロゾイトを形成する（赤外型シゾゴニー）．この肝細胞での発育に要する期間はおよそ1～2週間とされる．この期間は無症状であり潜伏期の前半を形成する．このメロゾイトは血流に入り赤血球に侵入し，幼若栄養体（輪状体），成熟栄養体を経て，分裂体（シゾント）を形成する．これが赤血球を破壊し，放出されたメロゾイトが他の赤血球に侵入する（赤内型シゾゴニー）．この赤内型の発育分裂の周期は熱帯熱マラリア原虫，三日熱マラリア原虫，卵形マラリア原虫では48時間，四日熱マラリア原虫では72時間，なお二日熱マラリア原虫では24時間である．この赤血球内での無性分裂が繰り返され，原虫数が臨床的閾値を超えると感染者は発熱などの症状をもってマラリアを発症する．赤血球に侵入するメロゾイトの一部は赤内型シゾゴニーに向かわず，雌雄生殖母体（ガメトサイト）に分化する．蚊の吸血によりその中腸内に取り込まれた雌雄生殖母体は雌雄の生殖体（ガメート）へと分化し，受精し融合体となり，さ

らに運動性のあるオーキネートとなって中腸壁に侵入し，漿膜下にオーシストを形成する．その内部で発育した多数のスポロゾイトが唾液腺に集まり，再び蚊の吸血により人体内に注入されるのを待つことになる．この蚊体内で原虫発育に有する時間（sporogonic cycle）は気温に依存し1～3週間であり，三日熱マラリア原虫のほうが熱帯熱マラリア原虫より短い．気温が下がるとこの時間は延長されていき，それが蚊の寿命（約3～4週間）を超えるとマラリア伝播が停止する．比較的短いsporogonic cycleが，かつて多くの温帯地域で三日熱マラリア原虫が伝播されていた背景にある．なお三日熱マラリア原虫，卵形マラリア原虫では肝臓に休眠型であるヒプノゾイトが残存し，それらが数ヵ月あるいは数年を経たあとで分裂を開始して赤内型原虫が出てくることがある（再発relapse）．これは主として熱帯熱マラリア原虫，四日熱マラリア原虫の場合にみられる流血中に微量に残存する赤内型原虫が一定の期間を経て増殖してくる再燃recrudescenceと区別される．以上が自然感染の生活環の概要であるが，その他の感染経路として輸血マラリアや注射器などにより赤内型原虫が直接人体血流中に入ることによる事故マラリア，きわめてまれに経胎盤感染による先天性マラ

リアがある．

2 ヒトでの潜伏期

蚊からの伝播による自然感染後の潜伏期は，熱帯熱マラリアで12日，三日熱マラリアで15日，卵形マラリアで17日，四日熱マラリアで28日である．肝休眠体が存在する三日熱マラリアおよび卵形マラリアでは初感染から数ヵ月，数年を経て発症することがある．

3 蚊への感染期間

媒介蚊に対する感染期間は，患者血中に雌雄生殖母体がみられる期間である．熱帯熱マラリアでは抗マラリア薬による治療が奏効してからも血液中に2ヵ月くらいまで雌雄生殖母体が残存することがあるが，非熱帯熱マラリアではクロロキン治療により栄養体とともに雌雄生殖母体も消失する．

4 ヒトの感受性

マラリア流行地住民は常に感染にさらされながら，必ずしも適切な治療を受けることなく生活している．人類とマラリア原虫の長期にわたる共存の結果，人類はさまざまなマラリア抵抗性をbalanced polymorphismとして選択していてさまざまな赤血球異常症（鎌状赤血球症HbS，G6PD欠損症，タラセミア，Duffy negative血液型など）として見出されている（「マラリア仮説」といわれる）．これら先天的免疫の防御メカニズムは必ずしも明らかではないが，三日熱マラリア原虫は赤血球侵入に際してDuffy血液型抗原が赤血球表面に存在していることを必要とする．熱帯アフリカにおいては，住民の多くがDuffy negativeであるため，三日熱マラリアが少ない．その他いくつかのサイトカイン多型がマラリア抵抗性として選択されていることが知られている．

妊婦において，原虫は胎盤を通過せず通常胎児は感染から守られる．ただしこの防御は完全ではない．新生児は母体から移行した受動的な免疫によって保護されるが，これは数ヵ月ほどで次第に消滅する．その後，5歳以下の小児期では感染により獲得される免疫が不完全なため重症ないし合併症を伴ったマラリア（重症貧血，脳性マラリア）に進展し死に至る危険性をはらむ．特にマラリアに関連した重度の貧血はアフリカの小児の主要な死因である．しかし再感染を繰り返すうちに重症化を抑える免疫が形成され始め，通常学童期までに原虫血症はあっても重症マラリアは抑えられるようになる．さらに成長すると自覚症状の出現はなくなり無症候性原虫保有者になる．さらに成人では原虫血症も抑制されていく．なおこの獲得免疫は感染が続く環境においてのみ維持されると考えられる．妊婦では，一時的な免疫不全の状態が生じマラリア重症化，死産が起こると考えられている．

形　態

遊離のメロゾイトは長径1〜1.5μmの短楕円形であるが，赤血球に侵入すると幼若栄養体（輪状体），成熟栄養体，未熟分裂体，成熟分裂体，雌雄の生殖母体など，各発育過程で虫体の形態も感染赤血球の形態も多様に変化する．その形態が4種のマラリア原虫でそれぞれ異なるので，血液の顕微鏡検査で虫種を鑑別することができる（図I-4-2）．

1 輪状体　ring form

幼若栄養体は中央部に大きな液胞を有し，クロマチン顆粒（核）も細胞質も辺縁に押しやられるので，4種とも指輪状を示す．しかし，リングの大きさや細胞質の厚さ，クロマチン顆粒の形状，1赤血球当たりの寄生数などに違いがみられる．

2 成熟栄養体　mature trophozoite

核は分裂してないが，細胞質の形状が種によって異なる．三日熱マラリア原虫では偽足を出したアメーバ状を示すのでアメーバ体ameboid formと呼び，四日熱マラリア原虫では赤血球の一端から他端まで帯のように伸びているので帯状体band formという．他の2種では肉厚のリング状を示す．この時期には感染赤血球の大きさや形状も種によって異なる．また，感染赤血球の膜にシュフナー斑点Schüffner's dots（多数の小さな球状斑点）やマウレル斑点Maurer's dots（少数の小さな三角状斑点）が

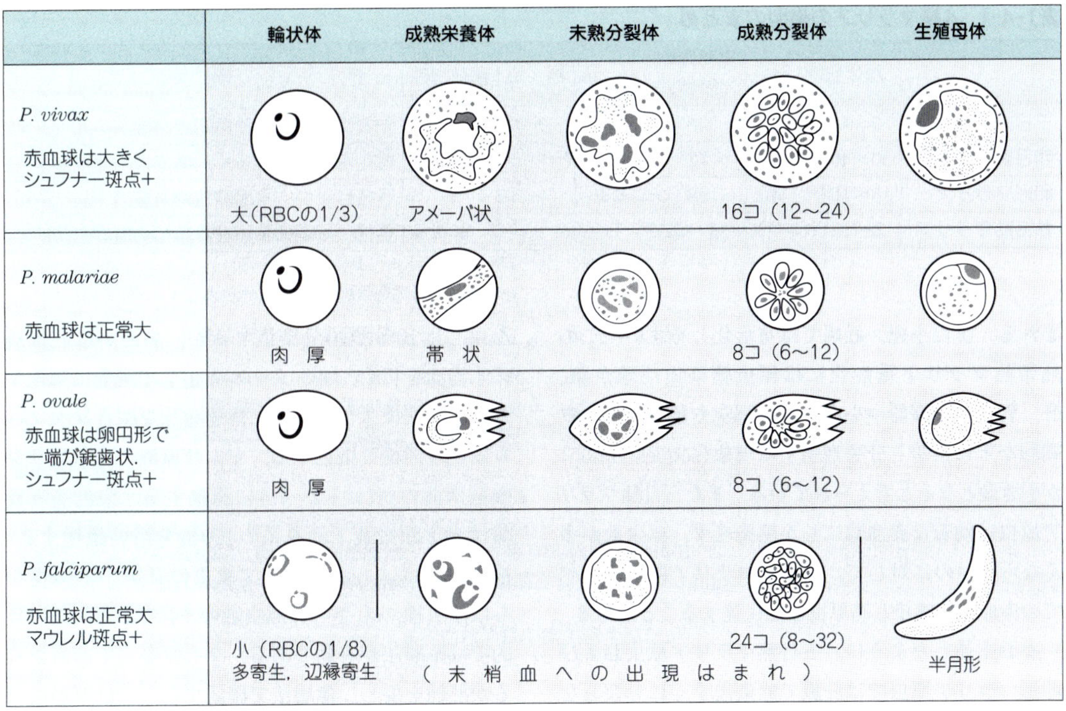

	輪状体	成熟栄養体	未熟分裂体	成熟分裂体	生殖母体
P. vivax 赤血球は大きく シュフナー斑点+	大（RBCの1/3）	アメーバ状		16コ（12〜24）	
P. malariae 赤血球は正常大	肉厚	帯状		8コ（6〜12）	
P. ovale 赤血球は卵円形で 一端が鋸歯状． シュフナー斑点+	肉厚			8コ（6〜12）	
P. falciparum 赤血球は正常大 マウレル斑点+	小（RBCの1/8） 多寄生，辺縁寄生	（末梢血への出現はまれ）		24コ（8〜32）	半月形

図 I-4-2　マラリア原虫4種の赤血球内発育形態の特徴

出現する種もある．

3 未熟分裂体 young schizont

核は分裂して複数個になるが，細胞質は未分裂．細胞質内には暗褐色の色素顆粒（マラリア色素；虫体がヘモグロビンを代謝した結果生ずる鉄ポルフィリン化合物）がみられる．

4 成熟分裂体 mature schizont

細胞質も分裂しメロゾイトの集塊がみられる．メロゾイトの数や大きさが種によって異なる．

5 生殖母体 gametocyte

生殖母体は核の位置や染色濃度で雌雄を区別することができる．また，熱帯熱マラリア原虫では他の3種の球形とは異なり，バナナ状や半月形を示すので半月体 crescent という．

臨床・病理

マラリアの病理，症状の主役を担っているのはマラリア原虫生活環のうち赤血球内ステージの分裂・増殖である．発熱に先立つ前駆症状として全身倦怠感，頭痛，関節および筋肉痛，悪心，食欲不振などの非特異的な症状がみられる．マラリアの主要症状である熱発作は成熟分裂体の感染した赤血球の破裂と一致して返される．原虫集団が必ずしも同期して分裂しないため，不明瞭な発熱周期を示すことが多い．ついで貧血および脾腫または脾領域の圧痛が認められる．これらは通常の臨床経過として「合併症を伴わないマラリア」と称される．この段階で治療が行われない場合，マラリアの自然経過は熱発作の寛解，反復を繰り返すうちに免疫が形成されていき，原虫血症に対する臨床症状の出現閾値の上昇と原虫数の減少が起こり，数週間から数ヵ月を経てついには無症状期に入る．

しかし，熱帯熱マラリアの場合には，初期の治療が遅れると「重篤な合併症を伴ったマラリア」に進展し，ついには死亡に至ることがある．この場合の合併症としては急性脳症状，急性腎不全，肺水腫，黄疸，高度の貧血，低血糖，乳酸アシドーシス，心不全，DIC，ショックなどさまざまな臓器障害が含

る．薬剤耐性はみられていない．臨床の現場において，ヒト二日熱マラリア症例の発生が報告されている東南アジア地域からのマラリア疑い症例に対しては二日熱マラリアの可能性も含めて検討することが推奨される．

予防

マラリア感染を完全に防ぐ方法はない．ワクチンも開発されていない状況で，予防の基本は蚊の刺咬を防ぐことである．この点で重要なハマダラカの行動特性は日没直後から夜明けまでの夜間吸血性ということである．個人レベルでは夜間長袖長ズボンの着用，虫よけスプレーの使用，宿泊施設においては網戸などが破れてないかを確認し蚊取り線香を用い，場合によっては蚊帳の使用などを状況に応じ励行することが重要である．それでもマラリア感染の危険が高いと判断される状況においては，抗マラリア薬の予防内服が考慮される．これは健康な旅行者が将来の危険を見越して行う特殊な薬剤服用法であり，副作用が問題となる．実際に予防内服を行うか否かはマラリア感染と副作用のリスクが釣り合うかが判断の基準となる．感染リスクは個々の旅行者の日程に基づいて評価する必要がある（容易でない！）．

WHOはマラリア流行地妊婦の間歇的予防治療（intermittent preventive therapy in pregnancy：IPTp）を推奨している．これは定期的な予防内服の代わりに，妊娠期間中2回ないし3回スルファドキシン・ピリメタミン合剤（SP合剤）の治療量を投与するものである．特に高度流行地域での初回妊娠における貧血および低体重児出産を予防することを目的とする．

バベシア *Babesia* spp.

疫学

バベシアはマラリア原虫と近縁の住血原虫で70種以上もあり，マダニが媒介する．イヌ，ネコ，ウシ，ウマ，野ネズミなど身近な動物にも広く感染がみられる．マダニ体内で有性生殖の後，スポロゾイトを形成し，哺乳類の体内では赤血球内にて無性生殖で増殖する．人体症例は1957年以来，北米で約500例，欧州で20数例，南アフリカやアジアからも報告され，症例数は近年増加の傾向にある．日本でも国内で初めての症例が1999年に神戸で見つかった．

病原体

ヒトを本来の宿主とするものはなく，これまでに人体から検出された虫種は，北米における症例の大半と日本人症例は野ネズミに寄生するバベシア（*B. microti*），欧州ではウシ寄生のバベシア（*B. bovis*, *B. divergens*）が多い．ウマ寄生のバベシア（*B. caballi*）の感染例もある．赤血球内の初期の虫体は小さなリング状で熱帯熱マラリア原虫の輪状体によく似ており，赤血球1個に1～数個の虫体が寄生する（カラー図譜39）．感染赤血球数が2％以下でも発症し，重症例では20～50％以上にもなる．

感染経路

マダニ刺咬による感染が通常であるが，輸血による感染も数例報告されている．神戸の症例は輸血が原因とされる．

症状

マラリアに酷似し，悪寒を伴う38～40℃の発熱，溶血性貧血，脾腫がみられる．不顕性感染から重症で致死的なものまであり，脾臓摘出患者や免疫不全患者に重症例が多い．神戸の症例ではステロイド薬が使用されており，感染赤血球は50％以上であったという．

治療

*B. microti*感染例ではキニーネとクリンダマイシンclindamycinの同時併用が有効との報告がある．前者は650mgを8時間ごとに10日間経口投与，後者は750mgを6時間ごとに10日間静注．投薬開始3～5日後に原虫数は激減し，やがて症状も消失する．

【MEMO】 マラリア制圧の歴史とノーベル賞

　カロリンスカ研究所は，2015年度ノーベル生理・医学賞をリンパ系フィラリア症やオンコセルカ症（河川盲目症）などの治療薬であるイベルメクチン開発への貢献で大村智博士とWilliam Campbell博士，マラリア治療薬アルテミシニン開発への貢献で屠 呦呦Tu Youyou氏に授与した．これらの疾患はいずれも昆虫媒介性熱帯感染症であり，その治療薬開発は土壌の細菌あるいは特定の植物が作り出す天然化学物質が基礎となっている点，その発見がそれぞれ日本と中国という東アジアの科学者によってなされたという特徴を共有していた．また受賞対象となった疾患は，いずれも貧困の病（disease of poverty）という範疇に属し，現在地球規模での根絶に向けた取り組みが進む．さらにその戦略として受賞対象となった薬剤の集団投薬（MDA）という使われ方が試みられている．

　歴史上，今回のTu氏を含めて5人の科学者がマラリアに関わる業績でノーベル賞を受賞している．1880年Charles Louis Alphonse Laveranがヒトマラリア原虫発見，1897年Ronald Rossがアノフェレス属蚊伝播同定，1922年Julius Wagner-Jaureggが梅毒マラリア療法，そして1948年Paul Hermann Müllerが殺虫剤DDT開発の業績で受賞した．Tu氏以外はすべて1950年以前であり，これらの成果を受けるかたちで1955年に国際社会は最初の世界マラリア根絶計画（GMEP）を立ち上げた．ただし多くの熱帯アフリカ諸国はこれに加わらなかった．GMEPで中心となった戦略はDDT室内残留散布による媒介蚊の撲滅であった．しかし流行地住民の不参加，当事国の脆弱性，環境主義者の警告，媒介蚊のDDT耐性出現などが障壁となり，感染者数は半減したとされるものの，当初の目的は達成されないまま1969年までに終了した．それ以来マラリアを一挙に撲滅する"magic bullet"はないという認識が国際社会で共有されてきた．1978年のアルマアタ宣言は，新たな公衆衛生上の概念PHC（primary health care）を確立し，マラリアも短期での制圧（elimination）は不可能でも，住民主導の活動により徐々に制圧していく（control）という流れになった．GMEPが終了した世界において，マラリア流行地での状況が悪化していた．1980年に世界全体で995,000人だったマラリア死者数は，2004年のピーク180万人まで増加した．このパターンに最も寄与したのはサハラ以南アフリカの状況悪化であった．1992年にはアムステルダムにおけるマラリアサミットで，マラリア死を防ぐための流行国僻地における早期診断治療体制確立が強調された．伝播を断つための媒介蚊対策は「維持可能であれば」という条件付きに後退した．

　しかし21世紀に入ったころから，マラリアと貧困の負のスパイラルが注目されはじめ，global fundなどが動き出し流行地へのマラリア対策資金が激増した．地球規模でのマラリア根絶に向けた取り組みに人類は再び舵を切ってきている．これらの新たな資金投入による殺虫剤処理蚊帳の大量配布は，熱帯アフリカのマラリア媒介蚊を*An. gambiae*から*An. arabiensis*へシフトさせてきている．後者が殺虫剤耐性，さらに屋外吸血性であり，既存の媒介蚊対策法（殺虫剤処理蚊帳，室内残留噴霧）が効かないという状況が生まれつつある．これに対して，イベルメクチンを服用したヒトをマラリア媒介蚊が吸血することで殺虫効果を発揮することが，新たな媒介蚊対策として注目されてきている．2015年ノーベル賞の対象となった二つの薬剤を併用したMDAが地球規模マラリア根絶に向けた切り札となるかもしれない．

（金子　明）

Ⅰ 原虫類　4 血液・組織寄生

2. トリパノソーマ
Trypanosoma spp.

－アフリカトリパノソーマ症
African trypanosomiasis,
アメリカトリパノソーマ症
American trypanosomiasis－

Key Words
- ガンビアトリパノソーマ
- ローデシアトリパノソーマ
- クルーズトリパノソーマ
- アフリカ睡眠病
- シャーガス病

> **Minimum Requirements**
> (1) 虫体：血液・組織内寄生の鞭毛虫類．ガンビアトリパノソーマとローデシアトリパノソーマはアフリカトリパノソーマ症（アフリカ睡眠病），クルーズトリパノソーマはアメリカトリパノソーマ症（シャーガス病）の病原体．
> (2) 感染：媒介昆虫が必須．アフリカ睡眠病はツェツェバエ，シャーガス病はサシガメが媒介．
> (3) 症状：アフリカ睡眠病は髄膜脳炎，シャーガス病では心不全，巨大食道症，巨大結腸症など．
> (4) 診断：アフリカ睡眠病では血液や脳脊髄液から虫体を検出．シャーガス病では未感染サシガメに吸血させて虫体を分離する「体外診断法」やPCRによる遺伝子診断法などがある．

ヒトの血液・組織内に寄生する鞭毛虫類には**トリパノソーマ属** *Trypanosoma* と**リーシュマニア属** *Leishmania* の2属がある．いずれもキネトプラスト綱のトリパノソーマ目に属する．固有の吸血性媒介昆虫を必要とし，人体内および昆虫体内で形態を変えながら2分裂または多数分裂で増殖する．

トリパノソーマは基本的には1個の核，1個の**キネトプラスト** kinetoplast，1本の鞭毛 flagellum と波動膜 undulating membrane を有するが，発育中にそれらの位置関係や虫体の形態が変化する．詳しくは7型に分けるが，代表的な形態は次の4型である（表Ⅰ-4-3，図Ⅰ-4-3）．

(1) **錐鞭毛型** trypomastigote：体は細長くSまたはC字状．核は中央に，キネトプラストは後端部にある．キネトプラストの近くから生じた鞭毛は体表に出て前方に蛇行して伸び，体表と鞭毛の間には波動膜があり，前端部で遊離鞭毛となる．

(2) **上鞭毛型** epimastigote：キネトプラストは核の少し前方にあり，鞭毛は短いが波動膜を持つ．

(3) **前鞭毛型** promastigote：キネトプラストは体の前端近くにあり，鞭毛は前端から伸びる．

(4) **無鞭毛型** amastigote：体は小さな短楕円形で核とキネトプラストは明瞭．鞭毛は細胞内に痕跡程度で，光学顕微鏡では見えない．

トリパノソーマ属は脊椎動物全般に寄生がみられ，哺乳類に寄生するものだけでも約100種あり，流行地では家畜にも大きな被害をもたらす．ヒトに病原性を有するのはアフリカに分布する2種類と中南米に分布する1種で，アフリカトリパノソーマは媒介昆虫の唾液に排出され吸血の際にヒトに感染するサリバリア類（Salivaria）に分類されるのに対してアメリカトリパノソーマは媒介昆虫の糞便に排出されるステルコラリア類（Stercoraria）に分類され，それぞれ病態も媒介昆虫も異なる（図Ⅰ-4-4）．

アフリカトリパノソーマ
African trypanosome

疫　学

アフリカには**ブルーストリパノソーマ** *Trypanosoma brucei* の地域亜種である**ガンビアトリパノソーマ** *T. b. gambiense*（アフリカ中央部から西部のコンゴ地域）と**ローデシアトリパノソーマ** *T. b. rhodesiense*（アフリカ南東部）が分布し，**アフリカトリパノソーマ症**（**アフリカ睡眠病** African sleeping sickness）の原因となる（図Ⅰ-4-5）．両亜種とも人獣共通感染だが，ガンビアトリパノソーマが主にヒトに感染しながら家畜などにも感染するのに対し

表I-4-3 トリパノソーマとリーシュマニアの人体および媒介昆虫体内における発育型

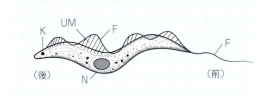

		ガンビアトリパノソーマ ローデシアトリパノソーマ	クルーズトリパノソーマ	リーシュマニア
錐鞭毛型 trypomastigote		ヒト(血流, リンパ節, 中枢神経) ツェツェバエ(中腸→唾液腺→吻)	ヒト(血流) サシガメ(後腸→糞)	なし
上鞭毛型 epimastigote		ツェツェバエ(中腸)	ヒト(移行型) サシガメ(中腸)	なし
前鞭毛型 promastigote		なし	ヒト(移行型)	サシチョウバエ (腸→吻)
無鞭毛型 amastigote		なし	ヒト(細胞内)	ヒト(網内系細胞, マクロファージ)

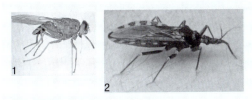

図I-4-3 トリパノソーマの錐鞭毛型の形態
K:キネトプラスト, N:核, F:鞭毛, UM:波動膜.

図I-4-4 トリパノソーマ症の媒介昆虫
1:ツェツェバエ(アフリカ睡眠病), 2:サシガメ(シャーガス病).

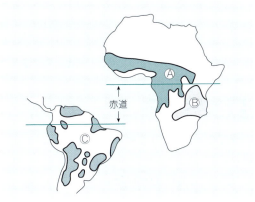

図I-4-5 トリパノソーマ症の分布
A:ガンビアトリパノソーマ症, B:ローデシアトリパノソーマ症, C:クルーズトリパノソーマ症(シャーガス病).

て, ローデシアトリパノソーマは, 主に家畜やその他の野生動物に感染し, 時に人に感染する. このため, 観光サファリなどでの感染はローデシアトリパノソーマが多い. 実際, 現地症例の98%はガンビアトリパノソーマ感染だが, ヨーロッパ19ヵ国で報告されたアフリカトリパノソーマ症の輸入症例(2000〜2010年で94例)では7割が重症型のローデシアトリパノソーマ感染だった. アフリカトリパノソーマ症の2015年度の新規発生件数は総数2,800件まで減少しており, 撲滅が期待されている.

生活史・形態

ツェツェバエ tsetse fly (*Glossina* spp.) が媒介する. 刺咬時に唾液とともに注入された感染型虫体(メタサイクリック錐鞭毛型)は人体内では細胞内に侵入せず, 血液や組織液中で2分裂により増殖する. 虫体表面は宿主免疫回避のために**変異株特異的表面糖蛋白** variant surface glycoprotein (VSG) で覆われている. 哺乳類の宿主からツェツェバエに吸血された虫体は, 約20日で感染性を有するようになる. まず中腸でVSGのない増殖型虫体(プロサイクリック錘鞭毛型)として分裂, 次いで唾液腺に移行し上鞭毛型として分裂後, VSGを持つメタサイクリック錐鞭毛型となって感染の機会を待つ. *T. b. gambiense* と *T. b. rhodesiense* に形態的差異はない.

症状

初発症状はツェツェバエに刺された数日後に刺咬

部に出現する皮膚病変で，局所における虫体の増殖によって痛みを伴った3〜4cmの**硬結**chancreが形成され1〜2週間で自然に消退する．これは外来者には普通にみられるが現地住民では無症候性のことが多く，またローデシア型ではよくみられるもののガンビア型でははっきりしないことが多い．

急性期症状は，発熱，リンパ節腫脹（後頸部リンパ節腫脹の**Winterbottom徴候**が有名）などの非特異的反応に限定されるが，原虫が血液脳関門を突破し中枢神経系に侵入すると，性格変化，興奮，錯乱などの精神症状，さらに意識低下，昏睡に至る．

ガンビア型は感染してから2〜3年の慢性経過をとるが，ローデシア型では症状は激烈であり，嗜眠状態を経ずに心筋炎などで3〜6ヵ月で死亡することが多い．

診　断

虫体を証明すれば診断は確定する．初発期の皮膚硬結や発症後のリンパ節穿刺液からも検出可能だが，血液や脳脊髄液からの検出が一般的．

ガンビア型は末梢血中の虫体数が少ないのでリンパ節穿刺液の検査が優れる．血液からの虫体濃縮には陰イオン交換樹脂（DEAE）のカラムに血液を通して血球と分離するか，抗凝固剤を加えた血液を遠心してbuffy coatを調べる．脳脊髄液を遠心した沈渣や血液のbuffy coatをヘマトクリット管に入れて再度遠心すれば検出感度が高くなる．直接鏡検では虫体は運動しているので検出しやすい．塗抹固定検体ではギムザ染色が用いられる．

治療・予防

アフリカ睡眠病の感染初期にはガンビアトリパノソーマ感染ではエフロルニチン，またローデシアトリパノソーマ感染にはスラミンが用いられ，一旦中枢神経系に虫体が侵入するとメラルソプロールを使用する．

アフリカ睡眠病の後期症状に対してメラルソプロールを用いた標準治療では80〜90％の治癒率が報告されているが，激烈な副作用（主に脳炎）によって約5％が死亡する．

流行地ではツェツェバエの生息密度を下げる種々の対策がとられているが，個人的対策は，肌を覆い，虫除けなども活用してツェツェバエによる刺咬を避けることである．

アメリカトリパノソーマ
American trypanosome

疫　学

中南米には，ブラジルの中央部を除いて広範囲に，また，媒介昆虫の生息域の北への拡大にともない米国にも，**クルーズトリパノソーマ** *Trypanosoma cruzi* が分布している（図 I-4-5）．この感染症を**アメリカトリパノソーマ症（シャーガス病**Chagas disease）と呼ぶ．

分布地に居住する約1億人が感染の危険に曝され，感染者は約2,000万人と推定されている．日本国内でも中南米出身の日系人感染例が散発的にみられる．イヌ，ネコ，ネズミやアルマジロ，オポッサムなど多くの動物にも感染する人獣共通感染症．

生活史・形態

吸血昆虫である**サシガメ科**Reduviidaeの各種が媒介する．感染サシガメが吸血の際に皮膚上に排泄した糞の中に錐鞭毛型虫体が含まれ，それが刺口や粘膜などに侵入し感染する．クルーズトリパノソーマでは人体に入った錐鞭毛型がそのまま分裂増殖することはなく，マクロファージなどの食細胞に侵入して無鞭毛型になってから多数分裂で増殖する．増殖した無鞭毛型は，前鞭毛型から上鞭毛型を経て錐鞭毛型になって宿主細胞を破壊・脱出し，血流にのって全身を巡り，心筋細胞や神経細胞などに侵入して再び無鞭毛型として増殖する．

鏡検では，錐鞭毛型は体長約20μmのC字状の形態をとり，核と球形のキネトプラストがみられる．一方，無鞭毛型は2〜4μmの短楕円形で，核と三日月状のキネトプラストが特徴である．

吸血でサシガメに入った錐鞭毛型は腸管で上鞭毛

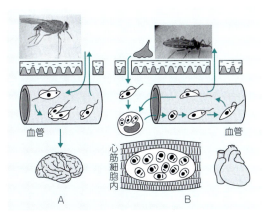

図I-4-6　トリパノソーマの発育史
A：*T. b. gambiense* と *T. b. rhodesiense*，B：*T. cruzi*．

型になって腸管壁に付着して2分裂で増殖し，その一部は感染性のメタサイクリック錐鞭毛型になって腸壁から離れ，粘液性の糞便とともに体外に排泄される．吸血から約10日で糞便に出現する（図I-4-6）．

サシガメの糞による感染以外に，経胎盤感染や輸血を含む臓器移植による感染，またサシガメやその糞が混じった野菜ジュースによる感染なども起こっている．

症　状

急性期の感染局所の炎症反応は多くの場合明瞭ではないが，皮膚感染では7～10日後に発赤と痛みを伴う皮下小結節（**シャゴーマ** chagoma）や眼瞼結膜侵入では片側性に眼瞼浮腫（**ロマーニャ徴候** Romaña's sign）が形成されることがある．

全身症状としては発熱，びまん性リンパ節炎，肝・脾腫などがみられる．急性期症状でも心筋炎を発症した場合には約10％の死亡率をみるため要注意である．急性期症状は数週～数ヵ月で消失するが，早期に治療されなかった場合，後期症状が数年～10数年後に発症する．感染者の最大30％程度に心臓肥大を病態とした心不全や不整脈が，また10％程度に巨大食道や巨大結腸などの腸管合併症をみる．

診　断

感染10日後には血液中に錐鞭毛型が検出される．血液からの虫体検出は急性期には薄層塗抹検体のギムザ染色などによる顕微鏡検査が可能だが，慢性期には虫体数が少なく困難になる．このような場合にはPCR法による検出や，各種抗体検査が診断に有用である．感染サシガメに吸血させて2週間後に腸の原虫の有無を調べる**媒介体診断法** xenodiagnosis，NNN培地による培養法なども行われる．

治　療

ベンズニダゾールとニフルチモックスが血流中の原虫殺滅に効果的だが，細胞内に侵入した原虫には効果的な治療薬が存在せず，一旦感染が広範に播種されると後期症状への進展をとどめる方法がない．このため，原虫の感染が局所に限定される感染早期に治療することで後期症状に対する発症予防を目指す．後期症状には対症療法が行われるが，積極的な治療が効を奏するとの考えもある．

ヒトに偶発寄生するトリパノソーマ

1 ランゲルトリパノソーマ *Trypanosoma rangeli*

中南米に広く分布し，ヒト，サル，イヌ，ネズミ，オポッサムなどに感染がみられる．虫体はサシガメが吸血する際に唾液とともに注入される．基本的に非病原性．シャーガス病の流行地と分布が重なるため，シャーガス病を疑った検査で錐鞭毛型が検出されたときに両者を鑑別する必要がある．

2 エバンシトリパノソーマ *Trypanosoma evansi*

吸血性のアブによる機械的な伝播によってラクダや牛馬に感染し，削痩，衰弱などを起こすスーラ病Surraの原因原虫であるエバンシトリパノソーマによるヒトの感染症例がインドから報告されたが，結局，この症例はヒトが生来保持している**トリパノソーマ溶解因子** *Trypanosoma* lytic factor（TLF）の活性に必須のアポリポプロテイン遺伝子が変異していた特殊事例だった．

I 原虫類　4 血液・組織寄生

3. リーシュマニア
Leishmania spp.

ーリーシュマニア症 leishmaniasisー

Key Words
- リーシュマニア
- 内臓リーシュマニア症
- 皮膚リーシュマニア症
- 粘膜皮膚リーシュマニア症
- サシチョウバエ
- 人獣共通感染症

Minimum Requirements
(1) 虫体：リーシュマニア属はトリパノソーマ科の原虫で世界中に分布し，21種がヒトに寄生．人体内では無鞭毛型が細網内皮系細胞，特にマクロファージの中で，媒介昆虫体内では前鞭毛型が腸で増殖する．
(2) 感染：サシチョウバエの吸血による前鞭毛型の注入．
(3) 症状：病型は虫種や寄生部位により異なる．大きく内臓型，皮膚型，粘膜皮膚型に分けられる．
(4) 診断：病変組織から無鞭毛型虫体を検出する．
(5) 治療：アンチモン薬，アムホテリシンBなど．

疫　学

リーシュマニア症は世界中の熱帯，亜熱帯地域にみられ年間70万～100万件の新規感染と2万～3万人の死亡が推計されている．

内臓リーシュマニア症，皮膚リーシュマニア症，粘膜皮膚リーシュマニア症の3型に大別される．粘膜皮膚リーシュマニア症は主に中南米に蔓延し，死亡原因となりうる内臓リーシュマニア症は主にインド亜大陸，アフリカ，中南米に蔓延している．わが国における流行はないが，各病型とも輸入症例がみられる．

ヒトに寄生する**リーシュマニア属** *Leishmania* は2亜属（**リーシュマニア亜属** *Leishmania* と**ビアーニア亜属** *Viannia*）に大別され，20種ほどが知られる．形態的に差異はないが遺伝子レベルで異なり，生ずる病型や地理分布が異なる（表I-4-4）．

媒介動物は**サシチョウバエ** sand fly（体長2～3mmの微小な吸血昆虫）であり，***Phlebotomus*属**と***Lutzomyia*属**の約35種が関与する．保虫宿主はイヌ，ネコ，キツネ，ネズミなどである．

生活史・形態

感染はサシチョウバエの刺咬によって起こるが，母子感染，輸血を含む移植による感染や薬物乱用者の注射針の共有によるHIVとの共感染なども起こる．

サシチョウバエの刺咬時に注入された**前鞭毛型虫体** promastigote は人体内では**無鞭毛型** amastigote になり，細網内皮系細胞，特にマクロファージに寄生する．無鞭毛型は2～5μmの短楕円形で，大きな核と小さな**キネトプラスト**を有し，宿主細胞が破壊されるまで2分裂で増殖し，遊離した無鞭毛型は食作用で新たな細網内皮系細胞に取り込まれて増殖を続ける．

吸血でサシチョウバエに取り込まれた無鞭毛型は体長10～15μmの前鞭毛型になって腸管腔で縦2分裂で増殖し，吸血の4～18日後には口器（吻）に移動して感染の機会を待つ．

臨床・病理

病型は次の3型に大別される（図I-4-7）．

1 内臓リーシュマニア症 visceral leishmaniasis

別名**カラアザール** kala-azar．発熱，悪寒，全身倦怠，貧血などで発症し，リンパ節腫大，肝脾腫をみる全身性の病型であり，末期には浮腫，下痢，黄疸，汎血球減少をみる．無症候性感染が多いが，一旦発症した場合未治療では70～90%が死亡する．また不完全治療では，全身に結節性皮疹を多発する**カラアザール後遺皮膚病変** post-kala-azar dermal leishmaniasis が起こりうる．

2 皮膚リーシュマニア症 cutaneous leishmaniasis

サシチョウバエの刺咬部位の無痛性の発赤・硬結・丘疹，潰瘍を形成．通常は未治療でも数年以内に自然治癒をみる．

表 I-4-4 ヒトに寄生する主要リーシュマニア属の主な病型，分布地，保虫宿主

種　名	主な病型	分布地（保虫宿主）
リーシュマニア亜属（Leishmania）		
L.(L.)donovani	内臓型，カラアザール性皮膚型，粘膜皮膚型	中国，インド亜大陸，アフリカ
L.(L.)infantum	内臓型，カラアザール性皮膚型，皮膚型	西南アジア〜アフリカ，中南米（イヌ，キツネ）
L.(L.)major	皮膚型	アジア，アフリカ（ネズミ）
L.(L.)tropica	皮膚型，（内臓型）*	アジア，アフリカ（イヌ）
L.(L.)aethiopica	皮膚型，汎発性皮膚型	エチオピア，ケニア（ハイラックス）
L.(L.)amazonensis	皮膚型，汎発性皮膚型，播種性皮膚型	アマゾン川流域（齧歯類，キツネ）
L.(L.)mexicana	皮膚型（チクレロ潰瘍），汎発性皮膚型	メキシコ南部，グアテマラ（齧歯類）
L.(L.)venezuelensis	皮膚型	ベネズエラ（？）
ビアーニア亜属（Viannia）		
L.(V.)braziliensis	粘膜皮膚型，播種性皮膚型，（汎発性皮膚型）*	ブラジル，ペルー，ボリビアなど
L.(V.)panamensis	皮膚型，粘膜皮膚型	パナマとその周辺（ナマケモノ）
L.(V.)guyanensis	皮膚型，粘膜皮膚型	ギアナ，ブラジル北部
L.(V.)peruviana	皮膚型	ペルー，アルゼンチンの高地（イヌ）

＊：HIV感染者やAIDS患者にみられる．

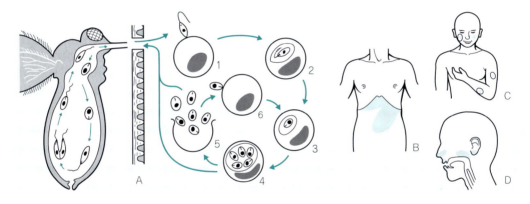

図 I-4-7 リーシュマニアの生活史と主な病型および分布
A：サシチョウバエの中腸における発育と哺乳類のマクロファージ内における発育，B：内臓リーシュマニア症の脾腫と肝腫，C：皮膚リーシュマニア症，D：粘膜皮膚リーシュマニア症．

3 粘膜皮膚リーシュマニア症
mucocutaneous leishmaniasis

原虫の局所粘膜への感染を特徴とし，鼻中隔・口唇部欠損，咽頭・喉頭軟部組織の破壊を起こす．粘膜皮膚型には皮膚型から進行したと考えられる症例も含まれる．

診　断

病変部組織の穿刺液や生検組織をスライドグラスに塗抹してギムザ染色で無鞭毛型虫体を検索する．生検組織をNNN培地に接種して前鞭毛型を検出する培養法や，ハムスターに接種して感染の有無を調べる方法も行われる．内臓型（カラ・アザール）の場合はマラリアや腸チフスなどとの鑑別診断が必要．免疫学的検査法として**皮内反応**（Montenegro test, leishmanin test）が用いられる．

治療・予防

化学療法にはアンチモン製剤であるスチボグルコン酸ナトリウムが使用されてきたが耐性が広がっておりアムホテリシンBリポソーム製剤やミルテフォシンなどが使われる．皮膚型は化学療法以外にも外科的切除，局所凍結法，局所温熱療法なども行われる．予防はサシチョウバエ刺咬対策である．

起こすことがある．

1) トキソプラズマ脳炎 toxoplasma encephalitis

AIDS患者や臓器移植・抗がん剤治療などによる免疫不全状態では，シスト内に潜伏していた緩増虫体が再活性化して急増虫体として増殖し播種性多臓器感染を起こす．頭痛，発熱，意識障害のほか，痙攣，片麻痺などの中枢神経症状をみるトキソプラズマ脳炎が最多だが，その他，心筋炎，心膜炎，肺炎，網脈絡膜炎などもみられる．トキソプラズマ脳炎はAIDS診断の指標疾患である．

2) 眼トキソプラズマ症 ocular toxoplasmosis

後天性では通常片眼性で網膜周辺部の滲出性病巣として発症．一方，先天感染では両眼性で黄斑部に生じる．生下時の陳旧性病巣の隣接領域に小児期以降に網脈絡膜炎の再発をみることがある．

診　断

虫体検出は困難なため，抗体検査結果，臨床症状，さらに診断的治療への反応などをみて総合的に判断する．抗トキソプラズマ抗体の測定には**色素試験**Sabin-Feldman dye testという優れた方法が古くから使われてきたが，生きた急増虫体を用いるので一般的ではない．半定量スクリーニングの受身赤血球凝集反応法，またIgM，IgG特異抗体価が外注検査で利用可能である．妊婦では，ペア血清によって特異抗体価をモニタリングすることで，妊娠中の初感染を評価する．

先天性トキソプラズマ症の出生前診断には，羊水検査による原虫遺伝子検出が用いられる．また新生児の先天性感染の有無は，臍帯血，羊水のPCR検査，および抗トキソプラズマIgM抗体価により評価する．IgG抗体は母体から移行するため感染の指標にはならない．その他，PCRでは，髄液，末梢血，眼房水（または硝子体液）での成功例があるが，陰性でも感染は否定できない．

画像診断では，CT，MRIにより造影によるリング状の増強をともなう複数の脳内占拠性病変がトキソプラズマ脳炎でみられ，先天性トキソプラズマ症では新生児の脳室拡大，石灰化をみる．また，出生時には無症状であっても数年後に発症をみることがあり，先天感染が確定した場合には長期にわたる定期検診が必要である．

治療・予防

急性期の急増虫体には有効な治療があるが，シストに有効なものはない．

トキソプラズマ脳炎などの急性期の治療には，ピリメタミンをベースにスルファジアジン（その他，クリンダマイシン，アトバクオンなど）を加えた処方が用いられる．ただし，AIDSに発症したトキソプラズマ脳炎の場合には，トキソプラズマを対象とした上記治療と同時に抗レトロウイルス薬によるAIDS治療が重要となる．通常，CD4陽性細胞数が $200/\mu L$ 以上に回復すると，トキソプラズマ脳炎は沈静化する．

先天性トキソプラズマ症を予防するには，胎盤に移行し経胎盤感染を阻止する効果を持つアセチルスピラマイシンが用いられ，出産まで継続的に使用する．一方，胎児感染が確認された場合にはアセチルスピラマイシンを中止し，ピリメタミンとスルファジアジンの服用を開始し，出生後は経過を確認しながら新生児に投与を継続して先天性トキソプラズマ症の発症を抑える．

成人の眼トキソプラズマ症では，ピリメタミンとスルファジアジンに併せてプレドニゾロンの処方も用いられる．なお，ピリメサミンは葉酸合成阻害薬であり副作用として骨髄抑制が起こりうるため，通常は葉酸製剤（ロイコボリンなど）を同時投与する．

トキソプラズマ症の治療は潜伏感染しているシストには効果がない．このため，急性症状を沈静化することができたとしても免疫状況が悪化すれば再発は免れない．また，正常免疫であっても眼トキソプラズマ症では再発率は20％とされる．治療後の定期検診が必須である．

Ⅰ 原虫類　④ 血液・組織寄生

5. 病原性自由生活性アメーバ類 Pathogenic free living amoeba（FLA）

―アメーバ性髄膜脳炎
　amebic meningoencephalitis,
　アメーバ性角膜炎　amebic keratitis―

Key Words
- 病原性自由生活性アメーバ
- フォーラーネグレリア
- アカントアメーバ属
- バラムチア
- 原発性アメーバ性髄膜脳炎
- 肉芽腫性アメーバ性脳炎
- アメーバ性角膜炎

Minimum Requirements
(1) 虫体：環境中の水や土壌の中で自由生活を営むアメーバ類のうちのフォーラーネグレリア Naegleria fowleri，アカントアメーバ Acanthamoeba spp.，バラムチア Balamuthia mandrillaris などが偶発的にヒトに寄生し重篤な病態の原因となる．
(2) 感染：いずれも偶発感染．フォーラーネグレリアは遊泳時に鼻腔から脳に侵入し，アカントアメーバやバラムチアでは呼吸器系や外傷部から侵入し血行性に脳に到達する．また，アカントアメーバはソフトコンタクトレンズを介して角膜へ運ばれる．
(3) 症状：原発性アメーバ性髄膜脳炎，肉芽腫性アメーバ性脳炎，アカントアメーバ角膜炎，皮膚炎，蜂窩織炎など．
(4) 診断：組織，角膜擦過物などから虫体を検出する．培養による検出と種の同定もなされる．
(5) 治療：ミルテフォシン，フルコナゾール，ミコナゾール，アムホテリシン B，アルベンダゾールなど．

環境中には無数の**自由生活性アメーバ** free-living ameba が生息するが，その中の4種（**フォーラーネグレリア** Naegleria fowleri，**アカントアメーバ** Acanthamoeba spp.，**バラムチア** Balamuthia mandrillaris，**サピニア** Sappinia pedata）のみが人体への偶発感染によって致死的な脳炎や角膜炎，皮膚炎などの原因となりうる．

疫　学

全世界でフォーラーネグレリアによる**原発性アメーバ性髄膜脳炎** primary amebic meningoencephalitis（PAM）は190例以上，また，アカントアメーバとバラムチアによる**アメーバ性肉芽腫性脳炎** granulomatous amebic encephalitis（GAE）が200例以上報告されてきたが，生存例はわずかである．

アカントアメーバ角膜炎 Acanthamoeba keratitis はソフトコンタクトレンズ使用の開始とともに1980年代から世界中で報告されるようになり，国内でも多数の報告例がある．サーベイランスが実施されていないため実数は不明だが，コンタクトレンズ使用者1万人当たり0.2～2件との見積りがある．

形態・生活史・感染経路

1 フォーラーネグレリア Naegleria fowleri

主に環境水に生息する自由生活性アメーバであり，沼，池，湖などで特に夏期に増加する．ヒトへの感染は，遊泳，鼻腔洗浄などで水が鼻腔に入ることによる．鼻粘膜に侵入した虫体は，嗅神経に沿って脳に入り2分裂により急速に増殖する．

フォーラーネグレリアの生活環には栄養型とシストの時期があり，栄養型ではアメーバ型と鞭毛型の2型をとる．アメーバ型は長さ7～20 μm のナメクジ状で，前端から幅広い偽足を一方向性に出して移動，後端は細くなる．人体組織内では直径約15 μm の円形のアメーバ型虫体が検出される．アメーバ型を水に移して27～37℃に保つと，数時間で前端に2本の鞭毛を有する鞭毛型を形成する．シストは7～10 μm の球形で核は1個，2枚の厚いシスト壁を有する．核の中央には大きなカリオソームが認められるが核膜下の染色質顆粒はない（図Ⅰ-4-9）．

2 アカントアメーバ Acanthamoeba spp.

アカントアメーバは，水，土壌，ハウスダスト，

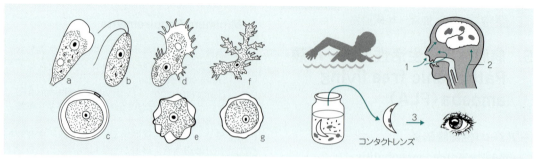

図Ⅰ-4-9　病原性自由生活性アメーバ類の形態と感染経路
ネグレリア属（a〜c）とアカントアメーバ属（d, e）, バラムチア属（f, g）. c, e, gはシスト.
1：水中の虫体が鼻腔から脳へ, 2：肺や皮膚病巣から血行で, 3：コンタクトレンズを介して角膜へ.

コンタクトレンズケース, ヒトの鼻腔や咽頭などにユビキタスに存在する自由生活性アメーバである.

脳炎の場合の感染経路は, 呼吸器や外傷部位から侵入した虫体が血行性に中枢へ移行するとされるが, ほとんどの症例で免疫不全の原因となる基礎疾患（糖尿病, 悪性腫瘍の化学療法使用, 全身性エリテマトーデスでのステロイド使用など）がみられ, 日和見感染の機序が示唆されている.

一方, 角膜炎の症例では, コンタクトレンズケース内で増殖した虫体がレンズを介して直接角膜上に運ばれる形で感染が起こる.

アカントアメーバはその生活環のなかで栄養型とシストの形態をとり, 人体内に侵入した場合にも組織内に2型ともが見られる. 栄養型は15〜30μm程度で棘状の偽足を多数出す. 学名のacanth-は棘の意である. シストは11〜20μmの類円形で1個の核をもつ. 二重のシスト壁が特徴的だが, シスト壁の表面構造は丸みをおびた球状から凸凹のある星状まで多様である（図Ⅰ-4-9）.

ヒトへの感染に関与するアカントアメーバとしては, カルバートソンアメーバ*A. culbertsoni*, 多食アメーバ*A. polyphaga*, カステラーニアメーバ*A. castellanii*など6種が報告されてきたが, 形態同定はしばしば困難であり, 分子分類への移行が進んでいる.

3 バラムチア　*Balamuthia mandrillaris*

従来アカントアメーバと混同されていたが1993年に新属・新種として報告された. 属名はアメーバ培地の研究で有名なバラムスに, 種小名は本種が最初に検出された宿主マンドリルに由来する.

基本的にバラムチアは土壌中に生息し, 呼吸器, 外傷部位から感染し血流により中枢へ移行するが, アカントアメーバとは異なり健常人に感染し, また, 角膜炎症例をみない. 形態には栄養型とシストがあり, アカントアメーバに似るが, 栄養型の偽足は樹枝状である（図Ⅰ-4-9）.

4 サピニア　*Sappinia pedata*

これまでにアメーバ性肉芽腫性脳炎の症例が1例のみ報告されている. 自由生活性アメーバのサピニア属原虫は生活環に動物の糞便が必要とみなされ, 症例の場合にも患者は牧畜に従事していた. 免疫不全などの背景疾患のない健常な成人での感染であり, 感染経路としては糞便を含む粉塵の吸入が疑われた. 形態的には組織内の栄養型が2核を保持している点が特徴的. 予後の悪いほかの自由生活性アメーバ脳炎とは異なり, サピニア感染による脳炎は感染局所が限定され, 切除と薬剤治療によって後遺症もなく回復した.

臨床・病理

1 原発性アメーバ性髄膜脳炎PAM（フォーラーネグレリア）

潜伏期は2日〜2週間. 強い頭痛と発熱が出現し, 3〜5日で項部硬直, 嘔吐, 意識混濁, やがて昏睡に移行し数日〜1週間で死に至る. 大脳の嗅球, 脳

底部，小脳に浮腫・出血を伴う化膿性炎症がみられ，組織内にはアメーバ型のみが浸潤する．

2 アメーバ性肉芽腫性脳炎GAE（アカントアメーバ，バラムチア，サピニア）

発症は緩徐で徐々に増強する頭痛と軽度の発熱から始まり，続いて，てんかん様発作などさまざまな神経症状を進行性にみとめ，最終的には数ヵ月程度で昏睡状態となり死亡する．脳内に散在する肉芽腫性炎症病巣部に栄養型とシストの両方がみられる．

3 アカントアメーバ角膜炎

片眼性の高度な毛様充血と流涙を伴う眼痛として発症する．角膜所見では，偽樹枝状病変，上皮・上皮下混濁，放射状角膜神経炎がみられる．栄養型の角膜浸潤に伴い視力低下がみられ，角膜実質に達すると失明がありうる．しばしば単純ヘルペスウイルス感染と間違われて治療されるが，治療効果がない場合や潰瘍が輪状に浸潤する場合にはアカントアメーバ感染が疑われる．

4 その他の病態

アカントアメーバによる感染は，脳や角膜以外にも，皮膚や鼻腔・咽頭腔の感染が知られている．皮膚感染例は主に免疫不全の背景をもつ患者で報告され，環境水との接触が感染原因と考えられる．感染部位は下肢が多く，初期には結節と丘疹を呈し，進行すると壊死性潰瘍を形成する．鼻腔・咽頭腔感染は，きわめてまれだが，特に重症免疫不全に合併した症例が多い．慢性副鼻腔炎様の膿性鼻汁が特徴的であり，鼻中隔のびらんや周辺皮膚への浸潤がみられる．診断には局所の生検組織が用いられ，常法の病理検査によって組織に浸潤した多数の栄養型を検出することができる．

診断・検査

自由生活性アメーバの顕微鏡による検出は困難だが，可能．また，培養検出やPCR検出も実施される．

PAM：急激に悪化するので早期診断が必要．脳脊髄液を冷蔵せずに軽く遠心して沈渣を鏡検し，運動性のある栄養型を検索する．白血球との鑑別が肝要．

GAE：脳脊髄液の検査はPAMと同じ上記の要領で行う．組織内シストの検出にはゴモリのメテナミン銀染色，PAS染色，カルコフルオールcalcofluor染色などが推奨される．

アカントアメーバ角膜炎：角膜擦過物を染色（パーカーインク法など）し，鏡検によって特徴的な形態の栄養型（棘状アメーバ形態）あるいはシスト（二重嚢子壁）を検出する．

治療・予防

フォーラーネグレリア，アカントアメーバ，バラムチアいずれの自由生活性アメーバ感染でも脳炎では，フルコナゾール，ミコナゾール，アムホテリシンB，アルベンダゾールを併用した治療を実施する．早期診断，迅速な治療の提供が重要となる．近年，抗リーシュマニア薬のミルテフォシンの効果が注目されている．

アカントアメーバ角膜炎では，治療の基本は病巣掻爬と消毒薬（グルコン酸クロルヘキシジン液），抗真菌薬（フルコナゾール）の点眼または内服である．シストの残存による再発を繰り返すと病巣掻爬の余地がなくなり角膜移植以外での治療は困難となるため，通常は入院治療が選択され，掻爬物を鏡検によりモニタリングし完治を確認する．

アカントアメーバによる皮膚・鼻腔・咽頭腔感染は難治である．薬剤治療が効果をあげた症例はほとんどなく，外科的な感染部位の切除が必須となる．感染部位は進行性に拡大するため，抗菌薬に不応の潰瘍性病変が認められた場合には，早期に診断して対応する必要がある．

各　論

I　原虫類
II　吸虫類
III　条虫類
IV　線虫類
V　鉤頭虫類
VI　衛生動物類
VII　診断・検査法
VIII　寄生虫病の治療

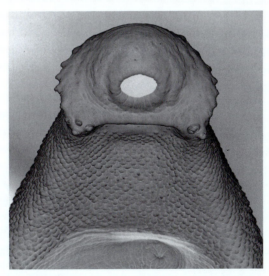

棘口吸虫の走査電子顕微鏡

（愛媛大学　鳥居本美氏提供）

II 吸虫類

1 吸虫類概論
Trematoda

Key Words
- 消化管寄生吸虫類
- 肝・胆管寄生吸虫類
- 肺寄生吸虫類
- 組織寄生吸虫類

Minimum Requirements
(1) 住血吸虫以外は雌雄同体．2個の吸盤を持つ．
(2) 生活史の過程で幼生生殖と有性生殖の2世代を持つ．
　a) ミラシジウム→スポロシスト→レジア（娘レジア）→セルカリア→メタセルカリア→成虫．
　b) ミラシジウム→スポロシスト→セルカリア→成虫．
(3) 感染源と感染型は多様．
　a) 第2中間宿主を必要とする場合と必要としない場合．
　b) 感染型がメタセルカリアの場合とセルカリアの場合．
(4) さまざまな動物が保虫宿主となる．
(5) ヒトの吸虫症はすべて人獣共通感染症である．

扁形動物門Platyhelminthesには，吸虫綱Trematodaと条虫綱Cestodaがある．吸虫綱のうち寄生生活を営み，医学上重要なものはすべて二世吸虫亜綱Digenetic trematodesに属する．

形　態

人体寄生吸虫類は扁平なものが多いが，コーヒー豆状（肺吸虫）や細長い円筒状（住血吸虫）のものもある．多くの種は体前端部に**口吸盤**oral sucker，腹面には**腹吸盤**ventral suckerの2つの吸盤を持つが，異形吸虫のように**生殖吸盤**genital suckerを持つ種もある．体表は皺襞や感覚器官を持つ**外被**tegumentで覆われ，その内側は種々の小器官を内蔵し複数の細胞核を持つシンチウムsyncytium構造を呈し，生理的に活性な組織である．種によっては皮棘を持ち，その基部は基底膜basement membraneに達する．基底膜の内側には，輪走・縦走・斜走筋の3層からなる筋層があり，その下部にシンチウムを構成する外被下細胞層が存在する．その内側に柔組織parenchymaがある（図II-1-1）．

消化管は体前端の口に始まり，咽頭，食道を経て左右の腸管に分岐する．腸管は盲端に終わる．

排泄系は柔組織内の**炎細胞**flame cellに始まり，排泄物はここで濾過され，集合管に集められ，体後端部の**排泄囊**excretory bladderに開口し，**排泄孔**excretory poreを通じて外界に開く（図II-3-2，p.84参照）．

神経系は食道を取り囲む1対の神経節に始まり，ここから数本の神経線維が縦走し，これらの縦走線維を環状に走る神経線維が結んでいる．体表には種々の感覚器が散在している．

生殖器系は住血吸虫類を除いて雌雄同体である（図II-1-2）．**雄性生殖器**は精巣testisに始まり，小輸精管vas efferens，輸精管vas deferens，貯精囊seminal vesicle，射精管ejaculatory duct，陰茎cirrusへと続く．貯精囊，前立腺，射精管，陰茎は陰茎囊cirrus sacに包まれている．**雌性生殖器**は卵巣ovaryに始まり，輸卵管oviduct，卵形成腔ootype，子宮uterusおよび付属器官で構成されている．輸卵管には卵黄腺vitelline glandからの卵黄管vitel-

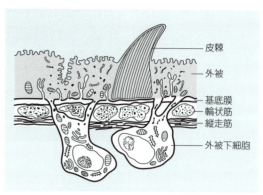

図II-1-1　吸虫の外被構造

図Ⅱ-1-2　生殖器の構造

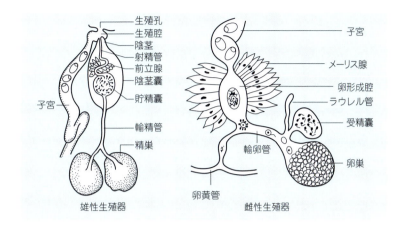

line duct, 受精嚢seminal receptacle, 機能不明のラウレル管Laurer's canalが接続している．卵形成腔の周囲にはメーリス腺Mehlis' glandが存在するが，これは受精卵の卵殻形成にかかわると考えられている．卵巣から排出された卵は，射出後子宮孔から入り受精嚢に貯留された精子によって受精する．受精卵は子宮に送り込まれ，蛇行しつつ雄性生殖器と共通の**生殖孔**genital poreより体外へ放出される．生殖器の形状や配置は種の鑑別点となる．

生活史

人体に寄生する吸虫類は，中間宿主体内での幼生生殖と固有宿主体内での有性生殖を行う，世代交代と呼ばれる生殖様式を持つ二世吸虫類に属する（図Ⅱ-1-3）．中間宿主は通常2つ持ち，第1中間宿主は貝類など軟体動物，第2中間宿主は魚類もしくは甲殻類である．例外的に，住血吸虫類および肝蛭の中間宿主は貝類1つのみである．受精は通常2個体間で行われる．受精卵は子宮に貯留された後，糞便とともに外界に放出され水中で内部に**ミラシジウム**miracidiumが形成されるが，子宮内でミラシジウムまで発育するものもある．ミラシジウムの体表は繊毛で覆われ，嚢状の腸管，胚細胞germ cell，穿通腺penetration glandを持つ．

肝蛭，肺吸虫，住血吸虫などでは，水中で孵化したミラシジウムは繊毛で遊泳し，貝類などの第1中間宿主に侵入する．一方，横川吸虫，肝吸虫では，第1中間宿主が虫卵を摂取することで感染する．ミラシジウムは第1中間宿主体内で嚢状の**スポロシスト**sporocystに変態する．その後スポロシスト内部に多数の娘スポロシストdaughter sporocystを形成する種（住血吸虫）と，口吸盤と単純な消化管などを備える**レジア**rediaをまず作り，さらにその体内に娘レジアdaughter rediaを形成し，娘レジアが母レジアから脱出して発育する種（住血吸虫類以外）とがある．次にレジアまたはスポロシストの中に，多数の**セルカリア**cercariaが形成される．セルカリアは，水中に遊出して直接固有宿主へ侵入するもの（住血吸虫類）と，第1中間宿主から遊出し第2中間宿主に侵入して**メタセルカリア**metacercariaに変態するもの（肺吸虫類，肝吸虫など），直接メタセルカリアを形成するもの（肝蛭）がある．メタセルカリアは，固有宿主に摂取され成虫に発育する（図Ⅱ-1-3）．

感染

2つの中間宿主を必要とする吸虫類は，メタセルカリアを宿す第2中間宿主を固有宿主が経口摂取することで感染する．さまざまな魚類，甲殻類，あるいはメタセルカリアが表面に付着した水草などが感染源となる．1つの中間宿主（貝類）を持つ住血吸虫類は，セルカリアが水中に遊出し固有宿主に経皮的に侵入する．肺吸虫や肝蛭などでは保虫宿主の生肉や内臓を若虫とともに摂取して感染することもある．ヒトに感染する吸虫類はすべて人獣共通感染症の原因となる．

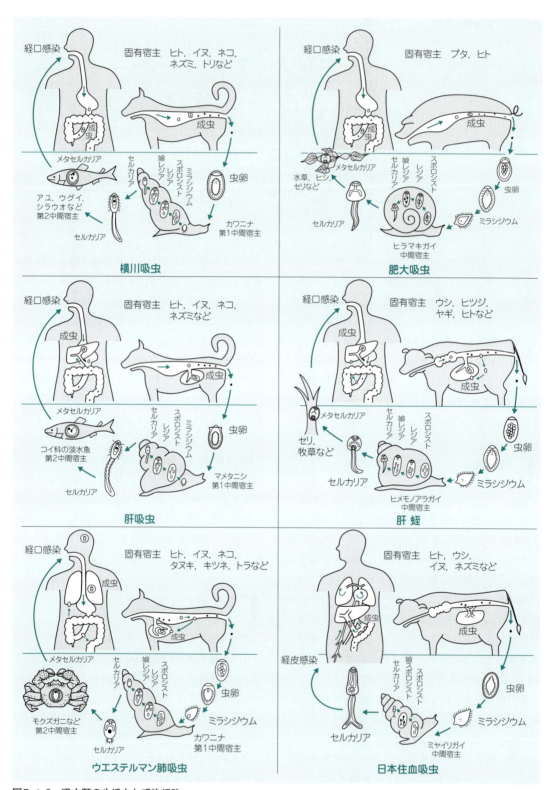

図Ⅱ-1-3　吸虫類の生活史と感染経路

II 吸虫類　2 消化管寄生(成虫)

1. 異形吸虫類
Heterophyidae

― 横川吸虫症 metagonimiasis,
　異形吸虫症 heterophyidiasis ―

Key Words
・横川吸虫
・有害異形吸虫
・淡水魚・汽水魚の生食
・多数寄生で消化管症状

Minimum Requirements
(1) 成虫：非常に小さい(体長約1mm)．小腸粘膜に吸着して寄生．
(2) 虫卵：小さい(長径約30μm)．楕円形で淡黄褐色，小蓋あり．内容はミラシジウム．
(3) 感染：横川吸虫はアユ・シラウオ，高橋吸虫はフナ，有害異形吸虫はボラなどの生食．
(4) 症状：少数寄生では無症状．多数寄生で下痢，腹痛．
(5) 診断：糞便の虫卵検査．肝吸虫卵との鑑別が重要．
(6) 治療：プラジカンテル．

横川吸虫 *Metagonimus yokogawai*

疫　学

　1911年に横川定が台湾でアユから本虫のメタセルカリアを検出し，ヒト・イヌの感染が明らかとなった．日本を初め韓国，中国，台湾，マレー半島，欧州などに広く分布する．日本ではアユの産地とされる河川流域に分布し，現在も感染者が多い．アユの生食，酢漬けやうるか(内臓の塩辛)およびシラウオの生食が重要な感染源である．都内の病院の人間ドックでの糞便検査による虫卵検出率は，2012年時点で数％と横ばい状態を維持していると報告されている．

生活史

　ヒトなど哺乳類やトラツグミなどの鳥類の糞便中に排出された虫卵は，水中で**第1中間宿主**である淡水産巻貝の**カワニナ** *Semisulcospira libertina* に摂取されて消化管内で孵化し，体腔内に移行したミラシジウムがスポロシスト，レジア，娘レジアを経て多数のセルカリアを形成する．カワニナから遊出したセルカリアは**第2中間宿主**である**アユ，ウグイ，フナ，シラウオ**などに侵入し，鱗片，皮下，筋肉内で被嚢しメタセルカリアになる(図II-2-1)．固有宿主に摂取されたメタセルカリアは小腸にて約1週間で成虫へ発育する(図II-1-3，p.78参照)．

形　態

　成虫は体長1.0～1.7mm，体幅0.5～0.7mmと小型である．前端部に口吸盤，体前部に生殖吸盤と合した生殖腹吸盤を持つ．卵巣は体中央部にあり，子宮には虫卵が充満し体中央の大部分を占める．体後部には2個の球形の精巣が前後に斜めに並ぶ(図II-2-2)．虫卵は小さく28～32×15～18μm大で淡黄褐色を呈し，肝吸虫卵(図II-3-3，p.84参照)によく似るが小蓋の接合部は突出しない(図II-2-3)．内容はミラシジウムである．

病理・臨床

　アユ，ウグイ，シラウオなど淡水魚の生食により感染する．アユ1匹当たり10,000個のメタセルカリアを宿すこともあり(図II-2-4)，多数寄生すると絨毛間に侵入した成虫(図II-2-1)によりカタル性炎症を起こし，腹痛，下痢を生じる．特に小児では症状が強く，食欲異常，頭痛，粘血便などが起こる．少数寄生では無症状で経過する．時に集団食中毒の様相を呈することもある．

診　断

　糞便より虫卵を検出する．寄生虫卵では最も小さく，同サイズの肝吸虫卵，異形吸虫卵との形態による鑑別が必要となる．異型吸虫卵より本種のほうがやや大きい．

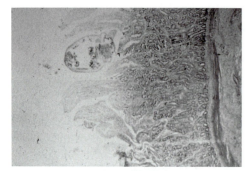

図Ⅱ-2-1　腸壁に寄生する横川吸虫

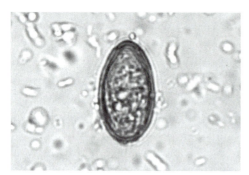

図Ⅱ-2-3　横川吸虫の虫卵（カラー図譜216②）

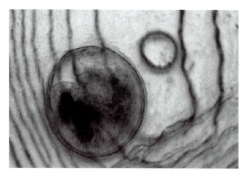

図Ⅱ-2-4　横川吸虫のメタセルカリア（鱗に付着）

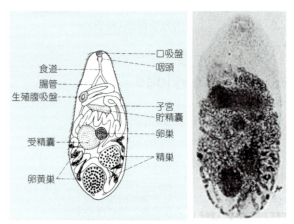

図Ⅱ-2-2　横川吸虫の模式図（左）と成虫染色標本（右）

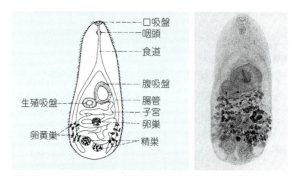

図Ⅱ-2-5　有害異形吸虫の模式図（左）と染色標本（右）

治療

プラジカンテル40mg/kgを1回，または分2投与し，1週間後に検便して虫卵の有無を確認する．

予防

淡水魚のアユ，ウグイ，シラウオなどは加熱して食べる．これらの魚の調理時には鱗による汚染に気をつける．

その他の異形吸虫類

1 高橋吸虫 *Metagonimus takahashii*

横川吸虫のメタセルカリアおよび成虫との鑑別は困難であるが，虫卵が大きく，セルカリアに形態的差異があり，コイ科の淡水魚を第2中間宿主とする点が異なる．

2 有害異形吸虫 *Heterophyes heterophyes nocens*

第1中間宿主は河口や淡水の影響のある海岸に生息する巻貝**ヘナタリ** *Cerithidia cingulata* であり，第2中間宿主は，**ボラ**，メナダ，ハゼなどの汽水魚である．

横川吸虫と異なり独立した生殖吸盤と腹吸盤を備える（図Ⅱ-2-5）．

小腸に寄生し，症状，治療は横川吸虫と同様である．フィリピンでは，心筋，神経系への迷入例が報告されている．

II 吸虫類　2 消化管寄生（成虫）

2. 肥大吸虫と浅田棘口吸虫
Fasciolopsis buski
Echinostoma hortense

－肥大吸虫症 fasciolopsiasis,
　棘口吸虫症 echinostomiasis－

Key Words
- 肥大吸虫
- 浅田棘口吸虫
- *Clinostomum complanatum*
- 菱の実，ドジョウの生食

Minimum Requirements

(1) 成虫：肥大吸虫は体長約70mm，肉厚．浅田棘口吸虫は体長約9mm，ヘラ状．消化管寄生．
(2) 虫卵：両種とも非常に大きく，楕円形で淡黄色，小蓋あり．内容は1個の卵細胞と多数の卵黄細胞．
(3) 感染：肥大吸虫は菱の実，レンコンなどの生食，浅田棘口吸虫はドジョウ，カエルなどの生食．
(4) 症状：腹痛，下痢，好酸球増加など．
(5) 診断：糞便の虫卵検査．
(6) 治療：プラジカンテル．

肥大吸虫 *Fasciolopsis buski*

疫　学

東南アジア（タイ，インド，ベトナム，中国）に広く分布する．本来ブタが固有宿主であるが，ヒト寄生例も少なくない．わが国には分布しない．

生活史・形態

成虫は宿主の小腸に寄生し，糞便とともに排出された虫卵は水中で約3週間で孵化し，ミラシジウムが**淡水産ヒラマキガイ**に侵入する．スポロシスト，レジア，娘レジア，セルカリアへと発育する．貝から遊出したセルカリアは，**菱の実，レンコン**など水生植物に付着してメタセルカリアとなる．これらを生食するとメタセルカリアは，十二指腸で脱嚢し，小腸上部の粘膜に吸着して約3週間で成熟する．成虫は肉厚の体長約70mmの大型の吸虫である．口吸盤に比較し腹吸盤が大きい（図II-2-6）．虫卵は，140×80μmで小蓋を有し，肝蛭卵との鑑別は困難である（カラー図譜216①）．

病理・臨床

腸管の虫体付着部において粘膜のびらん，出血，時に潰瘍を生ずる．少数寄生例では無症状に経過するが，多数寄生では腹痛，下痢，嘔吐など消化器症状を呈する．慢性化すると貧血，浮腫，粘血下痢便などをきたす．

診　断

糞便より虫卵を検出するが肝蛭のものとよく似ているので臨床症状と併せて診断する．多数寄生では好酸球増加を伴う．

治　療

プラジカンテルが有効とされる．

予　防

流行地において水生植物の生食を避ける．

浅田棘口吸虫 *Echinostoma hortense*

疫　学

棘口吸虫類は広く世界に分布し多数の種がある．わが国の人体寄生例は5種が報告され，本種が最も多い．

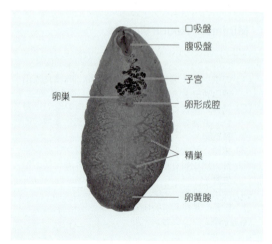

図Ⅱ-2-6　肥大吸虫

生活史と形態

　成虫はネズミ，イヌ，イタチなどの小腸粘膜に寄生するが，ヒトにも寄生する．第1中間宿主は，**モノアラガイ** *Lymnaea japonica* などで，第2中間宿主は，**ドジョウ**，カエル，イモリなどである．これらの生食，特にドジョウの「おどり食い」での感染が多い．成虫はヘラ状，約9×1.5mm大で小さい口吸盤と大きい腹吸盤を持つ．口吸盤の周囲には27～28本の**頭冠棘** collar spine が配列するのが特徴である（p.75参照）．腹吸盤の後方に子宮，卵巣，大きな楕円形の2個の精巣が縦に並ぶ（図Ⅱ-2-7）．虫卵は淡黄色大型で130×80μm，小蓋を持つ．

病理・臨床

　症状は，無症状のものから心窩部痛，右季肋部痛，下痢，悪心など腹部症状を呈するものもある．高度な好酸球増加，IgEの上昇を示す例もある．

診　断

　糞便中の特異な大型虫卵を検出する．内視鏡で胃壁，十二指腸壁に吸着する虫体が観察されることがある．

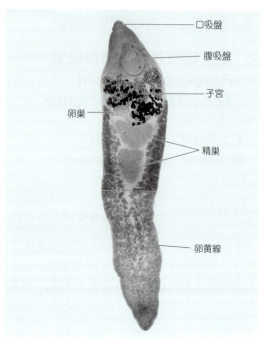

図Ⅱ-2-7　浅田棘口吸虫

治　療

　プラジカンテル20mg/kgを頓用または分2投与．

予　防

　本虫に限らず，マンソン裂頭条虫，顎口虫などの寄生虫の感染源にもなりうるドジョウ，カエルの生食は行わない．

Clinostomum complanatum

　本虫はフナ，コイ，タナゴなどの淡水魚の生食により感染し，**寄生虫性咽喉頭炎** halzoun を起こす．成虫は体長約4mm，体幅2mmの小型の吸虫で，固有宿主はサギなどの**魚食性**水鳥である．
　フナ，コイの刺身を摂取すると，メタセルカリアが胃内で脱嚢して食道を遡上し，咽喉部に吸着して成虫に発育する．咽喉部に異物感，咳，咽頭痛を訴え，耳鼻咽喉科を受診して発見されることが多い．
　吸着している虫体を摘除して治療する．

II 吸虫類　③ 肝・胆管寄生（成虫）

1. 肝吸虫類
Liver flukes

― 肝吸虫症 clonorchiasis,
　 タイ肝吸虫症 opisthorchiasis ―

Key Words
・肝吸虫
・胆管寄生
・肝障害
・発癌因子
・コイ科淡水魚の生食

Minimum Requirements

(1) 成虫：体長10〜20mm，ヘラ状．胆管寄生．寿命は10年以上．
(2) 虫卵：小さく，ナス型．横川吸虫卵に似るが，小蓋の接合部が突出し，卵殻表面に亀甲様紋理が存在する点が異なる．内容はミラシジウム．
(3) 感染：フナなどコイ科淡水魚の生食．メタセルカリアは小腸で脱嚢し総胆管から侵入．
(4) 症状：胆汁うっ滞，胆管肥厚，肝腫大，肝障害など．
(5) 診断：糞便，胆汁から虫卵を検出．
(6) 治療：プラジカンテル．

ヒトに寄生する肝吸虫類 liver flukes は，**肝吸虫** *Clonorchis sinensis*，**タイ肝吸虫** *Opisthorchis viverrini*，ネコ肝吸虫 *O. felineus* の3種があり，世界で1,500万〜2,000万人が感染していると推定されている．

肝吸虫 *Clonorchis sinensis*

疫　学

中国，韓国，ベトナム，極東ロシア，日本など東アジアに分布する．秋田県能代地方，宮城県北上川下流域，利根川流域，霞ヶ浦，諏訪湖，琵琶湖周辺，濃尾平野，石川県加賀平野，岡山県小島湾周辺，徳島県吉野川，佐賀県遠賀川，筑後川流域などに患者がみられたが，ほぼみられなくなった．淡水魚が感染源であることから，流行地は河川流域や湖沼周辺部である．

生活史

固有宿主はヒトのほか，イヌ，ネコ，ネズミなどで，成虫は胆管内に寄生する．胆汁中に排出された虫卵は糞便とともに排出され，水中で**第1中間宿主**である *Parafossarulus* 属貝類（日本では**マメタニシ** *P. manchouricus*）（図II-3-1）に摂取され，ミラシジウムが孵化する．その後スポロシスト，レジアを経てセルカリアへ発育する．セルカリアはマメタニシから遊出して水中を遊泳し，淡水魚の鱗の下に侵入し主として**筋肉内**でメタセルカリア metacercaria となる．**第2中間宿主**となるのは**モツゴ，モロコ，ウグイ，フナ，コイ**などコイ科の淡水魚である．

形　態

成虫は扁平かつ柳葉状で，体長10〜20mm，体幅3〜5mm．体前端に口吸盤，体の前1/4のところに同大の腹吸盤（図II-3-2）がある．
虫卵は淡黄色で27〜35×12〜20μmと小さく，**陣笠様の小蓋は卵殻の接合部が突出し，卵殻表面に亀甲様の紋理がある**（図II-3-3，カラー図譜216③）．全体の形状はナスもしくはとっくり型である．これらの特徴はほぼ同じ大きさの横川吸虫卵，異形吸虫卵との鑑別点となる．

病理・臨床

経口摂取されたメタセルカリアは小腸上部で脱嚢し，腸管を遡って総胆管へ侵入し**肝内胆管**に達して成虫となる（図II-3-4）．虫体による胆汁のうっ滞と機械的，化学的刺激により胆管壁とその周囲に慢性炎症を生じさせる．その結果，胆管の拡張や肥厚が生じるとともに肝臓の間質の増殖，肝細胞の変性，壊死などを引き起こし肝硬変へと進展する．虫卵を核とする胆石を形成することもある．虫体が多数寄

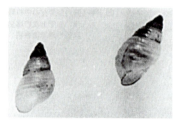

図Ⅱ-3-1 マメタニシ（第1中間宿主）

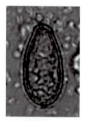

図Ⅱ-3-3
肝吸虫虫卵

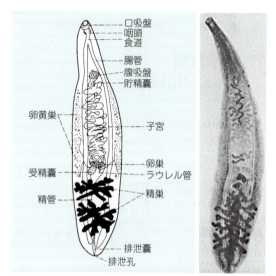

図Ⅱ-3-2 肝吸虫模式図（左）と成虫染色標本（右）

生する患者では，全身倦怠感，食欲不振，腹部膨満感，右季肋部痛，肝腫大などの症状が生じ，慢性化すると貧血，腹水，浮腫，黄疸など重篤な症状へと進展する．本虫の寿命は10年以上と長く，流行地では感染虫体の蓄積により重症化することがある．

診　断

糞便中または胆汁中から虫卵を検出することで診断する．本虫1匹の産卵数は1日当たり約5,000個と少なく，糞便検査では沈殿集卵法を用いる必要がある．大きさがほぼ同じである横川吸虫，異型吸虫卵との鑑別が重要である．免疫血清学的診断も有効であるが，虫体が組織内に侵入しないので，抗体価の上昇は高くないことが多い．末梢血中の好酸球やIgE増加がしばしばみられる．淡水魚の生食歴や東南アジアなどの流行地への渡航歴についても聴取する．

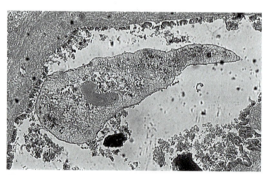

図Ⅱ-3-4 肝内胆管に寄生した肝吸虫
胆管上皮と間質の増殖が顕著．

治療・予防

プラジカンテル75 mg/kg/日を分3で1〜3日間投与する．

コイ科の淡水魚モツゴ，モロコ，フナ，コイは生食せず，加熱調理する．感染率は特にモツゴ，モロコで高く，コイ，フナ，ワカサギなどでは比較的低いとされる．

タイ肝吸虫 *Opisthorchis viverrini*

タイ，ラオス，マレーシアなど淡水魚の生食習慣のある地域に分布している．特にタイ北東部地域では2010〜2015年の調査では住民の20〜46％が感染していた．生の淡水魚を細かく刻んで野菜に加えるサラダ（koi-plaa）により濃厚な感染が生じている．成虫は，肝吸虫よりやや小型で，精巣が分葉状の嚢状であることが特徴である．タイ肝吸虫も胆管内に寄生し，胆管の肥厚，増殖を起こし，肝腫大，黄疸，腹水などを生じる．2008年のタイ東北部コンケーン県の胆管癌の年齢調整罹患率は，人口10万人当たり78.4人（男性）と他の地域（アメリカ1.9人（男性），日本18.1人（男性））と比べ群を抜いて高い．1994年WHOの国際癌研究機構において，タイ肝吸虫は第1群の発癌因子に，肝吸虫は第2A群の発癌因子（probable carcinogen）に分類された．

II 吸虫類　③ 肝・胆管寄生（成虫）

2. 肝蛭と巨大肝蛭
Fasciola hepatica
F. gigantica

ー肝蛭症 fascioliasis ー

| Key Words | ・肝蛭・巨大肝蛭
・胆管・胆嚢寄生
・胆嚢炎
・肝臓障害
・胆石様発作 |

Minimum Requirements

(1) 成虫：肝蛭は体長20〜30mm，巨大肝蛭は50〜60mm．ヘラ状．胆管・胆嚢寄生．
(2) 虫卵：非常に大きく，小蓋あり．内容は1個の卵細胞と多数の卵黄細胞．
(3) 感染：セリ，クレソン，菱の実などの生食．小腸で脱嚢した幼虫は腸壁を穿通，腹腔に出て肝臓に侵入し，胆管に入る．
(4) 症状：胆石様発作，肝障害，高度の好酸球増加．
(5) 診断：糞便，胆汁の虫卵検査．抗体検査．
(6) 治療：トリクラベンダゾール，プラジカンテル．

疫　学

肝蛭属は，ウシ，ヒツジなど草食動物の胆管に寄生する大型の吸虫で，牧畜の普及とともに広く世界に分布する重要な人獣共通感染症である．重要な種は，**肝蛭** *Fasciola hepatica* と**巨大肝蛭** *Fasciola gigantica* の2種である．前者はヨーロッパ，オーストラリアに分布し，後者はアジア，アフリカなどに分布している．日本には肝蛭と巨大肝蛭のそれぞれに一致する遺伝子型の虫体と，両種の混合した遺伝子型を持つ虫体が存在する．日本ではウシの感染率は近年減少しているが，患者はウシの飼育に携わることが多い．近年ニホンジカ・エゾジカの感染例が報告され，ジビエ消費の拡大とあわせて注意が必要である．

生活史

糞便とともに排出された虫卵は，水中にて約2週間でミラシジウムが形成される．孵化したミラシジウムは第1中間宿主である**ヒメモノアラガイ** *Lymnaea ollula* に侵入し，スポロシスト，レジア，娘レジアと幼生生殖を行い，約1ヵ月でセルカリアが遊出する．セルカリアは岸辺の植物（**セリ**，**クレソン**など），**イネ**，**牧草**，菱の実などに付着しメタセルカリアになる．経口摂取されたメタセルカリアは小腸で脱嚢し，幼虫は腸管壁を穿通して腹腔に出る．肝表面から肝臓内に侵入して最終的に胆管に至り，3〜4ヵ月で成虫になる．時に腹腔内に異所寄生することがある．

形　態

肝蛭の成虫は約20〜30×10〜20mm，巨大肝蛭は50〜60×10〜30mmで，どちらも葉状である（図Ⅱ-3-5）．

虫卵は寄生虫卵の中で最も大きく，黄褐色で小蓋を持ち卵殻は薄い．大きさは肝蛭で125〜150×65〜90μmであるが，巨大肝蛭は150〜190×70〜95μmとより大きい（図Ⅱ-3-6，カラー図譜216⑤）．わが国でヒトから見出された肝蛭虫卵の長径は，肝蛭または巨大肝蛭の範疇に入るものとその中間型を示すものが報告されている．

最近，リボソームDNAのinternal transcribed spacer（ITS1）領域およびミトコンドリアDNAのNADH dehydrogenase I（NDI）遺伝子の塩基配列が

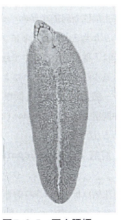 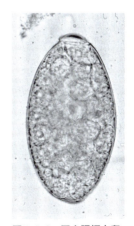

図Ⅱ-3-5　巨大肝蛭　　　図Ⅱ-3-6　巨大肝蛭虫卵

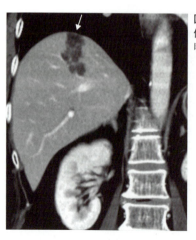

図II-3-7 肝蛭症のCT画像（山陰労災病院 角田宏明氏提供）

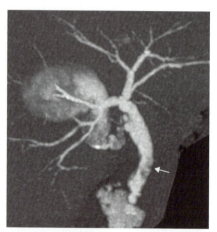

図II-3-8 肝蛭症による総胆管造影欠損像（DIC-CT）（山陰労災病院 角田宏明氏提供）

解析され，日本産肝蛭にはF. hepaticaおよびF. giganticaの配列ときわめて類似するものを含む少なくとも5つのハプロタイプが存在することが明らかになった。虫体や虫卵の大きさの違いは，これらの遺伝子型に基づく変異と考えられる．

病理・臨床

胆管，胆囊内に寄生するため，疝痛様の心窩部痛または右季肋部痛を起こす．不規則な発熱や悪心，嘔吐，食欲不振，全身倦怠感などを訴え，胆囊炎の症状を示す場合もある．時に重症化する．牛レバーを生食して本虫が咽頭に付着したときに，寄生虫性咽喉頭炎 parasitic laryngo-pharyngitis を起こすこともある．血液検査所見として白血球増加，高度の好酸球増加を示すことが多く，IgE，CRPの上昇もみられる．

診　断

上腹部の疝痛様発作とともに好酸球増加を示す症例については本症を疑い，糞便中または胆汁中の虫卵検出を試みる．糞便検査ではホルマリン・酢酸エチル法またはAMSⅢ法などの集卵法を行う．棘口吸虫卵，肥大吸虫卵とは症状とあわせて鑑別する．エコー，CTでは，特徴的な集簇した囊胞像が見られ診断に有用である（図II-3-7）．CT胆道造影（DIC-CT）などによる胆道の欠損像（図II-3-8）なども補助診断となる．虫卵が検出されない場合には免疫血清診断が有効で，検査会社による抗体スクリーニング検査が可能である．ウシとの接触歴やセリなどの水辺の植物の生食歴，稲作などの農業従事の有無などについても聴取する．

治　療

プラジカンテル60～75mg/kg/日を分3で5～7日投与を1クールとし，虫卵が検出されなくなったら治癒とみなす．副作用として消化器症状が出現した場合は，休薬する．肝蛭に有効でない症例もあり，特に幼若虫に対して不十分である．

WHOはトリクラベンダゾールの使用を推奨しているが，国内未承認薬である．「熱帯病治療薬研究班」が取り扱っており，研究班に参加している医療機関でのみ使用が可能である（p.21参照）．10mg/kg/日を1回内服する．副作用は少ない．治療効果の判定は，ペア血清を採取し治療前後の抗体価を比較して行う．

予　防

セリ，クレソン，ミョウガなどに付着したメタセルカリアは水洗いでは除去できないとされ，湯通しなどの加熱が望ましい．稲藁，牧草に付着するメタセルカリアの偶発的な経口摂取は，農作業時のマスクの着用や手洗いの徹底により防ぐ．ウシ肝臓の生食は食品衛生法により禁止されたが，本虫の幼虫は十分に加熱しないと感染するため生焼けで食べないように注意を促す．

II 吸虫類　4 組織寄生（成虫）

1. 肺吸虫類
Paragonimus spp.

― 肺吸虫症 paragonimiasis ―

Key Words
- ウエステルマン肺吸虫
- 宮崎肺吸虫
- 2倍体と3倍体
- 異所寄生（特に脳）
- モクズガニ，サワガニの生食

Minimum Requirements

(1) 成虫：コーヒー豆様．肺に寄生．脳などへの異所寄生がある．
(2) 虫卵：大きい．黄褐色で小蓋がある．内容は1個の卵細胞と数個の卵黄細胞．
(3) 感染：モクズガニ，サワガニなどの生食：小腸で脱嚢した幼虫は腸壁を穿通，腹腔→腹壁→横隔膜→胸腔→肺に移行して成熟．
(4) 症状：チョコレート色の血痰，肺結核様症状，胸水貯留．脳肺吸虫症では脳神経症状．
(5) 診断：喀痰，糞便の虫卵検査．抗体検査．画像診断（癌・結核との鑑別）．
(6) 治療：プラジカンテル．

肺吸虫のうち，ヒトに寄生して肺吸虫症の原因となる主な種は，アジアではウエステルマン肺吸虫 *Paragonimus westermanii*，宮崎肺吸虫 *P. miyazakii*，スクリヤビン肺吸虫 *P. skrjabini*，アフリカではアフリカ肺吸虫 *P. africanus*，フォーゲル肺吸虫 *P. uterobilateralis*，中・南アメリカではメキシコ肺吸虫 *P. mexicanus* などが報告されている．

ウエステルマン肺吸虫 *Paragonimus westermanii*

疫 学

Kerbertがアムステルダムの動物園で死んだインド産のトラの肺から1878年に初めて発見し，*Distoma westermanii* と命名したのが最初の記載である（しかし，後に *D. westermani* を用いた）．本種は北海道を除く本州，四国，九州，沖縄県に広く分布していたが，近年は激減している．ヒト感染例は3倍体がほとんどである．国外では韓国，台湾，タイ，インドなどに広く分布するが，中国大陸には別種の肺吸虫が多数分布する．

生活史

両性生殖型（2倍体）と単為生殖型（3倍体）が存在する．糞便・喀痰とともに排出された虫卵は，約2週間でミラシジウムが完成，孵化する．ミラシジウムは水中を泳いで第1中間宿主である淡水産の巻貝カワニナ *Semisulcospira libertina* に侵入し，スポロシスト，レジアに娘レジア，セルカリアと成長する．

セルカリアは，カワニナから脱出し淡水産のカニに取りつき体内に侵入するか，カニにカワニナが捕食されることによって取り込まれる．セルカリアは，カニの筋肉，鰓の血管系で被嚢し，メタセルカリアへと発育する．わが国での**第2中間宿主**は，主として3倍体が**モクズガニ** *Eriocheir japonicus*（図II-4-1上），2倍体が**サワガニ** *Geothelphusa dehaani*（図II-4-1下）である．また，一部の地域では**アメリカザリガニ** *Cambarus clarki* も第2中間宿主となっている．国外においても，近縁のカニやエビ類が第2中間宿主となっている．

ヒト以外の固有宿主は，3倍体はイヌ，ネコなど，2倍体はタヌキ，キツネなどである．国外では，トラ，ヒョウ，ヤマネコ，カニクイザルなどが固有宿主になっている．固有宿主の肺に寄生する成虫が産卵した虫卵は，喀痰とともに，または喀痰が嚥下されることによって糞便とともに排出される．

形 態

成虫は7〜12mm大で厚みがありコーヒー豆様である．圧平染色標本では，虫体は楕円形で卵巣が棍棒状に6葉に分岐するのが特徴である．精巣は体後部に一対あり，5〜6葉に分葉する．口吸盤と腹吸盤とはほぼ同大で，体表は単生の皮棘で覆われている．受精嚢は2倍体では精子が充満しているが，3倍体では少数の卵細胞や卵黄細胞を認めるだけである（図II-4-2）．

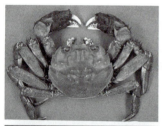
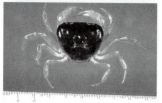

図Ⅱ-4-1　ウエステルマン肺吸虫の第2中間宿主
上：モクズガニ（3倍体型の第2中間宿主），下：サワガニ（2倍体型および宮崎肺吸虫の第2中間宿主）

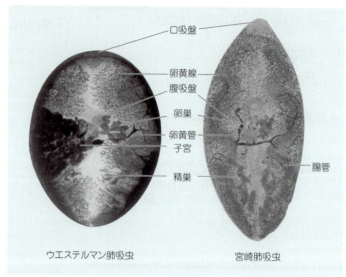

図Ⅱ-4-2　ウエステルマン肺吸虫と宮崎肺吸虫
卵巣の分枝の相違に注意．卵巣の分枝がウエステルマン肺吸虫では6葉，宮崎肺吸虫では複雑に分枝する．

　虫卵は黄褐色で小蓋を持つ．3倍体の虫卵は左右非対称で長径は約90μm，短径は約55μmで小蓋のある側が最も幅広い．卵殻は小蓋の反対側で厚くなっている（カラー図譜216⑥）．2倍体の虫卵は3倍体よりやや小さい．メタセルカリア（図Ⅱ-4-6）は直径約0.4mmの乳白色を呈する球状体で，2層の膜で覆われ幼虫と淡紅色の顆粒を内蔵する．

病理・臨床

　メタセルカリアを持つ淡水カニの生食によって感染する．淡水カニの生食習慣はアジア各地にみられ，中国の紹興酒漬けの生カニ（酔蟹・スイシエ），韓国の薬味漬けの生カニ（ケジャン），タイの生カニ入りパパイヤサラダ（ソムタム・プー）などの料理，またカニの調理過程でメタセルカリアに汚染された調理器具を介して経口摂取することで感染する．**イノシシ肉**を生食して筋肉内の幼若虫に感染する例も多い．近年**シカ肉**の生食による感染が強く疑われる例が報告されており，新たな感染源として注目されている．

　ヒトがメタセルカリアを摂取すると小腸で脱嚢し，腸壁を穿通して腹腔に出る．腹壁筋肉に侵入して約1週間かけて発育すると，再び腹腔に出たのち横隔膜を穿通して胸腔に入り，肺に侵入して**虫嚢** worm cystを形成して成虫になる．このとき3倍体は1個体でも虫嚢を形成し産卵するが，2倍体は2個体で虫嚢を形成して精子交換する必要があるとされ，1個体のみでは肺に虫嚢を形成できずに諸臓器（胸腔，肝臓，大網，副腎，縦隔洞，陰嚢など）に**異所寄生**すると考えられている．体内移行時に移動性の皮下腫瘤を生じるという報告もある．虫嚢腫は線維性の肉芽が虫体を取り巻き，周辺に出血像，好中球，好酸球，形質細胞などの細胞浸潤，類上皮細胞の浸潤が顕著である．内部には虫体および虫卵，赤血球などの変性物，**シャルコー・ライデン結晶** Charcot-Leyden crystalが認められる（図Ⅱ-4-3）．

1 胸部肺吸虫症

　幼虫が肺に侵入する際に胸膜炎，胸水貯留，気胸を起こし，発熱，胸痛，咳嗽，呼吸困難，心悸亢進などの症状があらわれる．次いで感染後約2ヵ月で虫嚢を形成すると，咳嗽や汚いチョコレート色の**血痰**を喀出するのが特徴的である．時に血管を傷害して喀血することもある．胸部X線像所見は，浸潤影，輪状透亮影，結節影などを呈し，陰影が移動することもある．末梢血の好酸球増加は，急性期に認められるが，慢性期には必ずしも認めない（図Ⅱ-4-4）．

2 脳肺吸虫症

　脳実質内に肺吸虫成虫が異所寄生することがあ

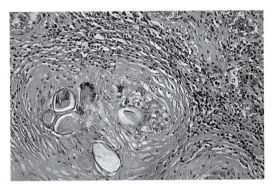

図Ⅱ-4-3　ウエステルマン肺吸虫症の病理組織標本

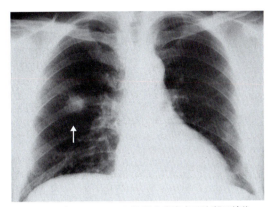

図Ⅱ-4-4　ウエステルマン肺吸虫症患者の胸部X線像
右肺の丸い結節影（→）が虫囊.

り，特に学童期に多い．好発部位は後頭葉で脳腫瘍型を呈し，徐々に発症する．時に髄膜炎型，膿瘍型として急激に発症するものもある．症状は頭痛，悪心，嘔吐，痙攣などがみられ，痙攣発作はジャクソン型痙攣が多い．ほかに視力障害，運動障害，感覚障害，精神障害など多彩な症状を呈する．時に頭蓋内圧上昇を生じ，頭部X線写真で頭蓋縫合の開離，指圧痕の増強がみられる．病巣が陳旧化すると石灰化し，頭部X線写真で石鹸泡様の特異像を示す．

診　断

　肺吸虫症の臨床像は特異性に乏しく，胸痛，咳嗽，痰，血痰などの呼吸器症状が主である．画像上，胸部X線・CT検査において銭型陰影coin lesionや結節状陰影を示す．肺癌，肺結核などの他の肺疾患との鑑別が重要であり，それらの疾患の診断時には本虫の除外診断がなされることが望ましい．末梢血好酸球増多とIgE値上昇は本症を疑う重要な手がかりとなる．また脳肺吸虫症においても脳腫瘍，脳髄膜炎との鑑別だけではなく，他の幼虫移行症（マンソン孤虫症，広東住血線虫症，包虫症など）を鑑別する必要がある．

1 問診・虫卵検査

　本症を念頭において問診を行う．流行地での居住歴や海外渡航歴，モクズガニなど淡水カニ類，イノシシ・シカ肉の摂取歴を詳しく確認し，糞便，痰からの虫卵の検査を繰り返し行う．虫卵検査は，遠心集卵法（ホルマリン・酢酸エチル法）を行う．

2 免疫診断

　免疫診断として，血清，胸水，髄液を用いて抗体検査を行う．受託検査会社による寄生虫抗体スクリーニング検査が可能である．陽性例については大学の寄生虫学教室で確定診断に必要な検査を依頼する．感染が診断された場合，家族や同行者が同じ食事を摂っていないかの確認も行い，必要があれば受診を勧める．

治　療

　プラジカンテル70～80 mg/kg/日を分3で2～3日内服する．副作用として腹痛，悪心，嘔吐，めまい，頭痛，全身倦怠感などが起こりうる．

予　防

　食の国際化，ジビエ消費の促進が本症の発生につながることに注意が必要である．

　感染源であるモクズガニやサワガニなどの淡水カニ，イノシシ肉・シカ肉の生食，酔蟹・ケジャンなどの淡水カニを用いた外国料理の危険性，淡水カニ調理時の包丁・まな板など調理器具汚染の危険性を周知する．国内に居住する外国人が帰郷の際に感染する事例がみられるので注意する．

宮崎肺吸虫　*Paragonimus miyazakii*

疫学・生活史・形態

　日本各地に分布し，特に近畿，四国，九州各地に

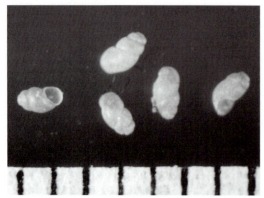

図Ⅱ-4-5　ホラアナミジンニナ（宮崎肺吸虫の第1中間宿主）

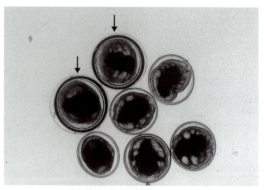

図Ⅱ-4-6　宮崎肺吸虫のメタセルカリア（→）とウエステルマン肺吸虫のメタセルカリア

多い．固有宿主はイタチ，テン，キツネ，タヌキ，イノシシなどで，ヒトは好適宿主ではない．第1中間宿主は小さい淡水産の巻貝，**ホラアナミジンニナ** *Bythinella nipponica*（図Ⅱ-4-5）やミジンツボ *Saganoa* sp. である．第2中間宿主は**サワガニ**（図Ⅱ-4-1下）であり，メタセルカリアは心臓部や肝臓で多くが被囊し，ウエステルマン肺吸虫のそれより大きい（0.4～0.5mm）（図Ⅱ-4-6）．

成虫はウエステルマン肺吸虫に似るが，圧平染色標本では紡錘形を呈し，卵巣が複雑に分枝している点が特徴である（図Ⅱ-4-2）．虫卵は黄褐色，約74×44μmとウエステルマン肺吸虫よりやや小さく，卵殻は，楕円形で一様に薄く無蓋端の肥厚がない．

病理・臨床

ヒトは非好適宿主であるためか，成虫は肺実質内に虫囊を形成することなく，肺，胸腔などを移動しているものと考えられる．また，脳，皮下，心囊，前眼房への異所寄生例も報告されている．主な病変は滲出性胸膜炎で，胸水貯留，気胸を生ずる．末梢血における高度な好酸球増加，胸水への好酸球滲出，皮下腫瘤における好酸球の浸潤が著しい．

診断・治療・予防

糞便，痰から虫卵を検出することは困難である．サワガニの生食の有無，上記の特有の症状を参考にして，血清，胸水を検体として抗体検査で診断する．治療にはプラジカンテルが第1選択薬である．

胸水貯留に対しては対症療法で対応する．サワガニの生食もしくは加熱不十分な料理の摂取を避ける．

その他の肺吸虫

1 ヒロクチ肺吸虫 *Paragonimus heterotrema*

中国南部からインドシナ半島にかけて広く分布している．和名の通り口吸盤が腹吸盤に比べて著明に大きいのが特徴である．流行地で生食されることの多い第2中間宿主のスミスサワガニ *Potamon smithianus* に高率に寄生がみられる．イヌやネコも終宿主となる．近年日本在住の東南アジア出身者が，帰郷して生カニを摂食して感染している肺吸虫は本虫であることが多いと推測される．

2 大平肺吸虫 *Paragonimus ohirai*

イヌ，イタチ，タヌキ，ブタなどを固有宿主とする．第1中間宿主は，ムシヤドリカワザンショウ *Angustassiminea parasitologica* などの巻貝，第2中間宿主はクロベンケイ，ベンケイガニ，アシハラガニなどである．これらの中間宿主は河川の河口付近の汽水域に生息しているが食用とはされない．確かな人体寄生例の報告はいまだないが，疑わしい報告例はある．

3 ケリコット肺吸虫 *Paragonimus kellicoti*

アメリカ大陸北西部に分布し，イヌ，ネコ，ブタなどを固有宿主とする．第1中間宿主はタテマキガイ，第2中間宿主はザリガニである．

II 吸虫類　4 組織寄生（成虫）

2. 住血吸虫類 *Schistosoma* spp.

― 住血吸虫症 schistosomiasis ―

Key Words
- 日本住血吸虫
- マンソン住血吸虫
- ビルハルツ住血吸虫
- セルカリアの経皮感染
- 雌雄異体
- 血管内寄生
- 虫卵周囲沈降テスト

Minimum Requirements
(1) 成虫：体長12〜20mm，円筒状で雌雄異体．日本住血吸虫，マンソン住血吸虫，メコン住血吸虫，インターカラーツム住血吸虫は門脈系静脈，ビルハルツ住血吸虫は膀胱付近の静脈に寄生．
(2) 虫卵：虫種によって側面や後端に小突起や棘あり．小蓋なし．内容はミラシジウム．
(3) 感染：水中のセルカリアが経皮的に侵入．
(4) 症状：血便，肝硬変，腹水貯留，血尿など．
(5) 診断：糞便または尿から虫卵を検出．抗体検査，超音波診断．
(6) 治療：プラジカンテル．

日本住血吸虫 *Schistosoma japonicum*

人体寄生の住血吸虫は，**日本住血吸虫**，**マンソン住血吸虫**，**ビルハルツ住血吸虫**，**メコン住血吸虫**の4種が重要種であり，2017年のWHOの推計では熱帯・亜熱帯地方を中心に約2億人の患者と年間約10万〜20万人の死亡者がいるとされている．

疫　学

本虫の分布地は中国揚子江流域と南部諸地域，フィリピン（ルソン，レイテ，サマール，ミンドロ島），インドネシアのスラウエシ島，台湾である．わが国では，広島県片山地方，福岡県筑後川下流域，山梨県甲府盆地，利根川流域，静岡県沼津地区などの風土病であったが，長年にわたる撲滅対策の結果1977年以降は新たな国内感染はみられなくなり，1996年に正式に流行の終息宣言がなされた．今後は輸入症例に注意する必要がある．イヌ，水牛，ブタ，ネズミなど宿主が多様であること，中間宿主の*Oncomelania*属巻貝の駆除が困難であることから諸外国の本虫の対策を困難にしている．

生活史

宿主特異性に乏しく，ヒト以外にウシ，イヌ，ネコ，ネズミなどが感染する**人獣共通感染症**である．成虫はこれら固有宿主の腸間膜静脈（肝門脈系）に寄生し，血管内で産卵する．血流中の虫卵は腸管壁の小血管を栓塞し，虫卵由来の刺激物質によって血管周囲炎が生じ粘膜組織の壊死が起こる．その際，虫卵は壊死組織とともに腸管内腔に脱落し，糞便とともに排出される．

虫卵内にはすでにミラシジウムが形成され，水中で遊出して**中間宿主貝**（日本では**ミヤイリガイ** *Oncomelania hupensis nosophora*，中国では*O. h. hupensis*，フィリピンでは*O. h. quadrasi*，スラウエシ島では*O. h. lindoense*，いずれも水陸両生で水路や川の土手などに生息）に侵入し，スポロシスト，娘スポロシスト，**セルカリア**へと発育する．セルカリアは宿主貝から遊出し，**水中**で固有宿主の皮膚をつらぬいて**経皮感染**する．侵入したセルカリアは尾部を離断しシストソミューラschistosomulaと呼ばれる幼虫になり，血流・リンパ系に乗って肺に達する．その後，大循環系に入って腸間膜動脈末端から門脈枝に移行する．そこで感染3〜4週後に成虫になり，**雌雄が抱合**して感染約7週後より産卵を開始する（図II-4-7）．

形　態

成虫は**雌雄異体**で，円筒形の線虫のような外観である．雄は体長12〜20mm，体幅0.5mmで体前部は円筒状であるが，体後部は鞘状になり雌を抱合するようになっている．これを**抱雌管**gynecophoral canalという．体表は平滑で，腹吸盤は口吸盤より大きく突出している．食道は腹吸盤付近で2つに分岐して腸管とな

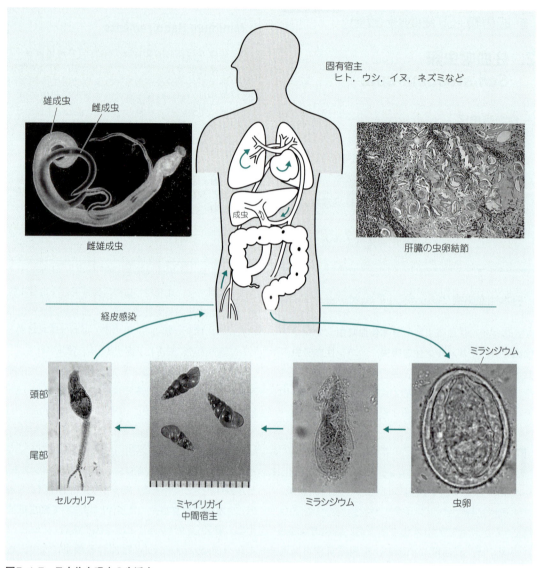

図Ⅱ-4-7　日本住血吸虫の生活史

り，体後方で再び合して盲端に終わる．精巣は腹吸盤の後方で縦に7個の濾胞が並んでいる．精巣の前方に貯精嚢があり，輸精管が腹吸盤の後方に開く．陰茎や陰茎嚢はない．雌は雄より細長く，体長は約25 mmで雄の抱雌管で抱かれた状態でいる．楕円形の卵巣は，体中央やや後方に1つ存在する．卵巣の後方に卵黄腺が充満している．卵巣の前方には数十個の虫卵が充満する子宮があり，腹吸盤後方に産卵門として開く．

虫卵は約90×70 μmの淡黄色，短楕円形で小蓋を持たない．卵殻の側方に小突起がある．内容はミラシジウムである（図Ⅱ-4-8，カラー図譜216⑦）．

病理・臨床

1 感染初期

セルカリア（図Ⅱ-4-9）が皮膚に侵入した局所に痒みを伴う皮膚炎を生ずる．感染3〜5日で心臓に達した際に，発熱，咳，倦怠感などがみられる．

2 急性期

成虫が肝門脈系に到達して産卵を開始する感染後5〜7週頃から，腸粘膜内の毛細血管を虫卵が栓塞し，血管周囲炎や肉芽腫形成（**虫卵結節** egg tuber-

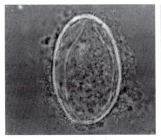
日本住血吸虫
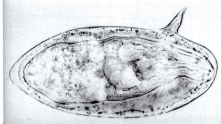
マンソン住血吸虫
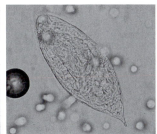
ビルハルツ住血吸虫

図Ⅱ-4-8　3種住血吸虫卵の比較
卵殻の突起の有無と位置に注意．

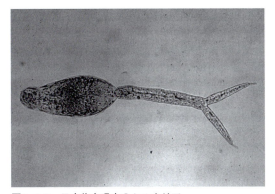
図Ⅱ-4-9　日本住血吸虫のセルカリア

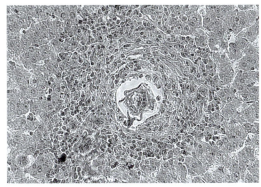
図Ⅱ-4-10　日本住血吸虫症の虫卵結節

cle）が生じる．塞栓部には腸粘膜の壊死，脱落が起こってポリープや潰瘍を形成し，ここに細菌の二次感染が加わることで，弛張熱，腹痛，下痢，粘血便など消化器症状が発現する．また全身症状として全身倦怠感，食欲不振，貧血，肝腫大を生じ，白血球増加，特に好酸球増加がみられる．このような急性期症状は次第に治まり慢性期へと移行する．

3 慢性期

この時期では，主要諸臓器における虫卵結節の形成による障害が重要である．日本住血吸虫は1日の産卵数が3,000個と多く，血行性に体内各所に散布される．最も顕著なのは肝臓であり，栓塞した虫卵の周囲に血管周囲炎，好酸球に富む肉芽腫が形成され，炎症の鎮静化とともに線維化が進行する（図Ⅱ-4-10）．グリソン鞘Glisson capsuleを中心に線維化が生じ，**住血吸虫性肝硬変**となる．肝門脈圧亢進症状として脾臓腫大，食道静脈瘤，腹壁静脈の怒張，腹水貯留が出現し，いわゆる**肝脾住血吸虫症**hepatosplenic schistosomiasis

と呼ばれる状態に至る（図Ⅱ-4-11, 12）．消化器障害も顕著となり，栄養障害，高度の貧血，全身衰弱，特に食道静脈瘤の破裂により死に至る．わが国の住血吸虫流行地では，肝臓癌や直腸癌の頻度が高いが，本虫の感染と発癌の疫学的因果関係は明確ではない．

肝臓以外にも，脳内の毛細血管に虫卵が栓塞すると組織反応による脳住血吸虫症cerebral schistosomiasisが生じる．焦点性てんかんや大発作のほか，塞栓部位によってさまざまな神経症状が起こりうる．

診　断

1 虫卵の検出

急性期では糞便検査による虫卵の検出が確定診断に重要である．ホルマリン・酢酸エチル法，AMSⅢ法などの集卵法が有効である．また，慢性期にはすでに成虫は死滅しており検便による虫卵検出は困難なので，肝生検，直腸生検により組織内虫卵を検出する．

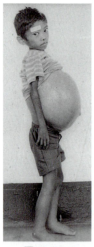
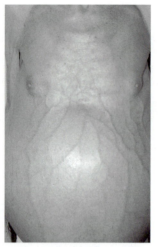

図Ⅱ-4-11　　　　　　　図Ⅱ-4-12

図Ⅱ-4-11　日本住血吸虫症の患者（元獨協医大　松田肇氏提供）
図Ⅱ-4-12　住血吸虫症による腹壁静脈の怒張（カラー図譜82）（元富山大　高原照美氏提供）

2 免疫学的診断

(1) ELISA法などの抗体検査が行われるが，過去の感染と現在の感染の区別が困難であり補助診断法にとどまる．
(2) 虫卵周囲沈降テスト circumoval precipitin test（COP test）：患者血清中に生きた虫卵や凍結乾燥卵を入れ，37℃，24時間反応させると，虫卵の周囲に沈降物を生ずる．フィールド調査に使用されるが虫卵の入手性の問題がある（各論Ⅶ「診断・検査法」p.255，図Ⅶ-31参照）．

3 生　検

虫卵は肝臓，腸管に集積するので，肝臓生検または直腸生検で虫卵を検出する．ヒト体内の住血吸虫の寿命は5年程度であり，それ以前の感染であれば陳旧性のものである可能性が高い．

4 エコー診断

日本住血吸虫症の肝臓の線維化は，グリソン鞘を中心に進行するので，亀甲状，魚鱗状，網目状とよばれる特徴的所見を呈する（図Ⅱ-4-13）．

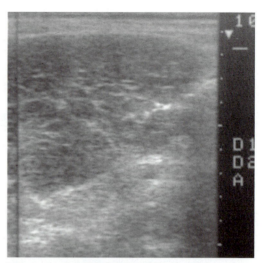

図Ⅱ-4-13　住血吸虫症患者の肝臓エコー像
特徴的な魚鱗様紋理が見える（勝又達哉氏提供）．

治　療

急性期ではプラジカンテルが第1選択薬である．40〜60mg/kg/日を分2，2日間の服用で十分である．妊娠中の投与に関する安全性は確立していないため，妊婦もしくは妊娠している可能性のある婦人には投与しないことが望ましい．陳旧性のものや病歴的に虫体が生存していないと推定される場合は駆虫しない．慢性症状に対しては対症療法を行う．

予　防

住血吸虫のセルカリアは水中で経皮感染するため，水と皮膚の接触を回避することが重要である．流行地では学童の水遊び，河川での洗濯を禁止する．しかし，漁業従事者，水上生活者はセルカリア汚染水との接触の回避は困難である．上下水道の完備が最善の対策であるが，掘り抜き井戸の普及も汚染水との接触を避ける効果が大きい．虫卵の環境散布を防止するために，便所の整備とその使用の徹底の衛生教育が必要である．糞便中の虫卵は25℃では数日で死滅するので，糞便の腐熟が大切である．かつての日本における中間宿主貝の撲滅対策として，殺貝剤の散布（ニクロサミドが用いられた），貝生息地の火炎焼却，用水路のコンクリート化などが効果的であった．

感染源対策はヒト以外の保虫動物が多いため困難である．流行地では患者の集団検診を行い感染状況の把握に努める．WHOは高リスク集団（学童期の児童，妊婦，漁業者など）に対してはプラジカンテルによる集団駆虫を推奨している．

マンソン住血吸虫 Schistosoma mansoni

疫 学

エジプト，サハラ以南のアフリカ，ブラジル，カリブ海諸国に分布する．ダム建設に伴う灌漑施設の整備により，本虫の分布の拡大を招くことが世界各地で起こっている．

生活史と形態

生活史は日本住血吸虫と同様であるが，**中間宿主**は淡水湖沼の水中に生息するBiomphalaria属**ヒラマキガイ**の1種である．保虫宿主も少ない．成虫は日本住血吸虫よりやや小さく，精巣の濾胞数は6～9個である．虫卵は114～175×45～68μmと大型で，側後方に大きな**側棘**を有し，内容はミラシジウムである（図Ⅱ-4-8，カラー図譜216④）．

病理・臨床

日本住血吸虫と同様腸管膜静脈系に寄生し，病害も産出した虫卵の各種臓器の血管栓塞による．しかし，1日の産卵数は100～300個と少ないため日本住血吸虫より比較的軽度である．下腸管膜静脈が主な寄生部位のために大腸に病変が多い．

診 断

糞便検査，直腸粘膜生検により虫卵を検出する．また，各種の免疫学的診断法を用いる．

治療・予防

プラジカンテルを50mg/kg/日分3投与する．

流行地での湖沼，河川での水泳は禁止し，洗濯などは水が皮膚に触れないようにする．

ビルハルツ住血吸虫 Schistosoma haematobium

疫 学

本虫は，アフリカのほぼ全域，中近東，マダガスカル島などに分布し，特にナイル川流域は濃厚分布地である．マンソン住血吸虫同様に灌漑用水路の整備とともに生息地を拡大している．河川水と関係する仕事に従事する人（洗濯，漁業）に感染率が高く，水遊びの機会の多い5～15歳の小児に最も高い感染率を示す．

生活史・形態

本虫の特徴は，成虫がヒトの膀胱および肛門周囲の静脈叢の血管内に寄生することである．**膀胱壁静脈**の血管内に産卵するため，虫卵は膀胱内に出て**血尿**とともに尿中に検出される．中間宿主は淡水産のBulinus属の巻貝であり，貝の中で発育したセルカリアは水中で経皮感染する．感染後約3ヵ月で成虫まで発育する．固有宿主はヒト以外ではチンパンジーやヒヒなどである．成虫は雄10～15mm，雌16～20mmで日本住血吸虫より小さく，マンソン住血吸虫より大きい．精巣濾胞数は，4～5個である．虫卵は112～170×40～73μmで，**後端に大きな棘**を有するのが特徴である．内容はミラシジウムである（図Ⅱ-4-8）．

病理・臨床

本虫は前述の住血吸虫とは異なり，骨盤内静脈叢に寄生し産卵するので，尿路系の血管に栓塞するため膀胱粘膜，尿管，直腸粘膜が障害される．虫卵は主として膀胱粘膜から尿中に排出されるが，一部は直腸壁からも排出される．**血尿**と**排尿痛**が主な症状である．膀胱壁は徐々に線維化が進行する．本虫の浸淫地では**膀胱癌**の発生が多い．女性および男性生殖器に病変が及び，性交痛や月経困難症などの症状を呈することもある．

診　断

流行地への渡航歴や居住歴を持ち，血尿を示すものは本症を疑う．尿沈渣中の特徴的な虫卵を証明する．虫卵は正午前後に排出される特徴があるので，検尿には早朝尿は適さない．また，膀胱鏡検査にて生検で虫卵を証明する．他の住血吸虫と同様免疫血清学的検査も有用である．

治療・予防

他の住血吸虫と同様である．

メコン住血吸虫 Schistosoma mekongi

メコン川流域に分布する住血吸虫で，形態，寄生部位が日本住血吸虫に類似する．中間宿主はメコン水系に生息する Neotricula aperta という巻貝である．

インターカラーツム住血吸虫 Schistosoma intercalatum

西アフリカと中央アフリカに局地的に分布する住血吸虫で，形態や中間宿主などの生活史の異なる低地ギニア株とコンゴ（ザイール）株の2型がある．中間宿主は Bulinus 属の巻貝であるが株によりその種は異なる．主にS状結腸と直腸に病変を形成し，肝病変は軽度とされる．

セルカリア皮膚炎 swimmer's itch, cercarial dermatitis

鳥類寄生の住血吸虫類のセルカリアが，ヒトの皮膚から侵入することによって生ずる皮膚炎である．水田作業や湖沼での水泳時に，水に浸かった部分の皮膚に瘙痒性の発疹を起こすので**水田性皮膚炎** paddy field dermatitis もしくは swimmer's itch とよばれる（図Ⅱ-4-14）．

疫　学

原因となるセルカリアは，主として水鳥（渡り鳥）寄生性の住血吸虫類のものであり，日本では5〜10

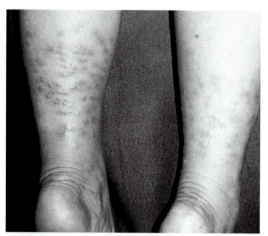

図Ⅱ-4-14　セルカリア皮膚炎の発疹（元自治医大　石井明氏提供）

月に発生し，特に5〜6月の水田作業時に多発する．ヒラマキモドキ寄生の**ムクドリ住血吸虫** Gigantobilharzia sturniae やヒメモノアラガイ寄生の Trichobilharzia brevis の報告例が多い．最初に宍道湖湖畔で報告されたので湖岸病とも呼ばれた．広く北米，欧州からも報告されている．

病理・臨床

水田作業時に水に浸かった部分で水面に一致した皮膚に激しい瘙痒性の発赤を伴う丘疹，疱疹が生ずる．この発疹は，12時間以内に始まり，1〜2週間で色素沈着を残して消退する．

診　断

水田作業，湖沼での水泳などの生活歴を聴取することで診断できる．接触性皮膚炎など，他の皮膚炎との鑑別は困難である．

治療・予防

抗ヒスタミン薬，ステロイド軟膏の塗布など対症療法を行う．流行地での水田作業にゴム長靴，ゴム手袋を使用する．

各 論

I　原虫類
II　吸虫類
III　条虫類
IV　線虫類
V　鉤頭虫類
VI　衛生動物類
VII　診断・検査法
VIII　寄生虫病の治療

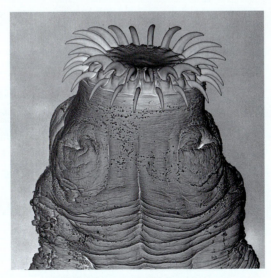

ネコ条虫頭節の走査電子顕微鏡像

III 条虫類

1 条虫類概論
Cestoda

Key Words
- 擬葉類条虫
- 円葉類条虫
- 成虫寄生
- 幼虫寄生

> **Minimum Requirements**
> (1) 擬葉類と円葉類に大別される．
> (2) 頭節に数個～数千個の片節が連なり，扁平で紐状．体長は数mm～10m．
> (3) 雌雄同体．各成熟片節に1対の雌雄生殖器（大複殖門条虫は2対）を持つ．
> (4) 消化管はなく，栄養は体表から吸収．
> (5) 中間宿主の数は擬葉類は2つ，円葉類は1つ．
> (6) ヒトに成虫が寄生する種と幼虫が寄生する種がある．
> (7) 有鈎条虫，無鈎条虫，アジア条虫はヒトのみが終宿主となる．

条虫類 cestodes, tapeworms は，吸虫類とならぶ扁形動物門 Platyhelminthes の大きなグループで，すべてが寄生生活を営み消化管を持たないという特徴を持つ．成虫は俗にサナダムシと呼ばれ，片節の連なった真田紐（さなだひも）状の虫体である．人体寄生の条虫は**擬葉類** Pseudophyllidea と**円葉類** Cyclophyllidea のいずれかのグループに属し，成虫が消化管に寄生するものと，幼虫が組織内に寄生するものとがある．

形態と生理

成虫は通常テープ状で，体長は種によって数mmから10m超のものまである．**頭節** scolex，**頸部** neck，そして**片節** proglottids の連なりであるストロビラ strobila（片節連体）によって構成される．頭節は宿主の腸壁に固着する器官であり，**吸溝** bothrium と呼ばれる裂溝が頭節の背腹面に存在するもの（擬葉目）と，頭端に**吸盤** sucker，**額嘴** rostellum と呼ばれる小突起を備え，多数の鉤を持つもの（円葉目）がある（表Ⅲ-1-1）．頸部は頭節直下の片節が形成されていない部分で，新しく片節を形成する成長中心である．頸部に続く片節は，生殖器が完成していない**未熟片節** immature proglottids，雌雄生殖器が完成した**成熟片節** mature proglottids，片節が子宮で占拠された**受胎片節** gravid proglottids，生殖能が衰退した**老熟片節** senile proglottids の4群から構成される．

体表は栄養成分の吸収や分泌・排泄など重要な代謝機能を持つ**外被** tegument で覆われる．これは**微小毛** microtriches と呼ばれ腸微絨毛に類似する微小な突起を持ち（図Ⅲ-3-4参照），種々の小器官を内蔵し複数の細胞核を持つシンシチウム syncytium 構造となっている．内側は柔組織 parenchyma で，筋組織，排泄器官とともに**石灰小体** calcareous corpuscles という条虫特有の構造物によって構成されている（図Ⅲ-3-5参照）．

生殖器は各成熟節に雌雄生殖器が1組または2組備わり**雌雄同体**である．生殖器の形態と構造は擬葉類と円葉類で異なり，その中で種に特有な形態がみられるので鑑別に有用である．

神経組織は頭節に中枢があり，神経管が片節の側方を後方に走り，各片節で連合枝を形成し，全片節が統合されている．排泄系は各片節の柔組織に散在する**炎細胞** flame cell に始まり，毛細管を経て片節を縦走する排泄管を通じて外界に開く．

虫卵の産出は擬葉類と円葉類で異なる．擬葉類では各片節の子宮孔から体外へ産出されるが，円葉類では子宮孔を持たないため虫卵は片節の離断端から漏出する．擬葉類の虫卵は小蓋を持ち卵円形で黄色または黄褐色を呈し，卵細胞と卵黄細胞を内蔵する．円葉類の虫卵は楕円形または球形で，菲薄な卵殻内に頑丈な幼虫被殻に包まれた六鈎幼虫を宿している（表Ⅲ-1-1）．

生活史

1 擬葉類

成虫は固有宿主の腸管に寄生する．糞便とともに排出された虫卵は水中で発育し，3対の鈎を持ち体表に繊毛を有する**コラシジウム**（有繊虫）coracidium となって孵化する．コラシジウムは，第1中間

表Ⅲ-1-1　擬葉類条虫と円葉類条虫の相違点

	主な相違点	虫卵	頭節	成熟片節
擬葉類	虫卵の内容：卵細胞と卵黄細胞 頭節：吸溝のみ 成熟片節：子宮孔を有す，生殖孔が片節の腹面に開口する 生活史：2つの中間宿主を必要（コラシジウム―プロセルコイド―プレロセルコイド―成虫）		吸溝	
円葉類	卵の内容：六鉤幼虫 頭節：吸盤・鉤・額嘴 成熟片節：子宮孔なし，生殖孔が片節側面に開口 生活史：1つの中間宿主を必要（六鉤幼虫―嚢虫（擬嚢尾虫）―成虫）（必要としないものもいる）		額嘴　鉤 吸盤	

1：生殖孔，2：腟，3：陰茎嚢，4：輸精管，5：精巣，6：子宮，7：子宮孔，8：卵巣，9：卵黄腺，10：メーリス腺，11：卵形成腔．

宿主であるミジンコ類に捕食され，その体腔で**プロセルコイド（前擬充尾虫）**procercoidに発育する．感染ミジンコを摂取した魚類，両生類，爬虫類，鳥類，哺乳類が第2中間宿主または待機宿主となり，**プレロセルコイド（擬充尾虫）**plerocercoidに発育する．プレロセルコイドは固有宿主に食べられるとその腸管内に寄生し，成虫に発育する．

2 円葉類

糞便とともに排出された片節内の虫卵は中間宿主（ヒト寄生のものでは哺乳類）に摂取され，その腸管内で**六鉤幼虫**oncosphereが孵化して腸壁に侵入し，血行性もしくはリンパ行性に運ばれて諸臓器中で**嚢虫**bladder wormに発育する．嚢虫には嚢尾虫と擬嚢尾虫の2つの型があり，前者は，狭義の**嚢尾虫**cysticercus，**共尾虫**coenurus，**包虫**echinococcusの3型がある．

駆虫法

1 プラジカンテル（商品名：ビルトリシド）

第1選択薬である．成人量で20mg/kgを1回内服する．投薬の前処置として前夜の夕食は消化のよい食事をとらせ，就寝前に緩下剤を与え治療当日の朝に十分な排便を促す．治療当日の朝食は軽食として来院させる．プラジカンテル投与の2時間後に塩類下剤（例：クエン酸マグネシウム34gを200mLの水に溶解）を与え，便意を我慢させ一気に排便させる．排泄された便はすべて採取し，バケツまたは3～4Lの大型ビーカーに移して水道水で5～10回洗う．上清が澄んだところで，残渣中の虫体および頭節を採取する．頭節は2～4mmと小さいが，これの排出が治療の成否の判断に重要なので優先的に探す．頭節が発見できない場合は，2～3ヵ月後再度検便によって虫卵の有無を確認することが必要となる．本剤は虫体を融解させ頭節が発見しづらくなるので，下剤にて早急に虫体の排出を促す必要がある．

2 ガストログラフィン法

虫体の溶解に伴う虫卵による有鉤嚢虫症（本章p.110参照）を起こす危険性がある場合に行う．前処置はプラジカンテル投与と同様に行う．朝食は絶食とし，**X線透視下**で十二指腸カテーテルを用いて200mLのガストログラフィンを十二指腸下行脚に注入する．10分後に再度100mL注入し，虫体が下降するのを確認して一気に排便させる．虫体が下降しなければ，さらに100mL追加注入する．有鉤嚢虫があっても安全に成虫を駆虫できるという利点もあるが，ガストログラフィンは高価でX線被曝もあり，操作も煩雑であるため否定的な意見もある．

III 条虫類 ② 消化管寄生（成虫）

1. 日本海裂頭条虫と海洋性裂頭条虫類
Diphyllobothrium spp.

－裂頭条虫症 diphyllobothriasis －

Key Words
- 日本海裂頭条虫
- 擬葉類
- プレロセルコイド
- サクラマスなどサケ属海産魚の生食

Minimum Requirements

(1) 成虫：乳白色扁平，全長5〜10m．頭節に吸溝，各成熟片節に1対の雌雄生殖器を有し，子宮孔から産卵．
(2) 虫卵：黄褐色卵形で小蓋あり．内容は1個の卵細胞と多数の卵黄細胞．
(3) 感染：日本海裂頭条虫はサクラマスやカラフトマス（海産魚），広節裂頭条虫はパイク（カワカマス）など（淡水魚）の生食．
(4) 診断：虫卵検査，排出された虫体の形態．
(5) 治療：プラジカンテル．

日本海裂頭条虫
Diphyllobothrium nihonkaiense

疫 学

　従来，わが国では広節裂頭条虫 *Diphyllobothrium latum* とみなされていた条虫である．Yamaneら（1986）は，淡水魚の摂食によって感染するフィンランドの広節裂頭条虫との比較研究によって，サケ・マス類の摂食によって感染するわが国のものを独立種である日本海裂頭条虫とした．この条虫は古代からのヒトのマス類の摂食とともにあり，古くは奈良時代の便所の遺跡から虫卵が発見されている．以前は，サクラマス，カラフトマスがとれる河川の流域（北海道，東北，北陸，関東など）に患者が発生していたが，食の多様化と流通機構の発達とともに全国的に患者が認められる．近年流通量が増加した養殖サケ類からは感染しないとされているが，回転寿司などでの感染が強く疑われる症例も報告されている．2006年以降フランスとスイスから3例の日本海裂頭条虫の報告があるが，このうちの2例はカナダから輸入されたシロザケの生食によるものであった．虫体の種の同定は，ミトコンドリアの*CO1*遺伝子の解析によってなされている．

生活史

　成虫はヒトの自然感染とイヌ，ハムスターの実験感染が確認されているが，従来から固有宿主とされているクマ，キツネ，ネコなどについては再確認が必要である．

　ヒトは，プレロセルコイドを宿すサクラマス，カラフトマスなどサケ属の魚の刺身，寿司（鱒寿司を含む）を摂取することで感染する．摂取されたプレロセルコイドは，小腸上部で絨毛に固着して成虫へ発育する．感染後10〜25日で虫卵を排出するようになる（図III-2-1）．

　虫卵は水中で18〜20℃，約10日でコラシジウムが完成する．孵化したコラシジウムは**第1中間宿主**である**ケンミジンコ**などの橈脚類Cyclopsに摂取されると，その体腔で長さ0.5mmの**プロセルコイド**に発育する．このケンミジンコが，**第2中間宿主**であるサケ属*Oncorhynchus*の魚（**サクラマス***O. masou*，**カラフトマス***O. gorbusha*）に食べられて，その筋肉内で**プレロセルコイド**に発育する（図III-2-2）．マスがどこでプロセルコイドに感染するかは不明である．しかし，河川から海洋に出たマスが，日本海のいずれかの場所で感染するものと推測されている．筋肉内のプレロセルコイドは，乳白色で1〜2cmの細長い虫体である．

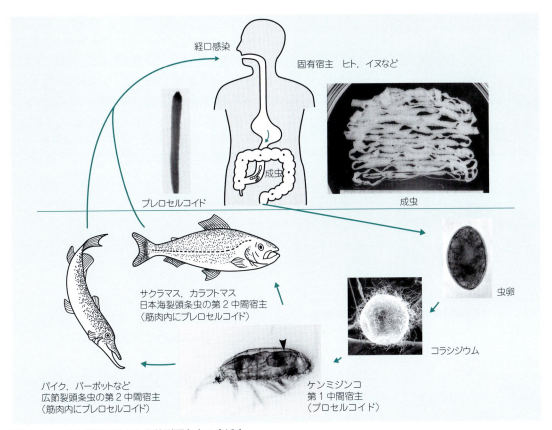

図Ⅲ-2-1 日本海裂頭条虫と広節裂頭条虫の生活史

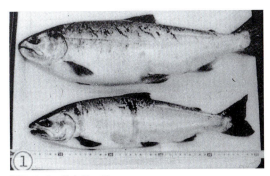

図Ⅲ-2-2 サクラマス
日本海裂頭条虫の第2中間宿主.

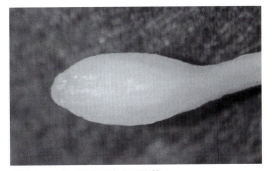

図Ⅲ-2-3 日本海裂頭条虫の頭節

形態

　成虫は乳白色で，全長5〜10m，扁平で最大幅約10mm，片節数は数千に及ぶ大型の条虫である．頭節はスプーン状または棍棒状で，長さ約2mm幅約1mmで，背腹面に**吸溝**を持つ（図Ⅲ-2-3）．頸部は長さ約15mmで後方にいくにつれて幅が広くなる．頸部に続く未成熟片節では縦径は横径に比べて大きい．後方の成熟片節では茶褐色の花紋状の子宮が各片節の中央部に位置し，片節上縁近くの正中に生殖孔が開く．子宮は左右に5〜7本のループを形成し，生殖孔の後方に開く．子宮後端起始部にメーリス腺があり，その両側に2葉の卵巣が存在する．子宮領域を除いて片節全体に卵黄腺と精巣が分布する（図Ⅲ-2-4）．

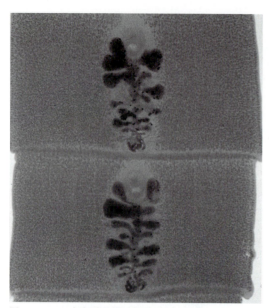

図Ⅲ-2-4　日本海裂頭条虫成熟片節の圧平染色標本

　虫卵は直径60〜70μmの黄褐色卵円形で，卵殻は薄く小蓋があり，1個の卵細胞と多数の卵黄細胞を包蔵する（カラー図譜216⑨）．走査電子顕微鏡で観察すると卵殻表面に浅い点刻が散在する．プレロセルコイドは細長い乳白色の腱様の虫体で，4％のホルマリン生食水で固定すると，約10〜15mmになり，頭部に吸溝を持ち，尾端は同心円状の陥凹を示す．

病理・臨床

　一般的には腹部の不快感，下痢，食欲不振を自覚する程度の症状である．排便時に虫体の一部が排出されて初めて感染に気づくことが多い．時に腹痛，体重減少，めまい，耳鳴り，息切れ，しびれ感を訴える例がある．しかし，広節裂頭条虫の場合のように悪性貧血を呈した例は報告されていない．腹部X線検査で小腸の蠕動運動の亢進，虫体の透亮像が認められ，末梢血に好酸球増加を示すことがある．

診　断

　排便時に便に付着する乳白色の虫体の排出に気づき，虫体を持参して病院を訪れる人が多いので鑑別しやすい．虫体が観察できない場合には糞便中の虫卵を検出する．産卵数は多いので薄層塗抹標本で検出できる．ただし，卵の無排出期が周期的に生じることが推測されるので注意を要する．虫卵は大きさや卵殻の厚さなどに注意して，大複殖門条虫など他の海洋性裂頭条虫との鑑別を試みる．片節の形態で鑑別できない場合はゲノムDNAを抽出して遺伝子診断を行う（各論Ⅶ「診断・検査法」p.256参照）．サケ・マス類の生食歴の有無をよく問診し，患者と同じ食事をした人についても本虫の感染を疑い糞便検査を行うことが望ましい．

治療・予防

　治療法は総論の項を参照．感染予防としてはサクラマス，カラフトマスなどサケ属の魚の生食は控える．プレロセルコイドは，56℃以上の加熱または−20℃以下24時間以上の冷凍保存により死滅する．

広節裂頭条虫 *Diphyllobothrium latum*

　フィンランド，バルト海沿岸諸国，アイルランドなど北欧諸国やスイス・フランスなどのレマン湖周辺などに分布する．日本海裂頭条虫と形態学的に酷似するが，次に示す相違点がある．

(1) 生態学的に河川，湖に生息する淡水魚（サルモ属など，カワカマス（パイク），カワメンタイ（バーボット），パーチ，トラウトなど）を第2中間宿主とし，海洋を回遊するサケ属を第2中間宿主とはしない．
(2) 形態的には陰茎嚢と貯精嚢の位置関係が異なる．広節裂頭条虫では，矢状断切片所見において陰茎嚢が片節の前後軸に対して水平位をとり，貯精嚢が陰茎嚢の後方下部にぶら下がるように付着する．日本海裂頭条虫は，陰茎嚢が片節の前後軸に対して斜位をとり，貯精嚢が陰茎嚢の後方に位置する（図Ⅲ-2-5）．
(3) プレロセルコイドを4％ホルマリン生理食塩水で固定した標本の形態，縦走筋の密度，分泌腺の分布に相違がみられる（図Ⅲ-2-6）．
(4) 抗原性，可溶性蛋白，各種アイソザイムの等電点電気泳動像の相違（図Ⅲ-2-7）．

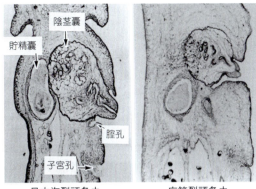

図Ⅲ-2-5　日本海裂頭条虫と広節裂頭条虫成熟片節の矢状断切片像

日本海裂頭条虫は，陰茎嚢が虫体の前後軸に対して斜位をとり，貯精嚢が陰茎嚢の後方に位置する．一方広節裂頭条虫は，陰茎嚢が虫体前後軸に対して水平位をとり，貯精嚢が陰茎嚢の後方下部にぶら下がるように付着する．

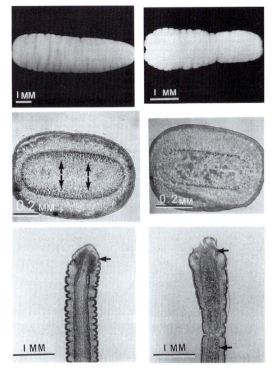

日本海裂頭条虫 (*D. n*)　　広節裂頭条虫 (*D. l*)

図Ⅲ-2-6　プレロセルコイドの形態の比較
(4％ホルマリン生理食塩水固定標本)
上段：全体像では *D. l* は頭部付近が太く尾部にかけて急に細くなる．中段：横断像では *D. n* のほうが内部縦走筋層（↑）が厚く密度も高い．下段：縦断像では *D. n* は分泌腺（頭腺，↑）が頭部に局在し *D. l* では広く分布する．

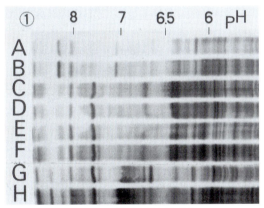

図Ⅲ-2-7　可溶性蛋白の等電点電気泳動像
A, B：広節裂頭条虫，C〜F：日本海裂頭条虫，G, H：堀田裂頭条虫．

(5) これら2種の裂頭条虫のミトコンドリアの全塩基配列では，コーディング領域の相違が6.9〜15.2％認められる．また，ミトコンドリア *CO1* 遺伝子の塩基配列に基づいて作成された系統樹では日本海裂頭条虫は広節裂頭条虫よりも，別の淡水魚から感染する *Diphyllobothrium dendriticum* に近縁となる．

(6) 広節裂頭条虫はヒトに対してビタミンB_{12}不足による悪性貧血（裂頭条虫性貧血）を起こすことがあるが，日本海裂頭条虫では起こらない．

その他の海洋性裂頭条虫

寿司に代表される海外での日本食ブームにより今後も海産魚類の生食は増加することが予想される．海産魚類の生食を通してクジラ，アザラシ，オットセイなどの海洋性哺乳類に寄生する裂頭条虫の人体寄生例が散発している．

1 米子裂頭条虫 *Diphyllobothrium yonagoense*

固有宿主はカマビレサカマタ（シャチの仲間）で，ヒトの感染例が西日本各地から約20例報告されている．生活史は不明である．成虫はやや肉厚の大型種で，全長3〜6m，最大幅約10mm，子宮ループは数が多く，横に伸びる．頭節はハンマー型である．虫卵は約65×48μmで，卵殻は厚く約3μm，卵殻表面には深い点刻がある．

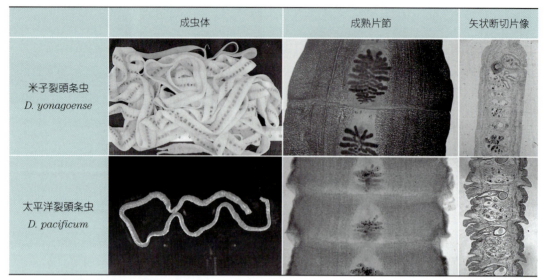

図Ⅲ-2-8　海洋性裂頭条虫の比較

症状は時に軽い腹痛，下痢などであるが，多くは自覚症状に乏しく，虫体を排出して気づくことが多い．

2 太平洋裂頭条虫 *Diphyllobothrium pacificum*

固有宿主はトド，オットセイ，アシカである．生活史は不明である．成虫は肉厚で，ヒト寄生例では全長2mに達するものもあるが，オットセイに寄生している虫体は小型である．子宮ループは，片節の後半部にあり，片節前縁から生殖孔開口部の間に飛び石状の膨隆がみられるのが特徴である．虫卵は約63×42μmで，無蓋端側に小棘を持つ．自覚症状は乏しい．

3 その他ヒト寄生の海洋性裂頭条虫

上記の2種以外にわが国でヒト寄生例が報告されている種は，シャチ裂頭条虫*D. orcini*，カメロン裂頭条虫*D. cameroni*，スコットランド裂頭条虫*D. scoticum*，アザラシ裂頭条虫*D. hians*である．すべて生活史は不明であるが，感染源は海産魚類が推測される．

診断は，排出された片節の染色標本や矢状断切片標本の特徴から診断する．虫卵は，海洋種に共通の特徴である厚い卵殻，卵殻表面の深い点刻が，他の裂頭条虫から区別できるおおまかな鑑別点となる．

治療は，条虫一般の治療法に準じ，プラジカンテルを投与する．

海洋性裂頭条虫は形態学的な基準のみでは種の同定が困難な場合がある（図Ⅲ-2-8）．種の同定のために遺伝子解析を行う場合は，虫体の一部を生理食塩水で洗って−80℃で保存するか，70％アルコールに保存する．ホルマリン固定された標本は遺伝子解析には適さない．

【MEMO】 エキノコックス流行地の拡大

1965年に根室地方に始まった多包虫症は北海道全域に拡大した．この感染拡大の理由としてキタキツネの感染率の上昇と人間社会とキタキツネの生活領域の重なりが大きくなったことが挙げられる．

北海道だけではなく1999年8月には青森県のブタ，2007年には山形県のウマなど，本州の家畜の多包虫感染も確認されている．2014年および2018年に愛知県知多半島で捕獲された複数の野生イヌの糞便中から多包条虫のDNAが検出されており，定着が危惧されている．本州の患者の中には外国や北海道の居住歴・旅行歴がなく，感染経路が不明の症例もあり，今後本州でもモニタリングを行う必要性がある．

（大槻　均）

III 条虫類　② 消化管寄生（成虫）

2. 大複殖門条虫
Diplogonoporus grandis

－大複殖門条虫症 diplogonoporiasis－

Key Words
- 擬葉類
- 大複殖門条虫
- クジラ複殖門条虫
- 2対の生殖器
- イワシ・シラスの生食

Minimum Requirements

(1) 成虫：全長3～6m，体幅10～45mm．1片節に2対の雌雄生殖器を有す．本来はクジラの腸に寄生．
(2) 虫卵：日本海裂頭条虫卵に似る．
(3) 感染：シラスなどのイワシの生食（?）．
(4) 症状：下痢・腹痛などの腹部症状．排便時の虫体排出で感染に気づくことが多い．
(5) 診断：排出された虫体の片節の形態．2組の生殖器．
(6) 治療：プラジカンテル．

疫　学

本条虫は1894年に長崎県の鉱夫から飯島・栗本によって報告されて以来，わが国で1996年までに260例の報告があった．その後も患者は発生し続けているが，報告がなされず患者数の把握は困難である．高知，静岡，島根，鳥取，長崎，福岡の各県からの報告が多く，東北，北海道からの報告はない．静岡県では約30例の集団発生があり，鳥取県でも2006年6月中旬から1ヵ月間で10例の発症があった．スペインからも人体寄生例が報告されたが，他の症例はわが国からのものである．

患者はイワシの産卵海域に近い海岸地帯で発生し，その多くがイワシの内臓を含む刺身やその稚魚（シラス）を生食しているという疫学的事象から，イワシからの感染の可能性が最も高い．

生活史

虫卵の孵化条件，実験的第1中間宿主への感染実験，および各種アイソザイム等電点電気泳動パターンの同一性などから，クジラに寄生するクジラ複殖門条虫 *Diplogonoporus balaenopterae* と同一種とされた．遺伝子解析の結果から *Diphyllobothrium* 属に含めるべきという意見もある．第1中間宿主は海洋性橈脚類で，実験的には *Oithona nana* に感染する．第2中間宿主はいまだ不明であるが，患者の食事歴やクジラとの共通食物などから，イワシおよびその稚魚であるシラスが疑われている（図Ⅲ-2-9）．

形　態

成虫は全長3～6m，最大幅10～45mmに達する大型の条虫である．頭節は漏斗状で縦横1mm，吸溝が深く吸溝縁が交互に巻き込んでいる．片節は，縦径に比較して横径が大きく，既成の片節の分節する像が顕著である．本条虫の特徴として，1片節に2組の雌雄生殖器が存在し，時に3～4組の生殖器が観察される片節もある．虫卵は日本海裂頭条虫に似るが，卵殻がそれより厚く，走査電子顕微鏡像における表面の点刻はより深い．

病理・臨床

小腸上部に寄生するがヒトは好適宿主ではないようで，排出された虫体の多くが未成熟片節である．症状として全身倦怠感，下痢，腹部違和感，悪心，食欲不振などを訴え，その程度は日本海裂頭条虫よりも強い印象がある．下痢便とともに虫体を自然排出して初めて気づくことが多い．

診　断

虫体の片節が排出されれば，本虫特有の2組の生殖器の存在により診断は容易である．しかし未成熟虫体の場合は肉眼で生殖器を確認することが困難な

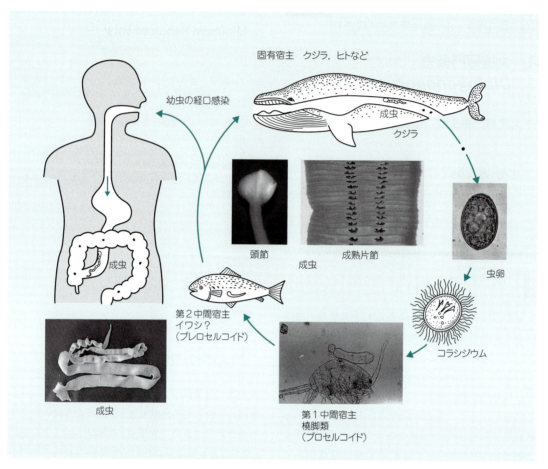

図Ⅲ-2-9 大複殖門条虫の生活史

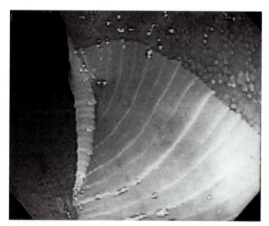

図Ⅲ-2-10 大複殖門条虫（未熟虫体）の内視鏡像

場合もあり，圧平染色標本を作製して2組の生殖器を確認する．虫卵の形態だけでは他の海洋性裂頭条虫との鑑別は困難である．また，未成熟片節のみの場合虫卵は産下されないため，糞便の虫卵検査は陰性となることも多い．カプセル内視鏡を用いると寄生している虫体を観察することも可能である（図Ⅲ-2-10）．

治療・予防

治療は，条虫の一般的治療法に準ずる．
感染源は特定されていないが，イワシおよびその稚魚のシラスが最も疑われるので生食を避ける．

Ⅲ 条虫類　② 消化管寄生（成虫）

3. 無鉤条虫と有鉤条虫
Taeniarhynchus saginatus
Taenia solium

― 無鉤条虫症 taeniasis saginatus,
　有鉤条虫症 taeniasis solium,
　有鉤囊虫症 cysticercosis cellulosae ―

Key Words
・円葉類
・無鉤条虫
・有鉤条虫
・有鉤囊虫症
・牛肉や豚肉の生食
・子宮分枝数

Minimum Requirements

ヒトでのみ成虫になる条虫は無鉤条虫，アジア条虫，有鉤条虫の3種である．
無鉤条虫
(1) 成虫：頭節に鉤はない．片節は肉厚で運動性に富み，子宮側枝は片側20～30本．
(2) 中間宿主：ウシ・スイギュウ（トナカイ・ヒツジなども）．
(3) 感染：加熱不十分な牛肉内の囊虫の経口摂取．
(4) 症状：腹部症状，動く片節の排出．
(5) 診断：糞便に付着する片節．
(6) 治療：プラジカンテル．
有鉤条虫・有鉤囊虫
(1) 成虫：頭節に鉤をもつ．片節は菲薄で運動性に乏しく，子宮分枝は15本以下．
(2) 中間宿主：ブタ・イノシシなど．
(3) 感染：有鉤条虫：加熱不十分な豚肉内の囊虫の経口摂取．
　　　　 有鉤囊虫：虫卵の経口摂取（野菜など），自家感染．
(4) 症状：有鉤条虫：腹部症状，片節の排出．
　　　　 有鉤囊虫：神経症状・心症状・皮下腫瘤など．
(5) 診断：有鉤条虫：糞便に付着する片節．
　　　　 有鉤囊虫：画像診断・血清診断．
(6) 治療：有鉤条虫：ガストログラフィンによる穏和な排虫．
　　　　 有鉤囊虫：プラジカンテル＋ステロイド．

無鉤条虫 *Taeniarhynchus saginatus*

疫　学

*Taenia saginata*ともいう．牛肉食文化とともに世界に広く分布する．アフリカ，南米諸国，東欧，ロシア，アジアでは北部中国，韓国に多い．国内での円葉類感染例の60％は本虫によるもので，多くが海外での感染例である．

生活史

成虫はヒトのみを固有宿主とし，小腸に寄生する．離断した受胎片節は便とともに排出されるか，時には片節が自ら肛門から這い出す．排出された片節から虫卵が遊離し，また肛門から排出される際に虫卵が肛門周囲に付着することがある．受胎片節は子宮孔を持たないため，糞便中に虫卵が検出される

のは腸管内で片節が破壊されたときに限られる．虫卵で汚染された牧草などの飼料を食べたウシ，コブウシ，水牛の小腸内で虫卵内の**六鉤幼虫**が孵化後腸壁に侵入し，血行性，リンパ行性に全身の筋肉，特に咬筋，心筋，横隔膜，腰筋，殿筋などに移行し，**囊尾虫**cysticercus bovisとなる．ヒトは囊尾虫を宿す牛肉を十分に加熱せず食べることで感染する．感染した囊尾虫は小腸上部で脱囊し，5～10週で成虫に発育する（図Ⅲ-2-11）．トナカイ・ヒツジ・ラクダなども中間宿主になりうる．

形　態

成虫は3～7m，片節総数約1,000，最大幅7～12mm．頭節は4個の吸盤を持ち，鉤，額嘴はない（図Ⅲ-2-11）．頭部に近い片節は小さく縦径に対して横径が大きい．未熟片節に続いて雌雄生殖器が完

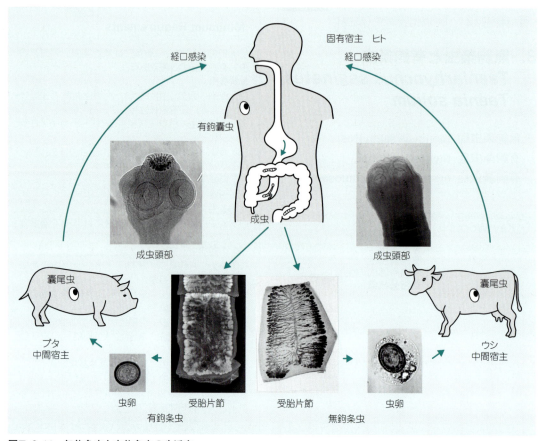

図Ⅲ-2-11　無鉤条虫と有鉤条虫の生活史

成した成熟片節となり，後方にいくに従い正方形から縦長の長方形となる．さらに生殖器が退化して片節に虫卵が充満した子宮で占められる受胎片節，老熟片節へと続く．受胎片節では，子宮は主幹の両側に片側20〜30本の側枝を形成する．子宮は盲端に終わり，子宮孔を欠くため虫卵は産下されない．しかし，離断した片節から虫卵が漏出し便に混じることがある．**虫卵**は子宮内では棘状の突起を持つ薄い卵殻に包まれるが，外界では卵殻は壊れ，**幼虫被殻**が露出した状態で観察される．大きさは30〜40×20〜30μmである（カラー図譜216⑫）．ウシ筋肉内の囊尾虫は5×7〜10mm大で白色の繭状である．

病理・臨床

虫体の機械的刺激や排泄物の刺激により，腸管の炎症性変化，血清IgEの上昇などがみられることか

ら，アレルギー性反応も関与していると考えられる．臨床症状は無症状に経過して片節を排出して気づくものから，腹痛，悪心，倦怠感，頭痛，めまい，肛門瘙痒感などの症状を訴えるものもある．下着の中に肛門から脱出して動き回る片節を認めて感染に気づく例もある．好酸球増加が認められることがある．小腸の蠕動運動の亢進もみられることがある．

診　断

排出された受胎片節（不透明乳白色，**運動性**あり，子宮側枝が片側20〜30本），セロファン肛門周囲検査および便からの虫卵の検出（有鉤条虫卵とは鑑別不能）により診断する．

治療・予防

治療は一般的な条虫の治療を行う．牛肉の56℃・5分間の加熱もしくは－10℃・9日間の冷凍処理によって感染を防ぐことができる．一方，虫卵は外界で数ヵ月間生存するとされ，感染源となるヒトの糞便処理などの対策は重要である．日本のと畜場法施行規則では囊虫が全身に蔓延しているものに限り全部廃棄が求められている．

アジア条虫 *Taenia asiatica*

疫　学

台湾，韓国，中国，インドネシア，ベトナムに分布する．中国の雲南省などでは無鉤条虫とアジア条虫が同一地域に分布している．2010年から関東地方を中心に患者が報告されはじめ，2016年には国内感染例が報告され，国内への定着が疑われている．

生活史

囊虫はブタの肝臓で発育する．アジア条虫は，感染したブタ肝臓の生食によって感染する．有鉤条虫と同様にブタを中間宿主とするが，ミトコンドリアDNAからは無鉤条虫と近縁であり，人体囊虫症は起こらないと考えられている．

形　態

アジア条虫と無鉤条虫の成虫は形態的には鑑別不能である．近年の遺伝子解析の結果では無鉤条虫との交雑例と考えられるものが報告されている．

治療・予防

治療は無鉤条虫に準じる．2012年7月のウシ肝臓の生食用としての提供の禁止を機に，ブタ肝臓の生食用の提供が増えて感染の機会が増えた可能性がある．ブタ肝臓の生食用の提供は2015年6月に禁止されたが，肉類の生食は嗜好性が高く今後も注意と啓発が必要である．

有鉤条虫 *Taenia solium*

疫　学

豚肉の食用とともに世界各地に分布している．中南米，アフリカ，インド，中国，韓国に多く分布するが，豚肉を食べないイスラム諸国・イスラエルには少ないとされる．わが国ではほとんどみられない．しかし，輸入食品（漬物などの野菜・豚肉）と輸入症例に注意を要する．

生活史

成虫はヒトのみを固有宿主とし，小腸上部に寄生する．離断した受胎片節は，便とともに排出され虫卵が外界に播種される．虫卵を中間宿主のブタ，イノシシが摂取すると，虫卵内の六鉤幼虫が腸管内で孵化後腸管壁に侵入し，血行性もしくはリンパ行性に各部の筋肉に移行し，3〜4ヵ月で**有鉤囊虫** *Cysticercus cellulosae*（図Ⅲ-2-12）となる．これは，5×10mmの半透明の水疱様の囊胞である．咬筋，横隔膜，心筋，頸部，肩部筋に多く，肝臓，腎臓，脳などにもみられる．

ヒトには加熱不十分なブタ肉内の囊尾虫を経口摂取することで感染する．摂取された囊尾虫は小腸上部で脱囊し，小腸粘膜に吸盤，鉤で固着し2〜3ヵ月で成虫に発育する．一方ヒトが虫卵を経口摂取すると中間宿主ともなる．腸管で虫卵から孵化した六鉤幼虫は血流に乗ってさまざまな臓器・組織に運ばれ，**人体有鉤囊虫** *Cysticercus cellulosae hominis* となる．また，有鉤条虫成虫が寄生している状態で腸管内に遊離した虫卵が逆蠕動により胃に到達し，これが再度腸管に戻り孵化することで自家感染による有鉤囊虫症が起こりうるとされる．

形　態

成虫は，2〜5mで片節総数1,000以下であり，無

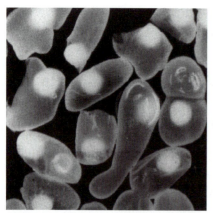

図Ⅲ-2-12　感染ブタより摘出された有鉤嚢虫像（奈良県立医科大学名誉教授　荒木恒治氏提供）

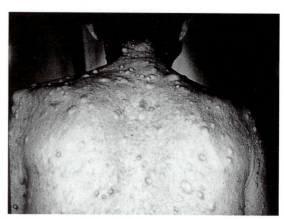

図Ⅲ-2-13　皮下有鉤嚢虫症の患者（カラー図譜102）

鉤条虫に類似する．頭節には4個の吸盤を持ち，額嘴と鉤を認める（図Ⅲ-2-11）．片節形成のない頸部に続く未熟片節，雌雄生殖器が完成した成熟片節，生殖器が退化し，虫卵が充満した子宮で満たされた受胎片節，生殖器のすべてが退化した老熟片節と続く．受胎片節は薄く自動**運動性に乏しく**，片側5～10の**子宮分枝**が透視できる．子宮分枝数は無鉤条虫より明らかに少ない．

虫卵は無鉤条虫と同様に外界では卵殻は壊れやすく，分厚い幼虫被殻に六鉤幼虫が包蔵されている．虫卵の形態からは無鉤条虫との区別はできない．

病理・臨床

成虫寄生による**有鉤条虫症**においては，無鉤条虫症と同様に所見は乏しく，腹部膨満感，悪心，腹痛，下痢，便秘などの非特異的な消化器症状を呈する．

有鉤嚢虫症 cysticercosis では，症状は嚢尾虫が寄生する臓器により異なる．皮下，筋肉内への寄生が最も多く，眼，心臓，肝臓，腎臓，腹腔，胸膜，脳などへの寄生が報告されている．皮下・筋肉寄生では，ダイズ大ないしクルミ大の無痛性の腫瘤を形成する．軽い炎症をともない．3～6年で虫体が死滅すると結合織の増殖や石灰化が起こる（図Ⅲ-2-13）．

脳では，寄生部位によりさまざまな症状を呈する．頭蓋内腫瘤を生じて局所的神経障害，てんかん発作，頭蓋内圧亢進症状，小児においては頭蓋内圧上昇による視力障害，脳膜炎，水頭症，脳室上衣炎などを起こす．心臓では，心囊，心内膜，心外膜などに寄生し，心拍促進，狭心症様症状などを呈する．どちらも致死的となりうる．

診　断

成虫寄生による有鉤条虫症は，排出された片節の特徴，すなわち受胎片節の子宮分枝の数が15以下であり，肉薄で自動運動性に乏しいことなどの特徴から無鉤条虫との鑑別を試みる．虫卵の形態による無鉤条虫との鑑別はできない．海外などでの豚肉の生食歴について聴取する．

有鉤嚢虫症の診断は，まず海外渡航歴・食事歴などを詳細に聞き取る．検査会社による抗体検査や血清・脳脊髄液を用いた ELISA 法などが有効である．全身のCTおよびMRI検査（図Ⅲ-2-14）では石灰化像および嚢胞が認められる．四肢軟線X線撮影でも皮下および筋肉内に石灰化像が認められる．摘出された嚢胞の組織学的特徴（迷路様構造，原頭節構造）からも診断が行える．

治　療

従来より腸管性有鉤条虫症の治療は，虫体融解性の強い駆虫薬（パロモマイシン，ニクロスアミドな

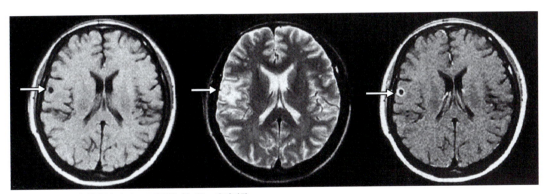

図Ⅲ-2-14　脳有鉤嚢虫症のMRI画像（矢印：病変部）
左：T1強調，中：T2強調，右：造影MRI（元 大阪府立病院脳神経外科　柿崎俊雄氏提供）

ど）は用いないことが推奨されてきた．有鉤条虫成虫片節から遊離した虫卵が孵化・感染することによる嚢虫症の発生を否定できないため，駆虫後早急に体外に排出することが望ましい．そのため虫体を破壊しないX線透視下でのガストログラフィンによる駆虫が行われる．諸外国ではプラジカンテルが本虫成虫の駆虫に用いられているが，有鉤嚢虫が存在する場合に崩壊した嚢虫虫体由来物質による強いアレルギー症状により致命的となりうるため注意が必要とされる．

有鉤嚢虫症に対する治療は，まず腸管内の有鉤条虫成虫の存在を否定したうえで，プラジカンテルを50～70mg/kg，分3，5～7日連続投与する．この際，嚢虫の崩壊によるアナフィラキシー様症状を防ぐためプレドニゾロン15mg/日を併用する．脳嚢虫症で脳圧亢進症状などが生じた場合には治療を中断し，対症療法を行う．アルベンダゾールも有効とする報告もある．

予　防

加熱不十分または生の豚肉や内臓料理は摂取しない．60℃の加熱または−10℃・5日間の冷凍で嚢虫は死滅すると考えられる．近年国内での有鉤条虫感染例は報告されていないが，中国などの流行地からの輸入野菜，輸入漬け物などに付着した虫卵に注意が必要である．また海外流行地での加熱不十分な豚肉料理や生野菜についても十分注意が必要である．

III 条虫類 ② 消化管寄生（成虫）

4. 小形条虫と縮小条虫
Vampirolepis nana
Hymenolepis diminuta

― 小形条虫症，縮小条虫症
hymenolepiasis ―

Key Words
- 円葉類
- 小形条虫
- 縮小条虫
- ネズミ寄生
- 小児の感染症

Minimum Requirements

(1) 成虫：体長は小形条虫で1～3cm，縮小条虫で20～60cm．本来はネズミの腸に寄生．
(2) 虫卵：小形条虫は楕円形で無色，縮小条虫は球形で黄色．両者とも卵殻内に幼虫被殻があり六鉤幼虫を包蔵する．
(3) 感染：中間宿主のネズミノミなど（擬嚢尾虫を保有）の誤食．小形条虫は腸管内での自家感染も起こる．
(4) 症状：小児では下痢，腹痛など．
(5) 診断：虫卵検査．
(6) 治療：プラジカンテル．

小形条虫 *Vampirolepis nana*

疫 学

かつては*Hymenolepis nana*とも呼ばれていた．広く世界的に分布し，温暖な地域では2～3％の感染が報告されていた．南米，東南アジア，太平洋諸島に多い．わが国ではかつて集団検査で1％程度の感染が報告されていたが，最近はほとんど報告がみられない．

生活史と形態

成虫はネズミ，ヒトの小腸に寄生する．発育には必ずしも中間宿主を必要としない．虫卵が経口摂取されると腸管内で六鉤幼虫が孵化し，腸絨毛内に侵入して約4日で**擬嚢尾虫**cysticercoidに発育する．5日後再び腸腔に出て片節を形成し，15～17日目から糞便中に虫卵を排出する．虫体から排出された虫卵により自家感染が可能と考えられ，腸管内で多数の虫体が感染している症例が認められる．

また，ネズミノミ，ゴミムシダマシなどの昆虫の幼虫が虫卵を摂取すると，その体内で擬嚢尾虫にまで発育し中間宿主となる．ヒト，特に小児がこれらの昆虫を誤って摂取すると，小腸で遊離した擬嚢尾虫が成虫に発育する．

成虫は体長10～25mm，幅1mm以下の小さな条虫で，dwarf tapewormとも呼ばれる．頭節は球形で約0.3mm，よく発達した額嘴に20～30本の鉤が環生している（図III-2-15）．片節は横に長い長方形で，生殖孔が各片節の側面に左右交互に開く．成熟片節では，球形の精巣が3個，亜鈴状の卵巣とその後方に球形の卵黄腺が1個ずつある．受胎片節は，片節全体が子宮で満たされる．虫卵は50×40μmの楕円形で無色．卵殻内には幼虫被殻があり，六鉤幼虫を包蔵する．幼虫被殻の両極から数本の糸状構造物が，卵殻との間を蛇行する所見が特徴である（カラー図譜216⑭）．

病理・臨床

小児での感染率が高く，成人ではまれである．少数感染では無症状に経過することが多いが，多数寄生例では虫体の排泄物，機械的刺激による腸粘膜の充血，炎症，びらん，時に小潰瘍が生じ，下痢，腹痛，悪心，嘔吐，頭痛，異味症などの症状が認められる．免疫抑制状態では**自家感染**autoinfectionが生じやすいだけでなく，幼虫の播種性病変が生じることが報告されている．

診 断

検便で本虫特有の虫卵を検出する.

治 療

一般的な条虫駆虫法に準ずる. プラジカンテルは, 15～20 mg/kgの1回投与で有効である. 駆虫薬によっては絨毛内に侵入した擬嚢尾虫に無効の場合があり, 数日後に反復投与することが必要となる.

予 防

床の清掃, 穀類の保存に注意し, 貯穀害虫の発生を防止する. ヒト-ヒト感染による保育園, 幼稚園での集団感染がありうるので, 患者が発生した場合には集団での検査, 駆虫を考慮する.

縮小条虫 *Hymenolepis diminuta*

疫 学

広く世界的に分布し, ネズミ類に普通に感染がみられる条虫 rat tapeworm である.

生活史と形態

成虫は本来ネズミの腸管に寄生するが, ヒトにも感染する. 糞便とともに排出された虫卵が, メイガ, コクヌストモドキ, ゴミムシダマシ, ノミ, ゴキブリ, ヤスデなどの中間宿主に摂取されると, その腸管内で六鉤幼虫が孵化して体腔に入り, 発育して**擬嚢尾虫**になる. 擬嚢尾虫が中間宿主とともにネズミ, ヒト, 特に小児に摂取されると, 腸管で6～7日で成虫に発育する. 小形条虫とは異なり中間宿主が必須である.

成虫は体長20～60 cmで, 頭節には4個の吸盤と痕跡状の額嘴があり, 鉤はない (図Ⅲ-2-16). 成熟片節は1個の亜鈴状の卵巣と, その左右に2個と1個の精巣3個がある. 子宮は, 片節前縁を横に走る.

虫卵は直径60～80 μmの球形で, 卵殻は厚く黄色で放射状の縞があり, 卵殻の内側は波動状で, 六鉤幼虫を入れた幼虫被殻がある. 幼虫被殻は薄く透明で, 両極はやや肥厚するが糸状構造物はない (カラー図譜216⑪).

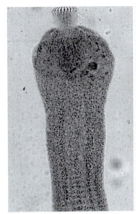 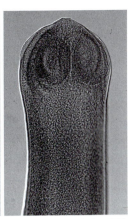

図Ⅲ-2-15 小形条虫の頭節　図Ⅲ-2-16 縮小条虫の頭節

病理・臨床

時に下痢, 腹痛がみられる.

診 断

糞便検査で虫卵を検出する. 小形条虫卵との鑑別に注意を要する.

治 療

一般的な条虫駆虫法に準ずる.

予 防

貯穀害虫の発生を予防し, 床の清掃やネズミ駆除などの環境衛生対策を行う.

Ⅲ 条虫類　② 消化管寄生（成虫）

5. 瓜実条虫と有線条虫
Dipylidium caninum
Mesocestoides lineatus

― 瓜実条虫症 dipylidiasis,
　有線条虫症 mesocestoidiasis ―

Key Words
- 瓜実条虫
- ノミの誤飲
- 有線条虫
- ヘビの生食

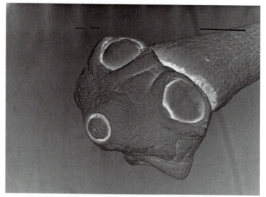

図Ⅲ-2-17　瓜実条虫の頭節の走査電子顕微鏡像

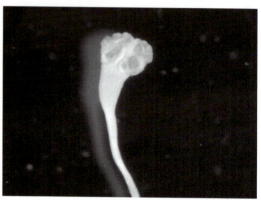

図Ⅲ-2-18　有線条虫幼虫の頭節

瓜実条虫 Dipylidium caninum

世界で広く分布するイヌ，ネコの条虫でdog tapewormと呼ばれている．小児の症例が多い．

成虫は体長20～50cm，幅1.5～3mmで，頭節に4個の吸盤と額嘴がありバラの棘状の鉤が環生している（図Ⅲ-2-17）．成熟片節は縦長で，瓜実状である．生殖器が2組ずつあり，生殖腔は片節の両側縁に開く．受胎片節は虫卵が10個程度収納された**卵嚢**egg sacを多数包蔵している．便とともに排出された受胎片節は活発に運動し，卵嚢を排出する．虫卵は40×50μm，幼虫被殻に六鉤幼虫が入っている．

中間宿主はイヌノミ，ネコノミである．これらの幼虫がイヌやネコの肛門周囲の毛に付着もしくは寝床などに落下した虫卵を摂取すると，体内で擬嚢尾虫に発育しノミが成虫になった後もノミ体内にとどまる．ヒトへの感染はこれらのノミの誤食による．約2～3週間で成虫になり，少数寄生例では無症状であるが，時に腹痛や下痢を生じる．診断は糞便中の特徴的な片節や虫卵の検出による．幼児感染例では母親が糞便中に動く白色の虫体を見つけて持参することがある．治療にはプラジカンテルが有効である．

有線条虫 Mesocestoides lineatus

世界中に広く分布する．成虫はキツネの小腸に寄生し，時にイヌ，ネコにもみられる．体長は30～250cm，幅3mm．受胎片節は縦に長い長方形で，子宮の後端部が膨大し副子宮を形成し，その中に虫卵が充満している．虫卵は40×30μmで六鉤幼虫を内蔵する．第1中間宿主はササラダニで，第2中間宿主はヘビ，トカゲ，トリが知られている．わが国ではマムシ，シマヘビから幼虫であるテトラチリジウムtetrathyridiumが検出されている．この幼虫は体長2～5mmで，4個の吸盤を持つ糸状の虫体である（図Ⅲ-2-18）．人体寄生例はわが国では14例が報告されており，その多くはマムシやシマヘビの血液，内臓を生食している．

症状として腹痛，腹部違和感，悪心，下痢などの消化器症状と倦怠感，頭重感などを訴える．患者は糞便中で動く片節に気づき来院することが多い．

治療は一般的な条虫駆虫法に準ずる．

III 条虫類　③ 組織寄生（幼虫）

1. マンソン裂頭条虫と芽殖孤虫
Spirometra erinaceieuropaei
Sparganum proliferum

― 孤虫症 sparganosis ―

Key Words
・擬葉類
・マンソン裂頭条虫
・孤虫症
・ヘビ・カエルの生食
・幼虫移行症
・移動性腫瘤
・分芽増殖

Minimum Requirements

マンソン裂頭条虫
(1) 固有宿主はイヌ，ネコ，キツネ．
(2) ヒトは待機宿主となり，孤虫症を生ずる．
(3) 第2中間宿主は魚類を除くほとんどの動物．
(4) 感染源は主としてカエル，ヘビ，ニワトリ．
(5) 主症状は皮下の移動性腫瘤．
(6) 診断は食歴と免疫血清学的診断および生検．

芽殖孤虫
(1) 幼虫のみが検出され，成虫が不明な条虫（孤虫）．
(2) ヒトへの感染源，感染経路など生活史も不明．
(3) 遺伝子解析ではマンソン裂頭条虫と近縁．
(4) 骨を含むあらゆる組織に寄生．
(5) 虫体はつぎつぎ芽を出して増殖（分芽増殖）．
(6) 重症で，予後不良．治療は外科的摘出のみ．

マンソン裂頭条虫
Spirometra erinaceieuropaei

疫　学

本虫は世界に広く分布している．アメリカ大陸の一部には近縁種の *S. mansonoides* が分布する．アフリカ大陸（ケニア，タンザニアなど）には *S. theileri* が分布するとされるが，詳細は不明である．

生活史

成虫は（図III-3-1），イヌ，ネコ，キツネ，タヌキなどを固有宿主とし，小腸に寄生する．虫卵は糞便とともに排出され，水中でコラシジウムが孵化し，第1中間宿主であるケンミジンコ類に摂取され，その体腔でプロセルコイドに発育する．このケンミジンコを摂取したカエルなどの両生類，ヘビなどの爬虫類，鳥類，哺乳類が第2中間宿主となり，約20日で**プレロセルコイド**となる．ヒトがプレロセルコイドを摂取すると，多くの場合そのまま体内を移動して幼虫移行症を起こすが，まれに小腸で成虫にまで発育する．

形　態

成虫の成熟片節（図III-3-1, 2）は陰茎孔と膣孔とが別に開き，陰茎嚢と貯精嚢が融合し，子宮ループがラセン状を呈する．虫卵は小蓋端が少しとがった紡錘形を示すことが特徴で，裂頭条虫属 *Diphyllobothrium* と区別される．

成虫は日本海裂頭条虫より小型で，全長60〜100 cm，最大幅10 mm以下である．頭節は棍棒状で1.5×0.5 mm大である．

プレロセルコイドは乳白色で片節のない細長い紐状を呈し，頭部は陥凹している．生理食塩水中に置くと活発に伸縮運動をする．全長は発育の程度により異なり，長いものでは十数cmになる（図III-3-3）．表面は微小毛で覆われている（図III-3-4）．感覚器を持ち，内部に多数の**石灰小体**がみられる（図III-3-5）．

病理・臨床

第2中間宿主および待機宿主（**ヘビ，ブタ，ニワトリ，イノシシ**など）を生食または不完全調理で食べることによって感染する．民間療法として**カエル**の皮を湿布薬として用いた際に皮膚の傷口から感染することもある．幼虫が感染したケンミジンコを含む**生水**を飲むことでも感染する．

プレロセルコイドを摂取すると，多くの場合幼虫移行症である**孤虫症** sparganosis を生じる．孤虫症は一般に移動性腫瘤として無症状に経過し，手術にて虫体が摘出されて初めて気づくことが多いとされ

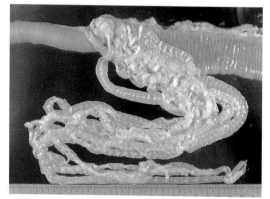

図III-3-1　マンソン裂頭条虫の全体標本
イヌ寄生．15日間で150cm成長する．

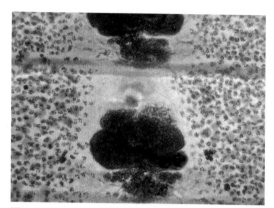

図III-3-2　マンソン裂頭条虫の成熟片節の圧平染色封入標本

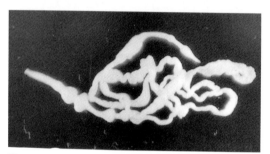

図III-3-3　マンソン裂頭条虫のプレロセルコイド

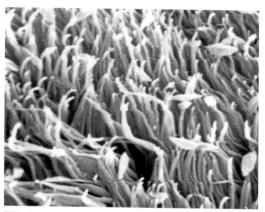

図III-3-4　マンソン裂頭条虫体表の微小毛の走査電子顕微鏡像

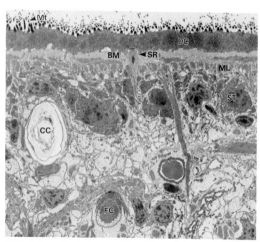

図III-3-5　プレロセルコイドの電子顕微鏡像
Mt：微小毛，BM：基底膜，CC：石灰小体，FC：炎細胞，SR：感覚器，ML：筋肉層，DC：distal cytoplasmic layer，ST：subtegumantal cell．
（愛媛大学鳥居本美氏提供）

各所に移動するため局所でさまざまな病害を引き起こしうる．

皮下寄生の場合は，有痛性あるいは無痛性の移動性の皮下結節が主として胸壁，腹壁，乳房，大腿部に好発する．眼部では眼瞼結膜下組織に寄生することが多く，球結膜，眼窩内にまれに寄生する．内臓寄生の場合では，脳，肺，陰嚢，尿道，心嚢などに侵入し障害を起こす．

病理組織像では，虫体周囲に好酸球，形質細胞，組織球が浸潤し，**異物性肉芽腫像**を呈し，虫体断端には条虫特有のヘマトキシリン好染性の**石灰小体**を認める（図III-3-6）．血液像では白血球増加，好酸球増加を示し，IgE値の上昇を認める．

*Spirometra*属条虫のプレロセルコイドをマウス，ゴールデンハムスター，下垂体摘出ラットに感染させると成長ホルモン様因子（擬充尾虫成長因子）を

るが，ヘビを生食した後の経過がたどれた症例では，感染後発熱，腹部違和感，腹痛を訴え，その後1ヵ月以上を経て皮下腫瘤が出現した．幼虫は体内

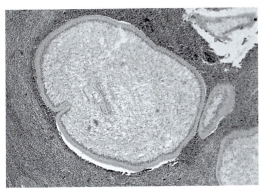

図Ⅲ-3-6 マンソン裂頭条虫のプレロセルコイドによる孤虫症の病理組織標本

分泌して，骨端軟骨細胞の増殖を促し，宿主の成長を促進する．さらに，この因子は成長ホルモン受容体に結合するとともに抗ヒト成長ホルモン・モノクローナル抗体と交差反応する興味深い物質である．しかし，種によって，その生理作用に相違が認められる．

診断・治療・予防

移動性腫瘤については，本症のほかに顎口虫なども考慮に入れてヘビ・カエル・ニワトリ・淡水魚などの生食歴や食品嗜好，生水の摂取などについて詳しく問診を行う．虫体が摘出されれば診断は容易であるが，虫体が摘出されないか摘出できない場合は，患者血清を用いた検査会社のスクリーニング検査やELISAなどの免疫学的診断が有効である．

治療は外科的に摘出するのが最適である．しかし，内臓型幼虫移行症で寄生部位により摘出が難しい場合は，プラジカンテル30mg/kgを5〜6日連続投与を試みる．

カエル，ヘビ，トリ肉の生食や血液の飲用をしないこと，カエル・ヘビを用いた民間療法の危険性，湧き水などの飲用の危険性を周知・啓発する．

芽殖孤虫 *Sparganum proliferum*

疫 学

1905年飯島によって記載され，世界中で散発している．現在まで16例が報告されている．日本7例，ベネズエラ2例，アメリカ合衆国，チェコスロバキア，ポーランド，パラグアイ，台湾，ボリビア・ブラジル・パラグアイを旅行した旅行者，インド洋レユニオン島各1例である．スペイン産のラブラドール犬から同様の虫体が検出されたという報告もある．

生活史・形態

本虫の生活史はまったく不明であり，成虫もいまだ明らかでなく真の孤虫である．感染経路も不明である．遺伝子解析の結果ではマンソン裂頭条虫と近縁の擬葉類条虫とされる．

体長は数mmから1cm大で白色ワサビ根様の不整形をしており，多様な分芽状の虫体像を示す．体表にはマンソン裂頭条虫プレロセルコイドに類似した皺襞があり，運動の様式も似ている．

病理・臨床

初発症状は皮膚ににきび様の小結節で瘙痒感や疼痛があり，これに細菌感染が加わって象皮様となる．虫体は分芽増殖し，骨を含むあらゆる組織に転移して増殖を繰り返し，臓器の破壊や出血をきたしきわめて予後不良である．虫体周辺部には囊胞が形成され，リンパ球，組織球，好酸球などの浸潤を示し，異物性炎症像を呈する．末梢血の好酸球増加を示す．

診断・治療・予防

摘出された虫体により診断される．マンソン裂頭条虫プレロセルコイドを粗抗原とする免疫電気泳動法も有効とされる．現在は**遺伝子診断**が確実かつ必須な検査法である．

治療は有効な薬剤がないため外科的摘出が試みられるが，深部組織にも転移し増殖するため虫体をすべて摘出することは困難である．薬剤としてアルベンダゾールが用いられた例があるが，有効性は不明である．感染経路が不明のため予防の方法もない．

III 条虫類　③ 組織寄生（幼虫）

2. エキノコックス（単包条虫と多包条虫）
Echinococcus granulosus
E. multilocularis

－エキノコックス症 echinococcosis,
　包虫症 hydatidosis －

Key Words
- 単包虫症
- 多包虫症
- 幼虫寄生
- 虫卵の経口摂取で感染
- 四類感染症（全数報告）

Minimum Requirements

(1) 成虫：両種とも小さく体長は約5mm．片節数は2～6個．イヌ，オオカミ，キツネなどの腸に寄生．
(2) 中間宿主：単包条虫はヒツジやウシなど，多包条虫は野ネズミなど．ヒトには両種の幼虫が寄生．
(3) 感染：虫卵の経口摂取．六鉤幼虫が主に肝臓に移行して包虫（単包虫，多包虫）を形成．発育はきわめて緩慢．
(4) 症状：潜伏期は数年～十数年．肝腫大．肝障害が徐々に進行し重篤になる．
(5) 診断：画像診断，免疫診断．
(6) 治療：早期に発見し外科的摘出．

エキノコックス症 echinococcosis（包虫症 hydatidosis）を起こす包条虫属 *Echinococcus* の成虫は，主としてイヌ科の肉食獣の小腸に寄生する．その幼虫 metacestode はヒトを含む各種哺乳動物の内臓に寄生し，包虫と呼ばれる．この属には，**単包条虫** *E. granulosus*，**多包条虫** *E. multilocularis*，フォーゲル包条虫 *E. vogeli*，ヤマネコ包条虫 *E. oligarthrus* の4種がある．わが国には前2種が分布し，後2種は中南米に分布する．

単包条虫 *Echinococcus granulosus*

疫　学

世界各地の牧畜地域に広く分布する．アフリカ，地中海沿岸，中近東，中国北部，モンゴル，南米などに多く，イギリス，アメリカ合衆国にも浸淫地がある．ニュージーランドはかつて濃厚な浸淫地だったが，防除対策の結果激減した．感染症法では四類（全数報告）に指定されており，2015年までの17年間で23例の届出があった．

生活史

固有宿主はイヌ，オオカミ，ジャッカルなどイヌ科の動物で，小腸に成虫が寄生する．便とともに排出された虫卵が，ヒツジ，ヤギ，ウシなどのウシ科またはトナカイ，ムースなどのシカ科の中間宿主に摂取されると，小腸で孵化した六鉤幼虫は腸壁に侵入し，血行性，リンパ行性に各種臓器に運ばれ単包虫を形成する．ヒツジ，ヤギの内臓を食べる牧羊犬，オオカミ，ジャッカルが多数の原頭節を含む包虫を摂取し，小腸で成虫に発育する．

ヒトには主としてイヌとの接触時に，虫卵を経口摂取することで感染する．虫卵で汚染された食物を介しても感染する（図III-3-7）．

形　態

成虫は体長2～7mm，片節数3～4の小さな条虫である．頭節は4個の吸盤と額嘴に32～40の鉤を持つ．終宿主の便中の虫卵は幼虫被殻に包まれた六鉤幼虫を内蔵し，同じ円葉類に属する無鉤条虫，有鉤条虫とは形態的に区別できない．中間宿主内で形成される**単包虫** unilocular hydatid は，宿主と発育状態により形態は異なるが，単包性かつ球形で直径十数cmにもなる．内容は包虫液で満たされている．包虫壁は2層構造で，外層は**クチクラ層** cuticular membrane，内層は**胚層** germinal layer である．胚層に小嚢胞の**繁殖胞** brood capsule が形成され，その中に**原頭節** protoscolex が形

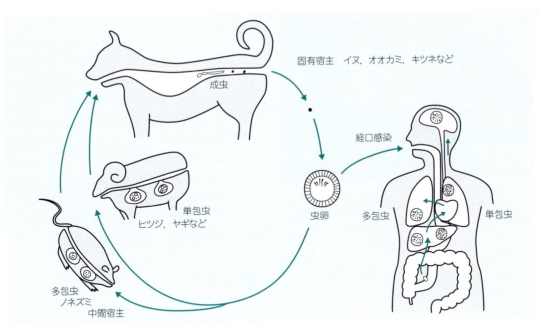

図Ⅲ-3-7　単包条虫と多包条虫の生活史

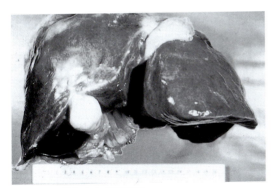

図Ⅲ-3-8　単包条虫症の肝臓

成される．時にこの繁殖胞のmother cystの内腔に二次嚢胞(娘嚢胞)daughter cystが形成される．繁殖胞が壊れて包虫液の中に二次嚢胞や原頭節が浮遊している場合，これらを**包虫砂**hydatid sandという．

病理・臨床

ヒトへの感染では，小腸で孵化した六鉤幼虫はまず門脈により肝臓に運ばれて肝内毛細血管を塞栓して生着し包虫を形成するもの(50〜70％)，次いで肺毛細血管に引っかかり肺で包虫になるもの(20〜30％)が多い．その他，脾臓，腎臓，心臓，脳などにもみられる．

無症状に経過するものも多いが，包虫が形成された臓器や包虫の大きさにより症状はさまざまである．

1 潜伏期

虫卵摂取から症状が発現するまで数年以上を要し，肝臓ではかなり大きくなるまで症状が出現しない．

2 完成期

肝臓においては，肝腫大，上腹部不快感，上腹部痛，悪心，嘔吐，黄疸をきたす．進行すると腹水，腹壁静脈の怒張，食道静脈瘤など門脈圧亢進症状を呈する．時に囊胞の破裂，囊胞液の漏出によりアレルギー症状，アナフィラキシー症状を呈することもある(図Ⅲ-3-8)．肺では，囊胞が大きくなるまで症状はあらわれず，咳嗽，喀痰，時に血痰を見ることもある．胸膜付近に生ずると胸痛が持続することもある．

診　断

牧羊地帯など浸淫地での居住歴や海外渡航歴，現地でのイヌとの接触の有無などの生活歴を聴取のうえ，腹部単純X線写真，エコー検査，CT・MRIに

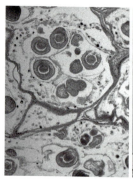 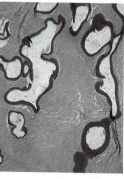

図Ⅲ-3-9　多包虫の繁殖胞（ネズミの肝臓）(a) と肝臓多包虫症のPAS染色標本 (b)

よる囊胞性病変および病巣部の石灰化像を検索する．抗体検査，PCR法による診断も可能である．また，囊胞の穿刺液から原頭節を確認すれば確定診断できる．しかし，穿刺液の漏出は，アナフィラキシーや原頭節の播種を起こす可能性があるので十分な注意を要する．

多包条虫とともに四類感染症に指定され，診断後ただちに保健所へ届出が必要である．

治療・予防

外科的摘出以外にも囊胞穿刺やPAIR法（穿刺・吸引・注入・再吸引）などが試みられる．摘出には包虫液の漏出に十分な注意が必要である．薬物治療としてアルベンダゾール，メベンダゾールの長期投与が考えられるが根治は困難とされる．

公衆衛生対策としては家畜の感染予防が重要で，野犬対策，飼育犬の駆虫，上水道整備などが必要である（ニュージーランドでは，飼育犬へのプラジカンテルの定期投与，飼育管理，飼育犬税などの施策で単包虫感染を抑止した）．また，流行地での飲水，野菜の加熱処理，手指洗浄など個人衛生対策も大切である．

多包条虫 *Echinococcus multilocularis*

疫学

多包条虫は従来北半球の北緯40度以北に分布し，ヨーロッパ中部，ロシア各地，中国北部，アラスカ，カナダに多かったが，近年南へ拡大傾向を見せ，イラン，イラク，北アフリカ，北インドへと分布を広げている．日本では1937年以来北海道の礼文島が浸淫地であったが，対策が効を奏し島内での感染は終息した．1965年根室で独立して寄生例が発見され，その後**北海道全域に拡大**した．1998年までの北海道の認定患者は383名で，本州の患者を合わせると約460名である．単包条虫同様に感染症法では四類（全数報告）に指定されており，1999年以降も毎年約10～20名の新しい患者が報告され2015年までの17年間に325名の患者が登録された．最近，本州への感染の拡大が懸念されている．

生活史

固有宿主はキツネ，オオカミ，イヌなどである．中間宿主は野ネズミなどの齧歯類である．単包条虫が牧畜など人間社会と密接な関連の中で生活史を形成しているのとは異なり，自然界で生活史が循環している．北海道では**キタキツネ**と**エゾヤチネズミ**など野ネズミの間で循環している．2016年時点で北海道のキツネの多包条虫感染率は35～40％程度と推定されており，飼育イヌの感染例も報告されている．屠畜場に搬入されたブタやウマ肝臓からも多包条虫が検出されている．ヒトはキツネなどとの接触により虫卵で汚染された手指，虫卵を含む生水やセリなどの植物から経口摂取することで感染する．

形態

多包条虫成虫は体長1.2～4.5 mmと単包条虫より小型で，頭部は4個の吸盤と額嘴の小鉤を有する．片節数は2～6で，最終片節が受胎片節を形成する．虫卵は，単包条虫卵に酷似し区別できない（カラー図譜216⑬）．多包虫 multilocular hydatid は小胞が多数集積し，浸潤性に小胞が組織内に拡大して断面はカステラ様構造を示し，小胞内に原頭節が形成される（図Ⅲ-3-9）．本来の中間宿主である齧歯類では原頭節が多く形成されるが（図Ⅲ-3-9a），ヒト感染例では原頭節の数は少なく，囊胞壁の形成がより目立つ（図Ⅲ-3-9b）．

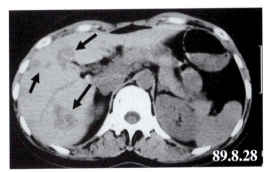 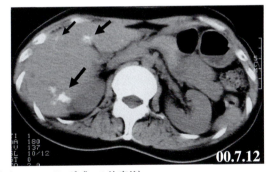

図Ⅲ-3-10　肝多包虫症のCT画像（左：治療前，右：同一患者のアルベンダゾール治療後）
治療前の病巣は不均一な低吸収域であるが，治療後は病巣の大部分が石灰化し，高吸収域となる．
（元 旭川医科大学　石川裕司博士提供）

病理・臨床

多包虫は単包虫と同様に，門脈経由で運ばれた六鉤幼虫が肝臓（98％）で栓塞・生着し，小囊胞が外出芽によって増殖を続けて無数の微小囊胞の集合体となる．包虫組織は充実性で灰黄色を呈し腫瘍様である．包虫組織は増大し続けるが，症状を呈するまで成人では10年程度を要する．小児では発症までの期間は成人より短いとされる（図Ⅲ-3-10）．

症状は，腹部膨満感，上腹部痛，肝腫大，黄疸などであるが，症状が出現して診断された時点ですでに進行した状態であることが多く，肝門部への浸潤，肝肺瘻，門脈圧亢進症などの合併症を生じていると予後不良である．さらに進行例では肝臓の原病巣から，肺（20％），脳（1％），腎，骨などの諸臓器への転移がみられ，転移した臓器ごとに特有の症状を呈する．

診　断

問診に際しては，北海道での居住もしくは旅行歴，同地での酪農・山野作業・山菜採取など，キツネやイヌとの接触歴，生水・井戸水の摂取の有無などを聴取する．虫卵摂取から包虫が成長し症状が出るまで10年程度の時間がかかることに留意し，遡って質問する．

エコー検査，CT撮影などの画像検査（図Ⅲ-3-10）と免疫学的検査を併用することでかなりの精度で診断可能である．抗体検査では，Em18，Em2と呼ばれる多包虫特異抗原を用いたELISA法が有効とされている．北海道では，一次検診でELISA法をマス・スクリーニングとして用い，疑陽性以上の受検者にWestern blot法とエコー，CTによる画像診断を併用して確認する住民検診が確立されているが，受診率は必ずしも高くない．治療などで虫体が死亡すると免疫反応は著しく低下する．

単包条虫とともに四類感染症に指定され，診断後ただちに保健所へ届出が必要である．

治療・予防

完全に駆虫可能な薬剤はなく，早期に発見し外科的に病巣を残らず摘出する以外に根治療法はない．外科的摘出が困難な場合，アルベンダゾール10mg/kg，分3，28日連続投与を1クールとしてその後14日間休薬し，また投薬を繰り返す．有効例では病巣の縮小がみられる．

本症の流行を阻止するために重要なのは，一次予防としての感染源対策，感染経路対策と，二次予防としての患者の早期発見，早期治療である．感染源としてのキツネ，イヌの捕獲による生息密度の低下，人間の排出する生活ゴミ，畜産廃棄物の処理の徹底によるキツネとの棲み分け，プラジカンテルを加えた餌の散布によるキツネの駆虫，キツネとの接触の防止のための衛生教育，上水道の完備などが考えられる．感染者の早期発見のための住民検診によるスクリーニング検査の推進も重要である．

各　論

Ⅰ　原虫類
Ⅱ　吸虫類
Ⅲ　条虫類
Ⅳ　線虫類
Ⅴ　鉤頭虫類
Ⅵ　衛生動物類
Ⅶ　診断・検査法
Ⅷ　寄生虫病の治療

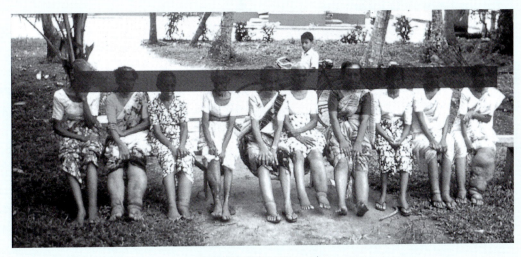

象皮病患者（スリランカ）

IV 線虫類

1 線虫類概論
Nematoda

Key Words
- 雌雄異体
- 角皮
- 脱皮
- 幼虫包蔵卵
- 感染幼虫
- 自家感染
- 幼虫移行症
- 皮膚爬行症
- 好酸球増加

Minimum Requirements

(1) 成虫は，ミミズ様〜糸状で雌雄異体．体表は滑らかな角皮で覆われている．
(2) 口から肛門まで1本の長い管状の消化管を持つ．
(3) 感染は幼虫包蔵卵の経口摂取，感染幼虫の経皮的侵入，媒介昆虫などによる．
(4) 一般に腸管で成虫となるものは糞便中に虫卵がみられる．ヒト以外の動物を固有宿主とする線虫が偶然ヒト体内に侵入すると幼虫移行症を起こす．
(5) 脳など重要臓器に侵入した場合や，虫体の多数寄生で重症化することがある．
(6) 診断は検便による虫卵検査，血清による免疫検査，虫体材料による遺伝子診断など．
(7) 主要な治療薬は，ピランテルパモ酸塩，メベンダゾール，アルベンダゾール，ジエチルカルバマジン，イベルメクチンなど．

　線虫類 nematodes は**線形動物**とも呼ばれ成虫の外観はミミズ様ないし糸状で，体長は種類により数mmから1m以上に及ぶ．**雌雄異体** dioecism で，子宮に虫卵を貯える雌は通常雄よりかなり大きい．地球上のあらゆる場所に棲息し，推定約150万種，そのうち学名が付いているものは2万5千種とされる．多くは土，水中に棲む**自由生活性線虫** free-living nematodes であるが，植物や動物に寄生する**寄生性線虫** parasitic nematodes も多い．国内で報告されているヒト寄生の線虫は輸入症例も含め，およそ50種類である．

分類

　線虫類の分類の詳細は専門家により必ずしも一定しない（表IV-1-3）．人体寄生の線虫は，臨床的には，（i）成虫が腸管に寄生するもの，（ii）成虫が腸管以外の組織に寄生するもの，（iii）幼虫が組織に寄生するものの3群に分けると便利である（表IV-1-1）．表中の（i）群の線虫は糞便中に虫卵が排出される．ただし糞線虫では，虫卵がヒト腸管内で孵化するために幼虫が糞便中に出る．また，旋毛虫類は卵ではなく幼虫を産出し，その幼虫は，ただちに腸管を貫いて筋肉に侵入するので，通常糞便中には何も発見できない．（ii）群の線虫は主に昆虫媒介性である．例外として，経口感染する肝毛細虫とメジナ虫がある．（iii）群はヒト以外の動物を固有宿主とする線虫が，偶然ヒトに感染するものである．ヒト体内では成虫まで発育できず，幼虫のまま体内を移動する（幼虫移行症）．虫体の発見が困難で免疫診断が有用である．なお（iv）群には自家感染という特殊な感染をする線虫をまとめた（**p.126参照**）．

成虫の形態

　太い線虫はミミズ様，細い線虫は糸状で，その横断面は円形で基本的に左右対称．最外層は**角皮** cuticle に覆われ，その下に**角皮下層** hypodermis，さらに内側に1層の筋細胞からなる**筋層**がある（図IV-1-1）．角皮下層は薄いが，背・腹の正中線と，左右の側部中央の4ヵ所では内側に膨隆して，筋層を4分している．左右側の2つの膨隆は特に著明で，虫体を外側から観察すると2本の縦の線条として認められ，**側線** lateral line（あるいは**側索** lateral cord）と呼ばれる．筋層を形成する筋細胞の数・形態は線虫の鑑別に利用される．筋層の内側は体腔液 haemolymph で満たされた**擬体腔** pseudocoel（中皮 mesothelium が存在しない）を形成しており，その中を腸管と生殖器が走っている．

　消化管は頭端部の**口** mouth に始まり，**食道** esoph-

表Ⅳ-1-1 寄生部位，感染経路別にみた主な人体寄生線虫の分類

寄生虫	感染経路
（ⅰ）成虫が腸管に寄生	
回虫，鞭虫，蟯虫	幼虫包蔵卵の経口摂取
アメリカ鉤虫，（ズビニ鉤虫），糞線虫	感染幼虫が経皮的に侵入
ズビニ鉤虫，東洋毛様線虫	外界の感染幼虫を経口摂取
フィリピン毛細線虫，旋毛虫類	中間・保虫宿主内の感染幼虫を経口摂取
（ⅱ）成虫が組織に寄生	
バンクロフト糸状虫，マレー糸状虫，回旋糸状虫，ロア糸状虫	媒介昆虫の吸血時に感染幼虫が侵入
東洋眼虫	媒介昆虫（吸血によらず感染幼虫を伝播）
肝毛細線虫	幼虫包蔵卵の経口摂取
メジナ虫	中間宿主内の感染幼虫を経口摂取
（ⅲ）幼虫が組織に寄生	
イヌ回虫，ネコ回虫，ブタ回虫	幼虫包蔵卵の経口摂取
ブラジル鉤虫，イヌ鉤虫	感染幼虫が経皮的に侵入
イヌ糸状虫	媒介昆虫の吸血時に感染幼虫が侵入
アニサキス類，顎口虫類，広東住血線虫，旋尾線虫，イヌ回虫，ブタ回虫	中間・待機宿主内の感染幼虫を経口摂取
（ⅳ）自家感染	
糞線虫，フィリピン毛細線虫	ヒト腸管内で産出された卵・幼虫が発育を続け成虫となる

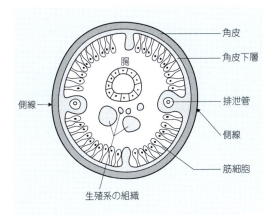

図Ⅳ-1-1 線虫横断面の模式図

agus，腸 intestine，直腸 rectum および尾端あるいは尾端近くの腹側に開口する肛門 anus よりなる．なお，雄では肛門と生殖孔が融合して1個の開口部を持つ総排泄腔 cloaca を形成する．

　回虫を例に生殖系を図Ⅳ-1-2に示す．生殖系は雌雄ともに長い管状で，雄では細い精巣 testis に始まり，貯精嚢を経て総排泄腔に開く．また交尾の器官として総排泄腔より出入りする交接刺 spicule がある．雄の尾部は腹側に巻いており交接の際に雌を

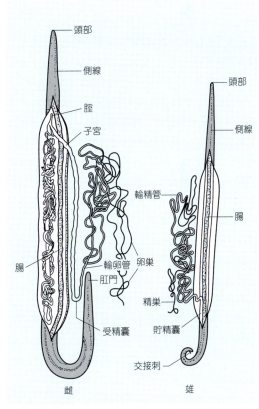

図Ⅳ-1-2 線虫（回虫）の生殖系

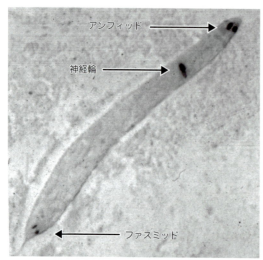

図IV-1-3　線虫の神経輪，感覚器
幼線虫のアセチルコリンエステラーゼを染色したもの．

把持する．また鉤虫などでは**交接嚢**copulatory bursaという把持器官がある．雌の生殖系は**卵巣**ovaryに始まり，**子宮**uterus，**腟**vaginaなどを経て**陰門**vulvaとして腹側正中線上に開口する．なお，卵巣から子宮までは1対あって腟の手前で合一する．多くの線虫では，陰門は尾端付近にある肛門のはるか前方に位置し，しばしば虫体中央部かそれよりも前方にある．

神経系の中枢は食道の中央部付近を取り巻くリング状の神経線維の束で**神経輪**（環）nerve ringと呼ばれる．ここから運動ニューロンが前後に伸びて筋肉層に分布する．頭部には**感覚乳頭**sensory papilla（図IV-2-2参照）などの感覚装置があり，特に左右に1対ある**アンフィッド**amphidはさまざまな化学的刺激を認識する重要な感覚器と考えられている．また，尾部に1対ある**ファスミッド**phasmidも化学的刺激の受容器官とされる（図IV-1-3）．なお鉤虫では食道と並行して双器腺amphidial glandという大きな感覚・分泌器官をもつ（図IV-2-16参照）．

排泄系としては排泄管が側線の中を通っている（図IV-1-1）．左右の排泄管は食道部で側線から出て合流し1本の管となって腹側の**排泄孔**excretory poreに連なる．また鉤虫では大きな排泄腺excretory glandがある（図IV-2-16参照）．

発育史と感染

線虫が交尾すると，雄の産生する精子は陰門を通じて雌に注入され，受精嚢に貯えられる．卵細胞は，ここで精子を受けて**受精卵**fertilized eggとなる．受精卵は細胞分裂を繰り返して第1期幼虫に発育し，**脱皮**（古い角皮を脱ぎ捨てる）をして第2期幼虫となる．その後さらに3回の脱皮があって幼虫は第3期，第4期，第5期へと発育する．第5期の初期は幼若成虫と呼ばれ，当初は小さいが大きく成長して成熟成虫となる．この間，線虫は生活の場（臓器や宿主）を変え，種によってさまざまな発育過程をたどる．

回虫では，固有宿主ヒトの糞便中に受精卵がみられ，これは体外（糞便中）に出て初めて細胞分裂を開始する．約3週間をかけてヒトに感染性を有する**幼虫包蔵卵**embryonated eggとなるが，このときの卵内の幼虫はすでに2回の脱皮を終えた**第3期幼虫**である．幼虫包蔵卵がヒトに飲み込まれると，腸で孵化後，幼虫は肝臓を通過して肺に至り1回脱皮，再び腸に戻って再度脱皮し成虫となる．また，ヒトのリンパ系に寄生するバンクロフト糸状虫の場合は，雌成虫の子宮内で虫卵が発育し，活発に運動する**ミクロフィラリア**microfilaria（第1期幼虫）として産み出される．これを**卵胎生**ovoviviparityという．ヒトの血液中を循環しているミクロフィラリアが中間宿主（媒介蚊）に取り込まれると，そこで2回の脱皮を行いヒトに感染性を持つ**感染幼虫**infective larva（第3期幼虫）となる．この幼虫が蚊の吸血時にヒトに侵入すると，体内でさらに2回脱皮して成虫となる．

線虫の感染経路には**経口感染**と**経皮感染**がある．経口感染では，虫卵を摂食する場合と幼虫を摂食する場合があり，経皮感染では，幼虫が単独で侵入する場合と媒介昆虫が関与する場合がある（表IV-1-1）．特殊な例として**自家感染**autoinfectionが糞線虫やフィリピン毛細線虫でみられる．この場合，産卵あるいは産出された幼虫はヒトの腸内で発育を続けて感染幼虫となり，最終的には成虫となって卵や幼虫を産む．ヒト免疫力の持続的な低下があると自家感染が繰り返し起き，虫体数が急激に増加して死に至ることがある．

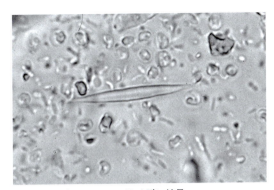

図Ⅳ-1-4　シャルコー・ライデン結晶

による熱帯性肺好酸球増加症など線虫の種類に特徴的なさまざまな症状の発現にはアレルギー反応が関与している．

1 幼虫移行症

ヒトを固有宿主としない寄生虫の虫卵や幼虫が偶然の機会にヒト体内に侵入しても通常は生存できないが，一部の寄生虫は一定期間の生存・発育が可能である．しかし成虫となるための必要十分な環境は得られず，幼虫のままでヒト体内を移動する．これを**幼虫移行症**larva migrans という．まれに幼若成虫〜成虫まで発育することがあるが，このような場合も広義の幼虫移行症に含める．ただし，固有宿主の中でみられる発育途中の幼虫の体内移行は含めない．幼虫が皮膚を移行するものを**皮膚幼虫移行症**cutaneous larva migrans といい，特に皮膚表面に近い部分を移行してつくられる炎症反応の強い線状の皮膚炎を**皮膚爬行症**creeping eruption という．幼虫が皮下のやや深部を移行する場合は**移動性皮膚腫脹**がみられる．また幼虫が肝，肺，脳，眼球など（広義の）内臓を移行する場合には**内臓幼虫移行症**visceral larva migrans といわれ，通過部位，炎症反応の強度により重篤となることがある（表Ⅳ-1-2）．

病理・症状

一般に少数の線虫が，固有宿主の本来の寄生部位に寄生しているときには強い症状はない．しかし，寄生虫数がきわめて多いとき，本来の寄生部位以外の臓器・組織への寄生（**異所寄生**），あるいは通常腸管に寄生している回虫の成虫が胆・膵管などに**迷入**したような場合には，重篤な症状や予期しない症状があらわれる．またヒトを固有宿主としない寄生虫が偶然ヒトに侵入して体内を移行する場合（**幼虫移行症**）にも，その寄生部位によりさまざまな症状が出現する．衛生状態の悪い地域では多種寄生虫の同時感染が多く，症状を複雑にする．さらに感染経験のない旅行者では，しばしば流行地の住民と異なった病像を呈することがある．

他の蠕虫感染と同様に，**好酸球増加とIgEの上昇**は線虫感染症の特徴である．これは線虫感染により，インターロイキン4（IgE産生に関与）やインターロイキン5（好酸球増加に関与）を産生するヘルパーT細胞（Th2細胞）が誘導されるためである．病理学的には病巣部への好酸球浸潤，虫体を中心とする好酸球性肉芽腫の形成などが観察される．好酸球はガレクチン10（galectin-10）という特有な蛋白質を大量に含んでおり，炎症の進展にともない結晶化して独特の形をした**シャルコー・ライデン結晶**Charcot-Leyden crystal を形成する（図Ⅳ-1-4）．蠕虫感染が誘導するこれらのTh2優位な反応は，寄生虫の排除を促進するが，線虫症の病態形成にも大きな影響を与えている．アニサキス症における腹部激痛，回虫症などのレフレル症候群，リンパ系糸状虫

診断

原因不明の好酸球増加，IgE上昇がある場合は蠕虫感染を考慮する．線虫症の診断は，虫体（卵，幼虫，成虫）を得て，その種類を同定することによって確定する．したがって，「成虫が腸管に寄生する線虫」や「成虫が組織に寄生する線虫」（表Ⅳ-1-1）の多くは確定診断が比較的容易である．虫卵や幼虫を検出する検便は最も一般的な検査法で，糞便を直接顕微鏡で観察（直接塗抹法）したり，検出感度を上げるために集卵法（ホルマリン・酢酸エチル法，飽和食塩水浮遊法など）を利用したりする．蟯虫は，肛門周囲の皮膚上に産卵するので，粘着テープを皮膚に押し付けて虫卵を得る（セロファンテープ法）．幼虫の検査には，糞便中の生きた幼虫を糞便ごと培養することもある（濾紙培養法など）．成虫がリン

表Ⅳ-1-2　幼虫移行症を起こす寄生虫，感染経路および特徴的な症状

寄生虫	感染経路	特徴的症状
主として皮膚幼虫移行症を起こすもの		
ブラジル鉤虫，イヌ鉤虫	感染幼虫の経皮感染	皮膚爬行症
剛棘顎口虫，日本顎口虫	ドジョウなどの淡水魚生食	皮膚爬行症
ドロレス顎口虫	淡水魚，ヘビなどの生食	皮膚爬行症
主として内臓幼虫移行症を起こすもの		
イヌ回虫，ネコ回虫，有棘顎口虫	幼虫包蔵卵の経口摂取，ウシ，ニワトリなどの生食	眼トキソカラ症，内臓トキソカラ症，脳神経系トキソカラ症
ブタ回虫	同上	肝障害，脊髄炎など
アニサキス類	海産魚類の生食	激しい腹部症状
広東住血線虫	カタツムリなどの生食	好酸球性髄膜脳炎
イヌ糸状虫	媒介蚊の吸血	肺のcoin lesion（肺癌と誤診）
皮膚および内臓幼虫移行症を起こすもの		
有棘顎口虫	ライギョ，ヤマメなどの淡水魚，ヘビなどの生食	移動性皮膚腫脹，移行部位により眼，脳神経症状など
旋尾線虫	ホタルイカなどの生食	皮膚爬行症，腸閉塞

パ系に寄生する糸状虫類は，小さな幼虫（ミクロフィラリア）が血液中を循環しているので血液の塗抹標本をつくって診断する（各論Ⅶ ③「蠕虫検査法」p.246参照）．

　少数寄生，雄のみの単性寄生，旋毛虫のように特殊な生活史を持つ寄生虫ではしばしば虫体を得ることが困難である．また，「幼虫が組織に寄生する線虫」（表Ⅳ-1-1）は，幼虫がヒト体内を移動（幼虫移行症）するので，一般に虫体を得るのが困難である．このような場合には血清などを用いる免疫診断法が有用で，宿主が産生する抗寄生虫抗体（IgGなど）や寄生虫が代謝産物・分泌物として放出する抗原を検出する．酵素結合免疫測定法enzyme-linked immunosorbent assay（ELISA）は抗体検出法としてよく用いられる．免疫診断には多くの種類があり，キットが市販されているものもある．まれな線虫の同定，形態による種の鑑別が困難な場合には虫体材料を用いた遺伝子診断が必要となる．

　内視鏡検査の発達により，腸管内寄生虫の成虫や幼虫を直接確認して摘出・同定することが多くなった．腹痛を起こすアニサキス幼虫は日常診療でかなり頻繁に摘出されている．超音波診断法は回虫など大型寄生虫の発見に有用である．磁気共鳴画像（MRI）やコンピューター断層撮影法（CT）などの画像診断法は内臓幼虫移行症の診断によく用いられる．

治　療

　線虫症の治療には駆虫薬が用いられる．1種類の駆虫薬が多種類の線虫に有効なため，現在使用されている薬剤は5種類ほどである．成虫が腸管に寄生する線虫の多くはピランテルパモ酸塩（コンバントリン®）やメベンダゾールで治療される．成虫が組織に寄生するバンクロフト糸状虫にはジエチルカルバマジン（スパトニン®）が，回旋糸状虫にはイベルメクチン（ストロメクトール®）が用いられる．幼虫移行症を起こす線虫の多くはアルベンダゾール（エスカゾール®）で治療される．異所寄生や迷入，幼虫移行症では外科的な摘出・切除が必要となることがある．また，リンパ系フィラリア症による象皮病，陰嚢水腫，乳糜尿（乳び尿）など症状に応じた治療を必要とする場合もある．

表IV-1-3　主要人体寄生線虫の分類＊

線形動物門　Phylum Nematoda
双腺綱　Class Secernentea (Phasmidea)
　回虫目　Order Ascaridida
　　回虫科　Family Ascarididae
　　　回虫　*Ascaris lumbricoides*
　　　ブタ回虫　*A. suum*
　　　イヌ回虫　*Toxocara canis*
　　　ネコ回虫　*T. cati*
　　　アライグマ回虫　*Baylisascaris procyonis*
　　アニサキス科　Family Anisakidae
　　　Anisakis simplex
　　　A. physeteris
　　　A. pegreffii
　　　Pseudoterranova decipiens

　蟯虫目　Order Oxyurida
　　蟯虫科　Family Oxyuridae
　　　蟯虫　*Enterobius vermicularis*

　円形線虫目（円虫目）Order Strongylida
　　鉤虫科　Family Ancylostomatidae
　　　ズビニ鉤虫　*Ancylostoma duodenale*
　　　セイロン鉤虫　*A. ceylanicum*
　　　ブラジル鉤虫　*A. braziliense*
　　　イヌ鉤虫　*A. caninum*
　　　アメリカ鉤虫　*Necator americanus*
　　毛様線虫科　Family Trichostrongylidae
　　　東洋毛様線虫　*Trichostrongylus orientalis*
　　　蛇状毛様線虫　*T. colubriformis*
　　　T. axei
　　　T. brevis
　　住血線虫科　Family Angiostrongylidae
　　　広東住血線虫　*Angiostrongylus cantonensis*
　　　コスタリカ住血線虫　*A. costaricensis*

　桿線虫目　Order Rhabditida
　　糞線虫科　Family Strongyloididae
　　　糞線虫　*Strongyloides stercoralis*

　旋尾線虫目　Order Spirurida
　　顎口虫科　Family Gnathostomatidae
　　　有棘顎口虫　*Gnathostoma spinigerum*
　　　ドロレス顎口虫　*G. doloresi*
　　　日本顎口虫　*G. nipponicum*
　　　剛棘顎口虫　*G. hispidum*
　　テラジア科　Family Thelaziidae
　　　東洋眼虫　*Thelazia callipaeda*
　　糸状虫上科　Superfamily Filarioidea
　　オンコセルカ科　Family Onchocercidae
　　　バンクロフト糸状虫　*Wuchereria bancrofti*
　　　マレー糸状虫　*Brugia malayi*
　　　チモール糸状虫　*B. timori*
　　　回旋糸状虫　*Onchocerca volvulus*
　　　O. dewittei japonica
　　　ロア糸状虫　*Loa loa*
　　　イヌ糸状虫　*Dirofilaria immitis*
　　　D. repens
　　　常在糸状虫　*Mansonella perstans*
　　　オザード糸状虫　*M. ozzardi*
　　　M. streptocerca
　　テトラメレス科　Family Tetrameridae
　　　旋尾線虫　*Crassicauda giliakiana*
　　蛇状線虫科　Family Dracunculidae
　　　メジナ虫　*Dracunculus medinensis*

　ディオクトフィメ目　Order Dioctophyme
　　腎虫　*Dioctopyme renale*

双器綱　Class Adenophorea (Aphasmidea)
　エノプルス目　Order Enoplida
　　鞭虫科　Family Trichuridae
　　　鞭虫　*Trichuris trichiura*
　　　肝毛細線虫　*Calodium hepaticum*
　　　フィリピン毛細線虫　*Paracapillaria philippinensis*
　　旋毛虫科　Family Trichinellidae
　　　旋毛虫　*Trichinella spiralis*
　　　T. nativa
　　　T. britovi
　　　T. nelsoni
　　　T. pseudospiralis
　　　T. murrelli

＊従来，線虫類は袋形動物門Aschelminthesの中の1綱Classとして分類されていたが，近年，線虫類を門Phylumとして扱うことが一般的になっている．上記分類は，Anderson RC: Nematode Parasites of Vertebrates (2nd ed)，2000に準拠し，目Orderや科Familyの配列は便宜的に変更した．

Ⅳ 線虫類　2 成虫が消化管寄生

1. 回虫
Ascaris lumbricoides

－回虫症 ascariasis －

Key Words
- 回虫
- 交接輪
- (卵殻周囲の)蛋白膜
- 幼虫包蔵卵
- レフレル症候群
- 異食症
- 迷入
- 糞便中の虫卵検査
- ピランテルパモ酸塩

Minimum Requirements

(1) 形態：成虫はミミズ様で体長20〜30cm，雌雄異体で雌が大きい．
(2) 感染：幼虫包蔵卵の経口摂取により感染．小腸で孵化した幼虫は肝，肺を移動し再び小腸に戻って成虫となる．
(3) 症状：幼虫の肺移行によりレフレル症候群(好酸球増加をともなう肺炎)を起こす．多数感染による腸閉塞，胆管への迷入などにより重症化．
(4) 診断：糞便中の虫卵を検出．
(5) 治療：ピランテルパモ酸塩やメベンダゾールなど．
(6) 疫学：世界に8億人の感染者．死亡者は数千〜6万人/年．途上国の児童では栄養・発育・知能障害も大きな社会問題．

疫　学

途上国を中心に広く分布する．約8億人の感染者がおり，その10％程度は有症者とされる．子供を中心に，腸閉塞，栄養不良などで年間数千人〜6万人の死亡があると推定されている．日本では，特に第二次大戦後の食糧難の時代に全国的に蔓延し，1949年には63％の高い感染率を示した．その後次第に減少したものの，感染率が10％以下となったのは1963年以降のことである．1995年の厚生省統計では0.02％であった．現在では国内感染の可能性は低いが，海外感染の持ち込みには今後とも注意が必要である．

生活史

ヒトが固有宿主である．感染は**幼虫包蔵卵** embryonated eggの経口摂取による(図Ⅳ-2-1)．

成虫は小腸に寄生する．雌成虫は1日に約20万個の虫卵を産むといわれ，それらは糞便中に排出される．虫卵の内容は最初1個の卵細胞(受精卵)であるが，外界で細胞分裂を繰り返して幼虫に発育し，2度の脱皮を経て感染性を持った第3期幼虫となる．感染幼虫を内包する虫卵は**幼虫包蔵卵**と呼ばれ，完成までに25℃で約3週間を要する．野菜，塵埃などとともに幼虫包蔵卵がヒトに摂取されると，小腸で孵化して，体長260μmほどの幼虫となり，腸壁に侵入する．その後，門脈を介して肝臓に入り，肝静脈，右心を経て肺に至る．肺には2週間程度とどまって第4期幼虫に発育をとげた後，気管支・気管を上行，咽頭で嚥下されて再び小腸に達する．このときの体長は約1.7mmである．腸で4度目の脱皮をして幼若成虫となるが，感染より成虫として成熟するまでの期間は2〜3ヵ月，寿命は1年程度である．なお，雄と交尾できなかった雌が産出する不受精卵は変性・死亡する．

形　態

生きている成虫は雌雄ともに淡紅色，ミミズ様で(カラー図譜119)頭端に3個の口唇がある(図Ⅳ-2-2c)．口唇は背側に1個，腹側に1対あり，計4個の感覚乳頭を持っている．口唇の中央には口が開口し，食道に連なる．虫体の両側には白みを帯びた**側線**が認められ，その中を排泄管が走る．肛門(雄では総排泄腔)は尾端近くに開く(図Ⅳ-2-2a)．雌成虫は体長220〜350mm，体幅5mmで，頭端より1/3付近にくびれがあり**交接輪** genital girdleという．この部位の腹側には陰門があり腟に連なる．雄成虫は体長150〜310mm，体幅3mmで，尾端は腹面に向かって巻いている．交接刺は2本で，ほぼ同長(2.0〜3.5mm)である(図Ⅳ-2-2b)．交尾の際は

Ⅳ 線虫類　2 成虫が消化管寄生　1. 回虫

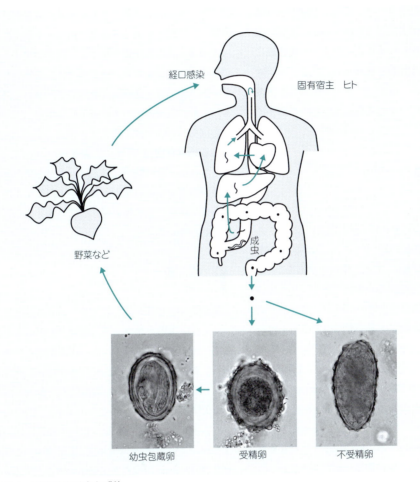

図Ⅳ-2-1　回虫の生活史と感染

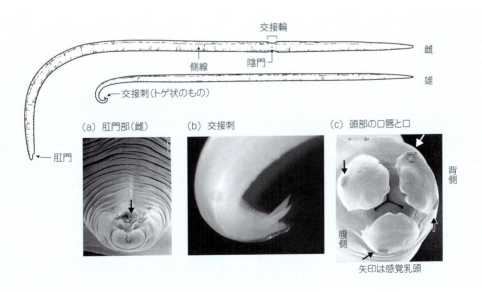

図Ⅳ-2-2　回虫の成虫

雄の尾端が交接輪に巻きつき，交接刺が陰門より挿入される．受精卵の大きさは60×45μm，卵殻自体は滑らかであるが胆汁で黄褐色に染まった**蛋白膜**に覆われているため辺縁が不整となっている．不受精卵は一般に卵殻が薄く細長い．また卵内は大小多数の顆粒で満たされている．変形しているものが多く慣れないと見逃すことがある（図Ⅳ-2-1）．

臨床・病理

1 幼虫による病害

初感染では少数の幼虫が肝，肺を通過してもほとんど症状がないが，感染を繰り返すときには幼虫数が少なくても強い症状が出る．また，蕁麻疹が出ることもあり，Ⅰ型アレルギーの関与が考えられる．幼虫周囲や通過部には好酸球性肉芽腫の形成や好酸球の浸潤がみられ，次第に線維化する．特に幼虫が肺を移行する時期（感染後4～16日）には，咳，発熱，呼吸困難，X線上での一過性肺浸潤像，末梢血の好酸球増加があり，**レフレル症候群**Löffler's syndromeという．また Ascaris pneumonitis ともいわれる．喀痰中には好酸球や**シャルコー・ライデン結晶**Charcot-Leyden crystal（図Ⅳ-1-4参照）がみられ，時には幼虫も発見される．なお，レフレル症候群は発育途上の幼虫が肺を通過する鉤虫，糞線虫感染でもみられる．

2 成虫による病害

小腸に寄生する成虫により，腸粘膜の炎症，腸絨毛の短縮，腺窩の延長などがみられ，腹痛，悪心・嘔吐，下痢や便秘，食欲減退（時に亢進），発熱，頭痛，貧血などさまざまな症状があらわれる．また虫体が絡み合って腸閉塞を起こすことがある（1人に数千匹寄生の例がある）．

成虫が本来の寄生部位（小腸）を離れてさまざまな臓器に**迷入**erratic parasitismすると重篤な症状を引き起こすことがある．40℃以上の高熱は虫を刺激し迷入を誘発するという．胆管に侵入すると，右上腹部痛，黄疸，発熱などがみられ biliary ascariasis といわれる．膵管に迷入して急性膵炎を起こすこともある．また，成虫，幼虫，虫卵ともに胆石の原因となることが知られている（カラー図譜120）．

その他，虫垂への迷入による虫垂炎，腸穿孔による腹膜炎，肝侵入による肝膿瘍の報告もある．しばしば胃内迷入から胃痙攣を起こし，虫を吐出することがある．濃厚感染の多い途上国では，慢性的な感染が子供達の栄養・発育障害を起こし，また，読み書き，計算，運動の能力を低下させている．

しばしば回虫（および後述の鞭虫，鉤虫など）の感染者に**異食症**pica（特に**土食症**geophagyなど）が観察される．その機序は確定されておらず，寄生虫感染が誘導するという説，貧血が主因とする説，逆に異食症が寄生虫感染を促進しているという可能性もいわれている．

診 断

雌成虫の産卵数がきわめて多いので直接塗抹法で検便を行い虫卵を発見する．集卵法を用いると検出感度はさらに上昇する．しばしば雌が雄より多く寄生しており，雌だけの寄生では不受精卵のみがみられる．また造影剤を用いて胃腸透視を行うと成虫が陰影欠損として認められることがある（図Ⅳ-2-3）．このとき，虫が造影剤を飲み込むと腸管は細い線として観察される．内視鏡検査（図Ⅳ-2-4）や超音波診断（図Ⅳ-2-5）で成虫が発見されることもある．

治 療

ピランテルパモ酸塩pyrantel pamoate 10mg/kgの1回投与で約95％が治癒する．メベンダゾール1回100mgを1日2回，3日間の連用も有効である．いずれも，投薬前後の絶食や下剤の使用は不要である．海外ではアルベンダゾールが頻用され，400mgを頓用する．レフレル症候群にはステロイドが有効とされる．多数寄生，迷入症例では，時に急性腹症として外科手術が考慮される場合があるが，手術の前に駆虫薬を試みると多くは手術を回避できる．内視鏡的に鉗子を用いて成虫を除去する場合もある．

予 防

一般に，幼虫包蔵卵の経口摂取を防止するため清

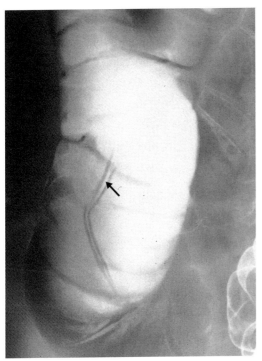

図Ⅳ-2-3 上行結腸内の回虫
虫の消化管内に造影剤が飲み込まれている(→)(カラー図譜121)(愛知医科大学旧第2内科提供).

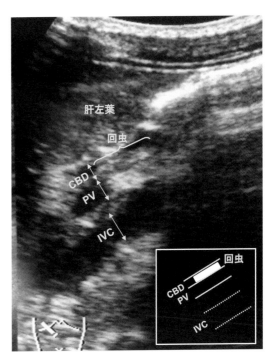

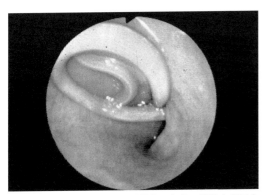

図Ⅳ-2-4 内視鏡によって発見された十二指腸内の回虫
(カラー図譜119)(愛知医科大学旧第2内科提供)

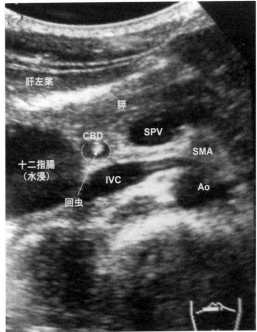

図Ⅳ-2-5 エコー診断法で発見された総胆管内の回虫
Ao：大動脈, CBD：総胆管, IVC：下大静脈, PV：門脈, SMA：上腸間膜動脈, SPV：脾静脈. (本田伸行氏提供)

潔な生活環境(特に糞便の処理), 食品管理, 衛生教育などが重要である. 特に海外旅行中にはこれらを十分考慮する. また虫卵の経口摂取で感染する他種の寄生虫にも共通するが, **ゴキブリ**がさまざまな虫卵を拡散させていることも考慮すべきである. 回虫卵は乾燥・低温に強く, 土壌中では数ヵ月～1年, 条件によっては数年間生存できる. また, さまざまな薬物に対してかなりの抵抗性を示す. 直射日光, 高温には弱く, 45℃以上で死ぬ.

IV 線虫類 ② 成虫が消化管寄生

2. 鞭虫
Trichuris trichiura

― 鞭虫症 trichuriasis ―

Key Words
- 鞭虫
- 岐阜提灯様の虫卵
- スチコサイト
- 盲腸寄生
- 鞭虫性赤痢
- メベンダゾール

Minimum Requirements

(1) 形態：成虫の体長4〜5cm，外形は鞭様で細いほうが頭部側．
(2) 感染：幼虫包蔵卵の経口摂取．盲腸に寄生．幼虫の肺移行はない．
(3) 症状：多数感染で下痢，粘血便．時に脱肛．
(4) 診断：ホルマリン・酢酸エチル法により岐阜提灯様の虫卵を検出する．
(5) 治療：メベンダゾール，アルベンダゾール．
(6) 疫学：世界に6億人の感染者がいる．

疫 学

全世界に分布するが温暖湿潤な地方に特に多い．世界に6億人の感染者がおり，その8〜10％程度が有症者とされる．また，重症の下痢などで年間数千〜1万人が死亡すると推定されている．1961〜1965年の日本では全国的に分布しており，感染率が20％を超える流行地も珍しくなかった．特に心身障害者施設などで集団的に高い感染率を示す例が知られている．最近の国内感染はほとんどないが，途上国に長期滞在している日本人で本虫に感染する者が多いという報告がある．

生活史

固有宿主はヒトのみで，感染は幼虫包蔵卵の経口摂取による．成虫は盲腸に寄生するが濃厚感染では虫垂，結腸，直腸にも広がる．1匹の雌は1日に数千個の虫卵を産出する．糞便とともに排出された虫卵は約3週間をかけて幼虫包蔵卵となり，これが野菜などとともに経口摂取されると小腸下部で孵化し，その後盲腸に下って定着する．感染から成虫に発育するまで約3ヵ月を要し，成虫は1〜数年間生存する．なお，乾燥に弱いため，塵埃を介する経口感染は回虫に比較してまれである．

形 態

成虫体の前3/5が細長く，その後部は太くなっており，鞭のようでwhipwormと呼ばれる（図IV-2-6, 7）．細い部分には**スチコサイト**stichocyteという特殊な細胞が数珠状に並んだ構造（スチコソーム stichosomeという）があり（図IV-2-8），その細胞の中を貫いて細い食道が走る．また，虫体前部の腹側には多数のbacillary cellsよりなる杆状帯bacillary bandという特殊な構造があり，この部分の角皮には多数の小孔があってbacillary cellと外部は交通を持つ（図IV-2-9）．宿主との緊密な相互作用が行われていると考えられている．肛門は尾端部に開く．雌成虫は，体長35〜50mm，体幅1.7mmで陰門は細長い虫体が太くなり始める付近に位置する．雄成虫は体長30〜45mm，体幅1.3mmで尾端は強く腹側に巻く．交接刺は1本，長さ2.5mmで，小棘のはえた鞘（交接刺鞘）の中を貫いている．虫卵（52×23μm）は特徴的で，卵殻は褐色が強く両端に無色の栓plugがあって岐阜提灯様と形容される（図IV-2-10）．

臨床・病理

寄生虫体数が少なければほとんど症状はないが，数が増えると腹痛，嘔吐，倦怠感，体重減少などがみられる．多数感染では大腸全域にわたって粘膜の出血，浮腫，びらんがみられ，しぶり腹tenesmus

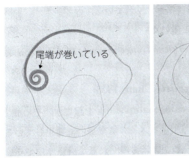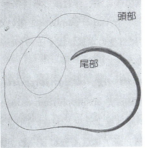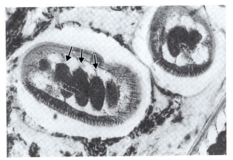

図Ⅳ-2-6　鞭虫の成虫（左：雄，右：雌）（カラー図譜122）

図Ⅳ-2-8　イヌ鞭虫スチコサイト（→）

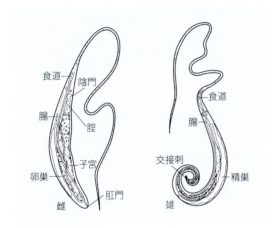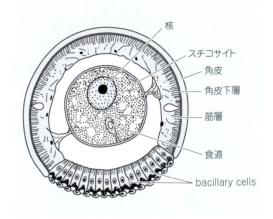

図Ⅳ-2-7　鞭虫の模式図（Belding, 1965による）

図Ⅳ-2-9　スチコサイトとbacillary cells（断面模式図）

を伴った粘血便，下痢を起こし**鞭虫性赤痢** Trichuris dysenteryといわれる．しばしば脱肛を起こす．途上国の子供達では，読み書き，計算能力，運動能力などに大きな影響を与えていると報告されている．

診　断

重症の場合は，症状からアメーバ赤痢や急性虫垂炎と鑑別を要することがある．確定診断には集卵法（**ホルマリン・酢酸エチル法，p.237参照**）で特有の虫卵を発見すればよい．大腸内視鏡検査で成虫が発見されることもある．

治療・予防

メベンダゾール200mg/日を2回に分けて投与し，3日間続けると90〜100％の駆虫率が得られる．重症では5日間投与する．アルベンダゾール400mg

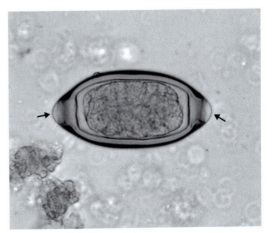

図Ⅳ-2-10　鞭虫卵（→：栓）

の頓用も有効である．ピランテルパモ酸塩は効果がない．虫卵は抵抗性が強く環境により数ヵ月間生存できる．回虫に準じて予防する．

Ⅳ 線虫類 ②成虫が消化管寄生

3. 蟯虫
Enterobius vermicularis

― 蟯虫症 enterobiasis, oxyuriasis ―

> **Key Words**
> - 蟯虫
> - 「柿の種」様の虫卵
> - 小児感染症
> - 家族内感染
> - 肛門部の痒み
> - セロファンテープ法
> - ピランテルパモ酸塩

> **Minimum Requirements**
> (1) 形態：成虫は体長約1cm．頭部の角皮に「ふくらみ」がある．時に小児の肛門部や糞便中にみられる．
> (2) 感染：幼虫包蔵卵の経口摂取による．盲腸に寄生．幼虫の肺移行はない．
> (3) 症状：夜間に肛門部の痒み，睡眠障害．
> (4) 診断：セロファンテープ法による肛囲検査．
> (5) 治療：ピランテルパモ酸塩，メベンダゾール．
> (6) 疫学：小児に多い感染症．家族内感染が多い．衛生状態のよい国でも感染率が高い．

疫 学

世界に広く分布するが，熱帯地方では割合に少ない．温帯地域で衛生状態の比較的よい多くの国々で，最も感染率の高い線虫症であり，人口の密集と屋内生活が関与すると考えられる．幼小児に感染が多く，小学校では高学年よりも低学年で寄生率が高い．家族内感染がしばしば発生するほか，さまざまな施設の収容者のなかで流行がみられる．東京都の幼稚園・小学校の蟯虫卵保有率は1980年代2～3％，1990年代1～2％であったが，1999年以降1％以下となっている．1958年（昭和33年）以来小学校で実施されてきた蟯虫検査は2016年3月で廃止となった．

生活史

ヒトが固有宿主で，感染は幼虫包蔵卵の経口摂取による（図Ⅳ-2-11）．成虫はヒトの盲腸を中心に寄生している．雌は夜間睡眠中に肛門から這い出し，肛門周囲の皮膚に子宮内のすべての卵（平均約1万個）を産みつけた後に死ぬ．虫卵は体温で翌朝までに幼虫包蔵卵となり，これらは手指を介して直接経口感染するか，あるいは，下着・寝具などに付着したり，塵埃とともに舞い上がって経口摂取される．摂取された虫卵は十二指腸で孵化し，盲腸に移動して成熟する．雌成虫は経口感染後7～8週で産卵を開始する．

ヒトは経口感染により頻繁に再感染するが，肛門周囲の皮膚で孵化した幼虫が肛門から腸内に再侵入することがあり，この場合にも感染が成立する．これを**逆行性感染** retroinfection, retrofection という．

形 態

成虫頭端の角皮は背と腹側に膨隆して特徴的な**頭部膨大** cuticular expansion を形成する．また左右の体側には**側翼** lateral alae という縦走する小突起があり，虫体の横断面では角皮上の小棘として認められる（図Ⅳ-2-11）．雌成虫の体長は8～13mm，体幅は0.4mmで尾部は長くて鋭く尖るので蟯虫は**pinworm** とも呼ばれる．陰門は体の前1/3の腹側にあり，子宮は卵で充満している．肛門は体の後部1/4付近に開く．雄成虫は体長2～5mm，体幅0.15mmで尾部は腹面に向かって巻く．尾端近くには総排泄腔があり，長さ0.07mmの交接刺が1本みられる．

虫卵サイズは55×26μm，形は「柿の種」様で中には通常幼虫が入っている（図4-2-11）．

臨床・病理

少数寄生では無症状であるが，寄生数が多くなると寄生部位に小潰瘍や粘膜の出血を認めるようになり下痢，腹痛などがみられる．夜間肛門部に這い出

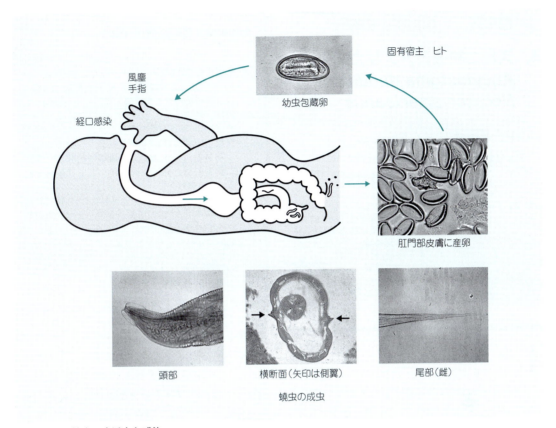

図Ⅳ-2-11 蟯虫の生活史と感染

す雌成虫により，肛門部の痛みや瘙痒感が出現し，皮膚を掻くために肛門部・会陰部のびらんや湿疹が引き起こされる．感染児は神経質となり，睡眠障害，注意力散漫など精神的な影響もあらわれる．雌成虫は肛門を出てからよく動き回るので，腟より女性の内性器に侵入したり，膀胱炎，腹膜炎を起こしたりすることがある．また，内部臓器の肉芽腫として発見されることもある．虫垂炎の切除標本では，しばしば蟯虫とともに好酸球浸潤を伴った潰瘍がみられることがあり，虫垂炎の原因となった可能性がある．

診 断

小児が夜間に肛門部を掻いたり，睡眠障害，精神的不安定などがみられたときには**セロファンテープ法** Scotch tape methodによる**肛囲検査**を実施する．起床直後の用便前に3～4日連続検査するのがよい．これは感染が軽度の場合，雌が肛門より出て産卵する機会が数日に1度しかないことがあるためである．検便は診断に不適当で，蟯虫卵が見つかるのは感染者の5％程度にすぎない．軽度の好酸球増加がみられることがある．

治療・予防

ピランテルパモ酸塩を体重1kg当たり5～10mg，1回投与する．約90％の駆虫効果がある．2週後に虫卵検査をして必要があれば同量を再投与する．メベンダゾール100mgの1回投与でもよい（2週後に再投与）．海外ではアルベンダゾールもよく用いられる．

予防には小児の手・指を清潔に保つこと，部屋の掃除を頻回に行うこと（虫卵は20℃で40日間は生存する），下着を清潔にすることが大切である．また，家族全員の検査と治療，学校などでの一斉駆虫も予防につながる．なお，虫卵は直射日光には弱いので布団の日干しは効果がある．

Ⅳ 線虫類　②成虫が消化管寄生

4. ズビニ鉤虫とアメリカ鉤虫
Ancylostoma duodenale
Necator americanus

―ズビニ鉤虫症 ancylostomiasis, アメリカ鉤虫症 necatoriasis―

Key Words
- ズビニ鉤虫とアメリカ鉤虫
- ラブジチス型幼虫（R型幼虫）
- フィラリア型幼虫（F型幼虫）
- （雄の）交接嚢
- 経皮感染/経口感染
- 鉄欠乏性貧血
- 若菜病
- 飽和食塩水浮遊法

Minimum Requirements
(1) 形態：成虫の体長約1cm．口腔に歯牙（ズビニ鉤虫），あるいは歯板（アメリカ鉤虫）がある．雄は雌を把持する交接嚢を持つ．
(2) 感染：幼虫の経口感染（ズビニ鉤虫）あるいは経皮感染（アメリカ鉤虫）．
(3) 症状：経皮感染による皮膚炎，成虫の吸血による貧血，発育障害，好酸球増加など．ズビニ鉤虫では，幼虫が肺に侵入して若菜病を起こす．
(4) 診断：飽和食塩水浮遊法による虫卵検出（両種の鑑別不可）．濾紙培養法でフィラリア型感染幼虫を得ると鑑別可能．
(5) 治療：ピランテルパモ酸塩，メベンダゾール．
(6) 疫学：世界に6億人の感染者．推定死亡者数は3千～6.5万人/年．

疫　学

鉤虫感染者は世界に約6億人おり，その5～7%ほどが鉄欠乏性貧血などをもつ有症者と推測される．年間死亡者数は推定3千～6.5万人である．北緯36度と南緯30度の線に挟まれた地域に広く分布するが，ズビニ鉤虫はヨーロッパ，地中海周辺，南米西岸，北インド，中国北部，日本など温帯地方や高地に多く，アメリカ鉤虫は，アフリカ，東南アジア，カリブ海周辺や南太平洋の諸国などの熱帯，亜熱帯に多い傾向がある．日本における最近（2005～2017年）のズビニ鉤虫・アメリカ鉤虫の症例報告は9例ほどで日本人海外旅行者あるいは外国人が関与するものが多い．

生活史

ヒトが固有宿主である．感染幼虫の人体侵入は，ズビニ鉤虫では主として経口感染，アメリカ鉤虫では主として経皮感染による（図Ⅳ-2-12）．

成虫は小腸の粘膜に咬着して生活し，ズビニ鉤虫は雌1匹当たり1万～数万/日，アメリカ鉤虫では5千～1万/日の産卵をする．虫卵は土壌中で発育し，数日間で**ラブジチス型**rhabditiformの第1期幼虫となり孵化する．幼虫は外界でバクテリアなどの有機物を摂食し，約3日で最初の脱皮をして第2期幼虫となり，さらに数日発育すると幼虫の口が閉じ，食道が長くなって**フィラリア型**filariformの第3期幼虫となる．このとき，脱皮は起こらず，第2期幼虫の角皮は膜様の鞘として第3期幼虫を包む．これを**被鞘幼虫**sheathed larvaといい（図Ⅳ-2-13），ヒトに感染性を有する**感染幼虫**で，体長は0.85mm，地表で数週間生存できる．

ズビニ鉤虫の感染幼虫は，野菜などとともに飲み込まれると小腸上部で脱鞘し，さらに2回の脱皮をして成虫となる．感染幼虫摂取後1～1.5ヵ月で成熟し産卵を開始する．成虫の寿命は1～5年である．なお，ズビニ鉤虫が経皮感染をした場合は，次のアメリカ鉤虫と同じ経路で小腸に至る．

アメリカ鉤虫の感染幼虫は経皮感染する．幼虫が皮膚に接触すると脱鞘して侵入し，血流を介して肺に達し，その後，肺胞を破り，気管，咽頭，胃を経て小腸上部に至り，2回の脱皮を経て成虫となる．皮膚侵入後1.5ヵ月ほどで産卵が開始される．成虫の寿命はズビニ鉤虫の数倍長い．アメリカ鉤虫の感染幼虫が経口摂取された場合，幼虫は胃液により死亡するが，まれに口腔粘膜から侵入した幼虫が経皮感染と同様の経路で小腸に至ることがある．

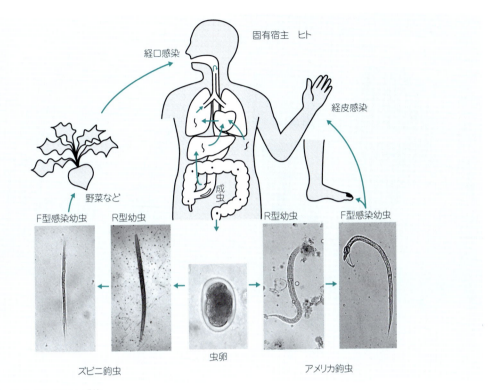

図Ⅳ-2-12　鉤虫の生活史と感染

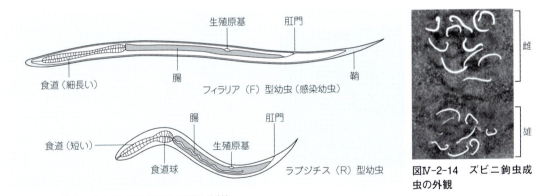

図Ⅳ-2-13　鉤虫の幼虫模式図（R型とF型の比較）

図Ⅳ-2-14　ズビニ鉤虫成虫の外観

形態

成虫は死後に背側に反り返って釣り針様となるので鉤虫はhookwormと呼ばれる（図Ⅳ-2-14）．ズビニ鉤虫の雌成虫は体長10〜13mm，体幅0.6mm，雄成虫は体長8〜11mm，体幅0.45mm．またアメリカ鉤虫の雌成虫は体長9〜11mm，体幅0.35mm，雄成虫では，それぞれは5〜9mm，0.3mmでやや小さくほっそりしている．雌雄ともに頭端に口腔buccal capsule（図Ⅳ-2-16）があり，その腹側にズビニ鉤虫では2対の歯牙tooth，アメリカ鉤虫では1対の歯板cutting plateを持つ（図Ⅳ-2-15；p.182，図Ⅳ-4-32参照）．両種ともに，虫体前部に各1対の双器腺 amphidial gland（背側）と排泄腺 excretory gland（腹側）を持つ（図Ⅳ-2-16）．前者は分泌機能を持ち，その開口部は頭端部に一対ある感覚器アン

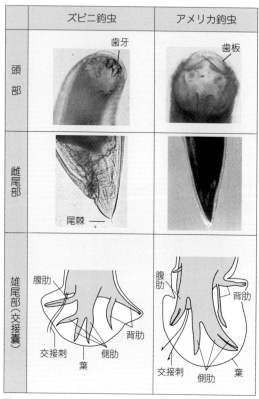

図IV-2-15 ズビニ鉤虫とアメリカ鉤虫の成虫

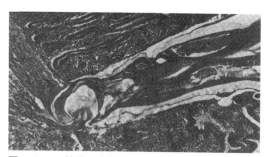

図IV-2-17 粘膜に咬着している成虫

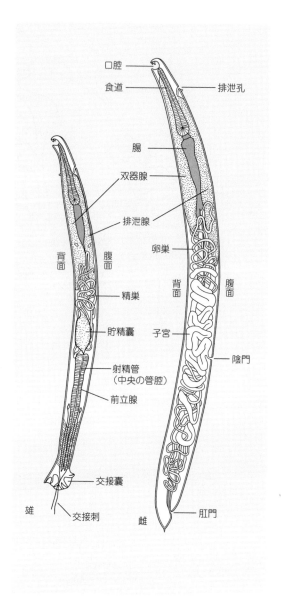

図IV-2-16 鉤虫成虫の模式図

フィッドの開口部と共有される．後者は排泄機能を持ち，食道中央部付近の腹側正中線上にある排泄孔excretory poreに連なる．

両種ともに雄の尾端には雌を把持する器官である**交接嚢**copulatory bursaがある．これは膜様の葉lobe（背葉と左右1対の側葉がある）と筋肉質で指状の肋rayより成り，背葉は背肋に，各側葉は側肋と腹肋に支えられる．いずれの肋も分岐があり，その形態は鉤虫の種類により異なる．交接刺は針状

（1mm）で2本あり，アメリカ鉤虫ではその先端が鉤状になっている（図IV-2-15）．雌の陰門はズビニ鉤虫では虫体後方1/3の腹側に，アメリカ鉤虫では虫体中央部よりやや前方にある．またズビニ鉤虫の尾端部には尾棘mucronという突起があるがアメリカ鉤虫にはない（図IV-2-15）．

幼虫の形態は，**ラブジチス型**（第1期幼虫）と**フィラリア型**（第3期幼虫）がある（第2期幼虫は移行期）．前者は体長の割に体幅が大きく一見して短く太い．

また，食道は短く後部が膨れて食道球を形成している．後者の虫体，食道はともに細長い（図Ⅳ-2-13）．虫卵は66×38μmで，両種で区別がつかない．新鮮便中の虫卵の卵細胞は通常4分割している（図Ⅳ-2-12）．

臨床・病理

1 幼虫による病害

皮膚侵入に際して強い瘙痒感を伴う点状皮膚炎を生ずることがあり，下肥使用の時代には「肥かぶれ」，「肥まけ」といわれた．細菌の二次感染がなければ1～2週で消退する．一過性の線状皮疹がみられることもある．経皮感染あるいは口腔粘膜より侵入した幼虫は肺を通過するため**レフレル症候群**を呈することがあり，感染1～2週頃に咳嗽，発熱，喘息などの呼吸器症状が出現し好酸球増加が認められる．一般に，肺症状は回虫や糞線虫に比べ軽度である．

ズビニ鉤虫の幼虫による特殊な症状として日本の**若菜病** wakana disease が知られている．これは，大根の間引き菜の浅漬を食べたすぐ後に発症するもので，悪心・嘔吐に始まり数日後には咽頭の瘙痒感や喘息様発作が出現し，時には1ヵ月も持続する．臨床症状および検査所見より判断すると，これらの症状はレフレル症候群にほぼ一致する．一部のズビニ鉤虫幼虫は腸管から肺に移行し，さらに気管や咽頭を経て腸管に戻るが，その際に咽頭などの粘膜に侵入して引き起こされるアレルギー反応が病因とされている．アメリカ鉤虫の幼虫では粘膜侵入が起きないため若菜病は起こりにくい．

2 成虫による病害

成虫は腸粘膜に咬着し吸血する（図Ⅳ-2-17）．また，抗凝固物質を分泌し粘膜出血を促進する．その結果，**鉄欠乏性貧血**を起こす．ズビニ鉤虫の吸血量はアメリカ鉤虫より多く，1日1成虫当たりの失血量は0.2mLといわれる（アメリカ鉤虫では0.03mL）．おおむね30匹以上の寄生で明確な症状があらわれるという．症状としては，腹痛，血液の混じった下痢，貧血に伴う顔面蒼白，動悸，息切れ，心雑音，爪の変形，倦怠感がみられる．また，子供では精神的，肉体的発育障害が起こる．小児の重症感染では，大量下血，高度の貧血，低蛋白血症，浮腫，腹水などがみられ，時に高い死亡率を示すことがある．しばしば**異食症**が観察される．

診断・治療

貧血，好酸球増加，消化管症状，異食症などが手がかりとなる．虫卵の発見には飽和食塩水浮遊法による検便を行う．しかし虫卵でズビニ鉤虫とアメリカ鉤虫の鑑別はできない．糞便の濾紙培養法を実施してラブジチス型幼虫をフィラリア型幼虫に発育させれば鑑別が可能である（p.243，図Ⅶ-14；表Ⅶ-16参照）．

治療薬としては，ピランテルパモ酸塩が有効である．回虫の場合と同じように治療する．1回投与で80～90％が治癒する．メベンダゾールも有効で，200mg/日，3日間の治療でほぼ100％駆虫できる．海外ではアルベンダゾールがよく用いられ400mgを1回投与する．レフレル症候群にはステロイド薬が有効である．駆虫以外に貧血の治療も重要である．

予防

衛生状態が悪く，屎尿処理が適切に行われていない地域では，野菜の生食に注意する．また，砂場，水辺などでは素足にならないことが大切である．

セイロン鉤虫 Ancylostoma ceylanicum

本来イヌ，ネコを固有宿主とする寄生虫であるが，人体内でも成熟できる．ブラジル鉤虫とよく似ており，かつては両種が混同されていた．成虫の口腔に一対の歯牙がみられる（図Ⅳ-4-32参照）．奄美・沖縄地方より南のアジア各地に分布する．感染幼虫が経皮的あるいは経口的にヒトに感染すると，腸に寄生して腹痛や下痢を起こし，著明な好酸球増加がみられる．ブラジル鉤虫のような皮膚爬行症は起こさない．確定診断には遺伝子診断が用いられる．

Ⅳ 線虫類　② 成虫が消化管寄生

5. 糞線虫
Strongyloides stercoralis

― 糞線虫症
strongyloidiasis, strongyloidosis ―

Key Words
- 糞線虫
- 経皮感染
- 自由生活世代/寄生世代
- 単為生殖
- 自家感染
- 播種性糞線虫症
- イベルメクチン
- 南西諸島

Minimum Requirements

(1) 形態：寄生世代の成虫は雌のみで体長2mm（ヒト体外での自由生活世代の雌雄成虫は短く太い）．
(2) 感染：感染幼虫の経皮感染．寄生世代では単為生殖を行う．虫卵はヒト腸管内で孵化する（自家感染あり）．自由生活世代では雌雄ができて有性生殖をする．
(3) 症状：幼虫は肺を通過しレフレル症候群を起こす．成虫の腸管寄生により下痢，嘔吐，食欲不振，体重減少．自家感染が繰り返されると過剰感染を起こし死に至る．
(4) 診断：検便によりラブジチス型幼虫を見つける．糞便の濾紙培養でフィラリア型幼虫を得れば確定診断に役立つ．
(5) 治療：イベルメクチン．
(6) 疫学：南西諸島に多い．成人T細胞白血病（ATL）やAIDSとの合併あり．

疫学

熱帯，亜熱帯に広く分布するが，時には寒冷地にもみられ，世界に約3千万〜1億人の感染者がいるとされる（CDC，2014）．日本では特に南西諸島（沖縄・奄美地方）に多数の感染者が存在する．琉球大学第一内科の資料によれば感染率は50歳以上の入院患者で約10％である（2016）．海外での感染例も含め現在でも多数の国内症例（死亡例も含む）が報告されている．なお免疫不全者は易感染性で，成人T細胞白血病 adult T-cell leukemia（ATL）の原因ウイルスHTLV-1感染者との重複感染が多いことが知られている．また海外ではAIDS（後天性免疫不全症候群）との合併が注目されている．

生活史

一般にヒトが固有宿主とされる．感染は感染幼虫の経皮感染による．本虫は**寄生世代** parasitic generationと**自由生活世代** free-living generationを持つのが特徴である（図Ⅳ-2-18）．寄生世代（人体内）の成虫は雌のみで，小腸上部に寄生し**単為（処女）生殖** parthenogenesisを営む．卵は産卵後，数時間内に腸管内で孵化し，**ラブジチス（R）型幼虫**となって糞便中に排出される．体外に出たR型幼虫の発育には2つの経路がある．① そのまま感染性のある**フィラリア（F）型幼虫**に発育し（これをF型幼虫の**直接発育**という），ヒトに経皮感染する場合と② 自由生活性の雄あるいは雌成虫に発育して交尾・産卵し，孵化した幼虫（R型）が発育してF型となり（これをF型幼虫の**間接発育**という），ヒトに感染する場合である．間接・直接の経路決定には気温など体外の環境要因が影響するとされる．経皮感染したF型幼虫（第3期幼虫）は，小静脈を経由して約3日後に肺に達し，肺胞，気管，咽頭経由で小腸上部に至る．そこで粘膜に侵入して2回の脱皮を行い，感染後約2週間で成熟した寄生世代雌となる．

1 自家感染

腸管内で卵が孵化し，R型幼虫が出てくるが，その一部は外界に排出されることなく感染幼虫（F型）に発育することがある．これらの幼虫は小腸下部や大腸粘膜より組織に侵入し，門脈系，肝静脈，右心を経て肺に至り，経皮感染の場合と同じように気道を経て再び腸に戻り成虫となる．これを**自家感染** autoinfectionという．このため，再感染がなくても数十年にわたって感染が持続することとなる（沖縄の症例のほとんどは1965年以前の感染者）．あるいは感染幼虫が一旦体外に出てから肛門周囲や会陰部の皮膚より経皮感染する場合もあり，これを**自家再**

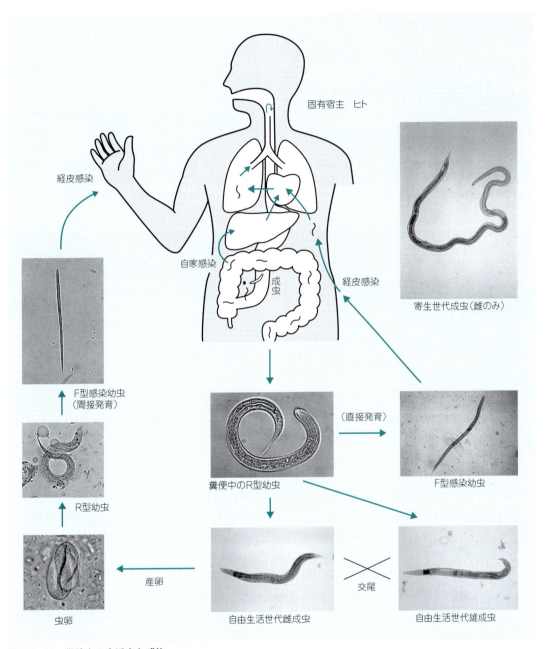

図Ⅳ-2-18 糞線虫の生活史と感染

感染 autoreinfection と呼んで区別することがある.

形 態

寄生世代雌成虫は,体長2.2mm,体幅0.04mmで,細く長い食道が体長の前1/3を占めるF型の体形をもつ(図Ⅳ-2-13参照).陰門は後部1/3付近に

あり,子宮には10個ほどの未熟卵が入っている.産出された成熟虫卵の大きさは70×40μm.自由生活世代の成虫は雌雄ともにR型の体形を持ち,短い食道は2つの膨大部を有する.雌成虫は,体長1.0〜1.7mm,体幅0.06mmで,寄生世代雌より短く太い.陰門は虫体中央部付近に位置し,子宮内卵は分割が進んでいる.雄成虫は体長0.7mm,体幅

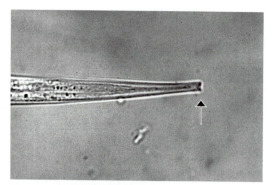

図Ⅳ-2-19　感染幼虫の尾端の切れ込み

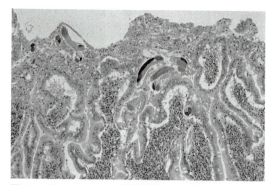

図Ⅳ-2-20a　ヒト十二指腸に寄生する成虫（重症例）

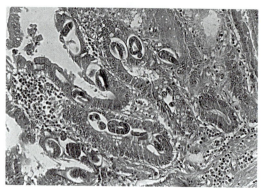

図Ⅳ-2-20b　別の重症例病理組織像

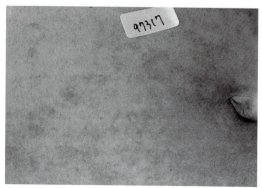

図Ⅳ-2-21　播種性糞線虫症によって生じた皮疹（カラー図譜125）（元愛知医科大学皮膚科　吾妻靖子氏提供．図Ⅳ-2-23まで）

0.04mmで，2本の交接刺があり尾部は腹側にカーブする．ヒト糞便中に見られるR型幼虫は，体長300μm，体幅17μmで短く太い（図Ⅳ-2-18）．F型感染幼虫は細長く体長423〜620μm，体幅13〜18μmで，その尾端には特徴のある逆V字形の切れ込みがあるので種類の同定に役立つ（図Ⅳ-2-19）．

臨床・病理

多くの場合不顕性感染であり，沖縄では感染者の5％程度が重篤な症状を示した．感染幼虫侵入時の皮膚反応は通常ほとんどないが，点状出血，瘙痒，浮腫を認めることもある．幼虫の肺移行時には，肺胞やその周囲に小出血，細胞浸潤が見られる．抗原感作されている場合には肺炎あるいは喘息様の症状が出現し，好酸球も増加していわゆる**レフレル症候群**を呈する．

成虫の腸管寄生により粘膜の浮腫，萎縮や好酸球浸潤を認めるが，重い感染でも割合に病理的所見が少ないといわれる（図Ⅳ-2-20）．症状としては下痢，嘔吐，腹痛，腹部膨満感，食欲不振，体重減少などがある．

消耗性疾患，栄養不良，免疫力を低下させるATLやAIDSなどの感染症，免疫疾患や臓器移植における免疫抑制薬の使用，さらには喘息に対するステロイド療法などによって**自家感染**が繰り返されると**過剰感染**hyperinfectionが起きる．この場合には腸管全域に寄生が見られ，粘膜のびらん，潰瘍形成，腸の穿孔などが起こる．さらにF型幼虫が皮膚，肝，腎，肺，脳などに侵入し**播種性糞線虫症**disseminated strongyloidiasisが起きる（図Ⅳ-2-21〜23）．広範な皮疹，喀血，肝・膵の症状，中枢神経症状，麻痺性イレウス，蛋白漏出性腸症などさまざまな症状を起こし死の転帰をとることがある．この

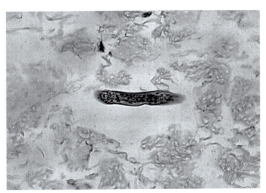

図Ⅳ-2-22　図Ⅳ-2-21の患者の皮膚生検により得られた虫体（カラー図譜126）

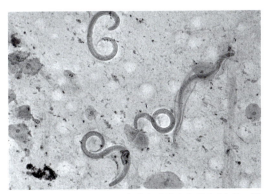

図Ⅳ-2-23　図Ⅳ-2-21の患者の喀痰中の幼虫（カラー図譜126）

とき，散布した虫体が持ち込んだ腸内の細菌によって肺炎，化膿性髄膜炎，敗血症sepsisなどを併発するのが特徴である．時には成虫が気管支上皮に定着して産卵を始め，喀痰中にR型幼虫が見つかることもある．

自家再感染では，瘙痒を伴う移動性の発疹（larva currens）が見られ，短時間で消えるが，すでに感作されている患者では蕁麻疹様の皮膚爬行症が肛門・会陰部から上方や下方に進行する．第二次世界大戦中に東南アジアで戦争捕虜の体験を持つ欧米人の間でしばしばみられたという．

診　断

さまざまな消化器症状，呼吸器症状，皮膚症状，神経症状などが出現する．白血球や好酸球の増加，IgE上昇がみられるが，重症例で好酸球が減少する場合は予後不良とされる．寄生虫学的には，検便によりR型幼虫を発見する．最近では感度のよい糞便検査法として**寒天平板培養法**が用いられるようになった（**p.243参照**）．なお下痢がひどいときには糞便中に虫卵も見つかることがある．種類の確定には濾紙培養法を実施し，得られたF型幼虫の尾端に切れ込みがあることを確認する．

ELISAなどの免疫診断も行われる．また播種性糞線虫症では皮疹の生検や喀痰検査で幼虫が見つかる（図Ⅳ-2-21～23）．内視鏡検査は十二指腸液や生検組織中の虫体検出に有用である．

治　療

イベルメクチンが第1選択薬である．200 μg/kg/日を1回投与し，2週間後にさらに同量を投与する．高い駆虫効果があり副作用も少ない．免疫不全の患者，播種性糞線虫症の患者では1～2週間隔で追加投与を行い，検便で糞線虫が陰性となるのを確認する．随伴する敗血症，肺炎などの細菌感染に対しては抗菌薬による治療が必要である．

IV 線虫類　2 成虫が消化管寄生

6. 東洋毛様線虫
Trichostrongylus orientalis

―東洋毛様線虫症
trichostrongyliasis orientalis―

Key Words
- 東洋毛様線虫
- 鉤虫卵に類似の虫卵
- ヘラ状の交接刺
- フィラリア型の感染幼虫
- 経口感染

Minimum Requirements

(1) 形態：成虫の体長は約5mm．雄は交接嚢を持つ．糞便中の虫卵は鉤虫卵に似るが大きく長い．卵細胞は16～32分割．
(2) 感染：感染幼虫の経口感染．
(3) 症状：鉤虫症に似る（腹痛，下痢，貧血）．
(4) 診断：一般に飽和食塩水浮遊法．
(5) 治療：ピランテルパモ酸塩．

疫　学

　日本で初めて発見された．日本，中国，韓国，台湾，イランなどに分布する．日本では本州中部以北に多く，かつて山梨県，新潟県，青森県では40％以上の高い感染率が報告されたこともある．当時は人糞を肥料に使用するなどの背景があった．近年国内での報告はない．2007年，韓国で実施された調査では感染率0.02％であった．

生活史

　一般に，ヒトが主な固有宿主と考えられており，感染幼虫の経口摂取によって感染する．
　成虫は小腸上部に寄生する．産卵数は雌1匹当たり1日100個程度で，卵が糞便とともに外界に出ると1～2日でラブジチス型幼虫が形成され孵化する．幼虫は約1週間でフィラリア型感染幼虫（第3期幼虫）となるが，これは2回目の脱皮を完了しておらず第2期幼虫の薄い角皮をかぶったままの被鞘幼虫である．野菜などとともに経口摂取されると，幼虫は体内移行をすることなく小腸で発育し約4週間で成虫となる．なお，まれに経皮感染もあり，幼虫は血流を介して肺に移行し，その後小腸に定着する．

形　態

　雌成虫は，体長4.9～6.7mm，体幅0.08mm，雄成虫は，体長3.8～4.8mm，体幅0.075mmで，あたかも白髪の1本を5～6mmほどの長さに切ったようである（図IV-2-24）．雌雄ともに頭端に3個の微小な乳頭がある．雌では陰門が体の後方1/5にあり，子宮には15～20個の虫卵が1列に並んでいる．雄の尾端には鉤虫と類似の交接嚢があり1対の短いヘラ状の交接刺（120μm）と，その間に位置する1個の副交接刺gubernaculumがある（図IV-2-25）．交接刺の形態は種の鑑別に有用である（図IV-2-26）．虫卵の大きさは90～95×43～45μmで細長く，卵殻は透明で鉤虫卵に似るが，より大きく卵の一端がややとがっている（図IV-2-27）．また，新鮮便中でも卵細胞はすでに16～32個に分割している（鉤虫卵では4分割）．感染幼虫はフィラリア型で体長800μm，明瞭な腸管細胞とジグザグした腸管腔が特徴である（**p.243，図VII-14；表VII-16参照**）．

臨　床

　少数寄生では無症状であるが，多数寄生では腹痛，下痢，食欲不振などの消化器症状や貧血など鉤虫症に似た症状を起こすことがある．好酸球増加がみられることもある．診断には，飽和食塩水浮遊法による虫卵検出が用いられるが，必ずしも結果は良くな

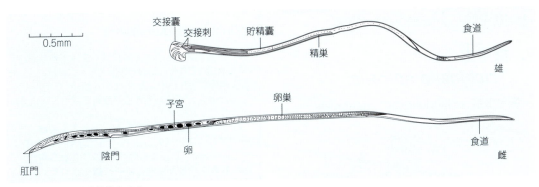

図Ⅳ-2-24 東洋毛様線虫成虫

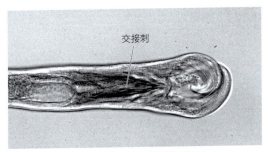

図Ⅳ-2-25 東洋毛様線虫の交接嚢と交接刺

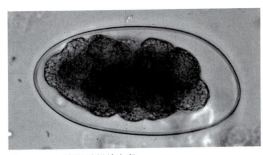

図Ⅳ-2-27 東洋毛様線虫卵

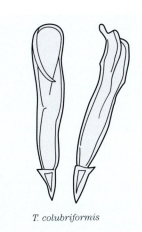
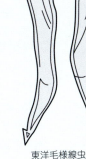
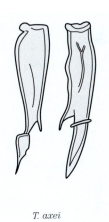

図Ⅳ-2-26 毛様線虫類の交接刺の形態

いようである．逆に遠心沈殿法（ホルマリン・酢酸エチル法）も用いられる．多めの糞便を用いて濾紙培養法を実施し感染幼虫を得れば虫卵数が少ない場合に検出感度を上げることができ，さらに種の同定にも役立つ．治療は，ピランテルパモ酸塩を10mg/kgとして頓用すれば，約90%の治療効果が得られる．

その他の毛様線虫類

近似種が多数あり，ヒトに寄生する毛様線虫が世界で7種類ほど知られている．世界に広く分布するが，特に中近東や東南アジアなどの牧畜の盛んな地方に多い．成虫がヤギ，ヒツジ，ラクダなどの草食動物に寄生するためである．なお，日本では東洋毛様線虫以外のヒト寄生例として，*Trichostrongylus axei*, *T. colubriformis*, *T. brevis*の3種が記録されている．

IV 線虫類　② 成虫が消化管寄生

7. 旋毛虫 (せんもうちゅう)
Trichinella spiralis
— 旋毛虫症 trichinellosis, trichinosis —

Key Words
- 旋毛虫
- 卵胎生
- 横紋筋内の被嚢幼虫 (ひのう)
- ブタ (クマ) 肉生食
- 集団発生
- 好酸球増加
- 顔面浮腫
- 筋肉痛
- 横紋筋の生検

Minimum Requirements
(1) 形態：腸寄生成虫の体長は1.5〜4mm．卵は子宮内で孵化し幼虫が産出される（卵胎生）．
(2) 感染：産出された幼虫は横紋筋（心筋を除く）に侵入し被嚢化される．固有宿主はこの肉を食べて感染する．
(3) 症状：初期には成虫寄生により食中毒様．幼虫の筋肉内散布により，顔面浮腫，筋肉痛，呼吸困難，咀嚼障害など．著明な好酸球増加．
(4) 診断：横紋筋生検により被嚢化された幼虫を発見する．免疫診断も有用．
(5) 治療：メベンダゾール．
(6) 疫学：欧米では食品衛生上きわめて重要な寄生虫．

分類

旋毛虫類は *Trichinella spiralis*, *T. britovi*, *T. nativa*, *T. nelsoni*, *T. pseudospiralis*, *T. murrelli* などを含む12種類が知られている．日本で報告された種類は *T. nativa* と *Trichinella* T9（種名未定）とされている（国立感染研，2017）．日本での症例報告はないが，本書では最もよく記載されている *T. spiralis* に基づいて説明し，それ以外の種については概略を述べる．

疫学

旋毛虫症（*T. spiralis* 以外も含む）は，主として温帯地方（例外あり）に広く分布するが，ヒトの感染例は欧米で特に多い．本症は肉食あるいは雑食獣の生肉を摂取することによって感染し，しばしば大流行となることがある．中国では1964年以来500回以上の流行があり，25,161例の感染と240例の死亡があったという．草食獣の馬肉が感染源となることもある．1975〜2000年，フランスとイタリアでは馬肉が原因の流行が14回もあり，3,327例の患者が出た．馬の飼料として肉類が与えられていたためである．現在でも世界的に年間約1万人の感染者（CDC，2012）があるといわれ，食品衛生上の重要な問題となっている．

日本では，1974年，青森県でツキノワグマの生食をした15名が日本で最初の「旋毛虫」感染例として報告された．その後，1980年に札幌でヒグマの刺身から12名，1982年に三重県四日市でクマの料理から60名，さらに2016年には茨城県水戸市で北海道産のヒグマ料理により21名の集団中毒があった．なお，これらの中毒で *T. spiralis* の感染とは確認されていない．水戸市の場合は *Trichinella* T9 によるものであった．

生活史

固有宿主はヒト，ブタ，イノシシ，ネズミなどで，ヒトへの感染は主にブタ肉中で被嚢している幼虫の経口摂取による（日本の場合はクマ肉が重要）（図IV-2-28）．

被嚢幼虫 encysted larva（第1期幼虫）を含むブタ肉などが固有宿主である肉食動物に摂取されると，幼虫は小腸上部で脱嚢し，腸管粘膜内で計4回の脱皮をして成虫となり，感染後4〜7日には成熟雌が幼虫を産み出す（**卵胎生**）．雌の寿命は30日程度で，この間，1匹が1,500個ほどの幼虫（**新生幼虫**）を産出する．新生幼虫（第1期幼虫）は，リンパ・血流に乗り，右心，肺を経て大循環に入り全身に散布される．新生幼虫が横紋筋に侵入すると幼虫の被嚢化が始まり，1〜数ヵ月で**被嚢** cyst が完成する．さらに6〜12ヵ月で被嚢周囲に脂肪の沈着が起こり次第に石灰化されるが，石灰化後も多くの幼虫は生存し，時には数十年にわたり感染の機会を維持する．

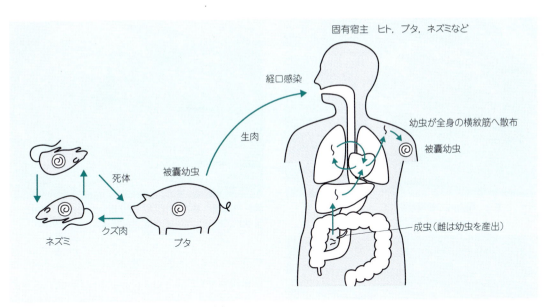

図Ⅳ-2-28 旋毛虫 (*T. spiralis*) の生活史と感染

形 態

成虫は雌雄ともに虫体前部1/3にスチコサイトが数珠状に並んでおり，その中を細い食道が貫いている（図Ⅳ-2-8, 9参照）．肛門は尾端に開く．雌成虫は，体長3〜4mm，体幅0.06mmで，陰門は虫体の前1/4付近にある．雄成虫は，体長1.4〜1.5mm，体幅0.04mmで，尾端の総排泄腔開口部の側面には一対の円錐形の乳頭状付属物があり，これで雌を把持する（図Ⅳ-2-29）．交接刺はない．宿主腸管内で産出される新生幼虫はラブジチス型で体長0.1mmである．筋肉内の被囊は長楕円形で0.4×0.25mm，長軸は筋線維と平行する．中には発育してコイル状に巻いた体長1mmほどの幼虫が通常1匹入っている（図Ⅳ-2-30a, b）．

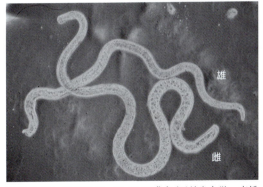

図Ⅳ-2-29 旋毛虫 *T. spiralis*の成虫（元岐阜大学 高橋優三氏提供）

臨床・病理

1 侵入期（感染後約1週）

経口摂取された被囊幼虫が腸管内で脱囊・発育し，成虫となって新生幼虫を産み出す時期．腸の炎症による悪心，嘔吐，腹痛，下痢などがあり，集団発生では食中毒に似る．

2 幼虫移行期（2〜3週）

新生幼虫が身体各所に散布され，横紋筋に侵入する時期で，顔面浮腫（眼窩周辺など），発熱，肺炎様の症状，皮疹などが見られる．また**筋肉痛**が出現するが，特に咬筋や呼吸筋に強く咀嚼困難，呼吸困難が起こる．この時期は**好酸球増加**が著明である．

3 被囊期（4〜16週）

横紋筋内の幼虫が被囊化される時期で，軽症の場合は数ヵ月をかけて徐々に快方に向かう．心筋および横紋筋以外の臓器・組織に侵入した幼虫は長期生存ができず炎症反応を引き起こし，濃厚感染では心筋内の幼虫による心筋障害，心不全により患者が死亡することもある．また中枢神経系に散布された幼虫により脳炎・髄膜炎症状が起きることもある．

4 回復期

被囊幼虫が石灰化し，炎症がおさまる．

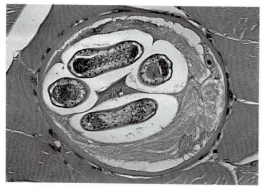

図Ⅳ-2-30a　筋肉内の被囊幼虫（カラー図譜131）
（元岐阜大学　高橋優三氏提供）

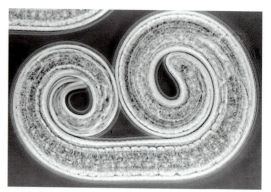

図Ⅳ-2-30b　筋を消化して取り出した幼虫（位相差顕微鏡像）（元岐阜大学　高橋優三氏提供）

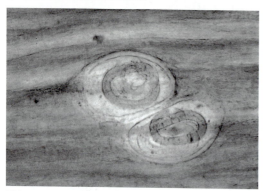

図Ⅳ-2-31　筋肉圧平標本による被囊幼虫
（元岐阜大学　高橋優三氏提供）

診断

集団発生では食中毒に似るが，好酸球増加が特徴的である．また筋肉病変により血清中のクレアチンフォスフォキナーゼ（CPK）の上昇もみられる．問診により，ブタ，イノシシ，クマ（特に日本で）などの過熱不十分な肉類摂取を聞きとる．診断には，各種の免疫診断法が用いられる．また筋肉の生検（三角筋，上腕二頭筋，大胸筋，腓腹筋など）を行い，肉片をガラス板ではさんで圧平し，顕微鏡下に被囊幼虫を発見する（図Ⅳ-2-31）．人工消化液（p.248参照）で筋肉を消化して幼虫を回収すればより確実である．しかし，生検による被囊幼虫の発見率は低い．食べ残しの肉片検査も必要である．幼虫が得られれば遺伝子診断で種名を確定できる．

治療・予防

駆虫には早期（幼虫の被囊化前）にメベンダゾール300mg/日を3回に分けて投与し，5～7日間続ける．アルベンダゾール400mg/日を2回に分け5日間投与することもある．重症例ではステロイドを短期間投与すると救命効果があるという．ただし成虫の生存期間を延長させ新生幼虫の産出数を増やすので単独では用いない．予防としては，肉類の生食をしない．特に海外旅行中には肉類は十分加熱されていることを確認し，また，自家製の食肉品は避ける．

その他の主な旋毛虫類

1 *Trichinella nativa*

北極地方にすむ野生動物（シロクマ，キツネ，セイウチなど）に寄生し，ヒトはそれらの肉を食べて感染する．被囊幼虫は低温に強く，冷凍しても長期間生存する．ヒトに対する病原性はかなり強い．

2 *T. britovi*

ヨーロッパ，アフリカ北部，ヒマラヤ以北のアジアに分布し，キツネ，クマ，タヌキ，オオカミ，イタチに寄生する．冷凍には抵抗性がなく，ヒトに対する病原性は強くない．

3 *T. nelsoni*

アフリカのイボイノシシ，ライオン，ヒョウなどに寄生．イボイノシシがヒトへの主な感染源である．

4 *T. pseudospiralis*

タイで野生のブタを食べて59名が感染し1名が死亡した．筋肉内の幼虫は被囊化されず，活発に移動するのが特徴である．

5 *T. murrelli*

1985年にフランスで431例の流行があり2例が死亡した．米国コネチカット州から輸入された馬肉による．

Ⅳ 線虫類 ② 成虫が消化管寄生

8. フィリピン毛細線虫
Paracapillaria philippinensis
（旧名 *Capillaria philippinensis*）

ーフィリピン毛細線虫症 paracapillariasis,
　腸毛細虫症 intestinal capillariasisー

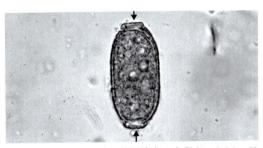

図Ⅳ-2-32　フィリピン毛細線虫の虫卵(Prof. John H. Cross提供)(→：栓)

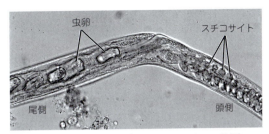

図Ⅳ-2-33　雌成虫拡大図(Prof. John H. Cross提供)

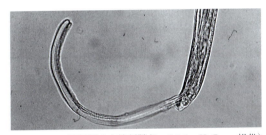

図Ⅳ-2-34　雄尾端の交接刺鞘(Prof. John H. Cross提供)

疫　学

　フィリピンでは，ルソン島北部のイロコス地方で1963年に最初の患者が発見されて以降，1988年までに1,877名の患者が発生し，115名が死亡した．タイでも1973年以降，100例以上の患者が発生している．台湾では2003年までに30症例，日本では1982～1995年に散発的に6症例が報告された．2006年以降は2症例が報告されている．

生活史・形態

　自然界における固有宿主は魚を食する鳥類とされる．ヒトは**淡水魚**を介して**経口感染**する．
　成虫は，主に小腸上部に寄生する．雌は産卵する場合と幼虫を産出する場合があり，前者では両端に栓を持つ虫卵(44～47×20～21 μm)(図Ⅳ-2-32)が糞便中に排出され，外界で幼虫包蔵卵に発育する．これが中間宿主の淡水魚の腸管内に入ると孵化，発育して，3週間以上をかけて感染幼虫となる．ヒトが淡水魚を生食した際に感染幼虫を摂取すると，幼虫は小腸内で成熟し雌は卵や幼虫を産出する．この場合，産出された幼虫は腸管内で発育を続け，感染幼虫さらには成虫に発育することができる．すなわち**自家感染**(p.142参照)が成立し重症化する．
　この寄生虫は，鞭虫や旋毛虫のようにスチコサイトを持ち(図Ⅳ-2-33)，雌成虫は体長2.5～4.3mm，雄成虫は体長2.3～3.2mmで，1本の長い交接刺が滑らかな交接刺鞘(図Ⅳ-2-34)に包まれているのが特徴である．

臨　床

　寄生部の腸管粘膜にはきわめて多数の成虫，幼虫，虫卵がみられ，粘膜の浮腫，充血，小出血などを認めるが，炎症細胞の浸潤が少ないことが特徴といわれる．著明な**下痢**と**吸収不良**が主症状で，低蛋白血症，体液の喪失，電解質のアンバランスをきたす．重症の場合は，低ナトリウム血症，心不全，脳浮腫あるいは肺炎の併発などで死亡する．熱帯性下痢tropical sprueやコレラとの鑑別を要する．
　診断は検便による．さまざまな発育段階の虫体がみられるが，特徴的な栓を両端に持つ虫卵を発見すれば診断が確定する．難治性で，治療はメベンダゾール400mg/日を20～30日間投与する．アルベンダゾール400mg/日，10～20日投与も用いられる．

IV 線虫類　3 成虫が組織寄生

1. バンクロフト糸状虫と
マレー糸状虫
Wuchereria bancrofti
Brugia malayi

ーバンクロフト糸状虫症
　bancroftian filariasis,
　マレー糸状虫症　malayan filariasis,
　リンパ系フィラリア(糸状虫)症
　lymphatic filariasisー

> **Minimum Requirements**
> (1) 形態：リンパ系に寄生する雌成虫の体長はバンクロフト糸状虫で9cm, 雄は4cm. マレー糸状虫はより小型. 卵は子宮内で孵化しミクロフィラリアが産出される(卵胎生).
> (2) 感染：ミクロフィラリアは夜間に末梢血中に出現し, 蚊によって媒介される.
> (3) 症状：高熱の熱発作, 慢性期はリンパ浮腫・象皮病. バンクロフト糸状虫では陰嚢水腫, 乳び尿がみられるがマレー糸状虫症では無し.
> (4) 診断：血液塗抹標本をつくりミクロフィラリアを発見する. 夜間採血が必要.
> (5) 治療：ジエチルカルバマジン.
> (6) 疫学：世界に1億2千万の感染者. WHOによる全世界での制圧計画が進行中.

Key Words
- バンクロフト糸状虫とマレー糸状虫, リンパ系フィラリア症
- ミクロフィラリア
- 夜間周期性
- 媒介蚊
- リンパ浮腫
- 象皮病
- 陰嚢水腫
- 乳糜尿（乳び尿）
- 血液塗抹標本
- ジエチルカルバマジン

疫　学

　バンクロフト糸状虫は世界の熱帯, 亜熱帯地域に広く分布するが, マレー糸状虫は分布が限られ, マレーシア, インドネシア, タイ, フィリピン, ベトナム, インドなどに分布する. 2000年, WHOを中心に世界規模のリンパ系フィラリア症制圧計画が開始された当時, 両種併せて世界に1億2千万人の感染者がおり, 特にインド, アフリカでは, それぞれ4千万人以上が感染しているとされていた. 制圧計画は現在も進行中で, 2018年末のWHO報告によれば2017年までに72流行国のうち21ヵ国で制圧が完了したかあるいは集団治療を終了し制圧の確認作業に入っている. この大計画により世界の感染者数は著しく減少した.

　日本は古くからバンクロフト糸状虫症の流行地で, 慢性症状である象皮病はよく知られていた（図IV-3-1, 2）. かつては北海道を除く日本全土に感染者がおり, 特に九州や沖縄では10〜20％の高いミクロフィラリア陽性率を示す地域が少なくなかった. 1962年より, 国によるフィラリア症対策が進められ, 1980年頃までにミクロフィラリア陽性者はなくなった. しかし, 乳び尿症などの後遺症は最近でも散見される. マレー糸状虫は, 日本ではかつて八丈小島(東京都)にのみ分布していた.

生活史

　バンクロフト糸状虫はヒトが唯一の固有宿主であるが, マレー糸状虫はサルやイヌ, ネコにも感染する. 蚊の吸血に際し感染幼虫が**経皮感染**する（図IV-3-3）.

　バンクロフト糸状虫, マレー糸状虫はともに成虫がリンパ系に寄生しており, **リンパ系フィラリア**

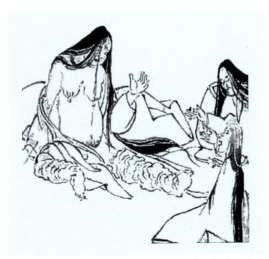

図Ⅳ-3-1 平安時代の象皮病（京都国立博物館蔵；元鹿児島大学 尾辻義人氏提供）

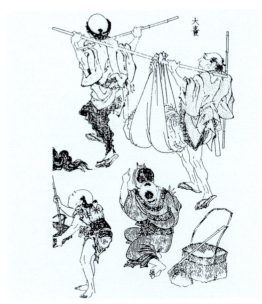

図Ⅳ-3-2 江戸時代の巨大な陰囊象皮病（葛飾北斎筆）

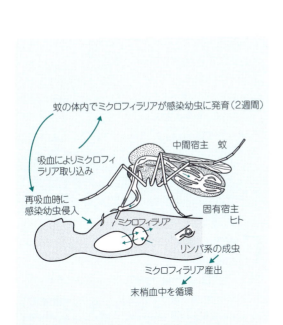

図Ⅳ-3-3 バンクロフト糸状虫の生活史と感染

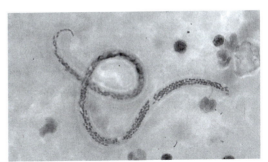

図Ⅳ-3-4 バンクロフト糸状虫ミクロフィラリア
ギムザ染色．体表を覆う鞘は染色されていない．

lymphatic filariaと総称されている．雌は**ミクロフィラリア**（フィラリア仔虫）microfilariaを産出する．ミクロフィラリアは胸管などを経て血液中に入り，昼間は肺に集積していて，夜間になると末梢血中にあらわれる．これをミクロフィラリアの**夜間周期性**nocturnal periodicityと呼び，媒介蚊の吸血時間とおおむね一致する．

　ミクロフィラリアは媒介蚊の吸血時に吸い込まれ，蚊の胸筋内に移行して2回の脱皮を行い，約2週間をかけて感染幼虫（第3期幼虫）となる．感染幼虫は蚊の吸血に際し，一旦ヒトの皮膚上に落下し，吸血終了後に皮膚に残された蚊の刺し口を利用して侵入する．その後リンパ系に移行し2回の脱皮を経て成虫となる．この間，マレー糸状虫では3ヵ月程度，バンクロフト糸状虫では1年程度を要する．成虫の平均的な寿命は4～5年といわれている．バンクロフト糸状虫の媒介にはさまざまな種類のイエカ属*Culex*，ハマダラカ属*Anopheles*，ヤブカ属*Aedes*の蚊が関与する．日本ではアカイエカが主な媒介蚊であった．マレー糸状虫の媒介は，ヌマカ属*Man-*

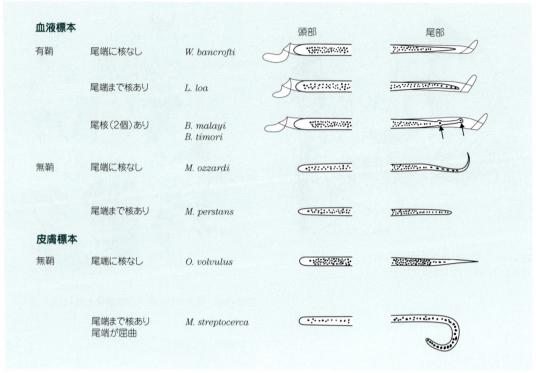

図Ⅳ-3-5 ヒト寄生ミクロフィラリアの形態比較

sonia，ハマダラカ属，ヤブカ属の蚊による．

形　態

バンクロフト糸状虫成虫の雌は体長80〜100mm，体幅0.24〜0.3mm白色糸状で，陰門は頭部にかなり近い部位に位置する．雄成虫は小さく，体長40〜45mm，体幅0.1mmで尾部が腹側に巻いている．交接刺は大小2本見られる．ミクロフィラリアは未熟な幼虫で薄い透明な膜（鞘sheath）に包まれており，体長260μm，体幅8μmである（図Ⅳ-3-4）．鞘は卵膜の残存物で，その有無（**有鞘**あるいは**無鞘**という）はミクロフィラリアの種の鑑別に重要である．マレー糸状虫はバンクロフト糸状虫より小さく，雌成虫の体長60mm，雄は25mmである．ミクロフィラリアは有鞘で体長220μmである．その尾端には2個の尾核terminal and subterminal nucleiがあり種の同定に役立つ．図Ⅳ-3-5にヒトに寄生する各種糸状虫のミクロフィラリアを示す．

なおバンクロフトおよびマレー糸状虫にはWolbachiaというリケッチアが共生しており，このリケッチアなしに糸状虫は生存できない．

病理・症状

成虫は血管内皮細胞増殖因子（VEGF）を分泌し，リンパ管の増殖・拡張を引き起こす．このためリンパ流の循環障害が生じてリンパ浮腫が発生し，これが基本的な病態となる．これに細菌の二次感染が加わると，リンパ系フィラリア症に特徴ある諸症状が出現する．

1 急性症状

悪寒戦慄を伴う**熱発作**filarial feverが最も頻度の高い症状である．このときリンパ管炎，リンパ節炎を伴うのが特徴である．かつて日本では，この熱発作を「くさふるい」などと呼んでいた．熱発作には二種類がある．頻度が高いのはリンパ浮腫に細菌感

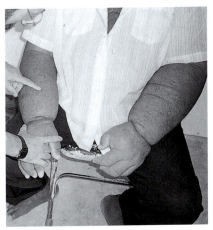 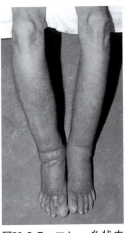 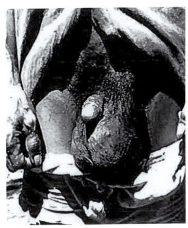

図Ⅳ-3-6　バンクロフト糸状虫による象皮病（両上肢）（カラー図譜 137A）

図Ⅳ-3-7　マレー糸状虫による象皮病（カラー図譜 137B）

図Ⅳ-3-8　陰嚢水腫
（元長崎大学熱帯医学研究所　重野鎮義氏提供）

染が起きて生ずる蜂窩織炎で，患部の皮膚は発赤を伴い患者は高熱に苦しむ．流行地では素足の生活も多く，細菌性の熱発作は頻繁に繰り返されることが多い．これに対し成虫がリンパ管内で死亡・崩壊した場合は，成虫由来の発熱物質による発熱がみられる．この場合は成虫の寄生部位より末梢（手足方向）に向かう赤い線状のリンパ管炎が進行する（通常のリンパ流と逆方向なので逆行性リンパ管炎 retrograde lymphangitis という）．

なおバンクロフト糸状虫は鼠径部周辺のリンパ系に寄生することが多く，熱発作時に精索炎や睾丸炎が見られることがある．これに対して，マレー糸状虫は主として四肢のリンパ系に寄生するため泌尿器系の症状はみられない．

2 慢性症状

リンパ液の灌流障害により主として上肢や下肢を中心に**リンパ浮腫** lymphedema が出現するが，細菌感染による繰り返しの熱発作により浮腫は次第に進行・肥大化し不可逆的なものとなる．さらに表皮の増殖・肥厚，血管，リンパ管，結合組織の増殖が進行し，皮膚は硬化して**象皮病** elephantiasis（図Ⅳ-3-6）に発展することがある．一般に，バンクロフト糸状虫による象皮病は足から大腿部までを侵すが（図Ⅳ-3-1），マレー糸状虫の場合は膝から下に限局する（図Ⅳ-3-7）．

バンクロフト糸状虫症に特徴的な慢性症状として**乳び尿** chyluria と男性の**陰嚢水腫** hydrocele がある．前者はうっ滞したリンパ管が尿路系と交通を持ったために発生したもので，尿は白く特に脂肪の多い食事の後には牛乳様となる．血液が混じるとピンク色となり乳び血尿 hematochyluria といわれる．これを放置すると赤血球が分離・沈殿する．乳び尿患者ではフィブリンが膀胱内でゼリー状に固まり，尿道を塞いで排尿障害を起こすことがある．陰嚢水腫とはうっ滞したリンパ液がリンパ管から漏れ出て精巣鞘膜腔に貯留したもので，外見上は大きな陰嚢が垂れ下がる（図Ⅳ-3-8）．まれに陰嚢の皮膚が硬化し象皮病に発展することがある（図Ⅳ-3-2）．なお，乳び尿と陰嚢水腫はマレー糸状虫症ではみられない．

3 熱帯性肺好酸球増加症
tropical pulmonary eosinophilia

ミクロフィラリアに対する過敏反応と考えられているまれな症状である．咳，胸痛，喘息などの呼吸器症状が持続する．著明な好酸球増加，IgE の上昇があり，X 線検査では肺浸潤像がみられる．末梢血中にミクロフィラリアは発見されない．喘息などの呼吸器疾患，肺を移行する別種の寄生虫によるレフレル症候群などと鑑別を要するが，フィラリア治療薬ジエチルカルバマジンによってすみやかに改善す

るのを特徴とする．

診　断

　一般に末梢血中にミクロフィラリアを発見し種類の同定をする．ミクロフィラリアの出現には夜間周期性があるので，午後10時〜午前2時くらいに耳朶あるいは指尖より採血し，厚層塗抹標本を作製して検査する（ただし，フィジー，サモアなどには午後4時頃にミクロフィラリア出現のピークがある亜型のバンクロフト糸状虫がいる）．ミクロフィラリア数が少ないときには感度を高めるために静脈血1〜数mLを用いる膜濾過法やKnott法を利用する．バンクロフト糸状虫に関しては，その抗原を検出する血清診断キット（免疫クロマトグラフィー）が市販されており，WHOの世界的な制圧計画で用いられている(p.233参照)．

治　療

　ジエチルカルバマジン6mg/kg/日を12日間投与するが，副作用を考慮したさまざまな処方がある．マレー糸状虫はバンクロフト糸状虫と比べて副作用の出現が多く，程度も強いので3mg/kgとすることもある．ステロイド薬の使用により副作用を軽減できる．ジエチルカルバマジンは強い抗ミクロフィラリア作用を持つが，抗成虫作用はそれほど強くない．このため抗成虫薬として，抗 Wolbachia 効果があるドキシサイクリン（ビブラマイシン®）が用いられる．陰嚢水腫，陰嚢の象皮病は外科的に治療される．リンパ浮腫や四肢の象皮病は，細菌・真菌の感染防止と体位調整（睡眠時に患肢を高く保持するなど）やマッサージ，患肢の圧迫，運動などによるリンパ液の灌流促進によって改善する．乳び尿は安静，低脂肪食で改善するが再発も多い．リンパ浮腫や乳び尿に対してリンパ管静脈吻合術などの手術も行われる．

チモール糸状虫 *Brugia timori*

　成虫がリンパ系に寄生するリンパ系フィラリアの1つ．東チモール，インドネシアのチモール島，フローレス島など限られた地域に分布し，ハマダラカ属の蚊によって媒介される．フィラリアの形態，生活史，臨床ともに *Brugia* 属のマレー糸状虫に類似する．

【MEMO】　世界規模のリンパ系フィラリア症（LF）制圧計画

　2000年，WHOは世界のLF制圧を目指しGlobal Programme to Eliminate Lymphatic Filariasis（GPELF）を開始した．

　治療薬ジエチルカルバマジン（DEC），イベルメクチン（IVM），アルベンダゾール（ALB）が，DEC＋ALB（主にアジア）あるいはIVM＋ALB（主にアフリカ）の組み合わせで併用され，原則的に両治療ともに年に1回投与され5回繰り返される．大きな治療効果が得られ，安全性もきわめて高いので流行地住民を感染の有無にかかわらず全員治療する集団治療mass drug administration（MDA）が実施されている．

　世界的制圧にどれだけの薬が必要となるのか？以前より世界のLF感染者数は1億2千万人と推定されており，集団治療の対象者は13億人といわれていた．2017年のデータではMDAが必要な人口は8億9千万人，このうち4億6千5百万人が治療された．用いられた治療薬はすべて製薬業界の寄付である．IVMは米国メルク社，DECは日本のエーザイ，ALBはグラクソ・スミスクライン社が無償供与している．

　流行地は人里離れ医療体制の不備な地方に多いが，一体誰が治療するのか？薬剤配布には世界中で膨大な数のボランティアが参加している．アフリカの遠隔地では各部落で選ばれた代表が町で薬剤を受け取って村民に配布する体制が確立している．このように世界中の協力により地球規模の集団治療が支えられているのである．

（木村英作）

Ⅳ 線虫類　③ 成虫が組織寄生

2. 回旋糸状虫（オンコセルカ）
Onchocerca volvulus

ーオンコセルカ症（回旋糸状虫症）
onchocerciasisー

Key Words
- オンコセルカ
- 無鞘のミクロフィラリア
- ブユ
- 河川盲目症
- オンコセルカ腫瘤（皮下結節）
- 皮膚瘙痒症
- 検皮法（スキンスニップ法）
- イベルメクチン

Minimum Requirements

(1) 形態：雌成虫の体長は40cm．雄はわずか3cm．皮下にオンコセルカ腫瘤をつくって寄生．ミクロフィラリア（皮下を移動）は無鞘．
(2) 感染：媒介昆虫のブユが発生する比較的大きな河川の周辺で流行する．
(3) 症状：皮膚症状（オンコセルカ腫瘤，皮膚瘙痒症，皮膚の肥厚や萎縮，色素沈着，脱色素斑）．ミクロフィラリアが目に侵入して，角膜炎，虹彩毛様体炎，網膜炎，河川盲目症（失明）．
(4) 診断：検皮法によりミクロフィラリアを発見する．皮下腫瘤の中に成虫を発見する．
(5) 治療：イベルメクチン．
(6) 疫学：主にアフリカ中・西部に分布．大規模なオンコセルカ症対策が行われている．

疫　学

　主としてサハラ砂漠以南のアフリカ30ヵ国に分布する．世界の感染者数は約2,500万人で，本症による視力障害者は80万人，失明者は30万人に達する（CDC，2013）．患者は媒介昆虫（ブユ）の発生場所である川に沿って発生する．西アフリカでは，1974年以来WHOなどの国際機関を中心にオンコセルカ症対策プログラムOnchocerciasis Control Programme（OCP）が実施され大きな成功をおさめた（2002年終了）．一方1995年以降，対策はさらに拡大され，イベルメクチンによる集団治療を基本とするプログラムAfrican Programme for Onchocerciasis Control（APOC）が2015年まで実施された（WHOによる対策は形を変えて現在も続いている）．

　中南米にも流行地が存在するが，2017年までに13流行地中11において制圧が完了している．

生活史・形態

　ヒトが固有宿主である．媒介昆虫のブユblack fly（*Simulium*属）によって感染幼虫が経皮感染する．

　成虫は皮下に寄生しており，コイル状に巻いて皮下結節をつくる．雌成虫は体長410mm，体幅0.35mmと長く細い．雄成虫は，体長30mm，体幅0.16mmほどで小さい．雌が産出するミクロフィラリア（図Ⅳ-3-9）は無鞘で体長290μm，体幅7μm，産出後に結節を出て全身の皮膚に分布する．なお本糸状虫には*Wolbachia*（リケッチア）が寄生している．

　ブユが吸血時に皮下に寄生するミクロフィラリアを取り込むと，10日ほどで感染幼虫となる．感染幼虫はブユが再吸血するときに経皮感染し，約3ヵ月〜1年程度で成虫となる．成虫は10年以上の寿命がある．媒介ブユはアフリカでは*Simulium damnosum*群や*S. neavei*群など，中南米では*S. ochraceum*群，*S. metallicum*群，*S. guianense*群などである．

病理・症状

　成虫が形成する**皮下結節**は，総じて**オンコセルカ腫瘤**onchocercoma, onchocercal noduleと呼ばれ，1cm以下〜鶏卵大である．腫瘤は，厚い結合組織に包まれ，中にはさまざまな数の成虫を含む（図Ⅳ-3-10）．腫瘤は頭部，肩甲部，胸部，腸骨稜部，股関節部などに多くみられるが，アフリカではほとんどが頭部以外から発見されるのに対して，中南米では特に頭部に多い．成虫自体による病害は少ない．

　オンコセルカ症で特に重要なのは**河川盲目症**river blindnessである．ミクロフィラリアが目に侵入するとさまざまな程度の角膜炎，虹彩毛様体炎，網膜炎，視神経萎縮などを起こし重症のときには失明する．脳に侵入し癲癇を起こす例も報告されている．

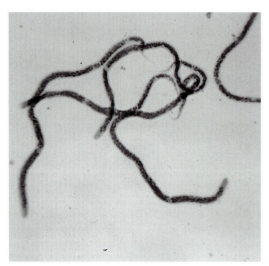

図Ⅳ-3-9　オンコセルカのミクロフィラリア

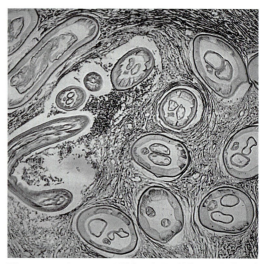

図Ⅳ-3-10　オンコセルカ腫瘤の病理切片（カラー図譜138）
多数の成虫断面がみられる．

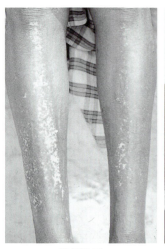 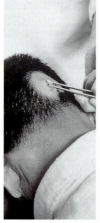

　　　　図Ⅳ-3-11　　　　　　　図Ⅳ-3-12

図Ⅳ-3-11　leopard skin（カラー図譜139）（元島根大学塩飽邦憲氏提供）
図Ⅳ-3-12　オンコセルカ腫瘤の摘出手術

　ミクロフィラリアによる皮膚炎は，強い**皮膚瘙痒症**を引き起こし患者を悩ます．慢性化すると皮膚の肥厚や萎縮，色素沈着や脱色素斑などさまざまな皮膚症状が出現する．アフリカでは脱色素斑のためにヒョウの斑紋のようになった皮膚をleopard skinとよぶ（図Ⅳ-3-11）．また，鼠径部の皮膚が弛んで垂れ下がることがあり，これをhanging groinという．
　妊婦ではミクロフィラリアが胎児にも侵入することが知られているが，オンコセルカ感染が流産を増加させる可能性も指摘されている．

診　断

　検皮法（skin snip法）により皮膚からミクロフィラリアを検出する．針先で皮膚をテント状に持ち上げ，出血しないように剃刀で皮膚小片を切りとるか，眼科用のコルネオスクレラル・パンチを用いて皮膚片を得る．皮膚片を生理食塩水に数時間浸すとミクロフィラリアが遊出する．皮膚片はアフリカでは殿部より，中南米では肩から採取される．細隙灯顕微鏡slit-lamp microscopeを用いると，前眼房内のミクロフィラリアを発見できる．さまざまな免疫診断法，遺伝子診断法がある．

治療・予防

　流行地ではイベルメクチン150μg/kgを原則年1回投与する集団治療が実施されているが，旅行者などの個別の治療では数ヵ月おき（3，4，6ヵ月目など）に繰り返す．本薬は抗成虫効果が弱いので殺Wolbachia作用のあるドキシサイクリンが用いられることがある．ジエチルカルバマジンは副作用が強く用いられない．かつてメキシコやガテマラでは，オンコセルカ腫瘤の摘出が治療として行われていた．腫瘤の摘出は体内のミクロフィラリア数を減少させ，眼症状の発生を抑えるという（図Ⅳ-3-12）．旅行者，流行地の長期滞在者では忌避剤（虫よけ）の使用も有効である．

Ⅳ 線虫類 ③ 成虫が組織寄生

3. ロア糸状虫とマンソネラ属糸状虫
Loa loa
Mansonella spp.

－ロア糸状虫症 loiasis,
　マンソネラ症 mansonelliasis－

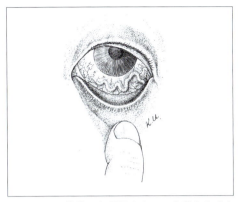

図Ⅳ-3-13　結膜下を通過するロア糸状虫の成虫
（順天堂大学　内田桂吉氏作図）

以下4種類の糸状虫はアフリカや中南米に分布し，輸入感染症としてまれに遭遇する．ミクロフィラリアの形態はp.154，図Ⅳ-3-5を参照．

1 ロア糸状虫 *Loa loa*

西アフリカおよび中央アフリカの森林地帯に分布し，昼間吸血性を示す*Chrysops*属の**キンメアブ**によって媒介される．成虫は皮下に寄生し，雌成虫の体長は60mm，体幅は0.5mmで，雄成虫ではそれぞれ32mm，0.35mmである．成虫は皮下を移行してfugitive swellingあるいは**カラバル腫脹**Calabar swellingと呼ばれる一過性の皮膚腫脹を起こす．成虫が眼を通過するときには，体長3～6cmの白い線虫が結膜下を移動するのが認められる（図Ⅳ-3-13）．このためロア糸状虫は**eye worm**と呼ばれる．診断には移動中の成虫を外科的に摘出するか，末梢血中にミクロフィラリアを発見して種を同定する．ミクロフィラリアは**有鞘**で体長275μm，**昼間周期性**diurnal periodicityを示す（図Ⅳ-3-14）．治療にはジエチルカルバマジン，イベルメクチンあるいはアルベンダゾールが用いられるが，ミクロフィラリア数が多い場合には死亡を含む重篤な副作用が出ることがあるので注意を要する．

2 常在糸状虫 *Mansonella perstans*

アフリカ，中南米に分布し*Culicoides*属のヌカカによって媒介される．成虫は腹腔や胸腔に寄生する．雌体長75mm，体幅0.13mm，雄体長45mm，体幅0.07mmである．ミクロフィラリアは無鞘で，体長195μm，末梢血中に出現するが周期性は示さない．ほとんどは無症状であるがカラバール腫脹に類似の一過性の皮膚腫脹，好酸球増加などが報告さ

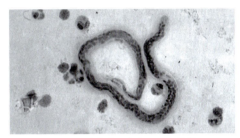

図Ⅳ-3-14　ロア糸状虫のミクロフィラリア

れている．成虫が目に侵入することもあるという．治療法は確立されていないがジエチルカルバマジンとメベンダゾールの長期併用投与などがある．

3 *Mansonella streptocerca*

中央および西アフリカに分布し*Culicoides*属のヌカカが媒介する．成虫は皮膚に寄生し，雌体長27mm，雄体長17mmで，ミクロフィラリア（体長210μm，無鞘）も皮膚に寄生している．症状として皮膚の痒みや脱色素斑，丘疹などがある．診断はskin snip法にてミクロフィラリアを発見する．治療にはイベルメクチンが使用される．

4 オザード糸状虫 *Mansonella ozzardi*

中南米に分布し，*Culicoides*属のヌカカや*Simulium*属のブユが媒介する．成虫はヒトの腹腔に寄生し，雌体長70mm，雄体長40mmほど．病害はほとんどない．血液中あるいは皮膚に無鞘のミクロフィラリア（体長200μm）がみられる．イベルメクチンを用いて治療する．

Ⅳ 線虫類　③ 成虫が組織寄生

4. 東洋眼虫
Thelazia callipaeda

―東洋眼虫症（テラジア症）thelaziasis―

疫　学

広くアジアに分布し，イヌ，ネコ，ウサギ，サルの結膜囊に寄生しているが，ヒトの感染も少なくない．九州を中心に西日本に多い．日本の人体症例は，2002年で101例に達した．その後（2003～2017年）の報告数は30例ほどある．

生活史・形態

結膜囊内に寄生する雌成虫は体長15mm，体幅0.6mm，雄成虫ではそれぞれ11mm，0.5mmである．雄の尾部は腹側に巻いている（図Ⅳ-3-15）．虫卵は子宮内で発育・孵化し，第1期幼虫として産出される．このとき卵膜は薄く伸展して鞘となり幼虫を包んでいる．鞘が広がるとパラシュート形となる．メマトイ（ショウジョウバエ科，2～3mmの小さなハエ）が涙や眼脂を舐めて幼虫を取り込むと，消化管内で脱鞘し，その後2回の脱皮をして感染幼虫（第3期幼虫）となる．メマトイが再び固有宿主の涙を舐めるときに，感染幼虫はメマトイの口器より脱出して結膜上に移り，約1ヵ月をかけ2回の脱皮を経て成虫となる（図Ⅳ-3-16）．

臨　床

ヒトに寄生すると結膜炎を起こす．異物感があり，結膜充血，流涙，眼瞼腫脹などがみられる．ときには角膜の混濁や潰瘍を起こし失明に至ることもある．治療としては，オキシブプロカイン塩酸塩点眼液で麻酔し摘出する．

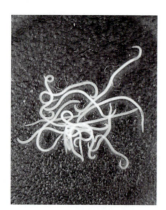

図Ⅳ-3-15　東洋眼虫の成虫

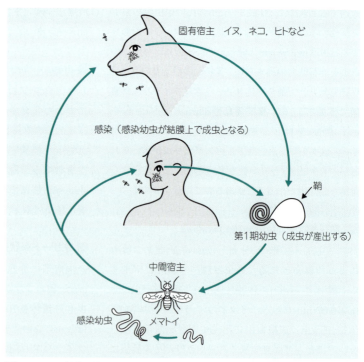

図Ⅳ-3-16　東洋眼虫の生活史と感染

Ⅳ 線虫類　③ 成虫が組織寄生

5. 肝毛細線虫
Calodium hepaticum

— 肝毛細虫線症 hepatic calodiasis —

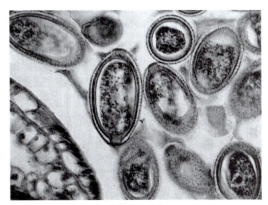

図Ⅳ-3-17　ラット肝実質内の虫卵
（元神戸大学　宇賀昭二氏提供）

疫　学

本来の固有宿主はラットなどの齧歯類であるが，イヌ，ネコ，サル，ブタなど140種を超える哺乳類に寄生するという．全世界に分布し，2008年までに72例の確実なヒト寄生例が報告されており，その半数以上が8歳未満の小児である．また死後の剖検で診断された症例が38例も含まれており，そのほとんどは1973年以前の症例である．当時は早期診断が困難であったと思われる．日本では，これまで5例の症例報告がある．

生活史・形態

鞭虫に近縁の種類であるが，虫体の後部は鞭虫のように太くならない．雌成虫は，体長53～78 mm，体幅0.1～0.2 mmで細い．雄成虫は雌の約1/2のサイズである．成虫はネズミなどの肝臓実質に寄生し産卵するが，卵はそこにトラップされ糞便中には出ない（図Ⅳ-3-17）．虫卵は51～67×30～35 μmで両極に栓を持っている．感染ネズミが死亡・腐食した場合，あるいは他のネズミなどに捕食されると肝臓が消化されて虫卵は宿主体外に出ることができる（図Ⅳ-3-18）．虫卵は外界に出てはじめて発育を開始し，約1ヵ月で幼虫包蔵卵となって感染性を持つに至る．これがネズミに経口的に摂取されると十二指腸で孵化し，幼虫は腸粘膜に侵入して門脈に入り肝実質に至る．感染後，約1ヵ月で成虫となる．ヒトは偶然に幼虫包蔵卵を飲み込んで感染する．

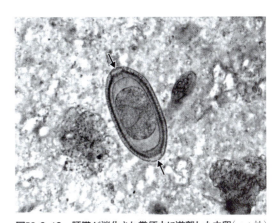

図Ⅳ-3-18　肝臓が消化され糞便中に遊離した虫卵（→：栓）
（元神戸大学　宇賀昭二氏提供）

臨　床

肝実質中に産み出された虫卵により，肝細胞の炎症・壊死，線維化が起きる．持続的な発熱，肝腫大，肝機能障害，好酸球増加が特徴的な症状である．多数感染では死亡することがある．診断は画像検査で肝臓に腫瘤や囊胞が発見された後，肝生検により確定されることが多い．肝炎，肝内の腫瘍，肝膿瘍，肝寄生の吸虫症，内臓幼虫移行症などとの鑑別が必要となる．治療にはメベンダゾールが用いられる．アルベンダゾールも有効である．

なお肝臓の生食により虫卵が経口摂取されると虫卵はそのまま糞便中に排出され，検便で肝毛細虫卵が発見されることがある（感染ではない）．

IV 線虫類　3 成虫が組織寄生

6. メジナ虫
Dracunculus medinensis

―メジナ虫症
dracunculiasis, dracontiasis―

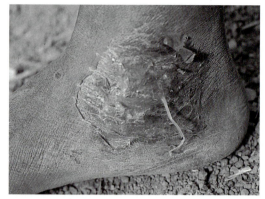

図IV-3-19　傷口より這い出すメジナ虫の雌成虫（カラー図譜140）（元在ナイジェリア日本大使館　鈴木俊夫氏提供）

疫　学

ギニア湾岸からスーダンにかけての赤道アフリカを中心に分布する．1986年のWHO総会でメジナ虫症の撲滅が決議され，世界的に患者数は激減した．1986年には20ヵ国で感染者数360万人と推定されていたが，2005年には9ヵ国，1万人まで減少した．2016年に報告された感染者数は4流行国（チャド，南スーダン，エチオピア，マリ）からわずか25人のみである．撲滅宣言が出される日が間近い．なお日本にも2例の症例報告がある．

生活史・形態

ヒトが主な固有宿主で，感染幼虫が寄生している**ケンミジンコを経口摂取**することによって感染する．
成熟雌成虫は，体長500〜1,200mm，体幅0.9〜1.7mmと非常に長い寄生虫である．これに対し雄は体長12〜29mm，体幅0.4mmしかない．成熟雌成虫は下肢などの皮下に寄生する．成虫はその頭部付近の皮膚に炎症を起こし，発疹，水疱，潰瘍が形成されていく．水汲みなどに際して患部が水に浸ると雌虫体の先端部が破れ，子宮がはみ出して数千から数十万の第1期幼虫（500〜750μm）を放出する．傷口からは雌成虫もゆっくり這い出し，寿命を終える（図IV-3-19）．幼虫は*Cyclops*属のケンミジンコに食べられ，2〜3週間をかけて2回の脱皮を行い第3期幼虫（感染幼虫）となる．ヒトが水を飲んで感染ケンミジンコを摂取すると，遊離した感染幼虫は腸管を貫通して皮下組織の深部や後腹膜の結合組織などに至り約3ヵ月で成虫となり交尾する．交尾後に雄は死ぬが雌は成長を続け，感染後10〜12ヵ月で幼虫を子宮に満たし下肢などの皮下に移動する．

臨床・病理

雌成虫が皮下に移動する頃に，瘙痒感，吐き気，喘息様の症状が出ることがある．その後，成虫の頭部付近に丘疹ができ，2〜7cmの硬結と次第に疼痛を伴う水疱が形成され，さらに潰瘍となる．雌成虫はここから体外に排出されるが，完全排出までには数週間を要し，この間激痛を伴う．排出しきれず体内で死んだ成虫は吸収されるか，石灰化されてX線検査で見つかることがある．傷口からは細菌の二次感染が起こり，特に破傷風の原因として重要である．虫の移動部位により，関節や腱に慢性的な障害を残すこともある．

診断・治療・予防

成虫が這い出してから感染に気づかれることが多い．良い治療法がなく，虫体をちぎらないよう少しずつ巻きとる方法が用いられるが，痛みが強く全虫体を摘出するには数日から数週間を要する．鎮痛にはアスピリンやイブプロフェンなど，二次感染には抗菌薬を用いる．
予防は感染したケンミジンコを経口摂取しないこと．ケンミジンコは比較的大きいので，簡単な濾過装置（0.15mmのナイロンメッシュなど）があれば簡単に取り除くことができる．これは撲滅計画が順調に進行している理由の1つである．

IV 線虫類　4 幼虫が組織寄生

1. イヌ回虫
Toxocara canis

— イヌ回虫症 toxocariasis canis —

Key Words
- イヌ回虫
- 幼虫移行症
- 内臓トキソカラ症
- 眼トキソカラ症
- 脳神経系トキソカラ症
- 砂場
- 待機宿主

> **Minimum Requirements**
> (1) 形態：幼犬に寄生する雌成虫は5〜18cm．ヒトの体内を移行する幼虫は約0.4mm．
> (2) 感染：幼犬糞便中の幼虫包蔵卵を経口摂取して感染する．特に幼小児の場合，便で汚染された公園の砂場が危険．待機宿主（ウシ，トリ）の生食でも感染する．
> (3) 症状：幼虫の移行により眼トキソカラ症，内臓トキソカラ症，脳神経系トキソカラ症を起こす．
> (4) 診断：免疫診断が有用．

疫学

全世界に広く分布する．ヒト感染例は1981年までに約1,900例とする報告があるが，米国CDCによれば1988〜1994年の*Toxocara*血清抗体陽性率（イヌ回虫とネコ回虫を区別しない）は全国平均で13.9％に達し，米国内には膨大な数の感染者がいると予想された．特に貧困層のアフリカ系アメリカ人では感染者数280万人と推定された．インドネシア，ブラジルの陽性率は約40％に達しており，世界的にも多くの感染が見逃されている可能性がある．

日本では1993年までに，イヌ回虫症76例が診断され，さらに免疫診断によって感染が疑われた例は100例以上に及んだ．また2001〜2015年には，宮崎大学により約800名のトキソカラ抗体陽性者が報告された．症例報告としては2015〜2017年に17例ほどある．児童の感染は，イヌの糞便に汚染された公園の砂場が主な感染源とされている．国内では大人の感染率が高く，待機宿主のレバーなどの生食によることが多い．

生活史

固有宿主は，イヌ，コヨーテ，オオカミ，ジャッカル，ハイエナ，キツネなど．ヒトへの感染は幼虫包蔵卵の経口摂取，待機宿主（トリ，ウシ，ブタ，ヒツジなど）に寄生する感染幼虫の経口摂取による（図IV-4-1）．

生後数ヵ月までの**幼犬**が固有宿主である．感染経路は母犬に寄生する幼虫（第3期）の**経胎盤感染**，授乳時にミルクを介した幼虫の感染，外界の幼虫包蔵卵を摂取しての感染がある．イヌ回虫は幼犬の中では3〜4週で成虫まで発育し，腸に寄生して産卵する．糞便中に出た虫卵は3〜4週で幼虫包蔵卵となる．一方，成犬（生後1年以上）が幼虫包蔵卵を摂取すると孵化した幼虫は成虫まで発育せず，肝，肺，脳，筋に移行し第3期幼虫のままでとどまる．妊娠犬では，これらの幼虫が活性化されて移動し胎仔へ経胎盤感染する．

ヒトが幼虫包蔵卵を摂取すると，卵は腸で孵化し，特に多数の幼虫が感染した場合は肝，心，肺，脳などに移行する可能性が高くなる．多くの幼虫はそこで死ぬが，時に強い炎症反応を惹起する．また，一部の幼虫（第3期）は被嚢化されて感染性を持ったまま10年間も生存するという．トリやウシなどが幼虫包蔵卵を摂食しても同様に幼虫の被嚢化が起こり，待機宿主としてヒトへの感染源となりうる．

形態

雌雄ともに回虫に類似するが（図IV-4-2），頭部の左右側に1対の頸翼cervical alaeを持つのが特徴である．イヌ回虫の頸翼はネコ回虫と比べて幅が一様に狭く（0.2mm），長い（2〜4mm）（図IV-4-3）．雌

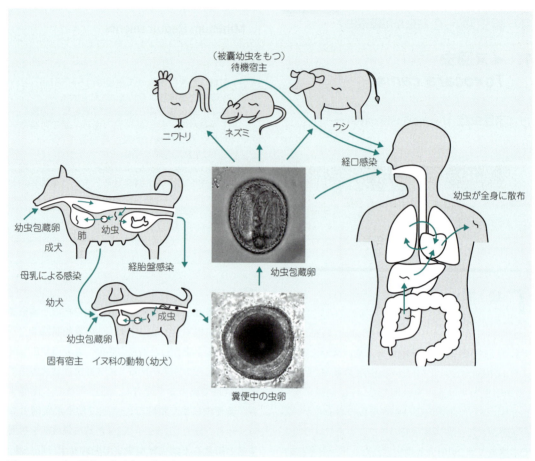

図Ⅳ-4-1　イヌ回虫の生活史・感染（虫卵写真：元神戸大学　宇賀昭二氏提供）

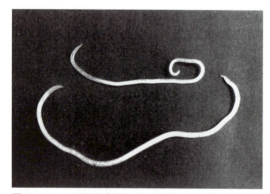

図Ⅳ-4-2　イヌ回虫成虫（元神戸大学　宇賀昭二氏提供）

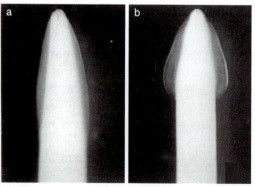

図Ⅳ-4-3　イヌ回虫（a），ネコ回虫（b）の頭部（カラー図譜142）（元神戸大学　宇賀昭二氏提供）

成虫の体長は5〜18cm，雄成虫のそれは4〜10cm，虫卵（図Ⅳ-4-1）の大きさは80×70μmである．

臨床・病理

感染者のほとんどは無症状，軽症あるいは非特異的な症状を呈し，診断されずに放置されている可能

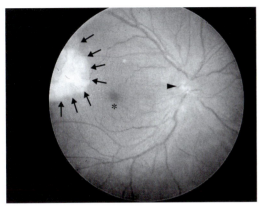

図Ⅳ-4-4 眼トキソカラ症（カラー図譜141）
黄斑（*）の左上にシスト様の盛り上がり（→）がみられ，視神経乳頭（▶）は浮腫のため境界不鮮明である．また黄斑周辺には網膜の索引（シワ）が観察された．（愛知医科大学眼科提供）

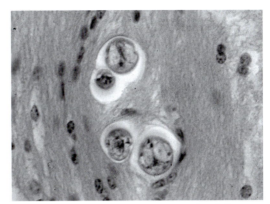

図Ⅳ-4-5 マウスの脳に侵入したイヌ回虫の幼虫

性がある．**異味症**もしばしば報告される．体内移行をする幼虫を中心とする好酸球性の肉芽腫や膿瘍など強い反応が起きるとさまざまな**幼虫移行症**が発生する．ここでは症状（寄生部位）の差により3病型に分けて説明する．

1 内臓トキソカラ症

多数の幼虫の体内散布により，肝腫大や好酸球増加が多くの症例にみられる．発熱，咳・喘息などの呼吸器症状，まれに幼虫の心移行による心症状も起きる．X線検査で肺浸潤影，血液検査で白血球（特に好酸球）の増加，肝機能障害などがみられる．日本では1993年までに21例の報告がある．

2 眼トキソカラ症

幼虫が眼に侵入するもので小児に多い．通常片眼性で視力低下などの視力障害，斜視，白色瞳孔などがみられる．原因不明のブドウ膜炎や網膜脈絡膜炎の患者には，イヌ回虫に対する抗体陽性者が多いといわれる．日本では1993年までに55例の報告がある（図Ⅳ-4-4）．この病型では幼虫移行症に特徴的な好酸球増加がみられないことが多いという．眼房水中の抗体価上昇がみられる．

3 脳神経系トキソカラ症

幼虫の中枢神経系侵入（図Ⅳ-4-5）により発症し，脳炎，髄膜炎，脊髄炎などによる諸症状（癲癇，意識障害，痙攣，麻痺など）が出現する．1985～2014年に世界で86例（日本3例）が報告されている．髄液中の抗体価上昇や好酸球増加がみられる．この病型はしばしば内臓トキソカラ症として扱われる．

診断

イヌが関与する生活歴，トリや牛レバーなどの生食歴が参考になる．診断には抗体検査が有用で，イヌ回虫の生きた感染幼虫の分泌・排泄物を抗原として用いると診断精度が高くなる．鑑別すべきものとしては他の寄生虫によるレフレル症候群や幼虫移行症，網膜芽腫その他の眼疾患（トキソプラズマ症など）がある．なお北米では，1950年代に網膜芽腫などの診断で眼球摘出された小児46名中，24名に幼線虫が発見され，その一部がイヌ回虫の幼虫であったという報告がある．多彩な症状があるので本症を疑わず免疫検査などが行われない場合には見逃しや誤診の可能性がある．

なお，後述のネコ回虫症でも同様の症状がみられるが，イヌ回虫感染との区別は虫体が採取できた場合のみ可能である．抗体検査では両種を区別できない．抗体陽性の患者は種を区別せず単にトキソカラ症と診断せざるをえない．

治療

アルベンダゾール10～15mg/kg/日を2～3分服

表Ⅳ-4-1　主な人獣共通線虫・鉤頭虫感染症

種　名	保虫宿主・終宿主	中間宿主（待機宿主）
ブタ回虫 Ascaris suum	ブタ・イノシシ	（ウシ・ニワトリ）
イヌ回虫 Toxocara canis	イヌ・キツネ	（ウシ・ブタ・ニワトリ）
アライグマ回虫 Baylisascaris procyonis	アライグマ	
アニサキス類 Anisakis spp.	クジラ・イルカ・アザラシ	オキアミ（海産魚）
蟯虫 Enterobius vermicularis	サル	
セイロン鉤虫 Ancylostoma ceylanicum	イヌ・ネコ	
ブラジル鉤虫 Ancylostoma braziliense	イヌ・ネコ	
イヌ鉤虫 Ancylostoma caninum	イヌ・キツネ	
東洋毛様線虫 Trichostrongylus orientalis	サル・ウサギ・ヒツジ	
広東住血線虫 Angiostrongylus cantonensis	ネズミ	カタツムリ・ナメクジ（カニ・カエル）
糞線虫 Strongyloides stercoralis	イヌ・サル・ネコ	
有棘顎口虫 Gnathostoma spinigerum	イヌ・ネコ・トラ	ケンミジンコ（雷魚など淡水魚・カエル・ヘビ）
ドロレス顎口虫 Gnathostoma doloresi	イノシシ・ブタ	同上
日本顎口虫 Gnathostoma nipponicum	イタチ	ケンミジンコ（淡水魚）
剛棘顎口虫 Gnathostoma hispidum	ブタ・イノシシ	ケンミジンコ（ドジョウ）
東洋眼虫 Thelazia callipaeda	イヌ・ネコ・ウサギ・サル	メマトイ
マレー糸状虫 Brugia malayi	サル・イヌ・ネコ	蚊
ロア糸状虫 Loa loa	カバ	キンメアブ
イヌ糸状虫 Dirofilaria immitis	イヌ・ネコ・キツネ・タヌキ	蚊
旋尾線虫 Crassicauda giliakiana	ツチクジラ	ホタルイカなど
メジナ虫 Dracunculus medinensis	イヌ	ケンミジンコ
肝毛細線虫 Calodium hepaticum	ネズミ・サル・ウサギ・イヌ・ネコ・ブタ	
フィリピン毛細線虫 Paracapillaria philippinensis	鳥類	淡水魚
旋毛虫類 Trichinella spp.	ブタ・イノシシ・クマ・ネズミ	
鎖状鉤頭虫 Moniliformis moniliformis	ネズミ	ゴキブリ

し4〜8週間，副作用に注意しつつ投与する．その他，フィラリア症治療薬ジエチルカルバマジンやメベンダゾールも使用される．抗炎症薬としてしばしばステロイドが併用される．網膜に幼虫を認めれば光凝固が可能である．

予　防

汚染源である飼い犬の駆虫，糞便の処理を適切に行う必要がある．待機宿主の肉，肝臓の生食にも注意を払わねばならない．虫卵による砂場の汚染を防ぐために，砂場を柵で囲む，不使用時にシートで覆うなどの対策がとられる．

ネコ回虫　Toxocara cati

全世界に分布する．成虫の体長は雌12cm，雄6cmほど．イヌ回虫と異なり，ネコ回虫は成猫にもよく感染する．また，経胎盤感染はない．ネコには高率に感染しており，兵庫県の公園砂場の調査では40％以上の砂場からトキソカラ虫卵が発見され，その多くはネコ回虫卵（サイズは70×65 μm）であった．ネコ回虫症はイヌ回虫症と同様に内臓，眼，脳神経系の症状を起こし，1993年までに18例が免疫学的に診断されている．しかし診断が容易でないことも多く，両者が混同されている可能性がある．

Ⅳ 線虫類　4 幼虫が組織寄生

2. ブタ回虫とアライグマ回虫
Ascaris suum
Baylisascaris procyonis

ブタ回虫 *Ascaris suum*

　1994年以降，ブタの糞便を利用する有機農業と関連して，九州地方を中心に肝機能障害，肺炎の患者が発見され，ブタ回虫による「幼虫移行症」と報告された．同様の症例は一時九州以外にも広がっていた．本虫のヒト感染は回虫（*Ascaris lumbricoides*）感染と誤診される可能性があるので，特に養豚場の近くで発生した患者では注意を要する．

寄生虫・生活史

　従来，本種はヒト回虫の亜種 *Ascaris lumbricoides suum* として扱われることが多かった．両種は非常によく似ており形態学的鑑別は困難である．ヒトがブタ回虫の幼虫包蔵卵を飲み込んだ場合，ヒト回虫と同様の発育経路を経て成虫となり産卵するという報告がある一方，否定的な報告も多い．現実として成虫まで発育できず，重篤な幼虫移行症を引き起こす症例がしばしば報告されているので，遺伝子解析に基づいた検討が必要である．

臨床・診断・治療

　ヒトへの感染は待機宿主のウシ，ニワトリの生食（特に肝臓），あるいは幼虫包蔵卵の経口摂取による．ヒト体内で幼虫移行症を起こし，発熱，肝臓や肺の**多発性結節性病変**（図Ⅳ-4-6），中枢神経系の病変（脳炎，脊髄炎など），眼侵入による病変などを起こす．診断は，待機宿主の生食，特有な症状，好酸球増加とIgEの上昇，CT画像，免疫診断などを参考にする．中枢神経系の病変では髄液中の好酸球増加もみられる．治療にはアルベンダゾールが用いられる．

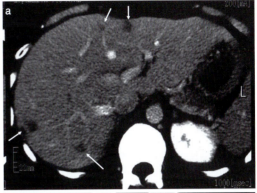
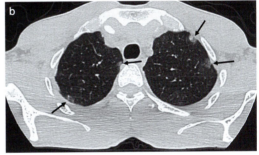

図Ⅳ-4-6　ブタ回虫症のCT像（a：肝臓，b：肺）
（愛知医科大学呼吸器・アレルギー内科提供）

アライグマ回虫 *Baylisascaris procyonis*

　主に北米にみられヒトに感染すると幼虫移行症を起こす．中枢神経系に侵入して重症となる例が多く，米国では25例ほどの症例が記録されており，うち16例は重症脳障害患者，6例は死亡例であった（CDC, 2012）．日本での患者報告はないが，かつて調査された21動物園178頭のアライグマの40％に感染が発見されたという記録がある（1993）．現在アライグマは野生化し日本全土で繁殖しており，アライグマ回虫の感染拡大を否定できない．なお2006年までの調査では，野生化したアライグマはすべて陰性であった．

　成虫はアライグマの小腸に寄生する．雌の体長20〜22cm，雄9〜11cmである．糞便中に虫卵が排出され，ヒトはその幼虫包蔵卵を経口摂取して感染する．好酸球性髄膜脳炎を起こすことが多いが，眼幼虫移行症により失明することもある．診断には髄液や血清を用いる免疫診断と髄液中の好酸球検査が有用である．治療は早期にアルベンダゾールを使用する．重症患者ではステロイドが併用される．なお眼内移行症で網膜に幼虫が発見されれば光凝固も可能である．

Ⅳ 線虫類　④ 幼虫が組織寄生

3. イヌ糸状虫とその他の動物寄生糸状虫
Dirofilaria immitis

―イヌ糸状虫症 dirofilariasis―

> **Key Words**
> ・イヌ糸状虫
> ・飼い犬
> ・媒介蚊
> ・幼虫移行症
> ・肺の coin lesion
> ・肺癌との鑑別

> **Minimum Requirements**
> (1) 形態：成虫はイヌの心・肺に寄生．雌成虫の体長は25〜30cm．
> (2) 感染：媒介蚊が感染犬を吸血しミクロフィラリアを摂取．その蚊がヒト刺咬時に感染幼虫が皮膚より侵入する．
> (3) 症状：幼虫移行症を起こす．肺X線上で銭型陰影 coin lesion がみられ，肺癌との鑑別が必要．
> (4) 診断：肺病変の生検で得られた病理標本による．

疫　学

　世界に広く分布する．日本では，1964年にイヌ糸状虫の最初のヒト感染例が報告されたが，以後2002年までに280例を数える．このうち肺イヌ糸状虫症254例，肺外イヌ糸状虫症26例であった．症例数は米国の2倍以上もある．イヌの感染率も日本は格段に高く1990年以降の調査で20〜70％に達していた．2012〜2015年の国内症例報告数は17例ほどである．

生活史・形態

　固有宿主はイヌ科の動物（イヌ，オオカミ，キツネなど）であるが，ネコ科の動物などでも成虫まで発育する．ヒトへの感染は蚊を介しての経皮感染である．
　雌成虫は体長25〜30cm，体幅1.5mm，雄成虫は体長12〜18cm，体幅1.0mmである．成虫はイヌの右心室，肺動脈に寄生（英語名dog heartworm）し，ミクロフィラリアを産出する（図Ⅳ-4-7）．ミクロフィラリアは無鞘で体長300〜325μm，体幅7μmである（図Ⅳ-4-8, 9）．末梢血中への出現は，おおむね**夜間周期性**を示す．ミクロフィラリアがアカイエカ，シナハマダラカ，トウゴウヤブカなどの吸血時に蚊体内に取り込まれると，約10日をかけて感染幼虫（第3期幼虫）となる．感染幼虫が蚊の吸血時に経皮的にイヌに侵入すると最終的に心臓に入って成熟し，6〜8ヵ月で末梢血中にミクロフィラリアがみられるようになる．
　ヒトは感染蚊の吸血時に感染する．ヒト体内では成虫にはなれず**幼虫移行症**を起こすが，まれに幼若成虫になることがある．

臨床・病理

　幼虫が細い**肺動脈**に栓塞し**肉芽腫**を形成する（図Ⅳ-4-10）．中心部は変性に陥り，周囲に類上皮細胞，異物巨細胞，好酸球の浸潤などを認める．肉芽腫は，X線上で1〜2.5cmの**銭型陰影** coin lesion として認められ，報告症例の約60％で確認されている．多くは右肺野にみられる（図Ⅳ-4-11）．無症状のことが多いが（約60％），報告されている症状としては，咳，（血）痰，胸痛，発熱，胸水貯留などがある．
　肺のほかに皮下に肉芽腫を形成することがあり，まれに眼球内，腸間膜でも発見されている．これらは部位によりさまざまな症状がみられる．

診　断

　かつては健康診断などで肺に銭型陰影が発見され，肺癌の診断のもとに肺が切除され，その後，病理切片中に虫体が発見される例がほとんどであった．最近は開胸の必要がない胸腔鏡手術により，病変部を摘出して病理診断をすることが可能となっ

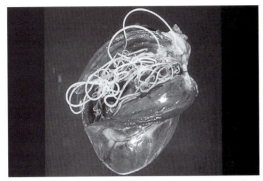

図Ⅳ-4-7　イヌの右心室に寄生するイヌ糸状虫成虫（カラー図譜143参照）（元神戸大学　宇賀昭二氏提供）

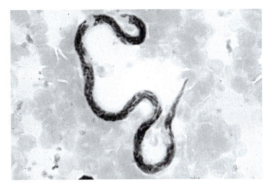

図Ⅳ-4-8　イヌ糸状虫ミクロフィラリア（ギムザ染色）

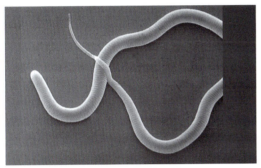

図Ⅳ-4-9　イヌ糸状虫ミクロフィラリア（走査電顕像）

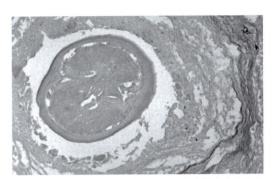

図Ⅳ-4-10　肺切除標本の中にみられた虫体を中心とする肉芽腫（カラー図譜144）（泉川病院　泉川欣一氏提供）

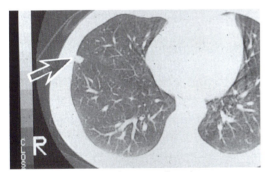

胸部CT（カラー図譜145）

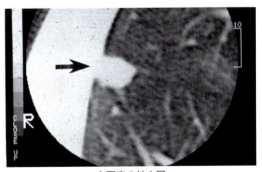

左写真の拡大図

図Ⅳ-4-11　肺イヌ糸状虫症による肉芽腫（CT像）（泉川病院　泉川欣一氏提供）

た．補助的に免疫診断法も行われる．

　一般に本虫による銭型陰影のX線所見は，辺縁が明瞭で，3cmに達するような大きなものはなく，石灰化もみられないなどの特徴がある．

治療・予防

　末梢血中にミクロフィラリアは発見できない．診断が確定すれば治療の必要はない．ふだん屋内で飼っているイヌでも感染率は高いとされるので，定期的に駆虫を行う必要がある．

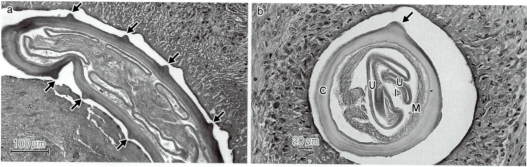

図Ⅳ-4-12　福島県の症例（a：縦断面，b：横断面）：結節内のO. dewittei japonica雌虫（aの➡：一定の間隔を示す角皮の隆起，bの➡：帯状紋理の隆起），C：角皮，I：腸管，M：筋層，U：子宮
（大分大学　全学研究推進機構　福田昌子氏提供）

Onchocerca dewittei japonica
イノシシ由来のオンコセルカ症

　ヒトの初症例は1989年に大分県で報告されたが，その原因種名が*Onchocerca dewittei japonica*として確定されたのは2001年である．成虫は終宿主であるニホンイノシシの四肢の肉球に寄生しており，産出されたミクロフィラリアは皮膚にみられる．中間宿主のブユ（*Simulium bidentatum*）が感染イノシシから吸血する際にミクロフィラリアが取り込まれ，感染幼虫に発育する．ヒトの感染はブユの刺咬による．当初，感染者は九州北部（特に大分県）に限局されていたが，次第に広島，島根，滋賀県へと拡散し，2019年には東北地方の福島県より12例目の患者が報告された．

　症状の特徴は，単発の皮下結節が出現することで，全症例にみられる．結節は手や腕あるいは下肢に多く，サイズは1〜数cmほど，通常痛みを伴う．

　診断は，結節の切除後に病理切片が作製され，特有な形態を示す虫体が検出されることによる．感染幼虫はヒト体内ですでに幼若成虫に発育しており，雌虫では厚い角皮の表層に特徴的な帯状紋理の隆起が存在し，虫体の縦断面で一定の間隔を示す三角形の隆起として認められる（図Ⅳ-4-12a）．また虫体切片の内部には子宮などの生殖器も認められる（図Ⅳ-4-12b）．虫体の周囲には好中球，好酸球，マクロファージなど炎症性細胞が浸潤する．なお確定診断には虫体を用いた遺伝子診断を実施する．

　イノシシの感染率が非常に高いこと（大分県では約90％），また近年におけるイノシシ生息数の増加，生息域の拡大を考慮すると今後の症例増加に注意を要する．

Dirofilaria repens

　イヌ，ネコの糸状虫で蚊によって媒介される．成虫は皮下に寄生し雌体長10〜17cm，雄5〜7cm，産出されたミクロフィラリアは末梢血中にみられる．ヒトに感染すると皮下を移動し皮下結節を作る．ヨーロッパで特に感染者が多く，1977〜2016年に3,500例以上が報告された．日本では沖縄より1例の症例報告がある．

Ⅳ 線虫類　4 幼虫が組織寄生

4. アニサキス類
Anisakis spp.
Pseudoterranova decipiens

－アニサキス症 anisakiasis－

Key Words
- アニサキス
- 海産魚類・イカ
- 幼虫移行症
- 胃/腸アニサキス症
- 急性腹症/腸閉塞
- 内視鏡検査
- レネット細胞
- 双葉状の側線

Minimum Requirements
(1) 形態：ヒトで発見される幼虫は体長は2〜3 cm.
(2) 感染：海産魚，イカの生食で感染．幼虫は小腸・大腸の粘膜に侵入．
(3) 症状：寄生部位により胃アニサキス症と腸アニサキス症に分ける．症状により劇症型と緩和型に分ける．劇症型はアレルギーが関与．
(4) 診断：問診が重要．胃アニサキス症では内視鏡的に虫体を摘出する．腸アニサキス症は診断が困難．腸閉塞で腸切除後に発見されることもある．

分類

当初アニサキス属は成虫が確定できず，第3期幼虫の形態によってⅠ型〜Ⅳ型に分類されていた．Ⅰ型幼虫は*Anisakis simplex*と命名され1種類であったが，遺伝子解析により現在では6種類に細分されている．ヒトのアニサキス症に重要な種類は，Ⅰ型に含まれる*Anisakis simplex* sensu stricto（狭義の*A. simplex*）と*A. pegreffii*，Ⅱ型の*Anisakis physeteris*および別属の*Pseudoterranova decipiens*の3種類である．なお*P. decipiens*についても，最近の遺伝子解析の結果として6つの同胞種が報告されているので，今後再分類される可能性がある．また*Pseudoterranova*は厳密にはアニサキスではないが一般にアニサキス症のひとつとして扱われている．

疫学

オランダでは1955年頃より急性腹症のために腸切除を受けた患者の腸から幼線虫が発見されていたが，1962年に至り*Anisakis*属の幼虫と同定された．日本でも，1950年代より幼線虫による腸炎の報告は少なからずあったが，1964年に胃の肉芽腫症例について，初めてアニサキスの感染が確認された．以来，1996年までに症例数は28,123例に達した．このほとんどは*A. simplex*の感染で，785例が*P. decipiens*の感染であった．*A. pegreffii*や*A. physeteris*の感染はまれである．なお前述のように，古い*A. simplex*の報告では6種類の*Anisakis*が区別されていないが，日本人症例は，狭義の*A. simplex*によるものがほとんどと考えられる．患者は男性に多く，初冬から早春にかけて多く発生する．日本人は新鮮な刺身を嗜好するため今日なお多数の患者がみられ，2011〜2015年には，東京都内に限っても126人の有症例が報告されている．オランダでは1968年にニシンを−20℃，24時間以上冷凍保存してから市場に出すことを義務づけ，感染をなくすことができた．

生活史

狭義の*A. simplex*，*A. pegreffii*，*A. physeteris*はイルカやクジラ類が，*P. decipiens*はトド，アザラシなどが固有宿主で成虫は胃壁に頭部を穿入させて寄生している．中間宿主は**オキアミ**（甲殻類），ヒトへの感染源となる待機宿主としては，サバ，タラ，サクラマス，ニシン，アジ，アカマンボウ，カツオ，タイ，スルメイカなど数多くの**海産魚・イカ類**が関与する（図Ⅳ-4-13）．

虫卵が糞便とともに排出されると水中で幼虫包蔵

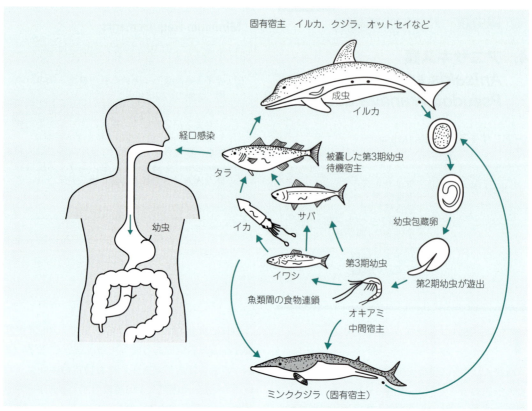

図Ⅳ-4-13　アニサキスの生活史と感染

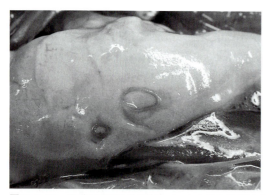
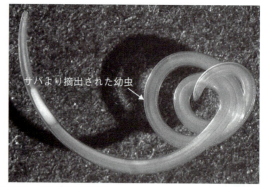

図Ⅳ-4-14　サバのアニサキス (*A. simplex*) 幼虫（元愛知医科大学　角坂照貴氏提供）

卵に発育し，孵化して第2期幼虫が遊出する．これがオキアミに取り込まれると，脱皮して第3期幼虫となる．**待機宿主**の海産魚類がオキアミを摂食すると，幼虫は腹腔内臓器の被膜下に径3mmほどの被囊をつくって寄生する（図Ⅳ-4-14）．海産魚やイカの間には食物連鎖があり，待機宿主の種類・数は拡大する．固有宿主が待機宿主や感染したオキアミを捕食すると，遊離した第3期幼虫は胃内で2回の脱皮を行い比較的短い日数のうちに成虫になると考えられている．

ヒトが待機宿主を介して第3期感染幼虫を取り込むと，幼虫は胃壁や腸壁に侵入する．長期間の生存はできないが，摂取後3～4日経過した場合にはヒト腸管内で脱皮し，第4期幼虫になることがある．

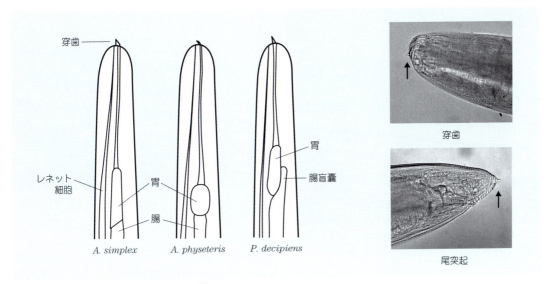

図Ⅳ-4-15 アニサキス類第3期幼虫の形態

形 態

1 成虫

　A. simplexの外観は回虫様である．雌成虫は体長95〜140mm，体幅2.3〜3.5mm，陰門は中央よりやや後方にある．雄成虫は体長60〜120mm，体幅1.2〜2.5mmで，尾部には側翼があり腹側に巻いている．長さの異なる2本の交接刺がある．特徴的な器官として胃腸管に沿って走る排泄細胞がある．これは1個の大きな細胞で**レネット細胞** renette cellと呼ばれる．A. physterisは雌130〜200mm，雄100〜145mmと大きい．P. decipiens成虫の体長は雌42〜67mm，雄36〜49mm程度である．

2 幼虫

　A. simplexの第3期幼虫は，体長約18〜34mm，体幅約0.4〜0.6mmで，頭端に穿歯boring tooth，尾端には尾突起mucronを持つ．食道は2部に分けられ後部の膨大部を一般に「胃」と称するが，A. simplexの胃はやや長い（図Ⅳ-4-15）．腸管に併走してレネット細胞がある．A. physterisの第3期幼虫は体長25〜33mm，体幅0.5〜0.7mmで，胃は短く，尾部は次第に細まって尾突起はない．P. decipiensでは，体長11〜37mm，体幅0.3〜0.95mmで**腸盲囊**が存在する．また，尾突起がみられる．なお，ヒト寄生の幼虫が脱皮して第4期幼虫になると穿歯と尾突起を失う．

臨床・病理

　アニサキス症は幼虫移行症の1つである．胃に寄生（**胃アニサキス症**）することが圧倒的に多いが，4％程度は腸寄生（**腸アニサキス症**）である．まれに**腸管外アニサキス症**もある．胃腸では幼虫の穿入部を中心に浮腫，出血，好酸球浸潤を伴う巣状病変（好酸球性肉芽腫eosinophilic granuloma）などがみられる．X線検査で胃（特に胃底部）に大きな腫瘤が発見され，1〜2週間で消失することがあり一過性腫瘤状陰影（vanishing tumor）といわれるが，この多くにアニサキスが関与していると考えられている．

　胃アニサキス症および腸アニサキス症は，それぞれ**劇症型**と**緩和型**に分けられる．前者には即時型アレルギーが関与しており，発症に先立って（繰り返しの）感染があり，アニサキス抗原に感作された状態で起こると考えられる．**劇症型アニサキス症**では，魚の生食後2〜8時間後に悪心，嘔吐，激烈な心窩部痛などに加えしばしば蕁麻疹，顔面浮腫，呼吸困難，ショックなどのアレルギー反応がみられる．腸閉塞を起こし急性腹症と判断され手術される

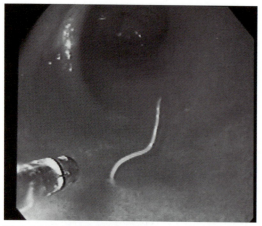

図Ⅳ-4-16　胃内視鏡検査で発見されたアニサキス幼虫（カラー図譜147）（愛知県医科大学旧第2内科提供）

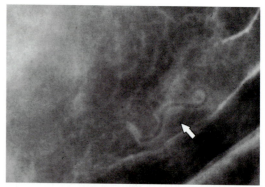

図Ⅳ-4-17　胃X線二重造影法により幼虫の輪郭が認められる．（愛知医科大学旧第2内科提供）

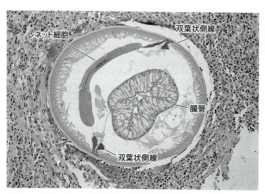

図Ⅳ-4-18　アニサキス幼虫の横断面（カラー図譜149）
腸管内腔はこの場合X字状で特徴的なY字状を示していない．

症では内視鏡検査で80％以上に虫体を発見できたという報告がある（図Ⅳ-4-16）．胃のX線二重造影法により虫体が発見されることもある（図Ⅳ-4-17）．腸アニサキス症，腸管外アニサキス症は，しばしば摘出された組織の病理切片から診断される．アニサキス幼虫の断面は双葉状の側線，レネット細胞，内腔がY字状の腸管など特徴的な形態がみられる（図Ⅳ-4-18）．免疫診断も利用されペア血清を用いてIgG抗体が測定される．アニサキス抗原によるプリックテストが陽性の場合は，アレルギー反応の関与を考慮する．

こともある．末梢血では軽度の好酸球増加を認めることが多いが明確な所見ではない．**緩和型アニサキス症**は，アニサキス抗原に未感作の患者でみられる．症状は軽度あるいは無症状で，検診時の胃内視鏡検査で偶然に虫体が発見される場合もある．まれに腸管外アニサキス症として腸間膜，腹壁皮下などの肉芽腫に虫体が発見されることがある．

狭義のA. simplexは，特に魚類の死後，筋肉内に侵入することが多く，刺身などとして生食されやすいため，ヒト感染は同種によることが圧倒的に多い．

診断

症状よりアニサキス症が疑われれば，海産魚類の生食についての問診をしっかり行う．胃アニサキス

治療

胃アニサキス症では時機を逸せず内視鏡検査を行い，鉗子で幼虫を摘出できれば良い．寄生虫体が複数である可能性に注意する（50匹以上の寄生例がある）．症状により鎮痛薬やステロイド薬，抗アレルギー薬で治療される例もある．幼虫は通常1週間程度で死んで吸収される．

予防

幼虫は60℃では数秒で，70℃以上では瞬時に死ぬ．低温には強いので，安全のためには-20℃で24時間以上冷凍する．酸には抵抗性なので，シメサバのように食酢で処理しても死なない．目視により取り除くこともあるが，見落としの可能性があり万全ではない．

Ⅳ 線虫類　4 幼虫が組織寄生

5. 有棘顎口虫とその他の顎口虫類
Gnathostoma spinigerum
Gnathostoma spp.

— 顎口虫症 gnathostomiasis —

Key Words
- 有棘顎口虫とドロレス顎口虫
- 移動性皮膚腫脹
- 皮膚爬行症
- 淡水魚，カエル，ヘビなどの生食
- 頭球
- 皮棘

Minimum Requirements

(1) 形態・感染：淡水魚（ヤマメ，ドジョウ，ライギョなど），カエル，ヘビなどの生食で感染．ヒトで発見される幼虫の体長は3mmほど．頭部が球形（頭球）で大きく，体体表面（角皮）には棘状の皮棘が並ぶ．
(2) 症状：幼虫の移動部位により皮膚顎口虫症，内臓顎口虫症に分ける．前者は，移動性皮膚病変が主症状．後者の場合，目や脳に侵入すると重症となる．
(3) 診断：虫体の摘出や病理切片により診断が確定する．免疫診断も有用である．

分　類

日本では，かつて**有棘顎口虫** *Gnathostoma spinigerum*，**剛棘顎口虫** *G. hispidum* の大きな流行があった．1980年代後期より，**日本顎口虫** *G. nipponicum* および**ドロレス顎口虫** *G. doloresi* の国内感染による症例がみられるようになった．以下では特に有棘顎口虫について詳述する．

疫　学

第二次世界大戦前，中国揚子江流域に住む日本人の間では原因不明の長江浮腫（皮下の移動性腫瘤）が知られていたが，これは有棘顎口虫症であった．タイ，ミャンマー，マレーシア，フィリピン，インドなどアジア諸国にも流行している．日本での患者発生は本州中部以南に多く1996年までに3,000例以上が報告された．戦中・戦後より1960年代半ば頃までは，中間宿主のライギョを生食する習慣があったため特に多かった．アジアには他の3種類の顎口虫も分布し，生食の習慣などにより患者発生も多い．
なお，顎口虫症はメキシコなどラテンアメリカでも多数の患者が出ているが別虫種 *G. binucleatum* による．

生活史

有棘顎口虫の固有宿主はイヌやネコで，ヒトへの感染はライギョ，ヤマメ，アユ，ヘビなどの中間宿主・待機宿主の生食による経口感染である（図Ⅳ-4-19）．成虫は固有宿主の胃壁に寄生しており，雌が産卵すると卵は糞便とともに外界へ出る．虫卵は水中で7～10日をかけて幼虫包蔵卵になり孵化して第2期幼虫が遊出する．これが第1中間宿主である *Cyclops* 属の**ケンミジンコ**に摂取されると，その体内で第3前期幼虫となる．淡水魚類，カエル（オタマジャクシ）などの第2中間宿主がケンミジンコを摂食すると幼虫は筋肉に侵入して被嚢し，ヒトなどへの感染性を有する第3後期幼虫となる．食物連鎖によりさまざまな淡水魚から鳥類，哺乳類までが第3後期幼虫をもつ待機宿主となる．固有宿主がこれらを摂食すると幼虫は胃壁を通って一時肝臓に入り，その後胃に戻って成虫となる．

形　態

成虫の頭部はふくれて**頭球** head bulb を形成し，そこに8列前後の棘（**頭球鉤**）が環状に並ぶ（図Ⅳ-4-20, 21, 25）．虫体前半部表面は角皮が分化した**皮棘**に覆われている．有棘顎口虫の雌成虫の体長は

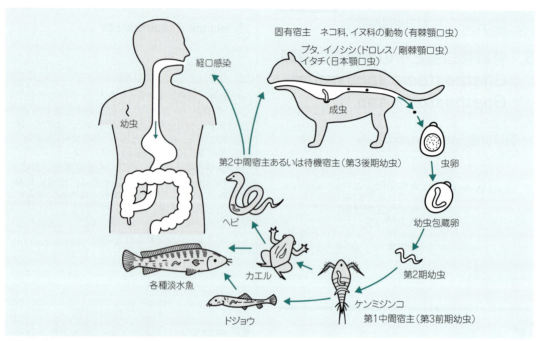

図IV-4-19　顎口虫の生活史と感染

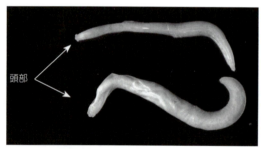

図IV-4-20　有棘顎口虫の成虫

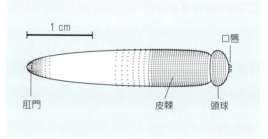

図IV-4-21　有棘顎口虫成虫の模式図

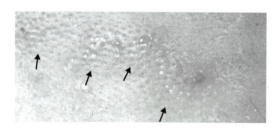

図IV-4-22　有棘顎口虫幼虫による腹部の皮膚爬行症（カラー図譜152A）

25～54mm，雄成虫のそれは11～25mmで，虫卵は一端に卵殻の「ふくらみ」を持ち，大きさは69×37μmである．第3後期幼虫は体長3.5mm程度で頭球が存在し，4列の頭球鉤が並ぶ（ただし日本顎口虫は3列）（図IV-4-23）．

臨床・病理

ヒトに経口摂取された幼虫は，主に胃壁を貫いて肝臓に達し，胃・肝障害を起こす（**内臓顎口虫症** visceral gnathostomiasis）．その後幼虫は肝を出て皮膚・皮下組織を移動し**皮膚顎口虫症** cutaneous gnathostomiasisを起こす．この際，皮膚の深部を移動する場合は**移動性（遊走性）皮膚腫脹**が，皮膚表層を移動する場合は**皮膚爬行症** creeping eruptionがみられる（図IV-4-22）．前者は有棘顎口虫症において特に多くみられ，上肢，肩，首，顔，腹壁など

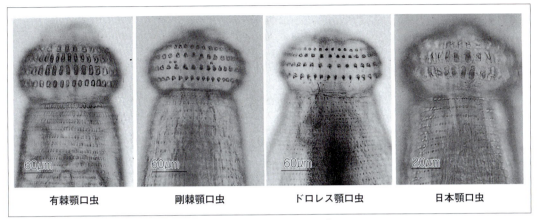

図Ⅳ-4-23　第3後期幼虫の頭球鉤の形態（元九州大学　古賀正崇氏提供）

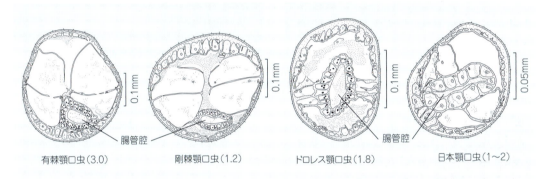

図Ⅳ-4-24　第3後期幼虫の腸管横断面の形態（カッコ内の数字は腸管細胞1個当たりの平均核数，赤羽啓栄，1999より改変）

に突然出現し発赤，痒み，疼痛を伴うが，数日で消退して他所に移動する．幼虫はヒト体内で長期生存するので，駆虫が行われない場合，長ければ10年以上にわたって再出現の可能性がある．後者はドロレス顎口虫，剛棘顎口虫，日本顎口虫によくみられ，線状を呈し時には数10cmに及ぶ．幼虫の周囲には，好酸球を主体とする白血球，小単核球などの細胞浸潤がみられる．また幼虫が**眼球**に侵入する眼顎口虫症では失明することもあり，2016年までに世界で83例の報告がある（日本18例）．なお眼球侵入をする顎口虫の種類の記載は不十分であるが，有棘顎口虫が多いと考えられる．さらに有棘顎口虫は，**脳神経系**にも侵入し麻痺など重篤な症状を呈し死亡することもある．

診断

問診により淡水魚その他の生食を聞き出す．特有の症状と好酸球増加があれば顎口虫症が疑われるが，診断の確定には虫体を得る必要がある．しかし，幼虫が皮膚の表面近くを移行する場合を除き，生検によって虫体を得ることは通常困難である．うまく幼虫が得られれば，頭球鉤の形態により（図Ⅳ-4-23），あるいは病理切片によって（図Ⅳ-4-24）種類の同定が可能である．神経系に侵入すると髄液中に多数の好酸球がみられ，広東住血線虫症と紛らわしい場合がある．補助診断としてさまざまな免疫診断法がある．

治療・予防

可能ならば幼虫の摘出を試みる．駆虫にはアルベ

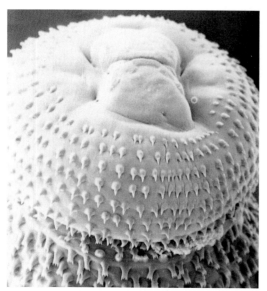

図IV-4-25　成虫の頭球と頭球鉤（写真は日本顎口虫）

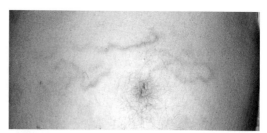

図IV-4-26　日本顎口虫による皮膚爬行症（カラー図譜152B）（元三重大学　安藤勝彦氏提供）

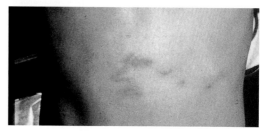

図IV-4-27　剛棘顎口虫による皮膚爬行症

ンダゾールが用いられる．駆虫薬使用により，脳・眼症状を悪化させる可能性があるのでステロイド薬の併用を考慮する．予防には淡水産魚類，待機宿主の生食を避ける．特に海外で馴染みのないものを食べるときには注意する．

その他の顎口虫類

1 ドロレス顎口虫 *Gnathostoma doloresi*

ドロレス顎口虫はアジアに分布しているが，1989年に最初の国内感染例が報告され，1999年までに宮崎県を中心に29症例の報告があった．その後急増し2003年には88例に達したとする報告もある．

ブタ，イノシシが固有宿主で，第1中間宿主はケンミジンコ，第2中間宿主（あるいは待機宿主）は淡水魚，サンショウウオ，カエル，ヘビなどである．ヒトはそれらの生食により感染する．皮膚爬行症が主症状であるがその他に移動性皮膚腫脹や腸閉塞，眼迷入なども報告されている．国内のイノシシに高率に感染していることから患者の増加が危惧されている．なお虫卵の「ふくらみ」は本種のみ両端にある．

2 日本顎口虫 *Gnathostoma nipponicum*

日本に分布する．成虫はイタチの食道壁に2cmほどの腫瘤をつくって寄生している（図IV-4-25）．第1中間宿主はケンミジンコ，第2中間宿主（あるいは待機宿主）はドジョウ，ナマズ，コイ，ヒメマス，ブラックバス，カエル，ネズミ，ヘビなどである．1988年，最初のヒト感染例が三重県より報告され，以後これまでに15例以上の報告がある．皮膚爬行症が主症状である（図IV-4-26）．なお第3後期幼虫の頭球鉤は本種のみ3列である（図IV-4-23）．

3 剛棘顎口虫 *Gnathostoma hispidum*

ヨーロッパやアジアに分布する．日本では1980年頃より中国などから輸入されたドジョウを生食して全国的に100名以上の患者が発生した．

固有宿主はブタやイノシシで，成虫は胃粘膜に寄生する．第1中間宿主はケンミジンコ，第2中間宿主はドジョウである．成虫の頭球鉤は9～12列．本種およびドロレス顎口虫の皮棘は尾端部まで環状に生えている．皮膚爬行症が主症状（図IV-4-27）であるが，酸球増加，IgEの上昇がみられる．幼虫はヒト体内で長期間生存できないようであり，数ヵ月で自然に消退する．

Ⅳ 線虫類　4 幼虫が組織寄生

6. 広東住血線虫
Angiostrongylus cantonensis

― 広東住血線虫症 angiostrongyliasis, angiostrongylosis ―

Key Words
- 広東住血線虫
- アフリカマイマイ
- ナメクジ
- 好酸球性髄膜脳炎

Minimum Requirements

(1) 形態：ネズミ肺動脈に寄生する成虫は，雌体長20mmほど．赤色ラセン状の腸管が透けて見える．
(2) 感染：カタツムリ，ナメクジ（中間宿主）あるいはカエル，淡水産エビ（待機宿主）などの生食．
(3) 症状：好酸球性髄膜脳炎による頭痛，髄膜刺激症状，意識障害など．
(4) 診断：髄液中に好酸球がみられる．免疫診断が有用．
(5) 治療：有効な治療薬はない．

疫　学

最初のヒト症例は，髄膜炎の症状を呈する患者で1945年に台湾で報告された．その後，アジア（タイ，台湾，中国，日本など）や太平洋の島々（タヒチ，ニューカレドニア，ハワイなど）を中心に多数の患者が報告されている（世界で約2,500例）．日本では1970年に沖縄で最初の症例が報告されて以来，沖縄を中心に2003年までに54例が報告された．本種は本来南方系の寄生虫と考えられるが，現在では北海道を含めて全国に分布を広げており，感染したネズミ（固有宿主）やナメクジ（中間宿主）が各地で発見されている．2015～2016年に実施された横浜市街地のドブネズミ調査では85匹中7匹に感染がみられた．

生活史

固有宿主はネズミ（ドブネズミ，クマネズミなど）で，ヒトへの感染はナメクジなどを介して幼虫を経口摂取することによる（図Ⅳ-4-28）．
成虫はネズミの肺動脈に寄生し，産出された虫卵は肺の毛細血管に栓塞している．卵が孵化すると幼虫は肺胞に入り，気管，消化管を経て糞便中に排出される．この幼虫（第1期幼虫）が，**アフリカマイマイ** *Achatina fulica* などの陸棲貝やナメクジ類に取り込まれると，2週間で2回の脱皮を行い感染幼虫（第3期幼虫）となる．ネズミがナメクジなどを食べて感染幼虫が摂取されると，幼虫は小腸を貫き門脈を経て心臓に達し，体内に散布される．2～3日後には脳に集まり，クモ膜下腔に約1ヵ月とどまった後，脳静脈を経て肺動脈に至り成熟する．感染から糞便中に幼虫が出るまでに45日を要する．

ヒトがナメクジなどを介して幼虫を経口摂取すると，ネズミの場合と同様に次第に幼虫が中枢神経に集まり，クモ膜下腔，脊髄，脳実質などに寄生する．ヒトでも幼若成虫（体長10mmほど）まで発育できる．なお，淡水産のエビ，陸棲のカニ，カエルは感染幼虫を摂取すると待機宿主となるので，これらはヒトへの感染源となる．

形　態

成虫の体壁を透かして血液の充満した赤い腸管がラセン状に見える（図Ⅳ-4-29）．雌成虫は，体長21～25mm，体幅0.30～0.36mmで，陰門は肛門のすぐ前に位置する．雄成虫は，体長16～19mm，体幅0.26mmで，尾端は腹側に曲がっており小さな交接嚢がある．交接刺は2本あり，長さ1.1mmである．

臨床・病理

感染後発症するまでおおむね1～3週間程度の潜

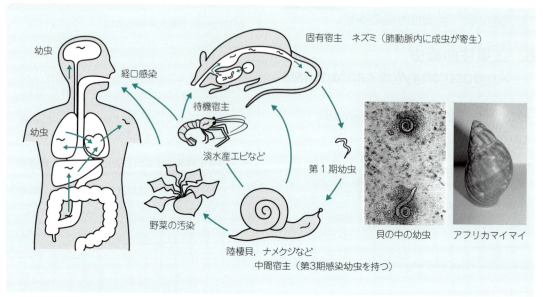

図IV-4-28　広東住血線虫の生活史と感染

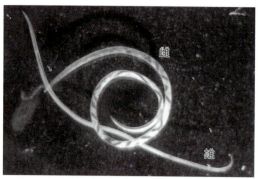

図IV-4-29　広東住血線虫成虫（カラー図譜150）
（元神戸大学　宇賀昭二氏提供）

伏期があり，強い頭痛を主訴とする．中枢神経系に侵入した幼虫は，脳実質内に肉芽腫をつくり，虫体を中心とする好酸球，リンパ球，異物巨細胞などの反応を認める．シャルコー・ライデン結晶もみられる．本虫による**好酸球性髄膜脳炎** eosinophilic meningoencephalitisでは髄膜刺激症状（頭痛，悪心・嘔吐，項部強直など）に加えて発熱，知覚異常，眼筋麻痺，意識障害などがみられる．予後は比較的良好で，死亡率は0.3〜3％程度とされ，多くは入院後5日以内に退院できたという（日本での死亡は1例）．眼球に侵入して視力障害を起こす例もみられる．

診断・治療

問診で海外流行地の旅行，カタツムリ，ナメクジ類（中間宿主）や陸棲のカニ，カエルなど（待機宿主）の摂取を確認する．つぶされたナメクジで汚染された生野菜，まな板なども感染源になる．強い**頭痛**と末梢血の**好酸球増加**は本症を疑う重要な所見である．しばしば髄液の沈渣中に好酸球がみられ，特に発症後2週間以内に著明である．まれに虫体が沈渣の中に発見されることがある．中枢神経系に侵入する各種の寄生虫（イヌ回虫，アライグマ回虫，有棘顎口虫，旋毛虫，有鉤条虫，マンソン裂頭条虫，肺吸虫，日本住血吸虫など）との鑑別が必要である．各種の免疫診断法が用いられるが，病期が短い場合には回復後に陽転する可能性がある．最近，脳脊髄液を用いたPCRが早期診断に有効とする報告がある．

有効な治療薬はなく，対症療法として頭蓋内圧を下げたり，ステロイド薬を投与する．

Ⅳ 線虫類　④ 幼虫が組織寄生

7. 旋尾線虫
Crassicauda giliakiana

― 旋尾線虫幼虫症 crassicaudosis ―

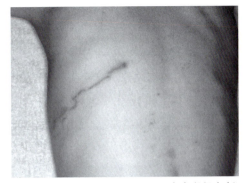

図Ⅳ-4-30　旋尾線虫幼虫による皮膚爬行症（カラー図譜153）

▎疫　学

　本虫は成虫が不明であったため，旋尾線虫幼虫タイプ・テンという名称で扱われてきたが，遺伝子解析の結果 *C. giliakiana* の幼虫であることが確認された．ヒトに感染すると幼虫移行症を引き起こす．わが国では1988年頃より患者が急増し，1994年までに51例が，また1995～2003年に49例が報告された．患者発生は3～6月に多い．主要な中間宿主であるホタルイカを生食する習慣と関連している．

▎生活史・形態

　成虫はツチクジラなどの腎臓に寄生している．雌成虫の体長は56cm，雄のそれは36cmに達する．中間宿主または待機宿主としてホタルイカ，タラ，ハタハタ，ホッケなどがある．本虫の幼虫は，体長6.5～8.5mm，体幅0.08～0.1mmで，口唇が頭部より突き出し，尾端に2個の球状突起がある．

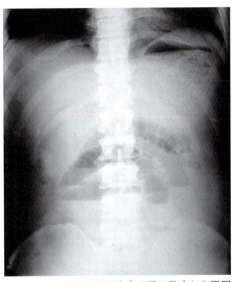

図Ⅳ-4-31　ホタルイカ生食の翌日発生した腸閉塞（カラー図譜155）（愛知医科大学旧第4内科提供）

▎臨　床

　皮膚爬行症（図Ⅳ-4-30）の患者が多く症例数の約2/3を占める．また**腸閉塞症**の患者も多い（約1/3）（図Ⅳ-4-31）．まれに眼寄生例もある（カラー図譜154）．ホタルイカ生食の数日後に腸閉塞を含む腹部症状が出現する．その後1～4週ほど経過すると幼虫は内臓より腹部の皮膚に移動するため皮膚爬行症が出現する．細い線状の皮疹は1日に数cm伸びるが2ヵ月以内に自然に消退する．顎口虫症の皮膚症状やアニサキス症の消化器症状などと鑑別を要する．

　血液検査では好酸球増加，IgEの上昇がみられる．免疫診断として，幼虫の切片を抗原とした間接蛍光抗体法が用いられることがある．皮膚爬行症では，伸長する皮疹の先端部の生検により幼虫が得られれば診断に結びつく．

　ホタルイカ内臓の生食を避けることが予防になる．幼虫は加熱（＞60℃）には弱く，また冷凍された場合には－30℃，4日間で死ぬ．

Ⅳ 線虫類　④ 幼虫が組織寄生

8. ブラジル鉤虫とイヌ鉤虫
Ancylostoma braziliense
Ancylostoma caninum

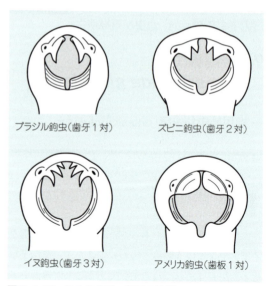

図Ⅳ-4-32　鉤虫の歯牙・歯板の比較

ブラジル鉤虫 Ancylostoma braziliense

　熱帯, 亜熱帯に広く分布し, イヌ, ネコを固有宿主とする. 成虫の口腔に1対の歯牙があるのが形態上の特徴である (図Ⅳ-4-32). 雌成虫の体長は10mm, 雄のそれは8mmで, 虫卵はズビニ鉤虫卵と区別できない. 感染幼虫がヒトに**経皮感染**すると, 瘙痒を伴う発疹があらわれ, 2～3日で**皮膚爬行症**を起こす. 最初は赤い線状皮疹で時間とともに水疱をつくる. 1日に数mm移動し数週から数ヵ月間持続する. 外国旅行中に浜辺などで感染することが多く, 2000年以降, 国内では疑診例を含め7例ほどの報告がある.

イヌ鉤虫 Ancylostoma caninum

　固有宿主はイヌ, キツネ, オオカミなどのイヌ科の動物で世界中に分布するが北半球に多く, 日本では, 飼育犬の3～5%に感染がみられるという.

ズビニ鉤虫に似るが, 成虫は口腔に3対の歯牙を持つのが特徴である (図Ⅳ-4-32). 雌成虫の体長は14mm, 雄成虫のそれは10mm, 虫卵は64×40μmの大きさである. イヌは感染幼虫の経口摂取により感染することが多いが, 経皮感染することもある. さらに雌イヌの組織中に滞留している幼虫が, 妊娠に際して活性化されて移行し, 経胎盤感染や授乳による感染も起こる.

　ヒトに経皮感染すると皮膚爬行症を起こすが, 前種よりも比較的早く消失する. 日本では7例の報告がある.

【MEMO】　衛生仮説と寄生虫

　アレルギーや自己免疫疾患が急激に増えている. この原因として, われわれの生活が衛生的となり, 数十年前には普通に罹っていた子供の感染症がなくなったことが関与しているという仮説 (衛生仮説1989) が注目されるようになった. 文明国では寄生虫感染の消滅とほぼ時を同じくして増加がみられるため, 寄生虫感染との関連に関心がもたれ (やや短絡的に) 寄生虫感染で「治療困難な免疫病が治る」などという話も聞かれる.

　1960年後半頃よりアフリカで寄生虫感染を持つ人は自己免疫病が少ないことが知られていたが, 近年, 衛生仮説の確かさを証明する研究が多くなっている. さまざまな自己免疫病疾患のモデル (マウス) を用いた研究で, 寄生虫感染あるいは寄生虫の虫体成分・分泌物の治療効果が報告されている. 例えば炎症性腸疾患 (IBD) には回虫, マレー糸状虫, 住血吸虫類など, 関節リウマチには住血吸虫類や旋毛虫, 多発性硬化症には肝吸虫などが効果を示す. 人への応用も試みられ有効とする報告もあるが, まだ研究途上である.

（木村英作）

V 鉤頭虫類

鉤頭虫類
Acanthocephala

― 鉤頭虫症 acanthocephaliasis ―

鉤頭虫類は独立した門phylumをなす蠕虫で，線虫ではない．雌雄異体で，その形態的特徴は頭端部に鉤の配列した吻proboscisがみられることである（図V-1）．消化器系は存在せず，胴部のほとんどが生殖器で満たされている．栄養は体表より吸収される．無脊椎動物から哺乳類までさまざまな動物に寄生しているが，まれにヒトに寄生することがある．日本では*Moniliformis moniliformis*，*Bolbosoma*属，*Corynosoma*属の感染例が報告されている．

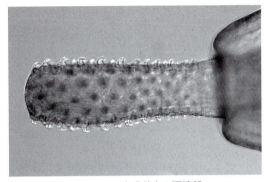

図V-1　*M. moniliformis*未成熟虫の頭端部

1 鎖状鉤頭虫 *Moniliformis moniliformis*（*M. dubius*はシノニム）

成虫はネズミ（ラット）の腸管に寄生し，外観は回虫様であるが，やや細く条虫の片節のような"くびれ"がみられる（図V-2）．体長は雌20cm，雄8cmほど．糞の中に虫卵（図V-3）が排出され，これがゴキブリに摂食されると孵化・発育して感染型の幼虫cystacanth（図V-4）となる．ヒトへの感染は，押しつぶされたゴキブリより遊離したcystacanthを小児などが偶然飲み込むことによる．感染すると腸管内で幼若成虫にまで発育し，下痢などの消化器系症状が出現する．なお日本人症例より回収された雌成虫は5～13cmであった．

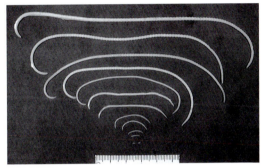

図V-2　*M. moniliformis*成虫

2 *Bolbosoma* sp.

ヒトへの感染が現在まで8例報告されている（医中誌）．無症状で内視鏡的に偶然発見された症例，アニサキス症と診断された症例，腸穿孔による腹膜炎で手術を要した症例などがある．この寄生虫はアニサキスと同様の生活史（固有宿主：クジラなど，第1中間宿主：甲殻類，第2中間宿主：魚類やイカ）を持っており，感染は海産魚の生食によると考えられる．得られた虫体のほとんどは形態学的に検討されただけで種名は確定されていない．

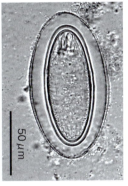 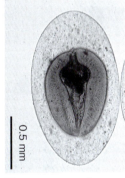

図V-3　*M. moniliformis*虫卵

図V-4　cystacanth
感染型幼虫．ゼリー状の膜が虫卵のようにみえる．

3 *Corynosoma* spp.

*Corynosoma villosum*と*C. validum*の2種類のヒト寄生が北海道より各1例報告されている（医中誌，2016）．前者の終宿主はトド，オットセイ，ラッコなど，後者ではセイウチ，アザラシなどである．第1中間宿主は海産甲殻類（ヨコエビ類など），第2中間宿主（待機宿主）は海産魚類（ニシン，タラ，ホッケなど）で，ヒトへの感染はこれらの魚類の生食による．小腸，大腸に寄生して強い腹痛を引き起こす．2例ともに内視鏡検査で大腸から虫体が得られ遺伝子診断で診断が確定された．

各 論

Ⅰ 原虫類
Ⅱ 吸虫類
Ⅲ 条虫類
Ⅳ 線虫類
Ⅴ 鉤頭虫類
Ⅵ 衛生動物類
Ⅶ 診断・検査法
Ⅷ 寄生虫病の治療

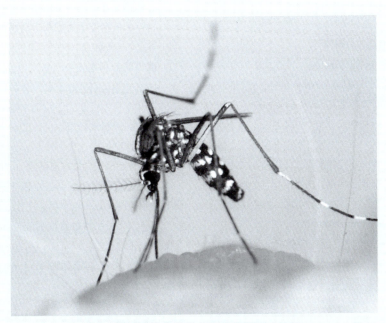

身近にいるヒトスジシマカが，古タイヤ輸出などで分布域を世界的に拡大し，デング熱などを流行させている．

VI 衛生動物類

1 衛生動物類概論
Animals of medical importance

Key Words
- 吸血刺咬
- 媒介動物
- 生物学的伝播
- 機械的伝播
- 病原体保有動物
- 有毒動物
- アレルゲン
- 不快動物

Minimum Requirements
(1) 外部寄生虫：吸血などのために体表に寄生する動物：蚊，ノミ，シラミ，マダニ，ツツガムシなど．
(2) 媒介動物：病原体を体内で発育・増殖させて生物学的伝播を行う動物：蚊，マダニなど．
(3) 機械的伝播者：機械的に病原体の伝播を行う動物：ゴキブリ，イエバエなど．
(4) 病原体保有動物：人獣共通感染症の感染源：ネズミ，イヌなど．
(5) 有毒動物：刺咬や接触時に毒物で加害や食中毒を起こす動物：毒蛇，スズメバチ，ドクガ，毒グモ，ムカデ，サソリ，クラゲ，フグなど．
(6) 不快動物：不快感をもよおす動物：ゴキブリ，カメムシ，ガ，ハエ，ゲジ，クモなど．

衛生動物による加害方法

ヒトの体表に寄生して吸血したり，ヒトに疾病を媒介したり，体内の毒物でヒトに危害を与える動物を**衛生動物**と総称する．取り扱われる動物群は刺胞動物から脊椎動物の哺乳類まで各門にわたるが，なかでも蚊やマダニなど節足動物が重要である．

衛生動物をヒトに病害を加える方法で分けると次のようになる．

1 直接の危害を加える動物

1）外部寄生虫 ectoparasites

吸血・刺咬を行う吸血昆虫 blood-sucking insects（蚊，ノミ，シラミなど），刺咬昆虫 biting insects やダニ類ほか，吸血性のヒルや外耳道などへの迷入昆虫も含む．機械的障害，唾液や体分泌液による化学的障害，アレルギー症状出現，化膿菌の二次感染などによって，痛み，痒み，皮膚炎などを起こす．
ハエ幼虫やヒゼンダニなどは皮内に寄生する．

2）有毒動物 poisonous animals

刺咬の際に毒腺や刺胞から毒液を注入する動物（毒蛇，ハチ，アリ，イラガ，サソリ，クラゲ，イモガイなど）と，口器，体表などから分泌する体液に毒物質を含み，接触して病害を起こす動物（ドクガ，有毒甲虫類など），および組織内に毒素を持ち，その動物には無毒でもヒトが摂食して食中毒を起こす動物（フグ，シガテラ毒魚，有毒貝など）がある．

2 間接的な危害を加える動物

1）病原体を伝播する伝播者 transmitters

最も重要視されるグループ．表VI-1-1に示す．

① **媒介動物** vectors：蚊，ツェツェバエ，サシガメ，シラミ，ノミ，マダニ，ツツガムシ，淡水巻貝などは病原体を体内で一定の発育ないし増殖をさせた後に伝播を行う．すなわち生物学的伝播をする動物．病原体の生活史上不可欠のものが多い．

② **機械的伝播者** mechanical transmitters：ゴキブリやイエバエのように体表に病原体を付着させて運んだり，消化管を経て糞中に排泄させて，機械的伝播 mechanical transmission をする動物．

2）病原体の感染源になる動物 infective animals

人獣共通感染症 zoonoses の感染源となる**病原体保有動物** reservoir hosts のネズミ，ブタ，イヌ，サルなどや，寄生虫の中間宿主 intermediate hosts となる淡水巻貝，カニ，ケンミジンコなど．

3）アレルゲンになる動物 allergenic animals

ヒョウヒダニ，ユスリカ，ガ，ゴキブリなどの死骸の破片，排泄物が小児喘息，アトピー性皮膚炎などの**アレルゲン**となる．また，食品の卵，甲殻類，貝などが食物アレルギーを起こす．

表Ⅵ-1-1　衛生動物によって媒介される主な疾患

疾患名	主要媒介動物（黒）と病原体保有動物（緑）	分布地域
ウイルス性疾患		
デング熱	ネッタイシマカ，ヒトスジシマカ（サル）	世界中の熱帯・亜熱帯；日本
チクングニア熱	ネッタイシマカ，ヒトスジシマカ（サル）	アフリカ，アジア，中南米
黄熱	ネッタイシマカ（サル）	熱帯アフリカ，中南米
ジカウイルス感染症（ジカ熱）	ネッタイシマカ，ヒトスジシマカ（サル）	アフリカ，アジア，南北米
日本脳炎	コガタイエカ（野鳥，ブタ）	中国，東南アジア；日本
ウエストナイル熱	アカイエカなど蚊（野鳥）	アフリカ，中近東，欧州，北米
SFTS（重症熱性血小板減少症候群）	マダニ	中国；西日本
ダニ媒介性脳炎	マダニ（野鳥，ネズミ類）	ロシア，欧州；日本（北海道）
リケッチア性疾患		
発疹チフス	コロモジラミ（ムササビ）	アジア，アフリカ，中南米など
発疹熱	ネズミノミ（ネズミ類，ネコ）	全世界；日本
日本紅斑熱	マダニ（ネズミ類，シカ）	南西日本
つつが虫病	ツツガムシ（ネズミ類）	アジア全域，特に日本
スピロヘータ・細菌性疾患		
ペスト	ネズミノミ（ネズミ類，リス）	中央アジア，南米，アフリカ
野兎病	マダニ，キンメアブ（ノウサギ，野生鳥獣）	北米，ロシア，欧州；日本
回帰熱	ダニ，シラミ（ネズミ）	全世界；日本
Q熱	マダニ（家畜，野生鳥獣）	全世界；日本
ライム病	マダニ（ネズミ類，シカ）	アフリカ，欧州，アジア；北東日本
アナプラズマ症	マダニ（家畜，イヌ）	欧米
原虫性疾患		
マラリア	ハマダラカ（サル；一部）	全世界の熱帯，亜熱帯など
アフリカ睡眠病	ツェツェバエ	アフリカ
シャーガス病	サシガメ（イヌ，ネコ，アルマジロ）	中南米
内臓リーシュマニア症	サシチョウバエ（イヌ，キツネ）	中国，インド，中近東，アフリカ
皮膚リーシュマニア症	サシチョウバエ（イヌ）	世界中の熱帯・亜熱帯
粘膜皮膚リーシュマニア症	サシチョウバエ（ネズミ）	中南米
蠕虫性疾患		
ウエステルマン肺吸虫症	モクズガニ，サワガニ（イヌ，ネコ）	東南アジア；日本
日本海裂頭条虫症	サクラマス，カラフトマス（イヌ，ネコ，クマ）	ロシア；日本
小形条虫症	ノミ，ゴミムシダマシ（ネズミ類，ネコ）	全世界；日本
縮小条虫症	ノミ，ゴキブリ，イガ（ネズミ，イヌ）	全世界；日本
瓜実条虫症	ネコノミ（イヌ，ネコ）	全世界；日本
バンクロフト糸状虫症	蚊	熱帯，亜熱帯
マレー糸状虫症	蚊（サル，イヌ，ネコ）	東南アジア，インド
オンコセルカ症（回旋糸状虫症）	ブユ	熱帯アフリカ，中南米
ロア糸状虫症	キンメアブ	熱帯アフリカ
常在糸状虫症	ヌカカ	熱帯アフリカ，中南米
東洋眼虫症（テラジア症）	メマトイ（イヌ，ネコなど）	アジア；日本
メジナ虫症	ケンミジンコ（イヌ）	熱帯アフリカ
イヌ糸状虫症	蚊（イヌ，ネコ）	全世界；日本

4）不快動物 nuisances

疾病に直接関係しないが，ヒトに不快感を与える動物．ゴキブリ，カメムシ，ガ，ハエ，ゲジ，クモ，ナメクジ，ヘビなど．

VI 衛生動物類

2 吸血昆虫類
Blood-sucking insects

Key Words
- 吸血昆虫
- 媒介疾患
- ヒトスジシマカ
- コガタイエカ
- ハマダラカ
- サシチョウバエ
- ツェツェバエ
- ケオプスネズミノミ
- コロモジラミ

Minimum Requirements

(1) 吸血：栄養源にする（ノミ，シラミ，トコジラミ，ヒルなど）と，産卵のため（蚊，ブユ，アブ，ヌカカなど：雌のみ）．
(2) 蚊：重要な感染症を媒介する．ヒトスジシマカ（デング熱），ネッタイシマカ（デング熱，黄熱），トウゴウヤブカ（フィラリア症），コガタイエカ（日本脳炎），アカイエカ（フィラリア症），ハマダラカ（マラリア媒介）．
(3) ブユ（オンコセルカ症媒介）．
(4) サシチョウバエ（リーシュマニア症媒介）．
(5) ツェツェバエ（アフリカ睡眠病媒介）．
(6) サシガメ（シャーガス病媒介）．
(7) コロモジラミ（発疹チフス媒介）．
(8) ケオプスネズミノミ（ペスト媒介）．

昆虫は，節足動物門，昆虫綱の動物で，体が頭部，胸部，腹部からなり，頭部に触角，複眼などがあり，胸部に3対の脚と2対の翅を持つが，無翅もいて，ハエ目の翅は1対である．既知動物の2/3以上を占めて種数も個体数も多く，トンボ，バッタ，ゴキブリ，シラミ，カメムシ，コウチュウ，ノミ，ハエ，チョウ，ハチなどの目に分かれる．ほとんどが自由生活をしているが，**吸血昆虫類** blood-sucking insectsはヒトなど宿主に外部寄生をして吸血し，栄養源や卵形成に用いる．失血，痛みなどの機械的障害，腫れや痒みなどのアレルギー反応を起こし，マラリア，フィラリア症，日本脳炎，発疹チフス，ペストなどの感染症を媒介する．

シラミ，トコジラミ，ノミ，ツェツェバエなどは雌雄ともに吸血し，自らの栄養源にするが，蚊，ヌカカ，ブユ，アブなどは雌成虫だけが卵形成のために吸血する．炭酸ガス濃度，体臭，体温，湿り気，動きなどを感知して**吸血行動**を起こす．

カ（蚊）類 mosquitoes

1 蚊の生活史・生態など（図VI-2-1～3）

蚊成虫は，体長5～10mmの細長い昆虫で，雄は触角が羽毛状で，口吻に接する**小顎肢**が長い（カラー図譜156, 157, 158）．成虫は，花蜜，樹液，果

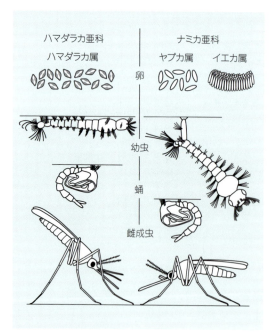

図VI-2-1　蚊の生活史
ハマダラカ亜科とナミカ亜科の比較．

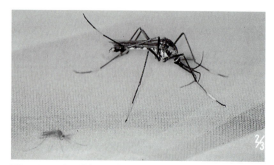

図VI-2-2　わが国で最も大きいトワダオオカと最も小さいフタクロホシチビカ

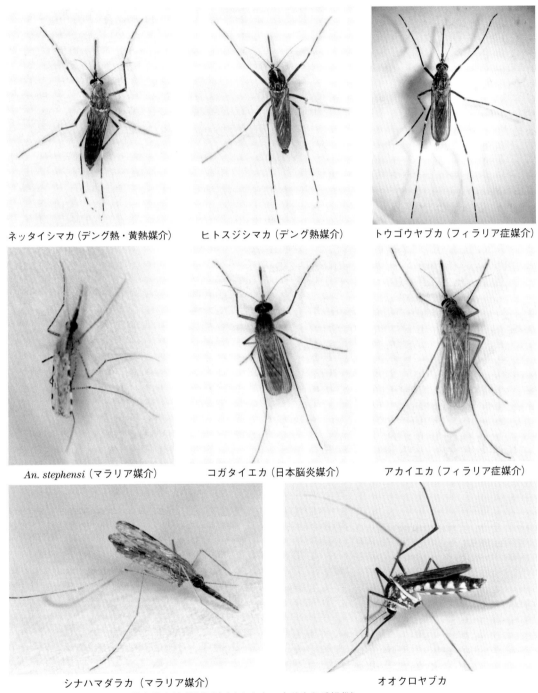

図Ⅵ-2-3 ヒトを吸血する代表的な蚊（雌成虫）（元富山大 白井良和氏提供）

ネッタイシマカ（デング熱・黄熱媒介） ヒトスジシマカ（デング熱媒介） トウゴウヤブカ（フィラリア症媒介）
An. stephensi（マラリア媒介） コガタイエカ（日本脳炎媒介） アカイエカ（フィラリア症媒介）
シナハマダラカ（マラリア媒介） オオクロヤブカ

汁などシロップを吸って嗉囊に貯えて栄養源にし，産卵のために雌だけが細長い口吻でヒトなどを刺して吸血する．血液は直接中腸に入り，2～3日で消化分解されて，卵形成に用いられる．

ハエ目の蚊科昆虫は世界に約3,500種，日本には112種が見出されている．ハマダラカ類，イエカ類の多くは夜間に，ヤブカ類の多くは昼間や薄暮に吸血するが，**無吸血産卵** autogeny をする種もいる．

蚊の吸血源動物を探す様式には，待伏型と飛び回って検索する型があり，検索型は夜行性の種類に多い．家屋内に侵入して吸血する性質を屋内吸血性，そうでないのを屋外吸血性という．種類により動物吸血性zoophilyに違いがあり，ヒト嗜好性anthropophilyと産卵経験率の高さが病気の伝搬に重要視される．

雌成虫は通常1回に50〜200卵，一生に3〜4回産卵するが，3〜5日ごとの産卵吸血の繰り返しを**栄養生殖周期**gonotophic cycleという．産卵済みの**経産蚊**parous mosquitoは卵巣を包む気管が伸び，卵巣小管の卵膜が遺残物として残ることから産卵経験が調べられる．

幼虫と蛹は水中生活者で，水溜に発生し，水面から空気呼吸をする（カラー図譜159）．雌蚊は水面や水際壁面に産卵し，そこが**発生源**breeding placeとなる．自然あるいは人工的な**器状水域**container poolsと池沼，湿地，水田などの**地表水域**ground poolsとに大別され，種類によって異なる．竹筒，放置タイヤ，空缶などの小容器にヒトスジシマカ Aedes albopictus，放置便槽など汚水溜にオオクロヤブカ Armigeres subalbatus，海岸岩盤溜にトウゴウヤブカ Aedes togoiが発生する．都市部の下水溝や雨水ますにアカイエカ Culex pipiens pallens（熱帯ではネッタイイエカ C. pipiens quinquefasciatus），ビル地下水槽などにチカイエカ C. pipiens molestusが発生する．農村部の水田，湿地にコガタイエカ C. tritaeniorhynchus，シナハマダラカ Anopheles sinensisなどが発生する．

2 蚊による病害

蚊の唾液は酵素アピラーゼなどによって血小板の凝集を抑制してスムースに吸血する働きをするが，異種蛋白質なので抗体が生じ，再吸血されて数時間後にTリンパ球が活性化されて**遅延型皮膚反応**による紅斑を生じ，48時間がピーク（カラー図譜160）．さらに吸血されるとIgE抗体が産生されて**即時型皮膚反応**を生じ，腫れあがって痒く，吸血10分後がピーク．蚊刺症には，抗ヒスタミン薬含有ステロイド軟膏や虫刺され市販薬を塗布する．痒みが強ければ抗ヒスタミン薬を内服する．

また，四類感染症であるマラリア，日本脳炎，ウエストナイル熱，デング熱，チクングニア熱，黄熱，ジカウイルス感染症やフィラリア症などを媒介する．

3 蚊が媒介する主な感染症

1) デング熱 dengue fever およびチクングニア熱 Chikungunya fever

デング熱ウイルスは血清学的に4型に分けられ，異なった血清型の間では再感染してデング出血熱やデングショック症候群を起こすことがある．感染しても50〜80％が無症候性感染である．東南アジアから，太平洋，アフリカから南北米，欧州にも分布を広げ，年間約1億人が発症し，50万人以上が**デング出血熱**dengue hemorrhagic feverとなり，重症化して約2万人が死亡している．戦時中の1942〜1944年に日本でも大流行し，20万人を超す患者が発生したといわれる．各家庭の防火用水にヒトスジシマカが多発生していたからである．輸入症例が年間200例ほどあり，2014年には162人の国内感染が発生した．

潜伏期3〜15日，通常5〜6日．発熱，激しい頭痛，関節痛，筋肉痛，発疹，皮下出血などを呈す．

ヒトが感染すると，発症1日前から第5病日まで**ウイルス血症**が起こり，その間に吸血したネッタイシマカやヒトスジシマカなどの**シマカ亜属**（Stegomyia）の蚊体内でウイルスを増殖させ，吸血後8〜14日でヒトに感染可能となる．感染蚊は生涯感染力を有し，**経卵感染**transovarian infectionもする．

チクングニア熱は東南アジア，アフリカから南北米に広がり，サルが無症候性感染しており，ネッタイシマカ，ヒトスジシマカなどシマカ亜属のヤブカが媒介する．潜伏期3〜10日．患者は発症1日前からウイルス血症を起こし，吸血蚊は14日ほどで媒介可能となる．無症候性感染もあるが，発熱することなく関節痛を訴える患者も多い．初期症状は発熱，発疹，関節痛などデング熱に酷似するが，回復後も数ヵ月関節痛を伴うことがある．

2) 黄熱 yellow fever およびジカウイルス感染症（ジカ熱）Zika fever

現在，病原体の黄熱ウイルスはアフリカおよび中

南米の熱帯の一定地域に常在し，アフリカでは霊長類嗜好性のヤブカ Aedes africanus，南米では Haemagogus 属の蚊とサル類の間で感染環が維持されている．

感染しても多くは無症候性感染だが，**森林型黄熱** jungle yellow fever に年間8～17万人が発症し，死者は最大6万人に及ぶ．潜伏期3～14日．発熱，頭痛，背痛，虚脱，悪心，嘔吐，出血，黄疸を呈す．ネッタイシマカとヒトとで感染環をなす**都市型黄熱** urban yellow fever はまれで，アフリカ，南米の一部にみられる．

蚊は発症後ウイルス血症となった患者を吸血後9～12日目から感染可能となり，生涯感染力を有す．黄熱ワクチンは弱毒生ワクチンで，一度接種すると生涯免疫が持続する．

ジカウイルス感染症（ジカ熱） は，アフリカからアジア太平洋，中南米に広がり，ネッタイシマカやヒトスジシマカなどシマカ亜属（Stegomyia）のヤブカによって媒介される．ヒトのウイルス血症は4日ほどだが，尿や精液にウイルスが長期検出されるので，ヒト→ヒト感染もありうる．妊婦が感染して小頭症を発症させることもある．感染しても60～80％は無症候性感染である．潜伏期3～14日．発熱，発疹，結膜充血などを呈す．

3) 日本脳炎 Japanese encephalitis および ウエストナイル熱 West Nile fever

日本脳炎はインド，インドネシアから日本にかけて広く分布し，東南アジアで年間3万人前後が重篤な急性脳炎を発症して1万人近くが死亡している．日本では1888（明治20）年以降の食生活変化でブタ飼育が盛んとなり，それが増幅動物となって年間千人以上の患者発生を繰り返したが，1968年以降，稲作形態の近代化によって水田が媒介蚊発生に不適となって激減し，ワクチン普及とあいまって流行が低下した．

病原体は日本脳炎ウイルスで，蚊と野鳥との間で感染環が維持されている．ウイルスは主媒介蚊の**コガタイエカ**のほか，アカイエカなど多くの吸血蚊からも検出されている．ウイルスが蚊に取り込まれるとまず中腸上皮細胞で増殖し，脂肪細胞から唾液腺，神経細胞，マルピーギ管などに広がり，増殖する．ウイルスは唾液腺に保持され，感染蚊は生涯感染力を有し，再吸血時に唾液中にウイルスを排出，伝播する．毎春に病原ウイルス保有コガタイエカが中国大陸から気流に乗って海上飛来して持込まれると推察されている．

肥育豚に4日以上ウイルス血症を起こさせ，ブタが**増幅動物** amplifier の役割をして，媒介蚊が大量に汚染される．このウイルス保有蚊に吸血されることでヒトが感染するが，日本ではワクチン接種が普及しているので発症するのは0.1～2％とごく少数で，小児と高齢者に好発する．潜伏期5～15日．発熱，頭痛，倦怠感，嘔吐，項部硬直，意識障害などを呈す．治療薬はなく，ワクチン接種，蚊吸血防止などの予防が重視される．ヒトやウマは終末感染で，感染源にはならない．

ウエストナイル熱も，蚊と野鳥との間で感染環が維持されている．欧州，中近東のみならず，1999年以降北米にも広く分布している．感染者の80％は無症候性感染だが，年間約1万人が発症している．潜伏期2～14日（多くは2～6日）で，中枢神経に感染すると，発熱，頭痛，筋肉痛，背部痛から，髄膜脳炎を引き起こす．主媒介蚊はアカイエカだが，ヒトスジシマカ，ヤマトヤブカ，イナトミシオカなども媒介する．ワクチンはない．

蚊媒介脳炎には，ほかにセントルイス脳炎，カリフォルニア脳炎，東部ウマ脳炎，西部ウマ脳炎，ベネズエラウマ脳炎，リフトバレー熱，マレーバレー脳炎などが知られている．

4) マラリア malaria

マラリアは人類最悪の疾病で，熱帯アフリカなどで今なお年間2～3億人が罹患し，40万～50万人が死亡している．**ハマダラカ**類 Anopheles 約480種のうち約90種がヒトのマラリアを媒介できるが，特定地域での主媒介蚊は1，2種に限定される．潜伏期平均12～28日．周期性の発熱，貧血，脾腫などを呈す．

マラリア原虫5種がヒトに感染し，末梢血にその雌雄生殖母体を有するヒトをハマダラカが吸血すると，カの中腸内で両生殖体が受精し，中腸壁で著しく発育してオーシストを形成する（**p.55参照**，**図Ⅵ-2-4**）．他のステージの原虫は蚊体内で死滅して消

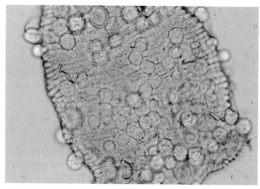

図Ⅵ-2-4　ハマダラカ中腸壁のマラリア原虫オーシスト
Plasmodium yoelii に感染のオオモリハマダラカ
（高知大　荒川　良氏提供）．

化されてしまう．吸血後8〜14日にオーシストで産生されたスポロゾイトが唾液腺に集まり，カが吸血する際に新宿主のヒトに侵入する．

　患者から吸血したハマダラカが血液消化までの間屋内に係留する性質を利用して，殺虫剤を壁面に**残留噴霧** residual spraying したり，**殺虫剤長期残効型蚊帳** long-lasting insecticidal nets (LLINs) を使用したりすることがマラリア対策に役立っている．

5) フィラリア症　filariasis

　バンクロフト糸状虫症は東南アジア，インド，アフリカ，中南米などに広く分布し，主媒介蚊は**ネッタイイエカ** *Culex pipiens quinquefasciatus* だが，アフリカでは *Anopheles gambiae* と *An. funestus*，ポリネシアではシマカ亜属の *Aedes polynesiensis* と *Ae. pseudoscutellaris* が主役で，ネッタイイエカはあまり問題とならない．かつて鹿児島県や南西諸島などで蔓延していたが，媒介蚊対策とヒトへの駆虫薬集団投与によって制圧された．国外では，現在でも1億人以上が感染し，約4千万人が象皮病，陰嚢水腫などで苦しんでいる．発症するには通常数年以上かかる．熱発作，リンパ節炎，リンパ管炎，リンパ浮腫，象皮病，陰嚢水腫，乳び尿などを呈す．

　マレー糸状虫症は，東南アジアやインドに分布し，アシマダラヌマカ *Mansonia uniformis*，トウゴウヤブカ *Ae. togoi* などが媒介している．

　宿主の血中ミクロフィラリアが蚊に吸血されると，蚊の胸筋内に移行し，2回脱皮して生育し，2週間後に感染幼虫となる．蚊の吸血時に，口吻から這い出して，ヒト皮膚上に移り，刺し口から侵入する（p.153参照）．

　このほか，**イヌ糸状虫** *Dirofilaria immitis* も蚊が媒介し，人獣共通感染症として重視される．

4 医学上重要な蚊（図Ⅵ-2-3）

1) ヒトスジシマカ *Aedes albopictus*

　デング熱のほか，チクングニア熱，ジカ熱，黄熱，イヌ糸状虫症などを媒介する．小型黒色で胸背に1白条斑，脚に白帯を多く持つ（カラー図譜156）．昼間，薄暮時にヒトやイヌなどを好んで吸血する．待伏型で移動範囲は200m以内と狭い．幼虫は竹筒，瓶，タイヤなど小容器に発生する．

　ネッタイシマカ *Aedes aegypti* は沖縄などにかつて分布し，デング熱を流行させた．黄熱などの媒介蚊でもある．胸背に2対の縞模様をなす．人家の小容器から発生する．

2) トウゴウヤブカ *Aedes togoi*

　マレー糸状虫症，バンクロフト糸状虫症，イヌ糸状虫症，日本脳炎などを媒介する．昼夜吸血し，無吸血産卵も行う．海岸の岩盤の潮溜まりに発生する．胸背に黄色縞条斑を持ち，脚白帯をなす．

　近似の**ヤマトヤブカ** *Aedes japonicus* は河床岩盤溜や人工容器に発生する．ウエストナイル熱，日本脳炎を媒介できる．

3) コガタイエカ *Culex tritaeniorhynchus*

　日本脳炎の主媒介蚊．コガタアカイエカともいうが，体色は赤というよりも暗褐色で，口吻に白帯があるやや小型の蚊（カラー図譜157）．夜間にウシ，ウマやブタを好んで吸血し，遠距離飛翔をする．幼虫は水田，湿地などに発生する．

4) アカイエカ *Culex pipiens pallens*

　バンクロフト糸状虫症，日本脳炎，ウエストナイル熱などを媒介する．成虫は赤褐色で斑紋がない．夜間にヒトやトリを好んで吸血する．幼虫は下水溝，水槽などの汚水溜に発生する．別亜種の**チカイエカ**は地下の水溜などから発生し，最初は無吸血産卵をし，冬期も吸血する．別亜種の**ネッタイイエカ**は熱帯の汚水溜に多発し，夜間吸血する．

5) シナハマダラカ *Anopeles sinensis*

　三日熱マラリアを媒介する．夜間にウシ，ウマを

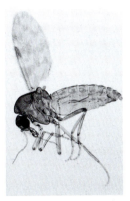
図Ⅵ-2-5 イソヌカカ（雌成虫）（感染研 渡辺 護氏提供）

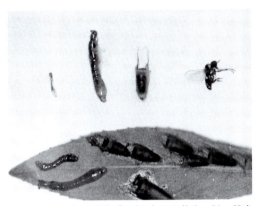
図Ⅵ-2-6 アシマダラブユ（上左から幼虫，蛹，雌成虫，下は落葉付着の幼虫と蛹）

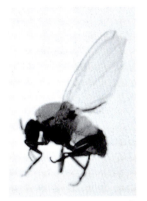
図Ⅵ-2-7 オンコセルカ症（回旋糸状虫症）媒介ブユ Simulium ochraceum（雌成虫）

好んで吸血し，幼虫は水田，湿地などに発生する．成虫は翅に斑紋がある（カラー図譜158）．日本では**オオツルハマダラカ** An. lesteri と**コガタハマダラカ** An. minimus yaeyamensis，アフリカでは An. gambiae，インドでは An. stephensi，東南アジアではコガタハマダラカ An. minimus と An. dirus，中南米では An. darlingi などがマラリア親和性が高く，熱帯熱マラリアも媒介する．

ヌカカ類 biting midges

体長1〜2mm．防虫網を潜り抜けられる微細な昆虫で，雌が吸血する．幼虫は湿地や樹洞に発生する．

世界に約4,000種，日本には約230種が分布する．日本ではイソヌカカ Culicoides circumscriptus（図Ⅵ-2-5），トクナガクロヌカカ Leptoconops nipponensis が沿岸で，ヌカカ Culicoides obsoletus が山林内でヒトをよく襲う．国外では，アフリカと中南米で常在糸状虫 Mansonella perstans，アフリカで M. streptocerca，中南米で M. ozzardi を媒介している．

ブユ類 black flies

体長2〜7mm．体は太短く翅が幅広い昆虫．雌のみが昼間，特に朝夕に吸血する．行動範囲は広く，数kmも吸血源を求めて移動する．山間地の清澄な渓流に発生する種が多く，幼虫・蛹は水草，落葉，岩などに付着して溶存酸素や餌をとる（図Ⅵ-2-6）．

世界に約1,500種，日本には75種が分布する．オオイタツメトゲブユ Simulium oitanum，ニッポンヤマブユ S. nacojapi，ヒメアシマダラブユ S. arakawae，キアシオオブユ Prosimulium yezoense などがヒトをよく襲う．

咬んで流出する血液を吸う．赤く腫れあがり，中心に赤い出血点や水疱を生じ，痒みが強い（カラー図譜161）．

国外では，熱帯アフリカで Simulium damnosum，中南米で S. ochraceum などがオンコセルカ症を媒介している（p.158参照，図Ⅵ-2-7）．

ブユの駆除には発生源の水流に上流部から魚毒性の少ない殺虫剤を投入する．個人的防御としては素肌を露出せず，忌避剤（リペレント）を肌や衣服にかける．治療には抗ヒスタミン薬含有ステロイド軟膏や虫刺され市販薬を塗布する．痒みが強ければ抗ヒスタミン薬を内服する．

アブ類 horse flies

体長6mm〜3cm．中型ないし大型の吸血昆虫で，雌がウシ，ウマを好んで吸血する種が多く，**畜産害虫**として重視される．世界に約1,600種，日本には99種のアブが分布しており，イヨシロオビアブ Tabanus iyoensis，ニッポンシロフアブ T. nipponicus，ウシアブ T. trigonus，ゴマフアブ Haematopota tristis などはヒトもよく襲う（カラー図譜162, 163）．昼間

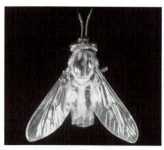
図Ⅵ-2-8 ロア糸状虫症媒介のキンメアブ *Chrysops dimidiatus*（雌成虫）（元旭川医大　稲岡　徹氏提供）

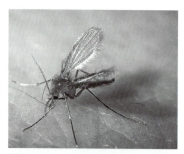
図Ⅵ-2-9 サシチョウバエ（雌成虫）（自治医大　加藤大智氏提供）

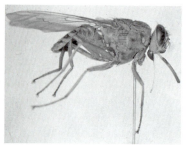
図Ⅵ-2-10 ツェツェバエ（雌成虫）（元琉球大　宮城一郎氏提供）

吸血性で，咬んで流出する血液を吸うので激痛を伴う．幼虫はウジ型で肉食性．幼虫期は長く，数ヵ月から3年に及ぶ．発生源は湿地，水田，泥沼が多いが，林地，草地から発生する種もいる．

国外では，アフリカでキンメアブdeer fliesの仲間 *Chrysops dimidiatus*（図Ⅵ-2-8），*C. silacea* などがロア糸状虫 *Loa loa* を媒介し，北米では *C. discalis* が野兎病を機械的に伝播している．

サシチョウバエ類 sand flies

体長2～3mmと小さく，防虫網を潜り抜けられ，翅は紡錘形の小昆虫（図Ⅵ-2-9）．メスが夜間吸血する．幼虫は小動物の排泄物などを食す．世界で約500種が知られ，30種ほどがリーシュマニア症を媒介する．

ニッポンサシチョウバエ *Phlebotomus squamirostris* はまれな種で，湿地の泥中に発生する．国外では，旧大陸で *Phlebotomus* 属，新大陸で *Lutzomyia* 属のサシチョウバエが *Leishmania* 属原虫の媒介を行い，リーシュマニア症を流行させている（p.66参照）．感染者が約100万人いて，毎年20万人ほどが新たに感染している．*Phlebotomus pappataci* は地中海沿岸などでフレボトームス熱を媒介している．

成虫の駆除は困難で，個人的に忌避剤を塗布する．発生源の湿地や水溜をなくす．

ツェツェバエ類 tsetse flies

体長5～10mm，突出した針状の口吻を持ち，雌雄ともに吸血する昆虫（図Ⅵ-2-10）．アフリカの北緯15度から南緯20度の森林とサバンナに生息し，**アフリカ睡眠病** sleeping sickness（p.63参照）や家畜が感染するナガナ病 nagana を媒介する．アフリカに *Glossina palpalis*, *G. tachinoides*, *G. morsitans* など23種が分布している．

成虫は一般に川筋や林内に多く，卵胎生で幼虫は3齢幼虫まで6～11日間母体の子宮内で栄養物質を摂取して成長し，成熟幼虫が倒木や灌木の根元に産まれ，ただちに土中に潜って蛹となり，30～40日後に羽化する．雌の寿命は約200日と長く，6～8回産仔を繰り返す．

サシガメ類 assassin (triatomine) bugs

カメムシ目に属する1～3cmほどの大型の昆虫で，世界に4,000種以上が知られ，多くは昆虫を捕食するが，約90種が脊椎動物を吸血する．オオサシガメ *Triatoma rubrofasciata* は沖縄から東南アジアにかけて広く分布し，夜間にネズミ類から吸血するが，ヒトも襲う．国外では，中南米でアカモンサシガメ *Panstrongylus megistus*（図Ⅵ-2-11），ブラジルサシガメ *Triatoma infestans*，メキシコサシガメ *T. dimidiata*，ベネズエラサシガメ *Rhodnius prolixus* などは好んでヒトを夜間吸血し，原虫の *Trypanosoma cruzi* を媒介してシャーガス病 Chagas disease を流行させる．トリパノソーマ原虫はサシガメの中腸内で増殖し，糞とともに排泄され，皮膚の傷口から侵入する（p.65参照）．

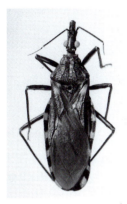
図Ⅵ-2-11　アカモンサシガメ（雌成虫）

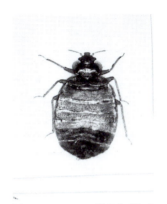
図Ⅵ-2-12　トコジラミ（雌成虫）

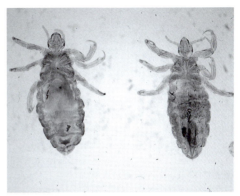
図Ⅵ-2-13　ヒトジラミ（雌雄成虫）

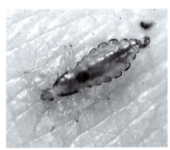
図Ⅵ-2-14　ヒトジラミの吸血と排糞（元医菌大　加納六郎氏提供）

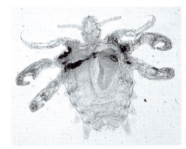
図Ⅵ-2-15　ケジラミ（雌成虫）

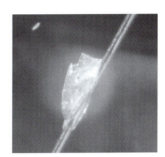
図Ⅵ-2-16　アタマジラミの卵殻

トコジラミ類 bedbugs

カメムシ目のトコジラミ科に属す吸血昆虫で，**ナンキンムシ**（南京虫）ともいう．体長5～8mm，背腹に扁平な楕円形で赤褐色．翅はない（図Ⅵ-2-12, カラー図譜164）．

シラミと同様に不完全変態で，雌雄，幼虫ともにヒトなどの温血動物を夜間に吸血する．吸血時以外は宿主を離れ，狭い隙間に昼間は潜んでいる．腹部後脚基部に臭腺が開口し，特有の臭気を出す．寿命は長く1年に及び，毎日吸血して1日に2～5卵，一生に約200卵を産む．飢餓に半年以上堪えられる．

トコジラミ *Cimex lectularius* は日本など全世界の温帯に，ネッタイトコジラミ *C. hemipterus* は台湾以南の熱帯に広く分布する．コウモリトコジラミ *C. japonicus* もヒトを襲うことがある．

ナンキンムシ刺症 cimicosis は，アレルギー反応で激しい痒みと発赤腫脹を呈すが，病原体媒介性は低い．ピレスロイド殺虫剤に強度の抵抗性を示すトコジラミやネッタイトコジラミが米国の宿泊施設などで大発生して問題となっている．治療は蚊に準じる．

シラミ類 lice

体長1～4mm，背腹に扁平で，脚は強大で翅を欠く吸血昆虫．雌雄，幼虫ともに吸血する．世界に約1,000種いるが，宿主特異性が厳格で，他の動物に寄生するシラミはヒトには寄生しない．ヒトに寄生するのは**ヒトジラミ** human louse（**アタマジラミ** *Pediculus humanus humanus* と**コロモジラミ** *P. humanus corporis* の2亜種，図Ⅵ-2-13, 14）と**ケジラミ** crab louse；*Phthirus pubis*（図Ⅵ-2-15）．

アタマジラミはヒト頭髪内で生活し，1日8～10卵を頭毛に膠着させて産む．卵と卵殻の検出は容易だが，ふけ，ヘアキャストとの鑑別が肝要である（図Ⅵ-2-16）．コロモジラミは下着について1日数回昼夜吸血し，5～10卵を縫い目などに産む．

ケジラミはヒトジラミよりも小さく幅広な体で，

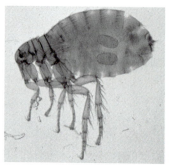
図Ⅵ-2-17　ネコノミ（雌成虫）

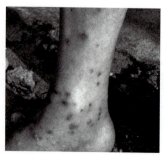
図Ⅵ-2-18　ネコノミ虫咬症（富山市在住，50歳，女）（カラー図譜169）

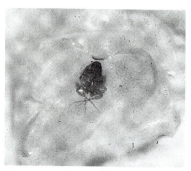
図Ⅵ-2-19　皮下から摘出のスナノミ雌成虫（元医菌大　加納六郎氏提供）

アポクリン汗臭を好み，主に陰毛部に寄生し，性行為や寝具から感染する．1日数回吸血し2〜3卵を陰毛に産みつる（図Ⅵ-2-15，カラー図譜165, 166）．

刺咬による痒みは激しく，1週間も持続する（シラミ症 pediculosis/phthiriasis）．ケジラミでは血糞による黒色点状の下着出血染を生じやすい．コロモジラミは**発疹チフス** epidemic typhus の患者から吸血して発疹チフスリケッチャ *Rickettsia prowazeki* を中腸壁で増殖させ，糞に大量に排泄し続け，傷口からヒトに感染させる．潜伏期6〜15日，通常12日．発熱，頭痛，悪寒，発疹などを呈す．**塹壕熱**（ざんごうねつ）trench fever の病原体 *Bartonella quintana* 菌の伝播様式も同様で，潜伏期7〜30日で，頭痛，倦怠感，関節痛，発熱発作を呈す．**回帰熱** relapsing fever の病原体スピロヘータ *Borrelia recurrentis* はコロモジラミの体腔内で増殖し，つぶした虫体液から感染し，潜伏期5〜18日，通常8日．発熱発作，頭痛，筋肉痛，関節痛，肝脾腫などを呈す．

防除は，入浴・洗髪などを頻繁にして清潔にすることが大切．衣服や寝具を熱処理するか殺虫剤粉剤をかける．殺虫剤フェノトリン含有シャンプーや殺虫剤粉剤の使用が有効．イベルメクチン0.2mg/kgの内服も有効である．陰毛を剃ってなくすのもよい．

ノミ類　fleas

1 ノミの生活史・生態など

成虫は体長雄1〜2mm，雌2〜3mmほど．左右に扁平で，翅は完全に退化し，頭部は小さく，雌雄ともに吸血する．完全変態をする昆虫で，幼虫は細長いウジ状で，ごみ中の有機物を食べて生育し，繭をつくって蛹となる．世界に約1,800種が分布し，哺乳類や鳥類などに寄生して吸血する．

宿主特異性は強くなく，ネコノミ *Ctenocephalides felis*（図Ⅵ-2-17, 18，カラー図譜168, 169），イヌノミ *C. canis* もヒトやネズミなどからも吸血し，ヒトノミ *Pulex irritans*（カラー図譜167）も，ヒトのほか，イヌ，ネコ，ネズミなどを吸血する．成虫は半年から1年生きる．

2 ノミによる病害など

ネズミにつくノミは感染症媒介者として重要で，**ケオプスネズミノミ** *Xenopsylla cheopis* はペスト plague, 発疹熱 murine typhus の主な媒介者で，しばしばネズミから離れてヒトを襲う．日本でも外国船で持ち込まれ，各地の港湾地帯のネズミにかなり見出されている．発生状況を知る目安としてネズミ1頭当たりの平均寄生数をケオプス指数 cheopis index として用い，1以下ならばペスト流行はないが，15以上になるときわめて危険である．ペスト患者はアフリカ，ベトナムなど世界で年間数千人出ている．患者または感染動物から吸血されたペスト菌はノミの前胃で増殖して閉塞させ，吸血時に菌を吐出して感染させる（p.216参照）．

ペストのほか，ノミが幼虫期に虫卵を食べて瓜実条虫，縮小条虫，小形条虫などの中間宿主となる．

アフリカと中南米に分布するスナノミ *Tunga penetrans* の受精した雌は吸血後，ヒトなど哺乳類の皮膚内に侵入寄生し，地上に産卵する（図Ⅵ-2-19，カラー図譜170）．痒みと激しい疼痛を起こす．

Ⅵ 衛生動物類

3 ダニ類
Ticks and Mites

— ダニ症 acariasis —

Key Words
- マダニとSFTS，日本紅斑熱など
- ツツガムシとつつが虫病
- ヒゼンダニと疥癬
- ヒョウヒダニと小児喘息
- ダニ恐怖症

Minimum Requirements
(1) マダニ：一生の間に3回吸血，SFTS，日本紅斑熱，ライム病，ダニ媒介脳炎などを媒介．
(2) ツツガムシ：幼虫が刺し，つつが虫病を媒介．
(3) イエダニ：ネズミの外部寄生虫だが，屋内でヒトを刺す代表種．
(4) ヒゼンダニ：疥癬トンネルを生じる．角化型疥癬は院内感染を起こす．ステロイド薬は禁忌．
(5) ニキビダニ：毛包内や皮脂腺内に寄生する．
(6) ヒョウヒダニ：室内塵に多く，死骸，糞が吸入性アレルゲンとなる．
(7) コナダニ類：食品，畳内などに多発する不快害虫．捕食性のツメダニを発生させ皮疹を起こす．
(8) 人体内ダニ症：血液，尿，糞便などから検出．
(9) ダニ恐怖症：ダニ・昆虫類の寄生を病的に信じる被害妄想症．

ダニはクモ綱ダニ目に属し，分類学的に昆虫よりもクモやサソリに近い．体長0.1mmから3cmに及ぶものまでいて，多くは1mm以下．既知種は世界で5万種，日本で約2,000種に及ぶ．大多数は自由生活性だが，ヒトに寄生吸血や感染症媒介，アレルゲン産生などをする種は医学的に重要である．**ダニ恐怖症**acarophobiaも含め，ダニ類のヒトに及ぼす病害を一括して**ダニ症**acariasisという．

大型の**マダニ類**をticks，その他のダニ類をmites（俗に**コダニ**）という．卵，幼虫，若虫，成虫と脱皮しながら変態して成長する．若虫期にヒポプス（移動若虫）を持つものや，若虫期を欠くものや，それが2，3期あるものもある．幼虫は6脚，若虫と成虫は8脚である．一見頭部のように見える口器を顎体部という．呼吸系で7亜目に大別される．

マダニ類 ticks

1 マダニの生活史，生態など

体長2mm以上の大型のダニで，吸血で体重は100倍にまでなる．口器の**顎体部**は胴部前方に突出し，口下片は鋸状．外皮は厚く，雄の背板は胴背部全体を覆うが，雌，若虫，幼虫の背板は小さく前部に偏在する（図Ⅵ-3-1）．世界に約900種，日本には46種が分布する．

すべて吸血性で，前脚の**ハーラー器官**という感覚器で二酸化炭素などを感知して宿主にとりつき，唾液をセメント様に固めて体を固定し吸血する．

ただし，**ヒメダニ類**soft ticksは外皮が軟らかく，背板を欠き，セメント様唾液を吐出しない．

十分吸血すると宿主を離れ，土中に潜み，産卵，死亡する．卵から孵化した幼虫は6脚で，別の宿主を吸血して休眠，脱皮し，8脚の**若虫**となり，別の宿主を吸血して成虫となり，さらに別の宿主から吸血する．すなわち，一生の間に3度異なる宿主を吸血して，疾病媒介に関わる．

2 マダニによる病害

マダニは野生動物に限らず，ヒトも吸血する．日本では山林に入ったヒトの胴部などに**シュルツエマダニ** Ixodes persulcatus，**ヤマトマダニ** I. ovatus，タネガタマダニ I. nipponensis，**フタトゲチマダニ** Haemaphysalis longicornisなどが取り付き吸血する（カラー図譜171）．

唾液が血液の凝固を防ぎ，麻酔させるので，刺されたときは無痛のことが多く，大抵は数日して肥大した虫体に気づく．組織を融解して出血させながら10日ほどかけて吸血する．口下片を皮膚に深く刺入し，唾液物質で膠着するため，引っ張ると顎体部がちぎれて残り，化膿しやすく硬結などの原因とな

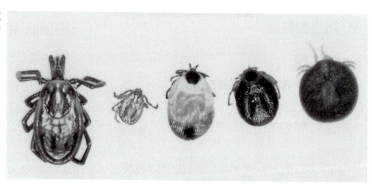

図Ⅵ-3-1 人体刺咬のマダニ類（左よりカモシカマダニ，フタトゲチマダニ，ヤマトマダニ，同，コウモリマルヒメダニの雌成虫：富山県）

るので，寄生部位の皮膚片を切除して摘出する．

3 マダニが媒介する主な感染症

1) 重症熱性血小板減少症候群 severe fever with thrombocytopenia syndrome (SFTS)

フレボウイルス属のSFTSウイルスはフタトゲチマダニなどのマダニによって伝播される．2011年に中国で初めて報告され，日本では2013年初めて患者が報告されたが，昔からあった疾患で，国内で年間60名ほど発生している．潜伏期6〜14日を経て，発熱，嘔吐，腹痛，下痢など消化器症状，頭痛，筋肉痛，神経症状，血小板減少，白血球減少，血清酵素異常をきたし，重症化し，致命率は6〜30％．抗ウイルス薬ファビピラビルfavipiravirが試用されている．基本的には対症療法を行う．

2) 日本紅斑熱 Japanese spotted fever

マダニが媒介する紅斑熱群リケッチアは，ロッキー山紅斑熱，地中海紅斑熱，シベリアダニ熱など世界中に分布し，日本では1984年にはじめて報告され，年間数百例以上発生している．病原体は*Rickettsia japonica*で，キチマダニ，フタトゲチマダニ，ヤマトマダニなどに刺され，潜伏期2〜8日を経て，頭痛，発熱，倦怠感，関節痛，発疹，刺し口を呈する．紅斑は手掌にも出現する．治療はテトラサイクリンが有効．

3) ダニ媒介脳炎（ロシア春夏脳炎） tick-borne encephalitis (Russian spring-summer encephalitis)

フラビウイルス属の病原体ウイルスはシュルツェマダニなどによって伝播される．潜伏期1〜2週間を経て，頭痛，発熱，筋肉痛などの後，中枢神経症状が発現し，死亡率5％以下．ヨーロッパと極東ロシアで年間1万人前後の患者が出ており，日本では1993年に北海道で重篤な脳炎を発症した患者が最初の報告．マダニ体内で経卵感染をする．治療薬はない．

4) ライム病など Lyme disease etc.

ライム病はスピロヘータの仲間の*Borrelia burgdorferi*, *B. garinii*, *B. afzeri*などが病原体．日本では北海道や長野県の山岳地帯に発生している．シュルツェマダニなどのマダニに刺されてから潜伏期3〜32日後に刺された部分を中心に特徴的な**遊走性紅斑**が出現する（カラー図譜172）．頭痛，発熱，筋肉痛，関節痛，悪寒，倦怠感など多彩な症状を呈す．治療はドキシサイクリンやテトラサイクリンが有効．

回帰熱relapsing feverは世界各地に分布し，*Borrelia*属細菌が病原体で，ヒメダニ，カズキダニやコロモジラミ，アタマジラミが媒介する．北米型とアフリカ型に大別され，日本での報告例はないが，欧州では輸入症例が散見される．潜伏期5〜15日で，熱発作，頭痛，筋肉痛，関節痛，肝脾腫などを呈す．治療はテトラサイクリンが有効．

Q熱Q feverは世界各地で発生し，家畜などが保有するレジオネラ目コクシエラ属の*Coxiella burnetii*が病原菌で，経気道感染が多いが，マダニが媒介することもある．潜伏期2〜4週間．高熱，頭痛，筋肉痛，肝機能障害などを呈す．治療はテトラサイクリンが有効．

アナプラズマ症anaplasmosisと**エーリキア症**ehrichiosisは欧米を中心に発生し，家畜やイヌなどが

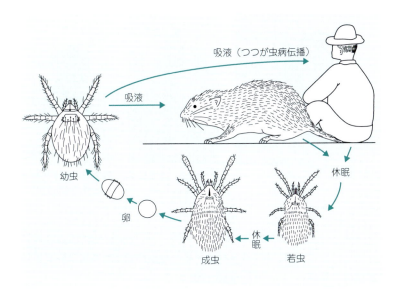
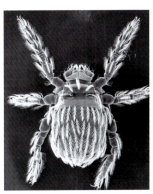

図Ⅵ-3-3　フトゲツツガムシ（幼虫）

図Ⅵ-3-2　ツツガムシの生活史とつつが虫病の媒介

保有する*Anaplasma*属や*Ehrlichia*属のリケッチア様細菌で感染する新興感染症．マダニの刺咬で感染し，潜伏期5〜10日．発熱，悪寒，筋肉痛，頭痛などを呈す．治療はテトラサイクリンが有効．

　野兎病 tularemiaは北半球各国に広く分布し，病原菌*Francisella tularensis*を持つ野ウサギ，リス，ネズミなどの感染動物から直接経皮感染をするが，マダニやアブの刺咬でも感染する．潜伏期2〜10日．悪寒，発熱，頭痛，筋肉痛，関節痛，リンパ節腫脹などを呈す．東北地方を中心に冬に多かったが最近はない．治療はストレプトマイシンが有効．

5) バベシア症 babesiosis

　バベシア属の原虫*Babesia microti*や*B. divergens*などが病原体で，マダニに刺されて潜伏期1〜34週間後に発熱，貧血，溶血などマラリアに似た症状がみられる．米国東部に多く，1999年兵庫県で患者が発生した（**p.60参照**）．治療はアジスロマイシンとアトバコンを併用する．

ツツガムシ類　chigger mites

　ツツガムシはツツガムシ科のダニの総称で，体長0.2〜1mm内外，世界に3,000種ほどいて，国内から121種が知られている．成虫は赤色，幼虫はオレンジ色が多い．幼虫が哺乳類や鳥類に2〜7日間外部寄生して体液を吸い，満腹して離脱する（血液は吸わない）．若虫と成虫は土壌中で昆虫卵などを食べて自由生活をしている．**経卵感染** transovarian infectionで生涯ツツガムシ病リケッチア*Orientia tsutsugamushi*を保持している有毒家系のツツガムシ幼虫の吸着で**つつが虫病** scrub typhus, tsutsugamushi diseaseに感染する（図Ⅵ-3-2）．

　アカツツガムシ（俗にアカムシ）*Leptotrombidium akamushi*は秋田，山形，新潟3県の大河川沿いの洪水地帯の草原に生息し，幼虫は夏期に出現し，致命率の高い**古典型つつが虫病**を媒介していたが，近年の河川敷改修で激減した．

　新型つつが虫病は，その大半がタテツツガムシ*Leptotrombidium scutellare*（カラー図譜174），**フトゲツツガムシ***L. pallidum*（図Ⅵ-3-3）の媒介による．北海道を除く全国で年間400〜1,000件の届出患者が発生している．ツツガムシに刺されて潜伏期5〜14日後に，発熱，頭痛，筋肉痛，まもなく紅斑の発疹が出現し，5日目頃まで続く（カラー図譜175, 176）．刺し口は膿疱から黒色の痂皮となる．治療にはテトラサイクリン系抗菌薬が奏効する．

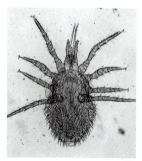 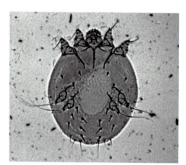 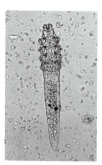 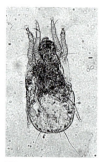

図Ⅵ-3-4　イエダニ(雌成虫)　　図Ⅵ-3-5　ヒゼンダニ(雌成虫)　　図Ⅵ-3-6　ニキビダニ(雌成虫)　　図Ⅵ-3-7　ヤケヒョウヒダニ(雌成虫)

イエダニ類 rat mites

　イエダニ*Ornithonyssus bacoti*は家屋内で吸血される原因種の多くを占める．主にドブネズミを吸血し，その巣内で繁殖しているが，ネズミが死んだときなどに這い出して昼夜の別なくヒトを盛んに吸血する(図Ⅵ-3-4)．刺されると同時にひどく痒く，掻破して小赤斑，小水疱となる．乳幼児と女性に被害が多い．治療には抗ヒスタミン軟膏などを塗布する．

　トリサシダニ*O. sylviarum*はイエダニによく似る．野鳥から吸血するが，家屋内にてヒトも刺す．スズメサシダニ*Dermanyssus hirundinis*はスズメ，ツバメなどの野鳥から吸血し，ヒトも刺す．ワクモ*D. gallinae*は鳥類，特にニワトリを吸血するが，ヒトも刺す．

ヒゼンダニ類 itch mites, scabie mites

　ヒゼンダニ*Sarcoptes scabiei*はほぼ円形で体長0.4mm内外，脚は短い(図Ⅵ-3-5，カラー図譜180)．世界中に分布し，ヒトを固有宿主として交尾後に雌が角皮内に孔道(**疥癬トンネル**)を掘って産卵し，痒みの強い**疥癬**scabiesを生じる(カラー図譜177, 178)．性行為感染症sexually trnsmitted diseases(STDs)の1つだが，寝具からも感染する．針で患部を掘り出して検鏡診断する．感染約1ヵ月後に発症する．

　角化型疥癬crusted scabies(ノルウェー疥癬Norwegian scabies)は灰黄色の汚い角皮の異常増殖を起こし，患者のヒゼンダニ寄生数が100万～200万匹と多く，ダニの付着した剝離表皮(落屑)から周囲の人に感染しやすく，院内感染，集団発症を起こす．ステロイド薬や免疫抑制薬の多用で好発する(カラー図譜179)．

　治療は，**イベルメクチン**ivermectin 0.2mg/kgの1回内服が奏効する．フェノトリンローション，低毒性殺虫剤含有軟膏，イオウ外用薬，オイラックス，安息香酸ベンジル軟膏などを3夜全身塗布も有効．ともに卵には効果がないため1週後に再治療する．ステロイド薬は禁忌である．

　動物疥癬を起こすイヌヒゼンダニ*S. scabiei canis*，ネコヒゼンダニ*Notoedres cati*，ネコミミヒゼンダニ*Otodectes cynotis*や野生動物のヒゼンダニにヒトも被害にあい，皮疹を起こすことがある．

　ニキビダニ(**毛包虫**，図Ⅵ-3-6) *Demodex folliculorum*は体長0.3mm内外，主にヒトの鼻，眼瞼近くの毛包内に寄生し，*D. brevis*は皮脂腺内に寄生している．少数寄生では無症状だが，紅斑性丘疹を生じることがある．

その他のダニ miscellaneous mites

　ヒョウヒダニ(**チリダニ**) house dust mitesは，体長0.3mmの小さなダニで，室内塵のダニの約80％を占め，塵1g中に平均100匹，多いと1,000匹以上が見出され，特に寝具の埃に多く，ふけなど蛋白質を餌に自由生活をしている．その糞や死骸破片が吸引性アレルゲンとなって，ヒョウヒダニ抗原特異的IgEが誘導され，気管支喘息，アレルギー性鼻炎，アレルギー性結膜炎などを引き起こし，アトピー性皮膚炎の一因ともなっている．主要種はヤケヒョウ

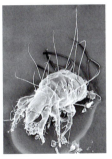 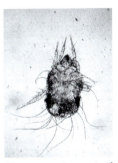 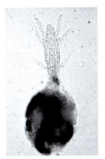 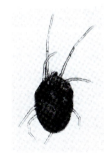

図Ⅵ-3-8　ケナガコナダニ（雌成虫）　　図Ⅵ-3-9　イエニクダニ（雄成虫）　　図Ⅵ-3-10　シラミダニ（雌成虫）　　図Ⅵ-3-11　クロバーハダニ（成虫）

ヒダニ*Dermatophagoides pteronyssinus*（図Ⅵ-3-7）とコナヒョウヒダニ*D. farinae*．卵，幼虫，若虫，成虫と30数日かけて発育し，さらに2ヵ月以上生きる．

防除は，ダニを通さない寝具カバー使用，乾燥化，電気掃除機による清掃など．ダニアレルゲン判定キットがある．治療には減感作療法が有効である．

コナダニ類 flour mitesは，体長0.3〜0.5mm内外の小さなダニ類で，体表が比較的柔らかく平滑でシワを持たない．**ケナガコナダニ** *Tyrophagus putrescentae*や**イエニクダニ** *Glycyphagus domesticus*（図Ⅵ-3-8, 9）は穀類，菓子，干魚，チーズなどあらゆる食品，畳などに発生する．時に人体内ダニ症やアレルゲンになる．

これらコナダニ類を捕食する**ミナミツメダニ** *Chelacaropsis moorei*などのツメダニ類，シバンムシなど食品害虫に寄生する**シラミダニ** *Pyemotes tritici*（図Ⅵ-3-10），植物に寄生し屋内に侵入してくる**クロバーハダニ** *Bryobia paraetiosa*（図Ⅵ-3-11）などは，触れるとヒトを刺して唾液を注入するため，激しい痒みをともなう皮疹を起こす．

【MEMO】　人体内ダニ症 human acariasis

人体内ダニ症は，微小なダニが人体内（血液，胆汁など）から見出されたり，尿，喀痰，糞便など排泄物から検出されたりして，人体内に寄生していたと疑われるものをいう．主にコナダニ類の報告が多く，その寄生部位から，①消化器系（腸）ダニ症，②泌尿器系（尿）ダニ症，③呼吸器系（肺）ダニ症，④その他，に分けられる．症状が一過性で，自然に治癒する場合が多い．また，偶然体内に入ったり，外界から検査器物に混入したりする場合があることに留意する．

（上村　清）

【MEMO】　ダニ恐怖症 acarophobia（皮膚寄生虫妄想 delusional parasitic dermatosis）

不快害虫に過剰反応する虫嫌いと違って，実体のないダニや虫，寄生虫などを極度に恐れ，皮膚に寄生虫などが寄生していると病的に信じる被害妄想症で，俗に**ダニノイローゼ**と呼ばれる．患者は虫が寄生しているという妄想がきわめて強く，虫を除去しようと，皮膚をかきむしり，極度に身体や身の周りを清潔にし，殺虫剤を過剰に使用したり，検査依頼を繰り返したりする．誠意をもって気長に対応し，対象物や室内塵などを検査し，被害をあたえるものがないか確認する．痒みをもたらすコダニが検出されたり，アレルギー性皮膚炎のこともある．皮膚の炎症が引き金になっている場合もあるが，思い込みであることが多い．

皮膚科での傷の回復をはかり，精神科領域ではブチロフェノン系のピモジド（抗神経病薬）などの投与で加療するが，精神科の受診を極度に嫌い，妄想の訂正は困難である．おおらかにカウンセリング的な対応をする．

（上村　清）

VI 衛生動物類

4 有毒動物類
Poisonous animals

Key Words
- ドクガ
- スズメバチ
- 毒グモ
- ムカデ
- 毒蛇
- クラゲ
- フグ
- シガテラ毒魚

Minimum Requirements
(1) ドクガ：毒針毛の毒液でドクガ皮膚炎．
(2) アリガタハネカクシとカミキリモドキ：線状皮膚炎，水疱性皮膚炎．
(3) スズメバチとアシナガバチ，ヒアリ：働き蜂が集団攻撃，アナフィラキシーショックを起こす．
(4) 毒グモ：セアカゴケグモ，カバキコマチグモ．
(5) トビズムカデ：毒顎で咬まれて激痛．
(6) マムシとハブ：夜行性，出血毒，抗蛇毒血清．
(7) クラゲ：刺胞の刺糸発射でクラゲ刺症．
(8) フグ：卵巣や肝臓に猛毒のテトロドトキシン．
(9) シガテラ毒魚：食物連鎖で毒素を取り込む．

有毒動物類 poisonous animals には，①ヒトを刺咬して毒物質を注入するもの，②体表から毒物質を分泌するもの，③ヒトが食べて組織内の毒素で食中毒を起こすものなどがある．

陸の有毒動物類

ドクガ類 poisonous moths・・・・・

蝶・蛾の仲間（チョウ目）の昆虫は世界で16万種，日本で3,500種近く知られ，幼虫が毒針毛や毒棘を持つものがいる．ドクガ類 urticating moth やカレハガ類による被害は，長毛ではなく，これらの微細な**毒針毛** venomous spicules が皮膚に付着し，こすると機械的に毒液が入って炎症を起こす．

1) **ドクガ** *Euproctis subcule* と
   チャドクガ *E. pseudoconspersa*

やや小型の黄色い蛾で，尾端に毒針毛を多数持ち，夏期に灯火に飛来して**ドクガ皮膚炎** lepidopteran dermatitis を起こす（カラー図譜186～191）．

幼虫は若齢では群居するが，終齢幼虫は独居性で，橙黄色と黒色の斑をなし，背面に数百万本の毒針毛を群生し，蛹，成虫，卵にもそれが付着移行する．脱皮殻も危険で，飛散する毒針毛が皮膚に付着し，ドクガに触れなくても発症する．毒成分はヒスタミンとプロテアーゼなどの酵素からなる．症状はピリピリした痛みから激しい痒みとなり，1～2週で治癒する．治療はこすらずに付着部をすみやかに水洗し，抗ヒスタミン薬含有ステロイド軟膏を塗布する．

2) **イラガ** slug moths

イラガ *Monema flavescens* などは幼虫の肉質突起に**毒棘** venomous spine があり，刺されると先端が折れて毒液が注入されるので，ただちに激痛を起こすが，幼虫に触れない限り加害されない（カラー図譜192, 193）．成分はヒスタミンと蛋白性発痛物質からなる．

抗ヒスタミン薬含有ステロイド軟膏を塗布する．

有毒性甲虫類 venomous beetles・・・

甲虫目は世界で37万種，日本で8,000種が知られ，昆虫で最も繁栄しているグループである．アオバアリガタハネカクシ，カミキリモドキ，マメハンミョウ，ツチハンミョウ，オサムシの仲間は虫体から有毒な体液を分泌し，ヒトがこれに触れると**線状皮膚炎** linear dermatitis や**水疱性皮膚炎** bullous dermatitis などの炎症を起こす（図VI-4-1，カラー図譜194, 195）．

1) **アオバアリガタハネカクシ** *Paederus fuscipes*

北米を除く世界中に広く分布し，河原や湿地に多く，よく灯火に飛来する．体液に有毒物質のペデリン pederine が含まれ，体にとまった成虫をうっかり擦って体液が皮膚に付くと数時間後に発赤，小水疱となり，融合して線状皮膚炎になる．約2週間で治癒する．

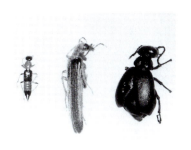
図Ⅵ-4-1　アオバアリガタハネカクシ，アオカミキリモドキ，ツチハンミョウ（成虫）

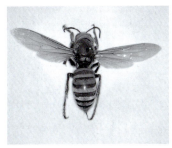
図Ⅵ-4-2　オオスズメバチ（雌成虫）

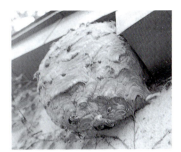
図Ⅵ-4-3　キイロスズメバチの営巣

2）アオカミキリモドキ *Xanthochroa waterhousei*

　林内に多く，灯火に飛来し，虫体に触れると有毒物質のカンタリジンを含む体液を分泌し，数時間後に発赤，腫脹を生じ，小水疱をつくり，融合して水疱性皮膚炎になる．虫体に触れたときはよく水洗し，抗菌薬含有ステロイド軟膏を塗布する．

　マメハンミョウ，**ツチハンミョウ**の仲間もカンタリジンを含む体液を分泌し，水疱性皮膚炎を起こす．

ハチ類とアリ類 wasps and ants

1 ハチ刺症 wasp (hymenoptera) stings

　ハチとアリの類（ハチ目）の昆虫は世界で13万種，日本で4,500種ほどが知られ，その習性は多様で，幼虫が植物を食べるものから，他の昆虫に寄生するもの，社会生活をするハチやアリまでいる．

　ハチの毒針stingは産卵管が変化したもので，身を守ったり，獲物を麻酔させたりする．ヒトを加害するハチは限られていて，社会生活を営む**スズメバチ類** *Vespa* spp.，**アシナガバチ類** *Polistes* spp.，**ミツバチ類** *Apis* spp.の仲間数十種と寄生蜂の**シバンムシアリガタバチ** *Cephalonomia gallicola*（カラー図譜197），**クロアリガタバチ** *Sclerodermus nipponicus*などである．社会生活を営むハチは働き蜂worker（すべて雌）が集団で攻撃を加え，毒性も強いので危険で，特に**オオスズメバチ** *Vespa mandarinia*（図Ⅵ-4-2），**キイロスズメバチ** *V. simikkima*（図Ⅵ-4-3），モンスズメバチ *V. crabro*は攻撃性が強い．ハチ毒は痛みや痒みを起こすセロトニンやヒスタミン，細胞破壊させるペプチドや酵素，神経を麻痺させる高分子神経毒などを含む．

　ハチに刺されると，激痛，潮紅，腫脹をきたし，強毒の場合は局所に激痛が走り，頭痛，発熱，蕁麻疹，浮腫，痙攣，呼吸困難，心臓衰弱など全身症状を呈し，死亡することもある（カラー図譜196）．また，反復して刺されると感作され，IgE抗体がつくられてアレルギー反応を起こす．重篤な場合は意識混濁，血圧低下，痙攣，呼吸困難などのアナフィラキシーショックを起こし，1時間内に死亡しやすいので，緊急処置を要す．国内で年間数十人が死亡している．

　刺されたら冷湿布をし，抗ヒスタミン薬含有ステロイド軟膏を塗布あるいは内服する．アナフィラキシーショックの予防には刺咬後すぐにエピネフリン（エピペン；携帯用アドレナリン自己注射器）の皮下注射を行う．蟻酸ではないのでアンモニアは効果がない．ミツバチは刺すと毒針を残すので調べて抜く．

2 アリ刺症 ant stings

　アリは，毒針で刺すオオハリアリなどと，咬んで腹部末端から蟻酸を出すヤマアリ類，ヒメアリなどがいる．南西日本で**イエヒメアリ** *Monomorium pharaonis*が屋内に侵入営巣し，食品を荒らし，咬傷を起こす．特定外来生物である小型の**アルゼンチンアリ** *Linepithema humile*が西日本に分布を広げ，家屋に侵入して咬む被害が出ている．**ヒアリ** fire ant；*Solenopsis invicta*，**アカカミアリ** *S. geminata*も国内に侵入し，分布を拡大している（図Ⅵ-4-4）．体長2.5〜6.5mmと多型で，攻撃性が強く，咬みつ

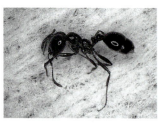
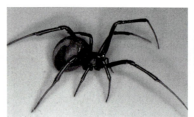
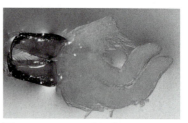

図Ⅵ-4-4　アカカミアリ（大型働きアリ）　　図Ⅵ-4-5　セアカゴケグモ（雌成体）　　図Ⅵ-4-6　セアカゴケグモ雌成虫の毒腺と毒牙

いて刺し，95％のアルカロイド系の強毒でアリ刺症を起こし，5％の蛋白毒でアナフィラキシーショックを起こす．防除には巣に持ち帰る蓄積性の食毒剤（アリノスコロリなど）がよい．

毒グモ類 venomous spiders

クモ類は世界に約3万数千種，日本に約1,200種が分布し，ほとんどが毒腺を持ち，獲物を捕らえて毒液を注入するが，ヒトに危害を与えるものは少ない．コマチグモ，オニグモ，アシダカグモ，アカムネグモなどは咬まれると激しく痛むが，致命的なものはない．ところが，国外には神経毒や激しい壊死を起こす種がいて，国内への侵入拡散が懸念されている．

1) カバキコマチグモ *Chiracanthium japonicum*

在来の毒グモで，ススキなどの葉を巻いて営巣し，夜間に獲物を探す．毒液は神経毒のほか，セロトニン，ヒスタミンなどを含む．咬まれると激痛，発熱，腫脹，頭痛などを起こすが，一般に数日で治癒する．

2) セアカゴケグモ red back spider；*Latrodectus hasselti* と **クロゴケグモ** black widow spider；*L. mactans*

近年日本に侵入定着した毒グモ（図Ⅵ-4-5〜7，カラー図譜185）．側溝，垣や墓石などの隙間に営巣する．ヒトを咬めるのは雌成虫だけで，毒牙が短いので素肌でなければ加害されることはない．毒成分は神経毒のα-latrotoxinで，咬まれた瞬間はあまり痛まないが，1〜3時間で痛みが強まり，リンパ節が腫れ，全身症状を呈し，死亡することもある．全身症状には抗クモ毒血清が有効である．

ムカデ類 centipedes

ムカデ綱に属するムカデ類は胴部が細長く，多数の体節からなる．世界で3,000種，日本で140種ほど知られ，頭部に1対の毒顎を有し，すべて肉食性で，昆虫などを咬んで毒液を注入する．夜間活動性で行動は活発で，少し触れてもすばやく咬み，烈痛を感じ，その部に2つの小血点を見る．潮紅，腫脹をきたし，灼熱がある．まれにアナフィラキシー症状を起こす．**トビズムカデ** *Scolopendra subspinipes* の被害が多い（**図Ⅵ-5-16参照**）．

抗ヒスタミン薬含有ステロイド軟膏の塗布がよい．網戸を完備して侵入を防ぎ，侵入したものは殺虫剤散布などで駆除する．

サソリ類 scorpions

サソリ類は日本には八重山に2種が分布するだけだが，熱帯，亜熱帯に1,400種ほどが知られる．すべて有毒だが，猛毒なのは25種と少ない（図Ⅵ-4-8）．尾端に鉤状の毒棘を持つ．肉食性で昆虫など小動物を捕食し，卵胎生を行う．夜間活動性で，昼間は石下，床下や靴，鞄内などに潜む．

刺されると激痛，リンパ腺腫脹などの**サソリ刺症** scorpion stingを起こす．セロトニンやカリブトキシンなどの神経毒で，弱毒性だと数時間で軽快するが，強毒種では呼吸困難などを起こし，死亡することもある．刺し口は1ヵ所のみで，出血も少ないのが特徴．全身症状には加害種に対する抗サソリ毒血清が最も有効である．

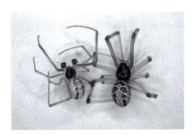
図Ⅵ-4-7　セアカゴケグモ（雄成虫と雌5齢幼虫）

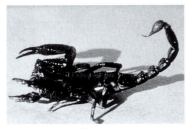
図Ⅵ-4-8　チャグロサソリ
（元医歯大　加納六郎氏提供）

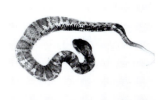
図Ⅵ-4-9　マムシ（幼体）

毒ヘビ類 venomous snakes

ヘビ類は世界で約3,000種が知られ，そのうちの約500種が有毒で，致命的な有毒種が200種いて，熱帯に多い．日本には36種が分布する．毒蛇咬傷 snake biteは世界で年間30万人以上と推定され，約5万人が死亡している．毒腺は耳下腺・顎下腺の分化したもので**蛇毒** snake venomを貯蔵・分泌し，毒牙に開口する．

蛇毒には蛋白質分解酵素，ホスホリパーゼなどの酵素が含まれている．神経毒は主にコブラやウミヘビが持つ毒で，神経障害を起こし，痛みは普通あまり感じないが，唾液が出て，物を飲み込めず，筋肉が麻痺し，呼吸困難となる．出血毒は主にマムシやクサリヘビ類の持つ毒で，まず咬傷部分が出血し，腫れや激痛が全身に広がっていき，血管系の細胞を破壊し，出血や血圧低下をもたらす．

1) マムシ *Gloydius blomhoffi*

体長約60cmで胴太．頭部はほぼ三角形，銭形斑が1列に並ぶ．目と鼻の間に赤外線に敏感なピット器官を持つ．卵胎生で，夏に幼蛇を産む（図Ⅵ-4-9, 10, カラー図譜201）．夜行性で，ネズミ，モグラ，カエル，小鳥などを捕食する．屋外で手足を受傷することが多い．マムシ咬傷 viper biteは局所に2個の毒牙痕があり，激痛と腫脹をきたし，咬傷部を出血壊死させる．治療には抗マムシ毒血清を点滴静注する．投与前にウマ血清に過敏でないか調べる．セファランチン注射もよい．

2) ハブ *Protobothrops flavoviridis*

世界有数の危険な毒蛇で，奄美大島，徳之島，沖縄本島と付近の小島に生息し，体長1～2mに達する．頭部は三角形で，1対の毒牙は約14mmの管牙（カラー図譜202, 205）．夜行性で，昼間は石垣，木の根元などに潜み，しばしば人家内に侵入し，ネズミなどを捕食する．攻撃的で，とぐろを巻いて攻撃姿勢をとる．咬まれると痛み，腫脹，内出血が起こり，急性循環障害によるショック症状があらわれる（カラー図譜204）．抗ハブ毒血清の使用で死亡者数は激減している．ショックにはアドレナリン，ステロイド薬などを投与する．

ヒメハブはハブと分布をほぼ同じくし，サキシマハブは八重山群島特産で，ともに出血毒だが，被害は軽く，死亡例はほとんどない（図Ⅵ-4-11）．

3) ヤマカガシ *Rhabdophis tigrinus*

以前は無毒ヘビとされていたが，頸部背面内側に毒腺があり，強く圧すと黄色の毒液を噴出させ，眼に入ると充血，角膜混濁など強い眼障害を起こす．また，上顎奥歯の根元に唾液腺後半部を占めるデュベルノイ毒腺が開き，この牙で深く咬まれると毒液がしみ込み，全身の内出血を起こし，死亡することもある（図Ⅵ-4-12）．抗毒素血清が試作されている．

海の有毒動物類

海の動物の毒は，① 刺されて危ない毒と，② 食料として食べて問題となる毒とがある．

刺胞動物 Cnidaria

クラゲ，イソギンチャク，サンゴの類で，水中を浮遊するクラゲ型と固着するポリプ型がある．約1万種のうち約70種がヒトを刺して傷害を与える．刺胞cnidaは触手に多くあり，毒液を満たし，その

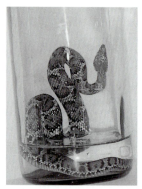
図Ⅵ-4-10 マムシ（雌成体）

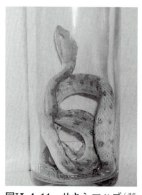
図Ⅵ-4-11 サキシマハブ（雌成体）

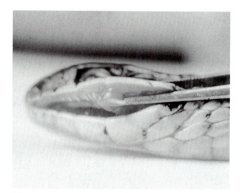
図Ⅵ-4-12 ヤマカガシ（頭部）
（元医歯大 加納六郎氏提供）

囊内にらせん状に巻き込まれた刺糸が収まっていて，刺激によって刺糸が発射され，毒液が餌動物に注入される（図Ⅵ-4-13）．毒液は溶血性アミン類とペプチドの神経毒からなり，電撃的な激痛，発赤，腫脹，水疱をもたらし，ショックで死亡することもある．患部にセロテープをあてがい，刺胞の有無でクラゲ刺症jelly fish biteを診断する．治療は刺胞を洗い落とし，抗ヒスタミン薬やステロイド薬を塗布する．

カツオノエボシ（図Ⅵ-4-14），アンドンクラゲ，アカクラゲ，ハブクラゲ，ハタゴイソギンチャク，ウンバイイソギンチャク，イタアナサンゴモドキなどの被害が多い（カラー図譜207）．

軟体動物 Mollusca

カイ，タコ，イカの類で，刺咬症や食中毒を起こすものと吸虫類の中間宿主となるものがある．

1）イモガイ類 *Conus* spp.

世界で約500種知られているが，アンボイナ *Conus geographus* が代表的な刺毒貝で，サンゴ礁に多い（カラー図譜208）．毒器官は毒球，毒腺，歯舌鞘，矢舌と吻で構成され，歯舌で餌動物を刺し殺すが，猛毒で，うっかりつかむと刺され，痛み，しびれが起こり，ペプチドの神経毒で呼吸麻痺を起こして死亡することもある．

2）ヒョウモンダコ *Octopus maculosus*

小型のきれいなタコで，褐色の体に青い輪紋が散在し，刺激で蛍光色に変わる（カラー図譜209）．フグ毒テトロドトキシンを持ち，咬まれると唾液腺の毒が注入されて麻痺症状を呈し重篤となる．

イモガイ刺症，タコ刺症の特殊な治療法はなく，人工呼吸器と酸素吸入が唯一の方法．

3）貝中毒 shellfish poisoning

麻痺性貝毒を持つ貝をヒトが食べて麻痺性の食中毒を起こす．食後30分ぐらいからしびれ，麻痺が全身に広がる．呼吸麻痺で死亡することがある．渦鞭毛藻によって作られた神経毒サキシトキシンが食物連鎖でムラサキガイ，ホタテガイなどの中腸腺に蓄積して食中毒の原因になる．同様に，食物連鎖によりフグ毒がバイ，ボウシュウボラ（ホラガイの一種）などに蓄積して食中毒を起こす．

また，ムラサキガイなど二枚貝に渦鞭毛藻から食物連鎖で**下痢性貝毒**が蓄積され，食後4時間内に水様性下痢，腹痛を起こす．回復は早く死亡例はない．

節足動物 Arthropoda

カニ類の幼生ゾエアの棘が皮膚に刺さって海水浴皮膚炎を起こす（カラー図譜210）．

スベスベマンジュウガニ *Atergatis floridus*，ウモレオウギガニ *Zosimus aeneus* などが麻痺性貝毒のサキシトキシンとフグ毒のテトロドトキシンを持ち，食中毒を起こす．

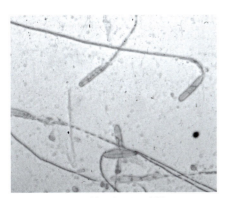
図Ⅵ-4-13　イソギンチャクの刺胞
（元医菌大　加納六郎氏提供）

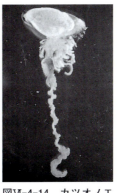
図Ⅵ-4-14　カツオノエボシ（元医菌大　加納六郎氏提供）

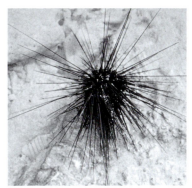
図Ⅵ-4-15　ガンガゼ
（元医菌大　加納六郎氏提供）

棘皮動物 Echinodermata

ウニ，ヒトデ，ナマコの類で，ウニ類やオニヒトデの刺症，ヒトデ，ナマコ類のサポニン，テトロドトキシンによる食中毒がある．**ガンガゼ** *Diadema setosum* は長い棘の先端に毒囊がある（図Ⅵ-4-15）．ラッパウニ *Toxopneustes pileollus* の毒器官は叉棘と呼ばれ，触れると吸い付いて毒腺から毒を注入する．オニヒトデ *Acanthaster planci* は体表の刺棘に毒を含み，刺されると激痛，発赤，腫脹が起きる（カラー図譜211）．抗ヒスタミン薬が効く．アナフィラキシーショックでの死亡事故も起こす．

環形動物 Annelida

ゴカイ，イソメの類で，**ウミケムシ** *Chloeia flava* は本州以南の岩礁やサンゴ礁に産し，両側に白く鋭い剛毛を持ち，毒を満たしていて，触れると刺さって激痛と皮膚炎を起こす．患部の剛毛をセロテープで除去し，抗ヒスタミン薬含有ステロイド軟膏を塗布する．オニイソメ *Eunica hroditos* は顎で咬まれると激痛があり，発赤，腫脹を起こす．

魚類 fishes

1 刺毒魚類 venomous fishes

刺毒魚は世界で約200種が知られ，背びれや胸びれなどに毒腺が付随した毒棘を持つ（カラー図譜212）．一般に動きの鈍い底生魚で，エイ類，カサゴ類，ゴンズイ類，アイゴ類が主である．毒素主成分はきわめて不安定な蛋白質で，刺されると激痛を感じ，傷は難治である．口唇チアノーゼ，嘔吐，頭痛，痙攣，発汗，意識混濁，浮腫，呼吸困難，血圧低下などが現れ，時に死亡する．治療は痛みをプロカイン筋注などで軽減させ，棘が残っておれば除去する．抗菌薬で二次感染を予防する．

2 フグ類 pufferfishes

日本では近年まで年間100人が食中毒を起こし，その1/3が死亡していたが，現在はフグ条例と人工呼吸器による救命で中毒・死亡例は少なくなっている．フグ類は世界で200種以上，日本に53種いるが，種類や個体によって猛毒なものから無毒のものまで個体差が著しく，毒の存在部位や強弱も異なる．海洋細菌のビブリオ菌 *Vibrio alginolyticus* などから食物連鎖で毒を取り込んで蓄積するためで，養殖フグは毒性が低い．内臓部，特に卵巣や肝臓に猛毒を持つものが多く，抱卵期の冬期に毒量が多くなる．

フグ中毒：フグ毒の**テトロドトキシン** tetrodotoxin は吸収，排泄ともに早く，20分から3時間で口唇のしびれ，悪心，知覚麻痺，嘔吐，運動麻痺，嚥下，発声困難，チアノーゼ，血圧低下，意識混濁などが現れ，呼吸麻痺で死亡する．特効薬はなく，人工呼吸器と血圧上昇薬の処理でフグ毒が自然に排泄され，助けられることが多い．胃洗浄は有害無益

である．

3 シガテラ毒魚類 ciguatera fishes

主にサンゴ礁にすむ魚類約300種により世界中で年間2万人以上が食中毒を起こしている．渦鞭毛藻からシガテラ毒素 ciguatoxin が食物連鎖で取り込まれ，種類，個体，部位で毒性が異なり，肝臓などの内臓だけでなく，筋肉にも毒性があることがある．バラフエダイ，イッテンフエダイ，オニカマス，ドクウツボ，バラハタ，サザナミハギなどの食中毒例が多い．

シガテラ中毒：30分から数時間で現れ，腹痛，下痢，嘔吐，関節痛，筋肉痛，痒み，温度感覚異常（ドライアイスセンセーション）などを呈し，死亡率は低い．

ウミヘビ類 sea snakes

日本近海には12種のウミヘビが知られ，エラブウミヘビ Laticauda semifasciata などはおとなしいが，マダラウミヘビ Hydrophis cyanocynctus（カラー図譜203）など漁網にかかったものなどから咬傷を受ける．強い神経毒なので，咬まれたときの痛み，腫脹はほとんどないが，重篤となり，死亡例もある．

【MEMO】 吸血性ヒル類 blood-sucking leeches

環形動物のヒル類は，細長く，口周辺と肛門下面に吸盤を持ち，雌雄同体で，卵包を産む．肉食性で，哺乳類の血を吸うものがよく知られている．唾液には麻酔作用があって痛みをほとんど感じさせず，血液凝固を妨げる作用があって出血はなかなか止まらない（カラー図譜198）．炎症を抑え，関節炎症状を和らげたり血管の再生を促す作用があり，ヒル治療に用いられる．

チスイビル Hirudo nipponia は体長3〜4cm，緑灰色で沼地や水田，小川などに生息し，人獣に取りついて吸血する．**ヤマビル** Haemadipsa zeylanica japonica は体長約3cm，山中の湿った落葉の下などに潜み，人獣の接近で活性化する．シカなど野生動物の増加で入山者の被害が目立っている．衣服の隙間から入り込んで吸着する．ハナビル Dinobdella ferox は体長20cmにもなる大型のヒルで石下などに潜むが，渓流などにいる体長1〜数mmの幼生は吸血性で，水を飲んだ人獣に侵入して，鼻腔や咽頭に長期間寄生する．

（上村　清）

Ⅵ 衛生動物類

5 不快動物類
Nuisances

Key Words
- ゴキブリ
- イエバエ
- ユスリカ
- カメムシ
- クモ
- ナメクジ
- ハエ幼虫症

Minimum Requirements
(1) ゴキブリ：消化管感染症の機械的伝播と中間宿主．熱帯に多い．
(2) イエバエ：消化管感染症の機械的伝播．
(3) コバエ類：多発生し屋内侵入．
(4) ユスリカ：夜間灯火に飛来する不快昆虫．
(5) カメムシ：悪臭不快．越冬のため屋内侵入．
(6) ヤスデ：人家に夜間侵入．
(7) ナメクジ：台所などに侵入し，粘液で汚す．広東住血線虫の中間宿主にもなる．

ゴキブリ類 cockroaches

世界に約3,700種，日本に56種知られ，多くは熱帯・亜熱帯の野外に生息し，家住種は1%のみ．

家住性ゴキブリ(カラー図譜213)は，雑食性で糞便や喀痰も食べ，食器や食品上を歩いて汚染，排糞するうえ，サルモネラなど各種微生物，寄生虫卵，原虫シストなどを機械的に伝播し，Moniliformis属の鉤頭虫，縮小条虫などの中間宿主にもなる．夜間活動性で，昼間は暗い隙間に集団で潜む．

1 チャバネゴキブリ Blattella germanica
黄褐色，小型．ビル，飲食店，船舶などにいる最も普通の種(図Ⅵ-5-1)．世界中に広く分布する．幼虫期は約3ヵ月．卵鞘は孵化直前に産み落とす．

2 クロゴキブリ Periplaneta fuliginosa
関東以西の住宅やビルに多い．光沢ある黒褐色で雌雄ともに翅は長い．幼虫期は半年から1年あまり．幼虫は赤褐色で翅がない．卵鞘を腹部から離して器物に固着させる(図Ⅵ-5-2)．

3 ヤマトゴキブリ Periplaneta japonica
クロゴキブリに似るがやや細長く黒褐色で雌の翅が短い．日本在来種で，寒さに比較的強く，本州の農家，畜舎に多い．幼虫期は半年～1年(図Ⅵ-5-3)．

4 ワモンゴキブリ Periplaneta americana
大型で体は光沢ある茶褐色で胸背に輪紋がある．高温多湿を好み，関東以西の鉄筋住宅に多い．幼虫期は半年から2年に及ぶ(図Ⅵ-5-4)．

ハエ類 flies

1 ハエ類の生活史・生態など
ハエ目昆虫は世界中に15万種，日本に約7,700種が分布する．2枚翅で，大部分は口器が舐めるのに適し，雑食性のものが多い．各種病原体の運び屋となるが，食物などに群がって不快がられる．一般に卵を産むが，ニクバエ類のように卵胎生のものもいる．幼虫は乳白色蛆型で脚はない．イエバエなどの蛹は囲蛹と呼ばれ，3齢幼虫の外皮内につくられ，褐色俵状で普通土中で蛹化する．

成虫の多くは昼間活動性で明るいところを好み，感覚鋭く遠距離からも飛来する．屋内に好んで侵入する種とそうでない種があり，屋内性のハエの夜間休息場所は天井が多い．

ハエの幼虫は形態が非常に似ているので種名同定は難しく，成虫にして同定する．

2 イエバエ house fly ; Musca domestica
世界中に分布し，きわめて普通の種．ごみ溜め，畜舎堆肥，ビニールハウスの油粕などに発生し，隣接の人家などに侵入して不快害虫となる．普通，発生源から1～3km移動する．殺虫剤抵抗性が発達して難防除化している．ヒトの食物に群がり，腸管出血性大腸菌，赤痢菌，赤痢アメーバのシスト，寄生

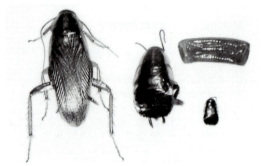

図Ⅵ-5-1　チャバネゴキブリ（雌成虫，幼虫，卵鞘）

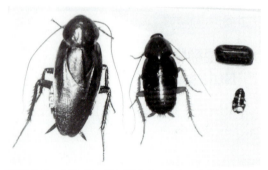

図Ⅵ-5-2　クロゴキブリ（雌成虫，幼虫，卵鞘）

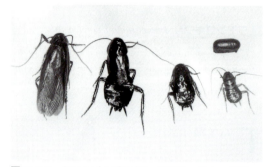

図Ⅵ-5-3　ヤマトゴキブリ（雄・雌成虫，幼虫，卵鞘）

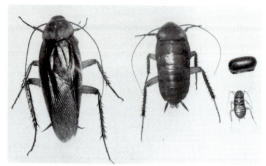

図Ⅵ-5-4　ワモンゴキブリ（雌成虫，幼虫，卵鞘）

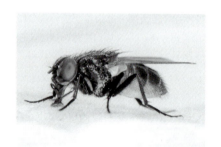

図Ⅵ-5-5　イエバエ（雌成虫）（元富山大 白井良和氏提供）

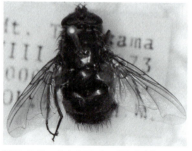

図Ⅵ-5-6　オオクロバエ（雌成虫）

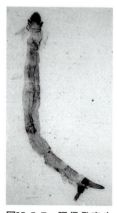

図Ⅵ-5-7　眼偶発寄生のホシチョウバエ幼虫

虫卵など消化器感染症の機械的伝播を行う（図Ⅵ-5-5，カラー図譜214）．

3 クロバエ類　blow flies

　世界中に分布し，日本には70種が知られ，黒色のクロバエ類と青緑色金属光沢のキンバエ類などがいる．幼虫は動物の死体，人畜の糞，生ごみなどから発生する．消化管感染症や鳥インフルエンザの病原体や寄生虫卵を機械的に伝播する．ハエ幼虫症も起こす．クロバエ類は遠距離を飛翔し，**オオクロバエ** *Calliphora lata* などは低地から初夏に高山に移動し秋には下山して冬を過ごす（図Ⅵ-5-6）．

4 コバエ類　small flies

　体長2〜4mmの微小なハエを俗にコバエと呼ぶ．少量の餌からも発生し，わずかな隙間からも侵入し，食品や灯りに群がり，異物混入を起こす．
　ホシチョウバエ *Tineari alternata*（図Ⅵ-5-7），オ

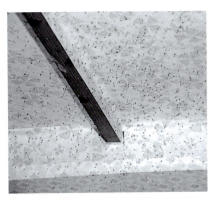 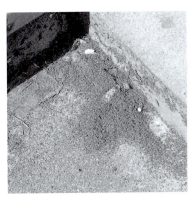 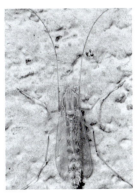

図Ⅵ-5-8　天井に群がるチビクロノミバエ　　図Ⅵ-5-9　ミヤコムモンユスリカの残骸　　図Ⅵ-5-10　オオユスリカ（雌成虫）

オチョウバエ *Clogmia albipunctatus* は，下水処理場，浄化槽，下水溝などの汚水溜に発生し，風呂場や台所に侵入する．

クロショウジョウバエ *Drosophila virilis*，**キイロショウジョウバエ** *D. melanogaster* は発酵した食品などから発生し不快害虫となる．**マダラメマトイ** *Amiota okadai* は眼にまとわりつき，涙を舐めるときに東洋眼虫を媒介する中間宿主となる．

チビクロノミバエ *Conicera breviliata* (図Ⅵ-5-8)，**チビクロキノコバエ** *Bradysia agrestis*，**チーズバエ** *Piphika casei* などのコバエは屋内外の腐敗物などから発生する不快害虫である．

5 ユスリカ類 nonbiting (chironomid) midges

成虫は蚊に似るが口吻が短く吸血することはない．体長1～10mm．種類が多く，世界に15,000種，日本に約2,000種が知られている．幼虫は藻類，ヘドロなどを食す．夜間灯火に飛来する不快害虫で，**セスジユスリカ** *Chgironomus yoshimatsui* の幼虫は俗にアカムシと呼ばれ，都市河川や下水処理場などで大量発生して問題となる．死骸の破片が気管支喘息などのアレルゲンにもなる(図Ⅵ-5-9)．**オオユスリカ** *C. plumosus* は世界最大のユスリカで，諏訪湖などの富栄養湖に多発する不快害虫である(図Ⅵ-5-10)．

【MEMO】 ハエ幼虫症（ハエウジ症）myiasis

各種のハエ幼虫（ウジ）による感染を**ハエ幼虫症** myiasis または**ハエウジ症**という．**センチニクバエ** *Boettcherisca peregrine* などのニクバエ flesh fly は卵胎生でいきなり1齢幼虫を産むのでハエ幼虫症を起こしやすい(図Ⅵ-5-11, カラー図譜215)．

ヒロズキンバエ *Phaenicia sericata* などのクロバエ類によるものも多い．術後の皮膚外創や結膜，涙管，鼻腔，口腔，外耳道，腟などに偶発的に寄生する例や便中に幼虫が排出された消化管ハエ幼虫症の症例も多くあるが，ただの異物混入の場合もあることに留意する．

ヒトの皮下に真正寄生するアフリカの**ヒトクイバエ** *Cordylobia anthropophaga* は糞尿で汚染された砂や汚物で汚れた衣類などに産卵し，孵化幼虫が人獣の皮膚に侵入し，皮下組織を食べて生育する．中南米の**ヒトヒフバエ** *Dermatobia hominis* は蚊などを捕えて卵を産みつけ，蚊が人獣を吸血する際に孵化した幼虫が侵入し，皮下組織を食べて生育する(図Ⅵ-5-12, 13)．炎症性の結節となり，痛みが激しい．治療には抗菌薬含有軟膏を厚く塗って蓋をし，翌日空気を求めて出てきた幼虫を摘出する．近年，日本人の輸入症例も増えている．

（上村　清）

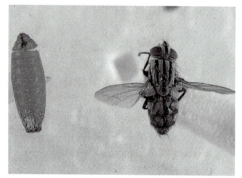

図Ⅵ-5-11　センチニクバエ（蛹殻と雌成虫）

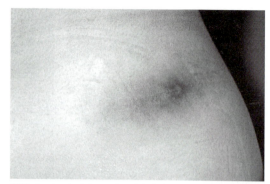

図Ⅵ-5-12　ヒトヒフバエ幼虫寄生（ホンジュラス由来，46歳，女）（原田　誠氏提供）

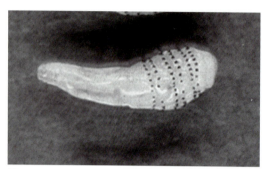

図Ⅵ-5-13　ヒトヒフバエ（2齢幼虫）

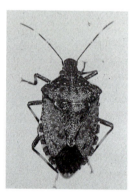

図Ⅵ-5-14　クサギカメムシ（雌成虫）

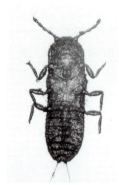

図Ⅵ-5-15　ビワコカタカイガラモドキ（初齢幼虫）

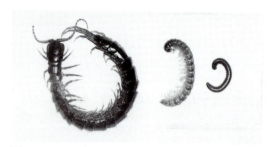

図Ⅵ-5-16　トビズムカデ，ヤケヤスデとヒメヤスデ（左から）

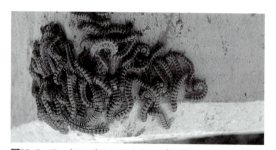

図Ⅵ-5-17　ヤンバルトサカヤスデの群（元琉球大　宮城一郎氏提供）

カメムシ類 Pentatomides

　吸血しないが，後脚腹面の臭腺から強い悪臭を放つために嫌われる不快害虫．**クサギカメムシ** *Halyomorpha halys*（図Ⅵ-5-14），スコットカメムシ *Menida scotti*，マルカメムシなどは秋に家屋に集団飛来して成虫で越冬し，悪臭被害を与える．

ビワコカタカイガラモドキなどのカイガラムシ孵化幼虫（図Ⅵ-5-15），マツモムシ，ツマグロヨコバイ成虫などが屋内に侵入して不快がられ，刺咬例もある．

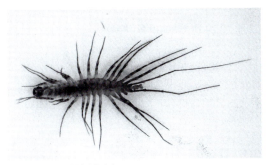

図Ⅵ-5-18　ゲジ（成虫）

6月頃に成虫になり，秋に産卵するものが多い．林地に多く，大量発生することがあり，夜間大群をなして徘徊し，屋内に侵入したり，線路上を這い回って列車を止めたりするのは**ヤケヤスデ** *Oxidus gracikis*，キシャヤスデ，ヤンバルトサカヤスデなどである（図Ⅵ-5-16, 17）．

ムカデ綱に属する**ゲジ** *Thereuonema tuberculata* は長い脚で敏速に走り回るので嫌われるが，咬むことはなく害虫を捕食する益虫である（図Ⅵ-5-18）．

ヤスデ類 millipedes

倍脚類 Diplopoda に属する節足動物．体は円筒型で，各体節に2対の脚と臭腺を有す．毒腺はない．腐植物を食べ，動作は緩慢で，触れると体を丸める．黄褐色の分泌液は特有の臭気を放ち，皮膚に付着すると痛感，発赤，水疱を作ることがあり，眼に入ると結膜炎，角膜炎を起こす．

ナメクジ類 slugs

軟体動物の陸生貝だが，貝殻が退化し，外套膜の変化した肺で空気呼吸ができる．雌雄同体．**ナメクジ** *Meghimatium bilineatum*，コウラナメクジ *Limacus flavus* などが屋内に侵入し，粘液で汚し，観葉植物などを食害する．広東住血線虫の中間宿主になる．食毒剤のメタアルデヒドで誘殺する．

【MEMO】　ウジ療法（マゴットセラピー）maggot therapy

　　傷部に偶発寄生したハエ幼虫は選択的に腐った壊死組織を食す．それを積極的に傷の治療に用いたのは，数千年前のオーストラリア先住民やマヤ文明の記録にもあるが，1800年代のナポレオン戦争やアメリカ南北戦争において，従軍医師によって傷を負った兵士らの傷口にウジがわいて治癒を促進させることが認められていた．1920年代からはヨーロッパや北米でウジを用いた**マゴットセラピー**が積極的に行われてきた．

　　戦後，抗菌薬や医療技術の発達によって衰退したが，1990年代から抗菌薬の多用による薬剤耐性菌の出現や糖尿病性壊疽の急増により，再びマゴットセラピーが脚光をあびている．薬が効かず，切断するしかなかった壊死部分をウジに食べてもらって治すのである．

　　ハエ幼虫はヒロズキンバエのウジが用いられる．医療用ウジを製造する業者も存在している．卵から無菌的に育てた体長2mmほどの2齢幼虫を病巣部1cm^{2}当たり10匹ほど置いて，幼虫を圧迫しないように微小な穴の開いたカバーをかけ，週2回ほど蛹になる前の幼虫を取り除き，新たな幼虫に代える．ウジが分泌する抗菌物質などによって殺菌も行われる．3回ほど交換すると傷口は小さくなり，新しい組織が増殖して盛り上がってくる．

　　マゴットセラピーの利点は，①麻酔が不要で痛みがほとんどない．②壊死部分だけを選択的に食べるので効率が良い．③健常組織の増殖を刺激して治療効果を高める．④幼虫の出す唾液に殺菌作用があるので患部が清潔に保たれ，治りが早い．⑤重篤な副作用がなく，傷口の嫌な臭気も抑えてくれる．⑥他の治療と併用が可能．難点は，①気味悪がられる．②生き物なのでストックできず，新しい幼虫の提供や維持管理が困難なことである．

〔上村　清〕

Ⅵ 衛生動物類

6 ネズミ類および人獣共通感染症
Rats and Zoonoses

Key Words
- 人獣共通感染症
- ドブネズミ
- クマネズミ
- ハタネズミ
- 狂犬病
- 高病原性鳥インフルエンザ
- ペスト
- レプトスピラ症

Minimum Requirements
(1) 家ネズミ：クマネズミ，ドブネズミ，ハツカネズミの3種．
(2) ネズミが関与する感染症：腎症候性出血熱，ラッサ熱，つつが虫病，発疹熱，ペスト，レプトスピラ症，サルモネラ症，鼠咬症，ライム病，トキソプラズマ症，クリプトスポリジウム症，広東住血線虫症，旋毛虫症，日本住血吸虫症，多包条虫症など．
(3) 人獣共通感染症：人と脊椎動物などとの間で自然に伝えられる感染症．
(4) 狂犬病：狂犬病ウイルスを持つイヌや野生動物の咬傷で感染，発症するとほぼ100％死亡．
(5) 高病原性鳥インフルエンザ：病鳥やその体液，排泄物から飛沫感染．
(6) ペスト：野生のネズミ類が保有し，保菌ノミの咬傷，感染動物との接触で感染．
(7) レプトスピラ症：感染したネズミなどの尿などで汚染された水や土壌から経皮感染．

　動物からヒトに自然にうつる感染症は**人獣共通感染症**（人畜共通感染症，動物由来感染症）zoonosis（pl. zoonoses）と呼ばれ，日本に現在存在していなくても，持ち込みや海外旅行での感染が懸念される疾患が多くある（表Ⅵ-6-1）．その病原体を保有する代表的な動物がネズミで，ペットのイヌ，ネコ，その他，ハムスター，リス，ウサギ，小鳥，カメなども重要である．日本には年間80万頭に及ぶこれら動物が海外から輸入されており，輸入届出制度が導入され，輸入検疫が行われている．

ネズミ類 rats and mice

　野外に生息するアカネズミ，ハタネズミなどの野ネズミに対し，人家とその周辺にいるクマネズミ，ドブネズミ，ハツカネズミを家ネズミと便宜的に呼ぶ（図Ⅵ-6-1，カラー図譜200）．

1 主なネズミの種類

1) クマネズミ *Rattus rattus*

　東南アジアの森林地帯が原産だが，世界中に分布し，人家内の天井裏，戸棚，都心ビル，船舶などに多いが，田畑などにも普通に生息する．耳介は大きく，前へ倒すと眼を覆う．尾は頭胴ほど．ドブネズミより小さく軽く，木登りが得意で，寒さに弱い．中世のペスト大流行をもたらした．都心ではスーパーラットと称する抗凝固性殺鼠剤に抵抗性で難防除化しているクマネズミがいる（図Ⅵ-6-2）．

2) ドブネズミ *Rattus norvegicus*

　中央アジアが原産だが世界中に分布し，人家の床下，畜舎，下水溝，河原，人家付近の畑地などに多い．尾は太く，頭胴よりも短い．耳介は小さくて厚く，前に倒すと眼に達しない．実験動物のラットは本種のアルビノである．

3) ハツカネズミ *Mus musculus*

　人家やビルにも住むが，草地，田畑，河原などにも多い．体は小さく，尾は頭胴より短い．夜行性で雑食性．実験動物のマウスは本種の飼養変種．

4) アカネズミ *Apodemus speciosus*

　日本固有種で，主に森林に生息する．橙褐色で，腹面は白い．尾は長く頭胴に近い（図Ⅶ-39参照）．夜行性で種子などを食べる．

5) ハタネズミ *Microtus montebelli*

　日本固有種で，田畑，草原に多い．尾が短く，耳介や眼が小さい．つつが虫病や野兎病の病原体保有動物となる．

　北海道に分布するエゾヤチネズミ *Clethrionomys rufocanus bedfordiae* は多包条虫の中間宿主となる．

表VI-6-1 主な人獣共通感染症(寄生虫疾患を除く)

ウイルス類		
病名	媒介動物	病原体保有動物
狂犬病	−	イヌ・ネコ・キツネ
Bウイルス	−	サル
マールブルグ病	−	サル
ラッサ熱	−	ネズミ
腎症候性出血熱	−	ネズミ
日本脳炎	蚊(コガタイエカ)	トリ・ブタ・イノシシ・ウシ・ウマ
ウエストナイル熱	蚊・マダニ	トリ・ウマ
セントルイス脳炎	蚊	トリ・ウマ
リフトバレー熱	蚊	サル・ヒツジ・ウマ
黄熱	蚊(ネッタイシマカ)	サル・フクロネズミ
デング熱・デング出血熱	蚊(ヒトスジシマカなど)	サル・ネズミ
オムスク出血熱	カクマダニ	ネズミ
コロラドダニ熱	ダニ	リス
ロシア春夏脳炎	マダニ	ネズミ
ニューカッスル病	−	トリ
インフルエンザ	−	ブタ・ウマ・トリ
牛痘	−	ウシ
リケッチア・クラミジア類		
発疹熱	ノミ・シラミ・ダニ	ネズミ
日本紅斑熱	マダニ	ネズミ・シカなど
ロッキー山紅斑熱・ボタン熱	マダニ	イヌ・ネズミ・リス・ウサギ
つつが虫病	ツツガムシ	ネズミ
リケッチア痘	ハツカネズミのサシダニ	ネズミ
Q熱	マダニ	ネズミ・ウシ・ヒツジ
オウム病	−	オウム・ハト・カナリア
細菌類		
カンピロバクター症	−	イヌ・ウシ・ブタ・イノシシ・ネコ・ニワトリ
赤痢	ゴキブリ・ハエ	サル
サルモネラ症	ゴキブリ・ハエ	ネズミ・ブタ・イノシシ・ウシ・イヌ・ヤギ・ニワトリ・カメ
大腸菌症	ゴキブリ・ハエ	ブタ・イノシシ・ウシ・ヒツジ・ニワトリ
ペスト	ノミ・シラミ・ダニ	サル・ネズミ・リス・ウサギ
仮性結核	−	ウサギ・ネズミ
エルシニア症	−	ブタ・イノシシ・イヌ・ネコ・ネズミ
猫ひっかき病	−	ネコ
野兎病	マダニ・キンメアブ	ウサギ・ネズミ・ヒツジ
パスツレラ症	−	イヌ・ネコ
鼻疽	−	ウマ
ブルセラ症	−	ウシ・ヒツジ・ブタ・イヌ
リステリア症	−	ヒツジ・ヤギ・ウシ
炭疽	サシバエ	ウシ・ヤギ・メンヨウ・ブタ
破傷風	−	ウシ・ウマ・ヒツジ・ブタ

表Ⅵ-6-1　主な人獣共通感染症（寄生虫疾患を除く）（つづき）

結核	-	ウシ・ヤギ・ブタ・イヌ
ライム病	マダニ	ネズミ・シカ
鼠咬症	-	ネズミ
レプトスピラ症	-	ネズミ
回帰熱	シラミ・ダニ	ネズミ
真菌類		
病名	媒介動物	病原体保有動物
皮膚糸状菌症	-	イヌ・ネコ・ウシ・サル
カンジダ症	-	イヌ・サル・ブタ
ムコール症	-	ウシ・ブタ・ウサギ・ネズミ・ニワトリ
クリプトコッカス症	-	ハト
アスペルギルス症	-	トリ・ウシ・ウマ
ヒストプラズマ症	-	イヌ・ネコ・ウシ・ウマ
ブラストミセス症	-	イヌ
ニューモシスチス肺炎	-	イヌ・ネコ・ネズミ・ウサギ・モルモット・ヤギなど

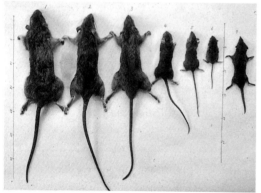

図Ⅵ-6-1　**家ネズミ各種**（左よりドブネズミ, クマネズミ2系統, *R. xleins*, ハツカネズミ3系統）とジネズミ（元厚生省検疫所　阿部久夫氏提供）

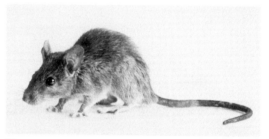

図Ⅵ-6-2　**クマネズミ**（元大阪市大　西尾恭好氏提供）

2　ネズミが関与する感染症

1）ウイルス性疾患

① 腎症候性出血熱 hemorrhagic fever with renal syndrome（HFRS）

ハンタウイルスが病原体．韓国，中国，日本，ヨーロッパなどに存在し，ドブネズミ，クマネズミやセスジネズミが病原体保有動物で，尿，糞，唾液にウイルスが含まれ，経気道や経口的に感染する．ヒトからヒトへの感染はない．年間数万人の患者が発生しており，日本では1960年代に大阪梅田で患者119名，1970年代に各地実験動物施設で患者124名が発生した．潜伏期4〜42日．突然の発熱，頭痛，腹痛，出血症状，腎不全，ショック症状などが出現する．

② ラッサ熱 Lassa fever

ラッサウイルスが病原体．西アフリカのサバンナに生息する野ネズミの1種マストミス *Mastomys natalensis* が病原体保有動物で，尿，唾液にウイルスが排出される．血液や体液，排泄物を介してヒトからヒトへも感染する．潜伏期5〜21日．発熱，倦怠感，筋肉痛，嘔吐，痙攣などを呈す．

③ その他，狂犬病 rabies（後述）など．

2）リケッチア性疾患

① つつが虫病 scrub typhus, tsutsugamushi diseases

つつが虫病リケッチア *Orientia tsutsugamusi* が病原体．ハタネズミ，アカネズミ，ドブネズミなどが

病原体保有動物で，保菌ツツガムシの垂直感染で次世代幼虫に伝播され，ツツガムシ幼虫の吸液によって媒介される（p.199参照）．潜伏期5〜14日．発熱，刺し口，発疹などを呈す．

② 発疹熱 murine typhus

発疹熱リケッチア*Rickettsia typhi*が病原体．クマネズミ，ドブネズミ，アカネズミ，ハタネズミなどの排泄物が感染源となり，ネズミノミ類，ネコノミによって媒介される．感染ノミの排泄物から感染する．潜伏期6〜12日．発熱，発疹などを呈す．

③ その他，紅斑熱，リケッチア痘，Q熱など．

3) 細菌性疾患

① サルモネラ症 salmonellosis

サルモネラ菌*Salmonella enterica*が病原体．保菌するドブネズミなどの糞便で汚染された鶏肉や肉類を食べて食中毒を起こす．病害はヒト，家畜，ペット，家禽，野生動物に及ぶ．ペットのミドリガメからの感染例もある．潜伏期6〜48時間．嘔吐，下痢，腹痛，発熱などを呈す．

② 鼠咬症 rat-bite fever

ネズミに咬まれて発症する．病原体は唾液に含まれ，*Spirillum minus*と*Streptobacillus moniliformis*の2つがある．潜伏期はそれぞれ7〜21日と1〜10日．発熱，発疹，頭痛，嘔吐，筋肉痛などを呈す．両者ともネズミに対しては無症状である．

③ その他，ペスト，レプトスピラ症，ライム病など．

4) 原虫性疾患

赤痢アメーバ症，シャーガス病，リーシュマニア症，トキソプラズマ症，クリプトスポリジウム症，バベシア症などの保有動物となる．

5) 蠕虫性疾患

広東住血線虫症，旋毛虫症，肝毛細線虫症，多包条虫症，縮小条虫症，小形条虫症，肝吸虫症，日本住血吸虫症など．これらの直接間接の感染源となる．

人獣共通感染症 zoonoses

ヒトと動物の間で感染する共通感染症約800のうち約200が重要で，年々増える傾向にある．日本ではそのうち数十種が問題となっていて，多くが感染症法の四類感染症に指定されている．交通網の発達によるヒトや物資の移動量増大，移動スピード化，ライフスタイルの変化，環境汚染などによって，それまでなかった感染症も注目すべき存在となっている．海外から侵入する危険な新興感染症の原因となる病原体のほとんどは動物を宿主または媒介者とするので，検疫強化が求められる．

また，近年のペットブームに伴い，ペットからうつる感染症も患者数が増加している．動物が感染していても無症候性感染で無症状のことが多くある．交通の発達で野生由来の動物などが短時間に輸入され，インターネットの普及も相まって，容易に飼養できる動物の数や種類が増加し，室内飼育や濃厚接触が増えることで，人獣共通感染症が増加している．ペットや動物性食品の取り扱いに留意し，病原体の拡散を防止することが大切である．

1 危険性の高い人獣共通感染症

1) 狂犬病 rabies

狂犬病ウイルスによる感染症で，すべての哺乳類に感染する．病原ウイルス保有のイヌやネコのほか，アライグマ，スカンク，キツネ，シマリス，コウモリ，マングースやネズミなどに咬まれて感染する．日本では1957年以降国内での発生はないが，ノルウェー，スエーデンなど一部の国を除く世界中で年間5万人程度が亡くなっている．発症すると，痒み，知覚異常に始まり，ウイルスが脳神経に到達し，疼痛，不安感，不穏，頭痛，発熱，恐水発作，麻痺，痙攣と進み，呼吸麻痺でほぼ100％死亡する．海外で狂犬病のおそれのあるイヌや野生動物に咬まれたら，潜伏期が10日〜数年（通常1〜3ヵ月）あるので，受傷後3日以内にワクチン接種するとよい（曝露後予防）．感染症法の四類感染症で，狂犬病予防法により，予防，感染発生時の対処，蔓延防止手段などが定められている．

2) 高病原性鳥インフルエンザ highly pathogenic avian influenza（HPAI）

鳥インフルエンザウイルスはニワトリなどのほか，さまざまな種類のトリに感染し，感染しても無症状ないし軽症で低病原性のA型インフルエンザウイルスを運ぶ自然宿主となっている．

ところが，従来ヒトには感染しないと考えられていた高病原性鳥インフルエンザ（H5N1亜型）が近年アジア，アフリカ，中東，欧州の家禽，野鳥に広く蔓延し，まれにヒトに感染し，何百人もの死者が出ている．病鳥やその体液，排泄物からの飛沫感染と接触感染による．潜伏期1〜3日．高熱，咳，筋肉痛などのインフルエンザ様症状を呈し，肺炎，呼吸不全を起こし，致死率は50%を超える．

3) ペスト plague

ペスト菌 *Yersinia pestis* による全身性の急性感染症で，感染症法の一類感染症に指定されている．アフリカ，アジア，南米などに常在地があり，野生のネズミ，リスなど齧歯類がペスト菌を保有していて，年間平均患者数2千人ほどで，死亡者200人ほど．14世紀の大流行では世界人口の約3割を死亡させた．腺ペストはケオプスネズミノミなどの保菌ノミに刺咬されて感染する．潜伏期2〜6日．腺ペストは，高熱，リンパ節炎，頭痛から，発症後3〜4日に敗血症に移行し，2〜3日で死亡する（死亡率50%以上）．肺炎を併発して肺ペストになるとヒトに**飛沫感染**を起こす．

4) レプトスピラ症 leptospirosis

レプトスピラ菌 *Leptospira* に感染しているネズミなど保菌動物の尿で汚染された水や土壌から経皮感染する．本菌に汚染した食品からも経口感染する．東南アジア，中南米で流行している．感冒様症状のみの軽症型から黄疸，出血，腎障害を起こす重症型（ワイル病）まである．潜伏期通常5〜14日．悪寒，発熱，頭痛，倦怠感，結膜充血，筋肉痛，腰痛などを呈す．数日後，黄疸，出血傾向．抗菌薬が有効．ワクチン接種が予防に有効．

2 人獣共通感染症の予防

1) 動物への感染予防

動物への感染を防ぐ感染症対策として，① 飼養施設を清潔に保ち，病原体の汚染が疑われたときは適切な消毒を行う．② 動物の糞便を頻繁に掃除し，排泄物をすみやかに処理する．③ 水や餌は新鮮なものを与え，肉類は十分加熱する．④ 感染の疑われる動物は適切に隔離し治療する．⑤ 野生動物との接触を避ける．⑥ ネズミや衛生害虫の侵入を防止し，駆除する．⑦ 動物の健康維持のため，適度な食事と運動に努め，ワクチンなどによる疾病予防を行う．

2) ヒトへの感染予防

ヒトへの感染を予防するためには，感染源となる動物の衛生的な飼養管理が大切で，異常がみられる動物の早期発見と早期治療を心掛け，ヒトに感染する前に排除する．ペットとの過剰なふれあいを控え，万一咬まれたり引っ掻かれた場合は十分消毒すること．また，野生動物にむやみに触れないようにする．

【MEMO】 イノシシがもたらす病害 diseases bring on wild boar

野生のイノシシが，農山村の荒廃，積雪量の低下などによって生息適地が増えて急増し，分布も拡大させている．それによって人獣共通感染症の感染源として注目すべき存在となっている．豚コレラやアフリカ豚コレラはヒトには感染しないが，イノシシからヒトに伝わる感染症が多くある．加熱すれば大丈夫だが，ジビエ料理には衛生管理が欠かせない．

E型肝炎は発熱，腹痛を伴う急性肝炎を呈し，黄疸となる．日本脳炎やウエストナイル熱のウイルス増幅動物となり，蚊を介してヒトに感染する．SFTSはイノシシに外部寄生しているマダニを介してヒトに感染する．ヒトインフルエンザウイルスはブタやイノシシが水鳥カモから感染して変化したものと考えられている．狂犬病はイノシシからも感染して死亡する．サルモネラに汚染されたイノシシ肉で食中毒を起こす．豚丹毒もイノシシから感染する．

寄生虫病のトキソプラズマ症，ジアルジア症，クリプトスポリジウム症，肉胞子虫症，大腸バランチジウム症，回虫症，旋毛虫症，肝吸虫症，肺吸虫症，有鉤条虫症などの宿主となる．*Onchocerca dewittei japonica* の感染源にもなる．

（上村　清）

VI 衛生動物類

7 衛生動物類の防除
Control and insecticides

Key Words
- 化学的防除
- 環境的防除
- 物理的防除
- 生物的防除
- 総合的有害生物管理（IPM）
- ネオニコチノイド系殺虫剤
- ピレスロイド系殺虫剤
- 殺虫剤抵抗性

Minimum Requirements
(1) 化学的防除：殺虫剤, 殺鼠剤, 成長制御剤.
(2) 環境的防除：発生源除去や施設改善.
(3) 物理的防除：捕虫器, ライトトラップ.
(4) 生物的防除：天敵利用, 遺伝性や不妊性を利用.
(5) 総合的有害生物管理：各種防除法を組み合わせて, 害虫の発生を抑制する.
(6) 殺虫剤抵抗性：殺虫剤連用淘汰で抵抗性遺伝子が集積.
(7) ネオニコチノイド系殺虫剤：水溶性, 植物体に浸透移行性, 残効性. 人畜毒性が低い.
(8) 殺鼠剤：クマリン系殺鼠剤.

防除方法 control

1 化学的防除 chemical control

化学薬品を用いた衛生動物の防除で, 殺虫剤insecticide, 殺鼠剤rodenticide, 昆虫成長制御剤insect growth regulator（IGR）, 昆虫化学不妊剤chemosterilant, 誘引フェロモンpheromone, 忌避剤repellentなどが用いられる.

効果が迅速かつ直接的で適用範囲も広い. 反面, 一時的な解決法であり, 抵抗性がついたり, 天敵を減殺して潜在害虫を活性・多発させたり, 溶剤を含めて, ヒトやペット, 他生物に悪影響を与えたり, 環境を汚染して野生生物までも殺滅させるおそれがある. 散布には細心の注意が必要で, ヒトやペットの安全性, 環境汚染, 殺虫剤抵抗性などに配慮する（図VI-7-1～3）.

2 環境的防除 environmental control

害虫が住みにくい環境に整備・改変する方法で, 生態的防除とも呼ばれる. 発生源や誘引源の除去や網戸, 侵入口の改修など施設改善や整理整頓を行う. 半恒久的に有効で, 生活改善にもつながる.

水洗便所や下水道の普及は, アカイエカ, クロバエなどの発生を著しく抑制した. 水田の乾田化と間断灌漑の普及, 有畜農家の消失は媒介蚊を激減させ, 日本脳炎やマラリアの流行低下の主因となった.

3 物理的防除 mechanical control

機器や物理的手段で害虫を捕殺する方法. ハエ叩き, 粘着シート, ライトトラップ, 電撃式殺虫器, 捕鼠器などがある（図VI-7-4, VII-38参照）. 一時的な解決策だが, 環境汚染のおそれがない. トラップ捕集は生息調査にも用いられる.

4 生物的防除 biological control

対象害虫の**天敵**natural enemiesの保護や増殖をして勢力を抑えたり, 遺伝性や不妊性を利用して防除する方法. 天敵には, 捕食動物のほか, 寄生動物, 寄生菌, ウイルスなどがある. 天敵を導入したり, 放飼したり, 土着の天敵を保護する. 胎生メダカ類による蚊防除, **微生物殺虫剤**microbial insecticidesによるハマダラカ防除, 核多角体病ウイルス散布によるドクガ防除などが実用化している（図VI-7-5）. ゲノム編集技術によって致死遺伝子や耐性遺伝子, 耐性共生細菌*Wolbachia*などを導入した雄成虫を放逐し, 雌と交尾させて病原体伝播を阻止する試みもされている.

5 総合的有害生物管理 integrated pest management（IPM）

IPMは, 事前の生態調査に基づいて, 環境改善も含め, 発生を抑制するために複数の防除手段を合理的に組み合わせて防除を行うシステム. 定点での**モニタリング**をして, 実害を受けない低レベルでの害虫の存在を許容し, 害虫を管理していく. 殺虫剤

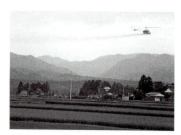
図Ⅵ-7-1　殺虫剤空中散布（日本脳炎対策）

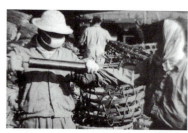
図Ⅵ-7-2　ヒトへのDDT散布（1962年，東京都の発疹チフス対策）

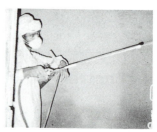
図Ⅵ-7-3　殺虫剤残留噴霧によるマラリア対策（スリランカ）

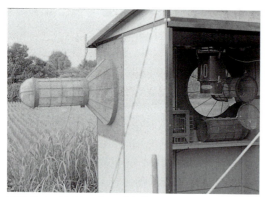
図Ⅵ-7-4　ライトトラップと脱出トラップによる蚊捕集

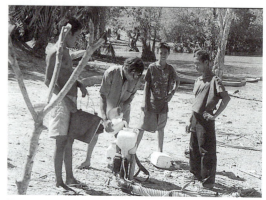
図Ⅵ-7-5　微生物殺虫剤BT散布によるマラリア対策（インドネシア）

多用で害虫が殺虫剤抵抗性を獲得して難防除化し，また深刻な環境汚染を引き起こしていることから，これからの防除法として期待されている．

殺虫剤と殺鼠剤
insecticides and rodenticides

薬剤名は日常的には商品名で呼んでいるが，書物では有効成分の一般名で書くのが普通で，同一成分でも農薬には農薬名が用いられる．例えば，フェニチオンは一般名，スミチオンは商品名，MEPは農薬名である．DDTに代表される**有機塩素系殺虫剤** organochlorine insecticidesは，生物への蓄積性や慢性毒性，環境汚染の懸念から1971年以降使用が禁止されている（図Ⅵ-7-2）．

防除用医薬品，防除用医薬部外品を用法に基づいて適用する．施用方法として，直接散布，噴霧（直接・残留噴霧），超微量散布ULV（ultra low volume），煙霧，散粉，塗布，燻煙，浸漬，注入，毒餌などがある．使用薬剤を選定し，濃度，量，処理時間，施用機材などを決める．

1 ネオニコチノイド系殺虫剤 neonicotinoid insecticides

クロロニコチニル系殺虫剤の総称で，1990年代から世界各国で主流の殺虫剤として広く使われている．昆虫の神経伝達物質アセチルコリンの受容体に結合し，神経を興奮させ続け，死に至らせる．人畜への安全性が高く，ガーデニング用，農薬用，山林用（空中散布），シロアリ駆除，ペット用，ゴキブリ駆除，スプレー殺虫剤，新築住宅化学建材など広範囲に使用されている．

水溶性で，植物体へ浸透移行して残効が長いので，殺虫剤の散布回数を減らせるが，水生昆虫や訪花性昆虫ミツバチなどの大量死や胎児・小児などの発達脳への影響などが懸念されている．

イミダクロプリド imidacloprid，クロチアニジン clothianidin，チアメトキサム thiamethoxam，ジノテフラン dinotefuran，ニテンピラム nitenpyram，アセタミプリド acetamiprid，チアクロプリド thiacloprid，フィプロニル fipronil など．

表Ⅶ-1 臨床症状から鑑別に挙げられる主な寄生虫病

症　状	原虫症	蠕虫症
発熱	マラリア，カラ・アザール，アフリカ睡眠病，シャーガス病，自由生活アメーバ脳炎など	肺吸虫症，住血吸虫症，フィラリア症など
貧血	カラ・アザール，シャーガス病，バベシア症など	鉤虫症，住血吸虫症
意識障害・痙攣	マラリア，アフリカ睡眠病，トキソプラズマ脳炎，自由生活アメーバ症など	日本住血吸虫症，有棘顎口虫症，有鉤嚢虫症，脳肺吸虫症など
異常感覚・脱力（脊髄炎）		トキソカラ症
下痢・腹痛	赤痢アメーバ症，ジアルジア症，クリプトスポリジウム症，イソスポーラ症，サイクロスポーラ症，マラリアなど	横川吸虫症，糞線虫症，腸アニサキス症，日本住血吸虫症など
巨大食道・巨大結腸	シャーガス病	
肝脾腫	シャーガス病，カラ・アザール，アフリカ睡眠病など	日本住血吸虫症，包虫症など
咳嗽・喀痰・胸痛	トキソプラズマ肺炎など	肺吸虫症，トキソカラ症，レフレル症候群など
角膜炎	アカントアメーバ角膜炎	
ぶどう膜炎	トキソプラズマ症	トキソカラ症
皮膚硬結・皮膚潰瘍	リーシュマニア症	
皮下腫瘤		マンソン孤虫症，イノシシオンコセルカ症
爬行疹		ドロレス顎口虫症，鉤虫症など
血尿		ビルハルツ住血吸虫症
乳び尿		リンパ系フィラリア症
外陰部瘙痒感・帯下	腟トリコモナス症	

2 一般臨床検査と画像検査その他

　血液検査によって末梢血好酸球増多がみられれば，蠕虫感染症を鑑別診断のリストに入れる．特に肺野や肝臓の異常陰影を伴う場合には蠕虫症のおそれが高い．原虫症では好酸球増多はみられず，血液像からは診断の手がかりはない．血液生化学は，寄生虫感染に特徴的な動きをするものは知られていない．

　画像検査では，上述のように陰影が動くという場合のほか，特定の寄生虫病を示唆する所見がいくつかある．一部石灰化を含んだ頭蓋内の単発性あるいは多発性結節は有鉤嚢虫症，免疫不全の患者に発生した脳の単発または多発性の膿瘍はトキソプラズマ脳炎，肝臓の辺縁がなめらかな円形状の膿瘍はアメーバ性肝膿瘍，著明な好酸球増多を伴う肝膿瘍は肝蛭症などである．

　腹部症状の訴えがあるときに内視鏡検査が行われ，予想通りあるいは予期せずに寄生虫を発見することがある．最も多いのは，上部消化管検査で胃内にアニサキスを見つける例であり，十二指腸での回虫，日本海（広節）裂頭条虫も時に報告されている．まれには大腸内視鏡で鞭虫や蟯虫の成虫が見出されている．また，生検組織の病理検査では，十二指腸・小腸上部で糞線虫，大腸で赤痢アメーバが検出される．

　主訴，現病歴と同様に寄生虫感染を疑わせる所見があれば，あらためて海外渡航歴，食歴，場合によっては性的パートナーなどについて確認する．食品に由来する寄生虫については表Ⅶ-2にまとめた．

3 検査法の選択

　診察と一般検査で寄生虫病を疑ったら，それぞれに応じた検査によって感染の有無を明らかにしていく．やみくもに検体を採取して検査しても患者に身体的・精神的・経済的な負担をかけるだけである．適切と考えられる検体を採取し，検査する．

　主な検体は，血液，糞便，喀痰，尿，脳脊髄液で，胸水や腹水が貯留していれば，これも採取す

表Ⅶ-2　生または加熱不十分な食品の摂取で感染する主な蠕虫と原虫（誤食を含む）

哺乳類・鳥類	
牛肉	無鉤条虫，肉胞子虫
牛レバー	肝蛭，イヌ・ネコ回虫，ブタ回虫
豚・イノシシ肉，生ハム	マンソン孤虫，有鉤条虫，肺吸虫，トキソプラズマ，肉胞子虫
豚レバー	アジア条虫
クマ肉	旋毛虫，トキソプラズマ
鶏肉・鶏レバー	マンソン孤虫，イヌ・ネコ回虫，ブタ回虫，有棘顎口虫，トキソプラズマ
爬虫類・両生類	
ヘビ（生き血を含む）	マンソン孤虫，有線条虫，有棘・ドロレス顎口虫
スッポン	マンソン孤虫
カエル	マンソン孤虫，顎口虫類
魚類（淡水魚）	
ドジョウ	顎口虫類，棘口吸虫
ライギョ（ライヒー，タイワンドジョウ），フナ	有棘顎口虫
ヤマメなど渓流魚	顎口虫類
ナマズ，ヒメマス，コイ	日本顎口虫
コイ，フナ，モロコ，モツゴ	肝吸虫
アユ，ウグイ，シラウオなど	横川吸虫
パイク，トラウトなど	広節裂頭条虫
小魚（種類は不明）	フィリピン毛細虫
魚類（海産魚）	
サバ，サケ，タラなど	アニサキス類
サクラマス，カラフトマスなど	日本海裂頭条虫
カタクチイワシ	大複殖門条虫
甲殻類（淡水ガニ）	
サワガニ，モクズガニ，ザリガニ	肺吸虫
昆虫類	
ネコノミ，イヌノミ	瓜実条虫
ネズミノミ，ゴミムシダマシなど	小形条虫
メイガ，コクヌストモドキなど	縮小条虫
軟体動物	
ナメクジ，アフリカマイマイ	広東住血線虫
スルメイカなど	アニサキス類
ホタルイカ	旋尾線虫幼虫
自然食	
野菜	回虫，鉤虫，鞭虫，東洋毛様線虫，包虫，赤痢アメーバ，ランブル鞭毛虫，イソスポーラ，サイクロスポーラ
セリ，クレソン，ミョウガ，菱の実，レンコンなど	肝蛭，巨大肝蛭，肥大吸虫

る．血液の採取は，マラリアやトリパノソーマ症疑いでは顕微鏡検査および遺伝子検査が目的だが，多くは抗体検査に用いられる．胸水や腹水，その他の体液も，顕微鏡検査，遺伝子検査，抗体検査の材料になる．糞便や尿沈渣はもっぱら形態学的診断に用いられる（図Ⅶ-1）．

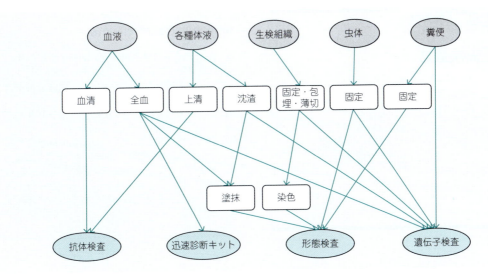

図Ⅶ-1　検査材料と検査法の関係

　検査法は直接的な方法と間接的な方法に分けられる．寄生虫そのものを肉眼ないし顕微鏡下に同定する形態学的検査と，寄生虫由来のゲノムDNAを検出する遺伝子検査は直接検査法で，確定診断になる．寄生虫抗原の検出も，診断的価値は直接検査法に準ずる．これに対して，抗体検査は寄生虫そのものを証明するのではなく，宿主の免疫応答を利用する間接的方法であり，厳密な意味では確定診断を下すことはできない．

　したがって，可能な限り直接的な方法での検出を目指すべきで，検体中に寄生虫や寄生虫由来の抗原やDNAが存在しないか検出しづらい疾患で抗体検査を選択する．虫体や虫卵がすでに証明されている場合には抗体検査に診断的意味はないが，治療後の治癒判定目的に抗体検査が用いられる．

4 検体の取り扱い

　臨床検体は糞便，血液，各種の体液，喀痰，摘出組織などで，寄生虫以外にも種々の感染性病原体を含んでいるおそれがある．したがって，検体の取り扱いは通常の微生物検査を行う際のバイオセーフティの一般的注意事項に沿って，取扱い区域は関係者以外立ち入り禁止とし，プラスチック手袋などで皮膚粘膜との直接接触がないように適切に防護する．検体が液体ならエアロゾルの発生をできるだけ抑え，必要であれば安全キャビネット内で操作する．

　虫体や糞便などの検体は最初に固定することが多い．固定の目的は，蛋白質をはじめとする生体高分子を化学的に修飾し，病原体を不活化して組織の融解や細菌の増殖を抑制することである．バイオセーフティと形態保存の両方の観点から行われている．従来からよく用いられる固定液はホルマリンを含んでいて，形態学的な検査のためには優れているが遺伝子検査には不向きである．なぜならばホルマリンにはDNA分子を断片化する作用があり，長くホルマリンに曝露されると，核酸の増幅や塩基配列の決定が困難になるからである．

　今後遺伝子検査の比重は高くなると考えられるので虫体はそのまま全体を，糞便などの検体は少なくとも一部は，ホルマリンでなくエタノール固定して冷蔵または冷凍で保存する．エタノールは試薬用である必要はなく，毒用エタノール（エタノール濃度80％前後）で十分代用できる．形態学的検査施行後であれば，遺伝子検査のためには市販の核酸保護剤（RNA laterなど）中に冷蔵または冷凍で保存するのが最適である．

VII 診断・検査法

2 原虫検査法

Key Words
- 薄層塗抹標本
- ヨード染色
- コーン染色
- ショ糖遠心浮遊法
- ギムザ染色
- イムノクロマトグラフィ

Minimum Requirements
(1) 赤痢アメーバなど運動性のある栄養型の検出には新鮮な材料をできるだけ早く鏡検する.
(2) シストの検出にはホルマリン・酢酸エチル法が適する.
(3) クリプトスポリジウムの検出にはショ糖遠心浮遊法が必須.
(4) マラリアの検査にはギムザ染色のほかにイムノクロマトグラフィによる迅速診断法がある.
(5) リーシュマニアの検出には培養法やPCR法も有効.
(6) 病原性自由生活アメーバの検出には培養法が優れる.

　原虫症は熱帯・亜熱帯の途上国に多く，入国後に発病して病院で受診する日本人や外国人が増えている．原虫症は診断がつけば治療可能なものが多いが，診断の遅れや誤診で治療が遅れると，重症になり致命的になることもある．特に熱帯熱マラリアは一刻を争う緊急疾患である．

　検査を検査室まかせにしてはいけない．医師は原虫症の検査法もよく理解し，自らも検査できる能力を身につけて，的確・迅速に対応しなければならない．

消化管および泌尿生殖器寄生原虫

　腸管寄生原虫症の診断は糞便検査が中心になる．糞便に排出される原虫には栄養型，シスト，オーシストなどがあり，それぞれの虫種と発育ステージに最適の検査法を選択しないと，多数の虫体が排出されていても検出できない．また，1つの検査法だけでなく複数の方法を併用する必要がある（表VII-3）．

　シストやオーシストは感染力が強く消毒薬抵抗性も高いので，検査中の感染防止に十分留意する必要がある．一方で加熱や乾燥には弱いので，検査に使用した器具や残った糞便，糞便が混入した廃液などは煮沸消毒を基本に対処する．

1 栄養型の検出

1) 生鮮薄層塗抹標本の作製

　運動性のある栄養型（赤痢アメーバ，ジアルジア，腟トリコモナスなど）の検出に最適である．下痢便や粘血便，胆汁，膿瘍の吸引液，腟内容物，大腸内視鏡サンプルなどはできるだけ新鮮なもの少量をスライドグラスにとり，カバーグラスをのせて直接鏡検する．検体採取後1時間以上も経過すると栄養型は死滅・自己融解して検出できなくなる．また，検体を冷蔵すると運動性はみられない．ヨード液（表VII-4）を少量加えると瞬時に固定され，運動性はなくなるが細胞質は淡黄色から茶色に染色され，核やカリオソームも明瞭ではないが判別できる．

2) 永久染色標本の作製

　アメーバ類の分類には核の構造の観察が重要で，染色標本の作製が必要になる．糞便内原虫の染色には水銀を含まない染色方法としてコーン染色変法 Kohn's chlorazol black E staining が用いられる（表VII-5）．固定と染色が同時にでき，核やカリオソームも判別できる（カラー図譜3参照）．

　ギムザ染色はジアルジア，トリコモナス，ヒトブラストシスチスの染色にはよいが腸管寄生アメーバ類には適用できない．

　生検などの組織材料から赤痢アメーバなどを検出するには，通常のパラフィン包埋切片のヘマトキシリン・エオジン染色とPAS染色を行う．

2 シストとオーシストの検出

　有形便からアメーバ類やジアルジアなどのシストを検出するには，後述のホルマリン・酢酸エチル法で集シストを行い，ヨード液で染色して鏡検する．

表Ⅶ-3 消化管および泌尿生殖器寄生原虫類の検査法の選択

虫種と発育ステージ	検査法 生鮮薄層塗抹（+ヨード染色）	ホルマリン・酢酸エチル法+ヨード染色	ショ糖遠心浮遊法抗酸染色	ギムザ染色	トリクローム染色またはコーン染色	その他
赤痢アメーバ						
栄養型	◎	○	×	×	◎	
シスト	○	◎	×	×	◎	
ジアルジア（ランブル鞭毛虫）						
栄養型	◎	○	×	○	◎	
シスト	○	◎	×	○	◎	DFA
腸トリコモナス	◎	×	×	◎	○	
クリプトスポリジウム	×	×	◎	×	×	DFA
イソスポーラ	○	○	◎	×	×	
サイクロスポーラ	○	○	◎	○	×	
バランチジウム						
栄養型	◎	○	×	×	○	
シスト	○	◎	×	×	○	
ブラストシスチス	○	◎	×	○	○	培養
微胞子虫	×	×	×	×	×	＊
腟トリコモナス	◎	×	×	○	×	培養

◎：最適，○：検出可能，×：不適当，DFA：直接蛍光抗体法，＊：トリクローム染色変法や蛍光染色

表Ⅶ-4 ヨード染色

試　薬	使用法
1. 原液（保存液） 　ヨウ化カリウム　　　　　　　　　　10g 　ヨウ素　　　　　　　　　　　　　　5g 　蒸留水　　　　　　　　　　　　100mL 　ヨウ化カリウムを完全に溶かしてからヨウ素を溶かす．過剰なヨウ素は底に沈殿する．そのまま密栓できる褐色ビンで室温保存．約1年間使用可能．	1) 少量の使用液をスライドグラスにとり，カバーグラスの角で検体と混和して鏡検する． 2) 生鮮薄層塗抹やホルマリン・酢酸エチル法の沈渣を鏡検しているときは，カバーグラスの一端に使用液をのせて浸透させれば染色に濃淡ができて観察しやすい．
	所　見
2. 使用液 　原液を蒸留水で1：5に希釈して褐色ビンに保存．約2週間使用可能．	アメーバやジアルジア（ランブル鞭毛虫）などのシストや栄養型の細胞質は淡黄色から茶色に染色され，核やカリオソームも判別できる．

表Ⅶ-5 コーン染色変法（modified Kohn's chlorazol black E staining）

試　薬	手　技	
1. 基本液 　90%エタノール　　　　　　　　　170mL 　100%メタノール　　　　　　　　160mL 　酢酸　　　　　　　　　　　　　　20mL 　液状石炭酸　　　　　　　　　　　20mL 　1%リンタングステン酸　　　　　　12mL 　蒸留水　　　　　　　　　　　　618mL	1) 糞便をスライドグラスに塗抹，乾かないうちに染色液に入れる	2～4時間
	2) スライドグラスの染色液を濾紙で除去	
	3) ただちに95%エタノールに浸漬	20秒
	4) 100%エタノール	2回，各2分
	5) キシロールで透徹	2回，各2分
	6) 封　入	
2. 染色液＊ 　クロラゾール・ブラックE　　　　　　5g 　基本液　　　　　　　　　　　1,000mL	**所　見** 単染色なのでトリクローム染色に比べると対象物を検出しにくいが，固定と染色が同時にでき，核やカリオソームも判別できる．	
＊：基本液と染色液の調整には手間がかかり，使用までに4～6週間の成熟期間が必要（市販品がある）．		

表Ⅶ-6　簡易迅速ショ糖浮遊法 (one step sugar flotation)

試　薬	手　技
ショ糖液（比重1.3） 　スクロース（試薬1級）　　　　　100g 　蒸留水　　　　　　　　　　　　　64mL 　液状フェノール　　　　　　　　　1mL 加温しながらスターラーで撹拌溶解する．室温で長期間保存可能．	1) スライドグラスに下痢便の少量（25μL程度）と，その横に約2倍量のショ糖液をとる． 2) 18×18mmのカバーグラスの角で両者をよく混和し，そのカバーグラスを液面にのせる． 3) 3〜5分間静置して×400〜600の倍率で鏡検する（顕微鏡のコンデンサーを下げてコントラストをつけ，ピントは液の最上層，カバーグラスの下面に合わせる）．
所　見	
オーシストは液との比重差で液面に浮上する．直径約5μmの類円形のオーシストは背景よりも明るく白く見え，薄くピンク色を帯びて見えることもある．内部には特徴的な顆粒が必ず存在する．オーシストの大きさはほぼ均一である．類似の酵母などは薄緑色を帯び，大小不同なので鑑別は容易である．	

硫酸亜鉛遠心浮遊法（33％硫酸亜鉛液，比重1.18を用いる）でもシストは効率よく集まるが，浸透圧でシストの内部は著しく収縮するので日常の検査には適さない．シストの永久染色標本の作製にはコーン染色変法が適している．

オーシストの場合には，イソスポーラやサイクロスポーラはホルマリン・酢酸エチル法で検出可能である．また，両原虫のオーシスト壁は自家蛍光を有するので，生鮮あるいはホルマリン・酢酸エチル法を行った標本をそのまま蛍光顕微鏡のU-励起光で観察すると青白色に輝く（カラー図譜18，21参照）．低倍率でも見え，内部が変性したものも光るので検出率は高い．クリプトスポリジウムはホルマリン・酢酸エチル法では検出困難である．

3 クリプトスポリジウムの検査

1) 簡易迅速ショ糖浮遊法

小量の糞便と比重1.3のショ糖液とをスライドグラス上で混和して3〜5分後に鏡検する．オーシストは浮くのでカバーグラスの裏面に焦点を合わせれば検出できる．クリプトスポリジウム感染による下痢であればきわめて多数のオーシストが排出されるため，大半の症例はこの方法で診断可能である．手技はきわめて簡単で約5分で結果が得られ，下痢便のスクリーニングに最適である（表Ⅶ-6）．イソスポーラとサイクロスポーラも検出できる．

2) ショ糖遠心浮遊法

比重1.2のショ糖液を使ってオーシストを浮遊させて鏡検する方法である．オーシストは比重が1.06前後であり，糞便を比重1.2のショ糖液に懸濁して遠心すると液面に浮遊し，大半の夾雑物は管底に沈殿する．したがって，糞便中のオーシストは濃縮され，鏡検に際して視野中の夾雑物が少なく検出が容易になり，検出効率もよくなる．手技は簡単で結果は20〜30分で出せる（表Ⅶ-7）．イソスポーラとサイクロスポーラにも適用できる．

虫卵検査に用いられる飽和食塩水法や33％硫酸亜鉛液（比重1.18）でもオーシストは浮遊する．ショ糖液が賞用されるのは鏡検に際してオーシストの内部が特異的に白く輝くように見えて検出しやすいからである（カラー図譜13参照）．他の浮遊液ではそのような所見は得られない．

3) 抗酸染色法

抗酸染色法ではオーシストは赤染し，類似の形態を示す酵母や夾雑物は青く染まるので，鑑別が容易である（カラー図譜14参照）．永久標本として保存できる利点もある．市販の試薬が使用可能で，20〜30分で結果が得られる（表Ⅶ-8）．ただし，オーシストとよく似た夾雑物が赤く染まることがあり，検出や判定が難しいこともある．

4) 直接蛍光抗体法

蛍光色素で標識されたオーシスト壁に対するモノクローナル抗体で糞便塗抹標本を染色する．直接法なので短時間で染色でき，低倍率で検出可能．判定に迷うこともなく，抗酸染色法よりもはるかに優れている（カラー図譜15参照）．オーシストを検出するキットは市販されているが，国内では体外診断試薬としては未承認で，あくまで研究用として入手可

表VII-7 ショ糖遠心浮遊法 (sucrose centrifugal flotation)

試 薬	手 技
ショ糖液(比重1.2) 　スクロース(試薬1級)　　　　　　　500g 　蒸留水　　　　　　　　　　　　　650mL 　撹拌・溶解すれば比重は1.2になる．液状フェノールを1％加えておけば室温で長期間保存できる．	1) 10〜15mL短試験管に約2mLの下痢便をとる．このとき，金網製茶こしか湿ったガーゼ2枚で糞便を濾過して大きな夾雑物を除去する．糞便が濃くて濾過しにくい場合は水を加えて薄める． 2) ショ糖液を5mLほど加えてピペットでよく撹拌する． 3) ショ糖液をさらに加えながら撹拌し，液面が試験管口から約1cm下になる液量とする． 4) 遠心：2,000〜2,500回転(約500×G)で5分． 5) 液の表面にループエーゼ(ループの直径約7mm)を接触させて液をスライドグラスに3〜4回とり，18×18mmのカバーグラスをのせて鏡検する．液の表面をピペットで採取すると検出されるオーシスト数は著しく減少する．
ルーブエーゼ ルーブエーゼによる浮遊液面の採取	**所 見** 　簡易迅速ショ糖浮遊法と同じであるが視野中の夾雑物が少なく，検出が容易．

表VII-8 抗酸染色法 (modified acid-fast staining)

試 薬	手 技
1) 石炭酸フクシン液 　チール氏・カルボール・フクシン液(市販のものでよい) 2) 1％メチレンブルー水溶液 3) 5％硫酸水	1) 糞便を清浄なスライドグラスに塗抹し室温で乾燥．ドライヤーの使用は冷風で． 2) メタノールで固定　2〜5分 3) カルボール・フクシン液を塗抹面にのせて室温で染色．5〜10分 4) 緩やかな流水で軽く水洗． 5) 5％硫酸水で脱色．数秒〜1分 6) 水洗．肉眼的に塗抹面の赤色がほぼ消える程度がよい．脱色不十分なときは再度硫酸水で処理する． 7) メチレンブルー液で後染色．室温で1分 8) 水洗して乾燥． 9) キシレンを通し，バルサムで封入． 手技8)の後，塗抹面に油浸オイルを1滴のせ，カバーグラスをかけてすぐに観察してもよいが，永久標本として保存する場合はバルサムで封入する．
所 見 　オーシストは赤く染まり，円形，馬蹄形，ドーナツ状，三日月状を示す．細菌や酵母は青く染まる．検体によっては類似の夾雑物が赤く染まることがある．	

能である．

4 培養による検査

1) 赤痢アメーバとブラストシスチス

糞便から赤痢アメーバと思われるシストが検出された場合は E. dispar や E. moshkovskii との鑑別が必要で，PCR用に培養を行う．ブラストシスチスも同じ培地で増殖し，培養により検出率は著しく向上する．培地は簡単な組成で，寒天斜面と液層部からなる．培地と培養法は国立感染症研究所の診断法マニュアル (https://www.niid.go.jp/niid/ja/labo-manual.html) を参照．

2) 腟トリコモナス

検査用の培地が市販されている．これを使用すれ

表Ⅶ-9 SAF液による糞便内原虫類の固定・保存（sodium acetate, acetic acid, formalin）

SAF液	使用法
酢酸ナトリウム　　1.5g 氷酢酸　　　　　　2.0mL ホルマリン　　　　4.0mL 蒸留水　　　　　　92.0mL	1) 15mL用バイアル瓶に本液9mLをとり，患者の便を約1g（1mL）入れ，十分に撹拌・振盪する． 2) 固定した標本はホルマリン・酢酸エチル法やショ糖浮遊法，永久染色標本の作製にも使用できる． 3) 虫卵や幼虫にも適用でき，長期間の保存可能．

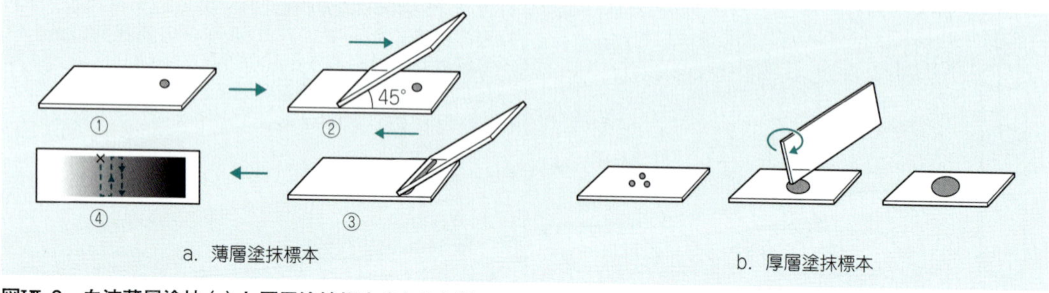

図Ⅶ-2 血液薄層塗抹（a）と厚層塗抹標本（b）の作製
④の点線矢印は鏡検に適する部位を示す．
① アルコールで脱脂清拭したスライドグラスの一端から約1cmのところに少量（5～10μL程度）の血液をとる．② ただちに他のスライドグラス（引きガラスという）を約45度の角度で血液に接触させ，③ 引きガラスの塗抹縁全体に血液が広がるのを待ってから一定の早さで矢印の方向に滑らせる．④ 塗抹血液の末端がかすれて消える程度の血液量がよい．塗抹後は素早く乾燥させ，メタノールで2分間固定する．
厚層塗抹にはスライドグラスに血液を少量（10μL程度）とり，他のスライドグラスの角で血液を20～30秒間混ぜながら（フィブリン塊の形成を避けるため）直径1～2cmの円形に広げる．室温でよく乾燥させてそのまま染色するか，塗抹面に水を盛って溶血させ，乾燥後にメタノール固定してから染色する．

ば直接鏡検法に比べて検出率は2倍ほど高くなる．

5 糞便材料の保存

糞便検体をすぐに検査できない場合は10%ホルマリン水を糞便の10倍量加えて保存する．SAF液（表Ⅶ-9）による保存も推奨されている．長期間の保存が可能で各種染色にも使用でき，原虫の栄養型，シスト，オーシストのほか，虫卵や幼虫にも適用できる．遺伝子検査が必要になる可能性がある場合には，前述のとおり80%エタノール中で，冷蔵庫あるいは冷凍庫で保存する．

血液・組織寄生原虫

1 マラリアの検査

1) 血液塗抹標本からの検出

末梢血ギムザ染色が診断のための標準検査法（ゴールド・スタンダード）である．末梢血の少量をスライドグラスにとり，薄層塗抹標本 thin blood film を作製して染色し，鏡検で赤血球に寄生する原虫を検索する．流行地では厚層塗抹標本 thick blood film も併用されるが虫体検出には熟練を要する．ギムザ染色以外には，アクリジンオレンジ染色法も迅速診断法として有用であり，最近改良が加えられた．

a) 塗抹標本の作製

採血では抗凝固薬を使わないか，使うとすればヘパリンではなくEDTAを選択する．薄層塗抹標本は図Ⅶ-2の要領で作製する．厚層塗抹は途上国のマラリア流行地では一般的で，原虫数の少ない症例の検査に有用である．しかしながら，国内では一般的に診断のためには用いられない．

b) ギムザ染色と鏡検

ギムザ原液（メルク社製がよい）をリン酸緩衝液（1/50M, pH7.2）で3%に希釈し（使用する直前に新しく調製する），水平に置いた塗抹標本の上に約5mLを盛り，30分間染色する．短時間で染色する場

2 ピレスロイド系殺虫剤 pyrethroid insecticides

除虫菊の花に含まれる殺虫成分の天然ピレトリンpyrethrinに近縁の化学構造を持つ合成ピレスロイドである．接触毒として体内に侵入し，神経細胞上の受容体に作用しナトリウムチャンネルを持続的に開放して麻痺させ死に至らす．昆虫類に速効性で殺虫力が強い．人畜毒性がきわめて低く，蚊取線香やエアゾール剤として家庭用に広く用いられている．魚毒性が高い薬剤が多いことに留意する．薬量が少ないと蘇生することが多いので，殺虫力を増強するために共力剤を混用することが多い．

フェノトリンphenothrin，ペルメトリンpermethrin，ピレトリンpyrethrin，エトフェンプロックスetofenprox，フタルスリンphthalthrin，レスメトリンresmethrinなどがある．

3 有機リン系殺虫剤 organophosphorus insecticides

有機リン酸エステル化合物で，アルカリに加水分解されやすく，残効性が低い．脂質に可溶で虫体内への浸透が速い．殺虫力は主として接触毒で，食毒，呼吸毒としても作用し，強力かつ速効性である．化合物が加水分解後にコリンエステラーゼの作用を阻害し，神経細胞にアセチルコリンが蓄積して刺激過剰となり，神経が異常に興奮し，死に至る．

初期に開発されたパラチオンなどは人畜毒性が強く，防疫用には到底用いられなかったが，その後，人畜に低毒性のマラチオンmalathion，ダイアジノンdiazinon，フェンチオンfenthion，フェニトロチオンfenithrothion，ジクロルボス（DDVT）dichlorvos，トリクロルホンtrichlorfon，テメホスtemephosなどが次々と開発された．

4 昆虫成長制御剤 insect growth regulators（IGR）

昆虫に特有な脱皮・変態の成長生理機能を攪乱させて羽化を阻害するもので，効き目が遅く高価だが，残効性が比較的長く，人畜毒性がきわめて低い．脱皮後の表皮形成を攪乱させるキチン合成阻害剤chitin synthesis inhibtorのジフロベンズロンdiflubensuronと，羽化への成長過程を攪乱させる幼若ホルモン作用物質メトプレンmethopreneとピリプロキシフェンpyriproxyfenなどがある．

5 誘引剤 attractants

食物誘引，性誘引，集合フェロモン，産卵誘引などがあり，対象害虫だけを誘引して殺滅するのに用いる．ゴキブリなどの食毒剤ヒドラメチルノンhydramethylnonは呼吸酵素系を阻害する．

ナメクジの誘殺にメタアルデヒドが用いられる．

6 忌避剤（リペレント） repellents

人畜の体表や衣服に処理して，害虫の接近，吸血を一時的に防ぐ薬剤．ジエチルトルアミド（ディート）N, N-diethyl toluamideとイカリジン（ピカリジン）があり，神経伝達物質が過剰となって吸血が阻害される．

7 殺鼠剤 rodenticides

ネズミ駆除に使用される食毒剤で，急性効果を期待するノルボルマイドnorbormide，シリロシドscillirosideなどがあるが，通常は抗凝血性殺鼠剤anticoagulant rodenticideが用いられる．ワルファリンwarfarin，クマテトラリルcoumatetralylなどのクマリン化合物が用いられている．**クマリン系殺鼠剤**は4〜7日連続して摂食させることが必要で，徐々に臓器に出血を起こさせる慢性中毒的な薬剤．

殺虫剤抵抗性 insecticide resistance

殺虫剤を長く使い続けると，致命的なはずの薬量に耐える能力が個体群に発達することがある．抵抗性には殺虫剤の代謝にかかわる酵素の量が増大したり，代謝効率のよい酵素へ変異したりして解毒代謝活性が増強されることや，作用点のアセチルコリンエステラーゼの感受性低下や電位依存性ナトリウムチャンネルの感受性低下などがある．これら抵抗性遺伝子を持った個体がより多く生き残り，世代を重ねることでその割合が高くなって，強い抵抗性集団になる．衛生昆虫では，コロモジラミ，トコジラミ，チャバネゴキブリ，イエバエ，アカイエカ，コガタイエカ，シナハマダラカ，ネッタイシマカなどで**殺虫剤抵抗性**insecticide resistanceが報告され，防除の大きな障害となっている．クマリン系殺鼠剤でもクマネズミが強度の抵抗性を獲得している．

Ⅶ 診断・検査法

1 寄生虫病の診断

Key Words
- 主訴
- 患者背景
- 一般検査
- 寄生虫検査

> **Minimum Requirements**
> (1) 海外渡航歴のある患者，ウイルスや細菌感染では説明のつかない慢性の症状のある患者では寄生虫感染が疑われる．
> (2) 症状は，寄生虫の種類によって，発熱，貧血，腹部症状，呼吸器症状，肝脾腫，神経症状，皮膚症状，角膜炎，乳び尿など多彩．
> (3) 形態学的検査または遺伝子検査で寄生虫が検出されれば確定診断．抗原検出もほぼ確定診断．それ以外は，臨床症状，画像検査，抗体検査の結果を総合的に判断して診断する．

わが国では，寄生虫病はウイルス感染症や細菌感染症と比べると数が少なく，日常診療で遭遇する機会は少ない．しかしながら，国内でもさまざまな寄生虫に感染するリスクがあり，渡航先で感染した日本人が帰国して発症する事例や，感染した訪日外国人が受診することもある．したがって，いつでも寄生虫病に遭遇しうるという常日頃からの心構えが最も重要である．寄生虫病は，一旦診断が確定すればその多くは比較的容易に治療できるので，見逃したり手遅れになったりすることのないよう，国内外の寄生虫病の診断について習得することが，医師・医療関係者には求められている．

寄生虫疾患のうち，感染症法が指定する四類感染症のマラリアとエキノコックス症は診断後ただちに，五類感染症のアメーバ赤痢（腸管外アメーバ症も含む），ジアルジア症，クリプトスポリジウム症は診断後7日以内の届出が義務づけられている．このほか，食物由来の寄生虫病も届出が食品衛生法によって義務づけられている．

1 主訴と患者背景

寄生虫病の症状は多様かつ非特異的で，症状だけで特定の疾患名をいい当てることはできない．ただし，比較的寄生虫病が疑わしい症状や患者背景というものは存在する．主訴や患者背景，現病歴から寄生虫病を疑ったら，さらに食歴・家族歴などの問診をすすめる．寄生虫病の割合が高い症状・背景を以下に述べる（表Ⅶ-1）．

1) 熱帯から亜熱帯の途上国に滞在歴がある，あるいはこれらの地域の出身者

いわゆる輸入寄生虫病である．最も重要なのはマラリアで，サハラ以南のアフリカ，南アジア，東南アジア，オセアニア，中南米などの流行地から帰国・入国して発熱すれば，マラリアを疑わなければならない．シャーガス病やリーシュマニア症の持ち込みも発生していて，医師が病気の存在すら知らず，診断・治療が遅れたという報告もある．いわゆる旅行者下痢症も，寄生虫感染が原因であることがある．

2) 原因不明の下痢

腹痛と下痢または軟便を訴え，便検査で病原細菌やウイルス陰性である場合には，寄生虫感染も疑う．寄生虫病では，自然に症状が軽快した後に再度悪化することもあり，潰瘍性大腸炎などと誤認されることが起きている．

3) 末梢血好酸球増多をともなう慢性の呼吸器症状

慢性の咳，喀痰，胸痛，あるいは抗菌薬が効かない肺炎は寄生虫が原因であることがある．これも自然に症状が軽快した後に再度悪化する場合がある．末梢血好酸球増多があり，肺野に移動性や出現しては消失する異常陰影があれば，寄生虫感染の疑いがより濃くなる．自覚症状が全くなく，定期健康診断で異常陰影を指摘されることも多い．

4) 皮下腫瘤または皮膚爬行疹

寄生虫が原因で，皮下に腫瘤が形成されることがある．有痛性のことも無痛性のこともある．一旦消失して別の部位に出現する場合や，あるいは移動性であれば寄生虫の疑いが濃くなる．皮膚にミミズの這ったような皮疹が出現し先端が伸びていくなら，これも何らかの線虫感染によることがある．

5) その他の特徴的な症状

上記以外にも，血尿や乳び尿など特定の寄生虫と結びついた症状もある．主なものを表Ⅶ-1にまとめた．

表Ⅶ-10 アクリジンオレンジ染色によるマラリアの迅速診断法 (acridine orange staining)

染色液	手技
1. 原液[1] 　アクリジンオレンジ[2]　　　　　　　　130 mg 　リン酸緩衝液(pH7.2)　　　　　　　　100 mL 　アジ化ナトリウム　　　　　　　　　　100 mg 　[1]10 mL宛分注し，冷蔵または冷凍保存． 　[2]Sigma社製(Cat. No. A-4921)を使用．	1) カバーグラス(24×24 mmまたは32×24 mm)を濾紙かペーパータオル上に置き，染色液1滴を棒状に伸ばす． 2) 血液を薄層塗抹・メタノール固定したスライドグラスの塗抹面を下にして，染色液をのせたカバーグラスに軽く押しつけ，余分な染色液は紙に吸わせる． 3) 蛍光顕微鏡のB-励起でただちに鏡検できる．数時間以上経過してから鏡検する場合は乾燥しないように冷暗所に保存．
2. 使用液 　グリセリン5％添加-リン酸緩衝液　　　　9 mL 　原　液　　　　　　　　　　　　　　　　1 mL 　アジ化ナトリウム　　　　　　　　　　　10 mg	所見
溶液を濾紙またはメンブレンフィルターで濾過し，点眼容器(10 mL用)に入れて室温で暗所に保存．1～2年は使用可能(調整済の染色液が国内試薬メーカーから市販されている)．	赤血球の輪郭は見える．原虫の形態はギムザ染色と変わらないので4種マラリアの鑑別も可能．観察後の標本をギムザ染色することもできる．

合には，10％ギムザ液で10分間の染色でも可能．染色終了時に塗抹面にビーカーで水を注いで色素液を洗い流し，すぐに水を切って乾燥させる．

顕微鏡観察では，まず低倍率で赤血球が1層に広がった部位(塗抹の末端から1/3ほど手前の箇所，図Ⅶ-2の④参照)に視野を合わせて塗抹の状態を確認した後，油浸オイルをのせて1,000倍の倍率で200～300視野を調べる．マラリアの疑いが濃いにも関わらず塗抹陰性の場合は，3日間連続で検査して陰性で，ようやくマラリアを否定することができる．マラリア疑いでの検査で最も避けたいのは偽陰性，すなわち原虫の見逃しである．

c) アクリジンオレンジ(AO)染色による迅速診断法

アクリジンオレンジ(蛍光色素)で血液薄層塗抹標本を染色すると，細胞の核(DNA)は緑～黄白色に，細胞質(RNAを含む)は赤～橙色に染まる．ヒトの赤血球は核を持たないので，赤血球内の原虫の核と細胞質を明瞭に検出できる(表Ⅶ-10, カラー図譜34～38 (AO染色)参照)．染色は瞬時に終わりただちに鏡検でき，しかも観察倍率が200～400倍でも検出可能なことから，ギムザ染色法に比べて検査時間を大幅に短縮できる．虫体の見落としも少なく検出率も高い．鏡検は蛍光顕微鏡のB-励起光で行うが，通常のハロゲンランプを光源とする顕微鏡でも特殊なフィルターを装着すれば観察可能である．

マラリア流行地向けの低価格な専用顕微鏡とハロゲンランプ光源装置を国内メーカーが製造販売している．光源装置は車のバッテリーでも使用可能で，電気のない僻地でも使える．途上国では従来のギムザ染色法にかわる可能性があり，マラリア原虫のほか，トリパノソーマ，バベシア，糸状虫のミクロフィラリアなども検出できる．最近，光源としてハロゲンランプの代わりに低価格のLEDランプを用い，染色法も改良した変法が公表された．

2) 循環抗原を検出する迅速診断キット(rapid diagnosis test : RDT)

肉眼的に迅速に診断できる検査キットが実用化され数種類が市販されている．少し慣れれば，どこでも誰にでもできる簡便な検査法である(図Ⅶ-3)．特に流行地では顕微鏡が使えない場合があり，賞用されている．熱帯熱マラリア原虫が特異的に分泌する蛋白質 histidine-rich protein Ⅱ (HRP2)とマラリア原虫が共通して保有するアルドラーゼを免疫クロマトグラフィーで検出するキットや，熱帯熱マラリア原虫特異的な乳酸脱水素酵素 lactate dehydrogenase (LDH)と4種原虫に共通の別のLDHを検出するキットがある．ただし，日本国内では体外診断試薬として承認されていない．

キットはカード状あるいは棒状で，モノクローナル抗体を固着させた短冊形支持体の一端に微量の血液($15\mu L$)をのせて試薬を滴下，一定時間後に検査紙の所定の場所にあらわれる反応線のパターンか

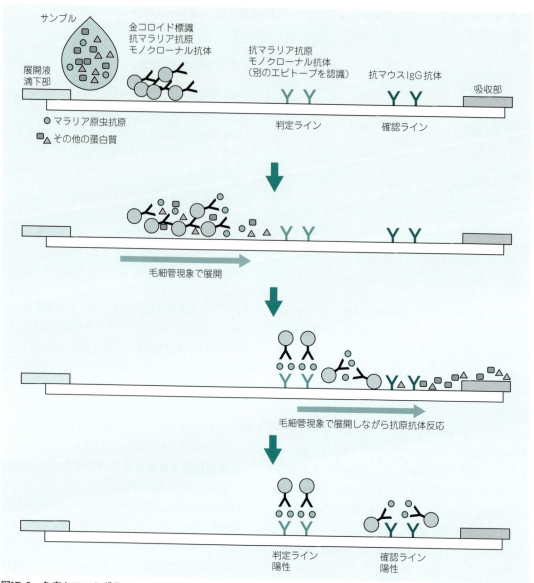

図Ⅶ-3 免疫クロマトグラフィーの原理

ら，熱帯熱マラリア原虫単独か，それ以外のマラリア原虫か，両者の混合感染か，陰性か，を判定する（図Ⅶ-4）．

ただし，熱帯熱マラリア以外の4種については虫種の判別ができないことがあり，熱帯熱マラリア以外では感度も十分ではない．また，適切な治療により原虫消失後にも一定期間残存する浮遊抗原による偽陽性が存在する．さらに，標的抗原であるHPR2の遺伝子を欠損する熱帯熱マラリア原虫による偽陰性が，最近熱帯流行地で問題になっている．

3）遺伝子検査

PCR（polymerase chain reaction）法とLAMP（loop-mediated isothermal amplification）法については，遺伝検査の項で述べる．

2 リーシュマニア症の検査

カラ・アザール，皮膚および粘膜皮膚リーシュマニア症は虫体が検出されれば診断は確定する．

1）塗抹標本からの検出

カラ・アザールの場合はリンパ節，脾臓，骨髄な

どの穿刺液を，皮膚および粘膜皮膚型の場合は潰瘍辺縁部の隆起した部位の内壁を出血させない程度にメスで採取した組織小片をスライドグラスに塗抹，風乾後メタノール固定し，ギムザ染色して無鞭毛型を検索する．

2) 皮膚の生検と培養

皮膚生検用ディスポーザブルパンチ（直径3〜4mm）で皮膚小片を採取し，スタンプ標本の作製や培養に用いる．これは，病理切片や電顕用標本，PCRにも利用する．

培養を目的に採取する場合は病巣部をよく消毒し，生理食塩水0.5mLを入れたツベルクリン用注射筒にやや太めの針（22Gまたは23G）をつけて，病巣辺縁の隆起部に浅く刺し，注射筒内を陰圧に保つよう吸引しつつ針先を回転（10回程度）させて組織を破壊しながら組織片（液）を吸引採取し，培地数本に接種する（表Ⅶ-11）．パンチで採取した皮膚片は細切してそのまま接種する．25〜26℃で培養し，2〜3日後から約1ヵ月間観察し，活発に運動する前鞭毛型（体長10〜15μm）を検索する．

3) 遺伝子検査による検出と種の同定

塗抹染色法や培養法では検出できないような少数の虫体でも検出でき，種，亜種，遺伝子型の同定が可能である．純アルコールで固定した組織片や，培養した前鞭毛型を材料として実施可能な施設が国内にもある．

自由生活性アメーバ症の検査

Naegleria fowleri による急性の髄膜脳炎の場合は髄液中にアメーバが検出されることが多い．髄液は冷蔵しないで低速（250g）で遠心し，沈渣をスライドグラスにとって位相差顕微鏡で観察する．白血球も多数出現するので間違えないよう注意が必要．大きなカリオソームを有する円形の核が特徴．塗抹標本をギムザ染色してもよい．大腸菌を塗布した無栄養寒天平板上で培養もできる（表Ⅶ-12）．慢性経過をたどるアカントアメーバ属やバラムシア属による

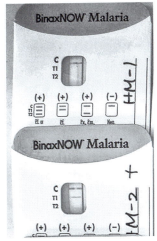

図Ⅶ-4 マラリアの迅速診断キット使用例（熱帯熱マラリア）
（順天堂大学　美田敏宏氏提供）

表Ⅶ-11　リーシュマニア症の培養による検査

培地（NNN培地, Novy, MacNeal, Nicolle）	培養
寒天（Difco）　　　　　　　　　　　1.4g NaCl　　　　　　　　　　　　　　　0.6g 蒸留水　　　　　　　　　　　　　　90.0mL 1) 上記を混合，加温して寒天を溶かし，オートクレーブで15分滅菌．約50℃に冷やす． 2) 無菌的脱線維ウサギ血液（採取10日以内のもの）を10mL加える． 3) 直径16mm，高さ125mmのスクリューキャップつき滅菌試験管に4mL宛分注し，試験管を10度に寝かせて斜面をつくる． 4) 寒天が固まったらただちに試験管を立て4℃で保存（急冷することで滲出液が増える．3週間使用可）．	1) 検体接種時に培地試験管に滅菌生理食塩水4mLを加える． 2) カラ・アザールの骨髄穿刺液は遠心した沈渣を，パンチで採取した皮膚片は細切して，吸引採取した皮膚組織片（液）はそのままで，それぞれ数本の培地に接種する． 3) 25〜26℃で培養．2日後から前鞭毛型虫体を検索． 4) 4週間観察して検出されない場合は陰性と判定． ※クルーズトリパノソーマの培養にも適用できる． 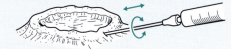 皮膚病巣からの検体採取

表Ⅶ-12　病原性自由生活性アメーバ類の培養による検査

培　地：大腸菌塗布無栄養寒天培地	培　養
1）寒天（Bacto-agar）を蒸留水に1.5％の濃度で溶かし，オートクレーブで滅菌し，シャーレに厚さ3mmの平板をつくる． 2）普通寒天培地で培養した大腸菌をかきとり，滅菌蒸留水に懸濁（乳白色になる程度），60℃で1時間加熱処理する（冷蔵または冷凍保存）． 3）寒天平板に熱処理大腸菌液を適宜希釈して塗布し，表面を風乾させる（菌量は乾燥後に塗布面が薄く確認できる程度がよい）．	脳脊髄液の沈渣，角膜擦過物，角膜洗浄液の沈渣などを培地表面の中央部にのせ，26〜30℃で1週間培養．
	観察と所見
	倒立型位相差顕微鏡で×100程度の倍率で毎日観察する．虫体は接種2〜3日後から検出できることが多い．アメーバは大腸菌を摂食しながら増殖し移動するので，接種場所を中心に円形の透明な領域が肉眼で見える．透明領域の周囲には多数の栄養型，その内側にはシストが観察される．

脳炎の場合は髄液から虫体が検出されることは少なく生前診断は難しい．いずれにしてもPCR法を用いた遺伝子検査により種を確認する．

アメーバ性角膜炎や角膜潰瘍の場合は病変部の擦過標本や洗浄液から虫体を検出する．スライドグラスにとった生鮮標本を位相差顕微鏡で観察するか，パパニコロウ，ギムザ，パーカーインクなどで染色する．上記の培地で培養すると，棘状の偽足を出す栄養型や2層の壁を有するシストが多数検出される．

VII 診断・検査法

3 蠕虫検査法

Key Words
- 直接塗抹法
- ホルマリン・酢酸エチル法（ホルマリン・エーテル法）
- 飽和食塩水浮遊法
- セロファンテープ法
- 濾紙培養法
- 寒天平板培養法

Minimum Requirements
(1) 虫卵，虫体の検出・同定は確定診断．
(2) 検便はホルマリン・酢酸エチル法が標準．直接塗抹法は感度が落ちる．
(3) 虫卵は100倍で鏡検し，細部の観察は400倍．顕微鏡の絞りを上手に使う．
(4) 1回の検査では感度が十分でない．3回程度検査を繰り返す．
(5) 種の同定ができない場合では遺伝子検査を実施する．

成虫が消化管に寄生する蠕虫・・・・

検便により虫卵を検出する．糞線虫では虫卵が腸管内で孵化するため，糞便中には幼虫が見出される．線虫の成虫や条虫の片節も排出されることがある．蟯虫は肛門周囲の皮膚に産卵するので検便は不適当である．便を鏡検用に長期保存する場合には10％ホルマリン液を用いる．凍結保存では解凍時に虫卵が破壊される．各種検査法を，検体別に表VII-13に示す．

1 虫卵検査

目的，寄生虫の種類によりさまざまな検査法がある．通常まず100倍で鏡検し，虫卵らしきものを発見したら400倍に倍率をあげて細部を観察する．虫卵は球形〜長球形で厚みがあるので，顕微鏡の絞りを調節し焦点深度を深くして鏡検する．主な検査法を表VII-14に示す．

直接塗抹法は少量の便を直接観察するもので，回虫や日本海裂頭条虫など産卵数が多いものや，多数の寄生虫が感染している場合に有効である．集卵法では，より多量の便を用い，虫卵の比重を利用して遠心沈澱あるいは浮遊させて卵を濃縮するので検出感度が上昇する．流行地での疫学調査で糞便1g中に何個の虫卵があるかを知りたいときには，定量的検査法が利用される．糞便以外に胆汁・十二指腸液を材料とすることもある．たとえば肝吸虫卵，肝蛭卵などは，採取液の沈渣を用いた直接塗抹法で発見される．

1) カバーグラス薄層塗抹法（図VII-5）

原虫検査の薄層塗抹法と同様であるが，原虫の場合より糞便量を多くして（3〜5mg）厚めの標本をつくる．標本の厚さはスライドグラスの下に置いた新聞の文字が透けて読める程度とする．また，少なくともカバーグラス（18×18mm）3枚分は全視野を検査する．

2) セロファン厚層塗抹法（加藤法）（図VII-6）

① 60mgほどの糞便をスライドグラスの中央にのせる．
② グリセリン浸漬セロファン（規格600番，厚さ40μmのセロファンを2×3.5cmに切り，蒸留水500mL，グリセリン500mL，3％マラカイトグリーン液5mLの混合液に浸したもの）を糞便にかぶせ，ゴム栓などで便を薄く均等に広げる．
③ 30分間放置し便の色がやや薄くなった頃に鏡検する．

前者より多量の糞便を用いるので検出率が高くなる．また，操作が簡単なので集団検査に適する．しかし長時間放置すると鉤虫卵などは透明となり見落とすことがある．

3) ホルマリン・酢酸エチル法（ホルマリン・エーテル法）（図VII-7）

もともとは，酢酸エチルではなくエーテル（ジエチルエーテル）を用いていたが（ホルマリン・エーテル法），ジエチルエーテルには引火性があるため，最近は酢酸エチルが用いられるようになった．

① 試験管に約1gの糞便をとり，水または生理食

表Ⅶ-13　成虫が消化管（含胆道系）に寄生する蠕虫の検体別検査法

検　体	検体中のステージ	検査法	寄生虫の種類
糞　便	虫　卵	直接塗抹法	回虫, 日本海裂頭条虫
		ホルマリン・酢酸エチル法	ほとんどの消化管寄生蠕虫
		飽和食塩水浮遊法 濾紙培養法	鉤虫類, 東洋毛様線虫
	幼　虫	濾紙培養法 寒天平板培養法	糞線虫
	成　虫	墨汁注入法	有鉤条虫, 無鉤条虫
		圧平標本	条虫類, 吸虫類（治療により排虫される）
十二指腸液・胆汁	虫　卵	沈渣の塗抹標本	肝吸虫, 肝蛭
	幼　虫	沈渣の塗抹標本	糞線虫
筋　肉	幼　虫	生　検	旋毛虫類
（肛門部の皮膚）	虫　卵	セロファンテープ法	蟯虫, 無鉤条虫, 有鉤条虫など

表Ⅶ-14　虫卵検査法

直接塗抹法	カバーグラス薄層塗抹法
	セロファン厚層塗抹法（加藤法）
集卵法	ホルマリン・酢酸エチル法
	AMS Ⅲ法
	飽和食塩水浮遊法
セロファンテープ法	（＝スコッチテープ法）
定量的検査法	ストール法
	Kato-Katz法（加藤-Katz法）

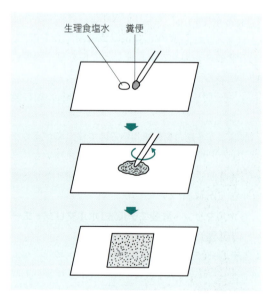

図Ⅶ-5　カバーグラス薄層塗抹法

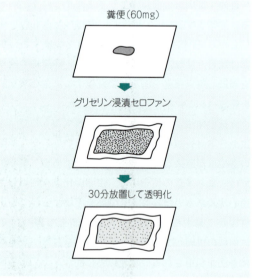

図Ⅶ-6　セロファン厚層塗抹法

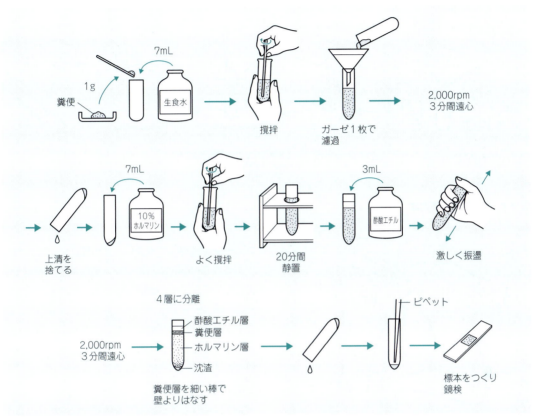

図Ⅶ-7　ホルマリン・酢酸エチル法

　　塩水7mLを加えて混和する．
② ガーゼ1枚で濾過し大きな未消化物を除く．濾液は遠心管にとる．遠心管は，有機溶媒の使用に耐えるガラス製あるいはポリプロピレンないしポリカーボネート製（キャップ付）を使用する．
③ 2,000rpm，3分間遠心．上清を捨てる．
④ 10％ホルマリン7mLを加えて撹拌した後，20分間静置．
⑤ 酢酸エチル3mLを加え，ゴム栓をして激しく振盪する．
⑥ 2,000rpm，3分間遠心すると4層に分離する．
⑦ 爪楊枝などを用いて糞便層を管壁よりはがし，勢いよく上部の3層を捨てる．
⑧ 沈渣をスライドグラスにとり，カバーグラスをかけて鏡検する．ほとんどの蠕虫卵，原虫のシストやオーシストに利用できる最も一般的な検査法である．

4）AMS Ⅲ法

①〜③はホルマリン・酢酸エチル法と同じ．
④ 沈渣にAMS液を7mL，界面活性剤（Tween 80など）1〜2滴，ジエチルエーテル3mLを加え，ゴム栓をして激しく振盪する．以後はホルマリン・酢酸エチル法の⑥以下の操作を行う．

住血吸虫やその他の吸虫卵の検出に適するが原虫のシストの検出には使用しない．

［AMS液］
　A液：塩酸45mLに蒸留水約55mLを加え，比重を1.080に調整する．
　B液：硫酸ナトリウム9.6gを蒸留水約100mLに溶かし，比重を1.080に調整する．
　A液とB液を等量混合して使用する．

5）飽和食塩水浮遊法（図Ⅶ-8）

① 小試験管に糞便約0.5gをとり，5mLの飽和食塩水（比重1.2）を加えて十分に混和する．

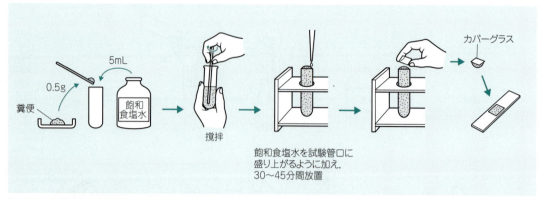

図Ⅶ-8　飽和食塩水浮遊法

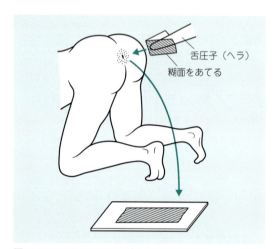

図Ⅶ-9　セロファンテープ法

② 試験管を立て，管口に液が盛り上がるように飽和食塩水を追加する．
③ 30〜45分間放置後，盛り上がった液面にカバーグラスを接触させ，浮遊物を得る．
④ カバーグラスをスライドグラスにのせ鏡検する．

鉤虫，東洋毛様線虫などの虫卵が浮遊し検出される．長時間（おおむね30分以上）放置すると一度浮遊した虫卵が沈むので，観察は手際よく行う．

6）セロファンテープ（スコッチテープ）法（図Ⅶ-9）

市販の蟯虫検査用セロテープを使用する．朝排便前に粘着面を肛門周囲の皮膚に押しつけて卵を付着させ，2枚のスライドグラスにはさんで鏡検する．市販品が入手できない場合には幅が広めの文具用セロテープを利用してもよい．この際には，セロテープを長さ5〜6cmほどに切り，粘着面を外側に2つ折にして舌圧子や小試験管にかぶせ肛門部に接着させる．セロテープはスライドグラスに張りつけて観察する．蟯虫は毎日産卵しないことが多いので，検査日を変えて3回繰り返す．有鉤条虫や無鉤条虫の片節がこわれ，肛門部に付着した虫卵が見つかることがある．

以下は流行地で用いられる便検査法であり，日本国内で診断のために用いられることはない．

7）ストール法

① 最初にストール管（Stoll flask）（図Ⅶ-10）の56mLの目盛りまで0.1N NaOHを満たし，この液面が60mLの目盛りに達するまで糞便を加える．
② 直径約3mmのガラスビーズを10個ほど投入し，栓をして強く振盪した後，12〜24時間放置する．
③ よくかき混ぜて，正確に0.15mLの便液をとり，22×32mmのカバーグラスをかけてすべての虫卵を数える．
④ 得られた虫卵数を100倍すると，糞便1mL当たりの虫卵数が得られる．通常便1mLは1gと見なす．便1g当たりの虫卵数を表すのにEPG（eggs per gram feces）という単位を用いる．

下痢便ではEPGが低く出るので一定の係数（固形便×1，軟便×2，軟下痢便×3，液状下痢便×4）をかけて補正する．

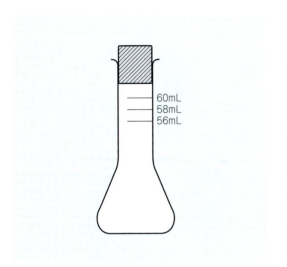

図Ⅶ-10 ストール管

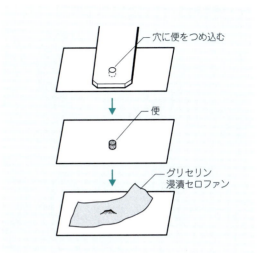

図Ⅶ-11 Kato-Katz法

8) Kato-Katz（加藤Katz）法（図Ⅶ-11）

厚さ1.5mmほどの厚紙やプラスチック板を打ち抜いて直径5〜6mmの丸い穴をあけたもの（テンプレート）を利用して一定量の便をとる方法である．

① スライドグラスの中央にテンプレートの穴をあてがう．
② 未消化物を除くために糞便を金属のメッシュ（70メッシュ程度）に擦り込んで通過させてからテンプレートの穴に詰め込む．
③ 注意深くテンプレートを持ち上げると一定量の糞便（50〜70mgくらいがよい）がスライドグラス上に残る．
④ 以後はセロファン厚層塗抹法を利用し全虫卵数を数える．テンプレートの穴のサイズにより何mgの糞便が得られるかをあらかじめ調べておきEPGを計算する．簡便な半定量法として集団検査に利用されるが，下痢便には利用できない．

2 虫卵の鑑別

一般に，虫卵のサイズを比較するときには回虫卵（40〜50×50〜70μm）を基準とする．図Ⅶ-12（カラー図譜216参照）に各種虫卵を同一縮尺で示す．肝吸虫卵，横川吸虫卵，有害異形吸虫卵は際立って小さく，肝蛭卵は大きい．卵殻の形態は特徴的で，蛋白膜を付着させているもの（回虫），卵蓋を有するもの（肺吸虫，肝蛭，日本海裂頭条虫），栓を有するもの（鞭虫，フィリピン毛細線虫）などさまざまある．卵蓋は，住血吸虫卵を除く吸虫卵と裂頭条虫卵にある．また，卵の内容には細胞や幼虫（線虫類，肺吸虫，肝蛭，日本海裂頭条虫），ミラシジウム（住血吸虫，肝吸虫，横川吸虫），六鉤幼虫（円葉類条虫）などがある．鑑別点を表Ⅶ-15に示す．

3 幼虫検査

糞便中の鉤虫卵，東洋毛様線虫卵，糞線虫ラブジチス（R）型幼虫をそれぞれのフィラリア（F）型感染幼虫まで発育させるために濾紙培養法が行われる．R型では鑑別できないが，F型幼虫になると種の鑑別が可能なためである．また，糞便中の糞線虫の幼虫を検出するために寒天平板培養法が用いられる．R型幼虫は低温に弱いので，冷蔵保存した便は用いない．糞線虫の幼虫は胃液，胆汁・十二指腸液，喀痰の検査でも発見されることがある．アニサキス幼虫は内視鏡検査で確認・摘出される．

1) 濾紙培養法（原田・森法）（図Ⅶ-13）

① 短冊形の濾紙（長さ15cm，幅2cmくらい）に縦の折り目をつけ，その内側中央部を中心に約0.5gの糞便を塗抹する．
② 水道水5mLほどを入れた中試験管（20mm×200mm程度）に濾紙を挿入する．このとき塗抹した便が水に浸らないよう注意する．

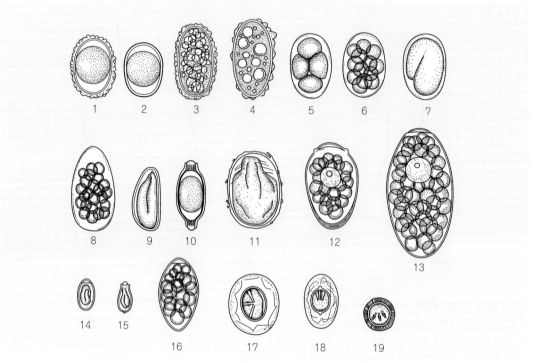

図VII-12 各種蠕虫卵の形態
1：回虫受精卵（40〜50×50〜70 μm）　2：同左，蛋白膜の剝離したもの　3，4：回虫不受精卵　5〜7：鉤虫卵　8：東洋毛様線虫卵　9：蟯虫卵　10：鞭虫卵　11：日本住血吸虫卵　12：肺吸虫卵　13：肝蛭卵　14：横川吸虫卵　15：肝吸虫卵　16：日本海裂頭条虫卵　17：縮小条虫卵　18：小形条虫卵　19：無鉤条虫卵，有鉤条虫卵

表VII-15　各種蠕虫卵の鑑別と検査法一覧表

		大きさ (μm)	形	色	卵殻の性状	内容
線虫卵	回虫卵（受精）	40〜50 × 50〜70	短楕円	黄褐色	蛋白膜-金米糖状，厚い　外層-厚い　内層-薄く強い屈光性あり	単細胞円形，殻の両端との間に隙間あり
	回虫卵（不受精）	40〜60 × 80〜90	長楕円または不規則	黄褐色	上記3層があるが薄く時に蛋白膜を欠く	大小の顆粒が卵殻内一面につまっている
	鉤虫卵	35〜40 × 60〜70	短楕円	無色	薄く，1本の線に見える	4〜8個の細胞（時に発育して多細胞あり）
	東洋毛様線虫卵	40〜45 × 90〜95	砲弾形	無色	やや厚く一端がとがる	桑実期，殻の両端に隙間がある
	蟯虫卵	20〜30 × 50〜60	柿の種形	無色	厚い，前端がやや狭く背面強く彎曲	2つ折れの幼虫
	鞭虫卵	20〜25 × 50〜55	岐阜提灯様	褐色	厚く，二重に見え，両端に無色の栓がある	単細胞，卵殻内全体につまっている

表Ⅶ-15 各種蠕虫卵の鑑別と検査法一覧表（つづき）

		大きさ（μm）	形	色	卵殻の性状	内容
吸虫卵	日本住血吸虫卵	50～70 × 70～100	短楕円	淡褐色	厚く，卵蓋なし．卵殻のまわりに顆粒に富む粘液物が認められる	ミラシジウム
	肺吸虫卵	50～65 × 70～100	卵形	黄金色	厚く，前端やや広く卵蓋あり後端は卵殻が特に厚い	1個の卵細胞を取り巻いて数個の卵黄細胞がある
	肝吸虫卵	15×30	徳利型	淡黄褐色	卵蓋と卵殻との接合部が突出，亀甲状紋理あり	ミラシジウム
	横川吸虫卵	15×25	短楕円	淡黄褐色	卵蓋と卵殻の接合部なめらかで突出せず，亀甲状紋理なし	ミラシジウム
	肝蛭卵	80×140	長楕円型	淡黄色	一端に卵蓋あり	1個の卵細胞と多数の卵黄細胞
条虫卵	縮小条虫卵	60×80	短楕円型	淡黄色	卵殻は薄く，中に幼虫被殻あり	六鉤幼虫
	小形条虫卵	40×50	楕円型	無色	卵殻厚く，幼虫被殻の両極より数条のフィラメント様糸状物あり	六鉤幼虫
	日本海裂頭条虫卵	50×70	卵円型	淡褐色	やや厚く，卵蓋著明で卵殻との境界がかなり鮮明である	1個の卵細胞と多数の卵黄細胞
	有鉤条虫卵無鉤条虫卵	30×40	短楕円型	褐色	真の卵殻は脱落する．放線状構造の厚い幼虫被殻	六鉤幼虫

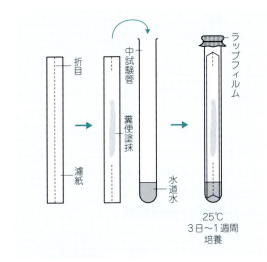

図Ⅶ-13 濾紙培養法

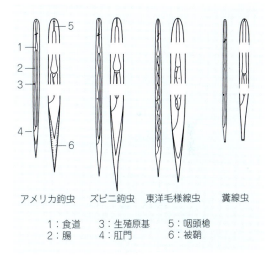

図Ⅶ-14 人体寄生線虫のフィラリア型幼虫の鑑別

1：食道　3：生殖原基　5：咽頭槍
2：腸　　4：肛門　　　6：被鞘

③ ラップフィルムなどで試験管の口を覆い，25℃で3日〜1週間培養する．この間に虫卵は孵化しR型幼虫はF型まで発育する．
④ 試験管から濾紙を抜きとり，管底の水をピペットで採取すると活発に運動する感染幼虫がみられる．種の同定には，スライドグラス上で幼虫を弱く火炎固定する．図Ⅶ-14および表Ⅶ-16に各種F型幼虫とその鑑別点を示す．

2) 寒天平板培養法

糞線虫の診断に用いる．培地・抗菌薬を含まない

表Ⅶ-16 人体寄生線虫フィラリア型幼虫の鑑別

比較項目		アメリカ鉤虫	ズビニ鉤虫	東洋毛様線虫	糞線虫
体長(mm)	虫体	0.53〜0.72	0.52〜0.72	0.65〜0.75	0.52〜0.54
	被鞘	0.60〜0.74	0.56〜0.77	0.78〜0.82	
体幅(mm)		0.02〜0.03	0.02〜0.03	0.02〜0.025	0.015〜0.017
運動		緩慢	敏速	活発	活発
概形		長紡錘形で体中央部が最も太い	一様に細長く円柱形	細長い円柱形	最も細長く円柱形で短い
頭端		幅狭く，半卵形で丸みがある	幅広く平坦	被鞘と虫体頭端の密着したもの多く丸味がある	幅狭く，平坦である
口腔内角皮(咽頭槍)		厚く明瞭に見える	細く不明瞭である	不明瞭	不明瞭
被鞘横条線		間隔広く明瞭	間隔・横条線ともに狭くやや不明瞭	間隔狭く，横条線浅く細く，やや不明瞭	
食道の長さ		体長の1/4	体長の1/4以下	体長の約1/4	体長の1/3以上
食道・腸連接部		腸の幅は食道の幅より広く両者は直結する	腸の幅は食道より狭く，両者間に2個の細胞が介在する	食道・腸とも同幅で接合部不明瞭	腸は食道より幅狭い
生殖原基の位置		腸管中央よりやや前方	中央よりやや後方	腸管中央	腸管中央
腸管腔		直線状に走行し，幅広い	直線状に走行し，幅狭い	稲妻状に屈曲蛇行する	直線状に走行し，幅狭い
虫体尾部		肛門部より後方，急に細くなり先端がとがっている	徐々に細くなり先端がやや鈍円である	肛門と尾端の距離は短く，先端は太く鈍円である	徐々に細くなり先端に逆V字型切り込みがある
被鞘尾部		肛門部より徐々に細く糸状に伸びる	細く長く延長する	細長い	被鞘なし

（稲臣成一，1984による）

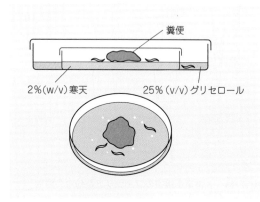

図Ⅶ-15 寒天平板培養法

寒天(2% w/v)を入れたシャーレの中央に拇指頭大(1〜3g)の糞便を置き，28℃で3日間培養する（図Ⅶ-15）．幼虫(R型)がいれば寒天表面に虫の這い回った痕がみられ，幼虫を回収することができる（図Ⅶ-16）．時間が経つと痕に沿って腸内細菌が増殖する．また，自由世代の成虫も這い回るようになる．大量の便を検査できるので感度が高いが，這い回った痕だけでは鉤虫と区別することはできない．拾い上げた幼虫の遺伝子検査により虫種を確定することも可能である．

3) 内視鏡検査と幼虫の観察法

内視鏡で摘出されたアニサキス幼虫は70％アルコールに保存しておく．種類の同定には虫体をスライドグラスにのせ，3滴のラクトフェノールを加えて大きめのカバーグラスをかけ，20〜30分放置して透徹して内部構造を観察する．あるいはグリセリン・アルコールに虫体を浸し，アルコールが蒸発するまで数日間待つと，さらによく透徹される．種の同定のために，遺伝子検査用に虫体の一部をアルコール中に保存しておくのが望ましい．

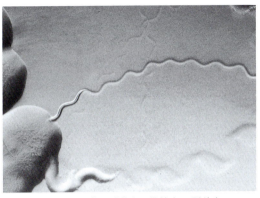
培地上に這痕を形成する糞線虫R型幼虫

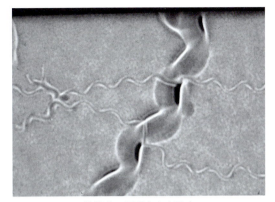
培地上に形成された這痕
細いのがR型幼虫，太いのが自由世代の成虫によるもの

図Ⅶ-16　培地上の這痕（元沖縄県衛生環境研究所　安里龍二氏提供）

[ラクトフェノール]

　グリセリン40 mL，石炭酸20 mL，乳酸20 mL，蒸留水20 mLを混合したもの．

[グリセリン・アルコール]

　95％アルコール90 mLとグリセリン10 mLを混合したもの．

4 成虫検査

　回虫，蟯虫などの成虫，条虫の片節などが自然に排出されることがあり，また駆虫薬により成虫が排除されるので，それらの虫体の保存と種の同定が必要となる場合がある．一般に10％ホルマリンや70％アルコールに保存するが，寄生虫遺伝子の解析が必要なときにはエタノール中に凍結保存する．吸虫や条虫の細部を観察するには圧平標本をつくり，カルミン染色をする．また，排出された受胎片節から有鉤条虫と無鉤条虫を区別するためには墨汁注入法が用いられることがある．

1) 圧平染色標本（カルミン染色）

① 生理食塩水でよく洗った虫体を2枚のスライドグラスにはさみ，その両端を糸でしばってAFA液（後述）で1～24時間固定する．厚い標本は鉛の重石をのせ，時間をかけて少しずつ圧平する．

② 虫体を50％アルコールで30分2回洗浄し，70％アルコールに移した後，圧平された虫体を2枚のスライドグラスより取り出して，カルミン染色を施す．

③ 染色は下記の染色液に標本を浸し1～8時間染める．

④ 70％アルコールで2回洗浄し，染色液を除く．

⑤ 標本が薄いピンク色になるまで0.5％塩酸アルコール（この場合のアルコールは70％を使用）で脱色，さらに70％アルコールで数回洗浄して塩酸を除く．

⑥ 80％，95％アルコールを通して脱水（各1時間）．

⑦ キシレンと95％アルコールの混合液［(1) キシレン1容-アルコール3容，(2) キシレン1容-アルコール1容，(3) キシレン3容-アルコール1容，(4) 純キシレン］をつくり，それぞれの液に1時間ずつ通して標本を透徹する．

⑧ パーマウントなどで封入する．

[染色液]

　氷酢酸50 mLと蒸留水50 mLを混ぜ，これにカルミンを溶けるだけ溶かす（約5 g）．95～100℃で15分間加熱し，1晩放置した上澄みを濾過，保存する．使用時に等量の70％アルコールで希釈して染色液とする．

[AFA液] (alcohol, formalin, and acetic acid fixative)

　ホルマリン10 mL，95％アルコール50 mL，氷酢酸2 mL，蒸留水40 mLを混合したもの．

2) 墨汁注入法

　排出された有鉤条虫と無鉤条虫の片節を区別す

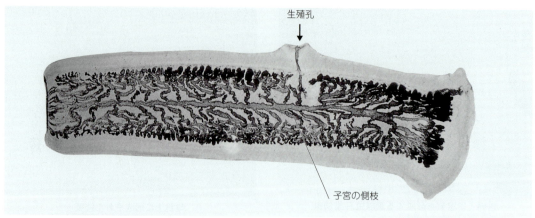

図Ⅶ-17　無鉤条虫の子宮の側枝（墨汁注入法）

る．片節を固定せずに26ゲージ針を用いて生殖孔より墨汁を注入すると子宮の側枝が黒く染め出される（図Ⅶ-17）．有鉤条虫の子宮側枝の数は7～10本，無鉤条虫のそれは20～30本である．

成虫が消化管外に寄生する蠕虫・幼虫寄生

1 虫卵検査

　虫卵が糞便中に排出される日本住血吸虫，マンソン住血吸虫，ウエステルマン肺吸虫などの診断は，成虫が消化管に寄生する蠕虫の場合と同様にホルマリン・酢酸エチル法で糞便検査を行う．ウエステルマン肺吸虫の卵は喀痰中，または胸水中に発見されることがあるので，これらの検体で虫卵検査を行う．尿中に虫卵が出るビルハルツ住血吸虫では尿を遠心沈殿して検査するほか，一定サイズの小孔を持つ膜で尿を濾過し虫卵をトラップする膜濾過法が用いられる．慢性化した日本住血吸虫症では，検便によって虫卵を発見できない．この場合，直腸の生検によって虫卵を検出する方法が有効といわれている．各種検査法（虫卵および幼虫の検出）を検体別に表Ⅶ-17に示す．

1）喀痰検査法

　喀痰を採取し，錆色あるいは粘血部分を直接塗抹する．多量の痰を扱う場合には，5% NaOHで2～3時間溶解し，2,500rpm，3分間遠心後に沈渣を塗抹する．

2）膜濾過法　membrane filtration method

① 尿10mLを20mL用の注射器にとり，ヌクレポア Nuclepore 膜（径25mm，孔径12μm）を装填したホルダー（図Ⅶ-18）に接続して尿を濾過する．

② 生理食塩水または水10mLで濾過膜を一度洗浄する．

③ 注射器で空気を通して水を切る．

④ ホルダーから濾過膜を取り出し，虫卵が残っている膜面を下にしてスライドグラスにのせ乾燥保存する．観察には水を2滴ほど落として膜を湿らせて鏡検する．必要があれば数百mLの尿を濾過できる．

2 幼虫検査

　血液中のミクロフィラリアは，血液厚層塗抹標本，膜濾過法，Knott法などで検出されるが，皮膚に寄生するオンコセルカのミクロフィラリアには検皮法が用いられる．ミクロフィラリアは200～300μmとかなり長いので顕微鏡検査は多少慣れれば40倍でよい．旋毛虫，有鉤嚢虫，包虫，その他幼虫移行症を起こす寄生虫では，生検や外科的な摘出により虫体が得られる．

1）血液厚層塗抹標本

　ミクロフィラリアの検出を目的とする．キャピラリーチューブに耳朶血（あるいは指尖血）を20～60μLとり，スライドグラス上に線状（図Ⅶ-19）あるいは円盤状に塗抹する．そのまま半日乾燥させた後に水

表Ⅶ-17　成虫または幼虫が組織に寄生する蠕虫の検体別検査法

検　体	検体中のステージ	検査法	寄生虫の種類
糞　便	虫　卵	ホルマリン・酢酸エチル法 AMS Ⅲ法	日本住血吸虫，マンソン住血吸虫 ウエステルマン肺吸虫
尿	虫　卵	遠心沈殿法 膜濾過法	ビルハルツ住血吸虫
喀　痰	虫　卵	塗抹標本	ウエステルマン肺吸虫
直腸粘膜	虫　卵	生　検	日本住血吸虫，マンソン住血吸虫
血　液	幼　虫	厚層塗抹標本 膜濾過法，Knott法	バンクロフト糸状虫，マレー糸状虫など
皮　膚	幼　虫	検皮法	オンコセルカ
		生検・摘出	顎口虫類，マンソン孤虫，有鉤嚢虫，肺吸虫，旋尾線虫幼虫
脳脊髄液	幼　虫	沈渣の塗抹標本	広東住血線虫
筋　肉	幼　虫	生　検	旋毛虫類

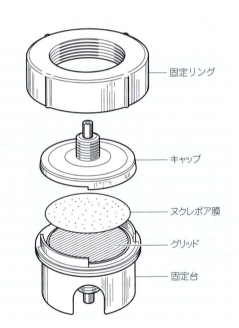

図Ⅶ-18　ヌクレポア膜と固定ホルダー

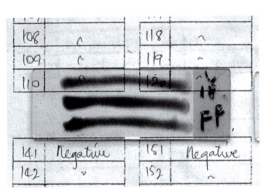

図Ⅶ-19　ミクロフィリア用の厚層塗抹標本

で溶血し，乾燥，アルコール固定，ギムザ染色をして鏡検する．一般に夜間採血が必要である．

2）膜濾過法

5mLの注射器で静脈血1mLを採血し，ただちにヌクレポア膜（径25mm，孔径3μm）を用いて濾過する．以後の操作は尿の膜濾過法と同様である．膜が乾燥したらアルコールで固定し，ギムザ染色を行って観察する．5〜10mLの大量の血液を濾過できるのでミクロフィラリアの数が少ない場合に有効である．

3）Knott法

2％ホルマリン10mLを試験管にとり，静脈血1mLを加えて混合すると赤血球は溶血し，ミクロフィラリアは固定される．2,000rpm，3分間遠心し，沈渣を塗抹してそのまま鏡検するか，乾燥後，メタノール固定，ギムザ染色をして観察する．

4）検皮法（skin snip法）

皮膚寄生のミクロフィラリアを検出する．

① 針先を軽く皮膚に刺してテント状に持ち上げ，剃刀を用いて出血しない程度に薄く皮膚片を1mm^{2}ほど切りとる．
② スライドグラスに生理食塩水を2滴とり，これに皮膚片を浸して乾燥を防ぎながら30分から24時間放置するとミクロフィラリアが遊出（30分で50％遊出）するのでそのまま観察するか，

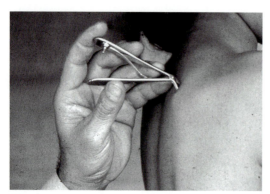

図Ⅶ-20　corneoscleral punch による検皮

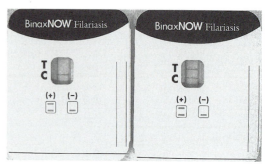

図Ⅶ-21　フィラリア症の迅速診断キット
（愛知医科大学　長岡史晃氏提供）

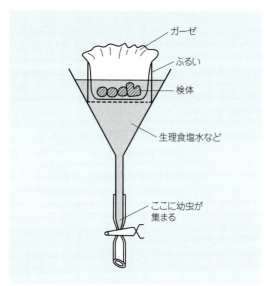

図Ⅶ-22　ベールマン装置

皮膚片を除き，液を乾燥後にメタノール固定，ギムザ染色をして観察する．均一な皮膚サンプルを得るためにcorneoscleral punch（HolthあるいはWalser型）が用いられる（図Ⅶ-20）．

その他の検査法

1 循環抗原を検出する迅速診断キット
　rapid diagnosis test（RDT）

リンパ系フィラリア症でもマラリアと同様の迅速診断キットが開発されている（図Ⅶ-21）．顕微鏡検査と違って採血時刻に制限がないので，流行地での検査，外来での検査に適している．ただし，これもマラリアと同様に国内では体外診断試薬として承認されていない．

2 人工消化液による消化法

診断というより，食中毒の原因食品の確定のように，中間宿主，待機宿主の組織に寄生する幼虫やメタセルカリアなどの検出に利用される．細切した組織（肝臓，筋肉，魚肉など）5gにつき100mLの人工消化液を加え，ブレンダーで2,500〜3,000rpm，5分間ホモジナイズする．37℃で約3時間消化し2,500rpm，5分遠心して沈渣を得る．沈渣に生理食塩水を加えて再浮遊と遠心を数回繰り返し，不純物の除去と沈殿物の洗浄を行って残った沈渣を鏡検する．

［人工消化液］
　塩酸7mL，ペプシン1g，蒸留水1,000mLを混合したもの．

3 ベールマン装置　Baermann apparatus

運動する生きた幼虫や成虫を含むさまざまな材料（糞便，細切した臓器，つぶした媒介昆虫など）より，寄生虫を回収するために使用する．図Ⅶ-22のようなベールマン装置を用いて37℃で数時間放置すると，寄生虫は材料より泳ぎ出してロートの柄の下部に集まる．

Ⅶ 診断・検査法

4 抗体検査法

Key Words
・ウインドウ期
・交差反応
・抗体の親和性
・酵素抗体法

Minimum Requirements
(1) 抗体検査は基本的に補助診断で，抗体の検出は過去または現在の感染を示唆する．
(2) 急性感染では，ペア血清による抗体濃度の上昇は診断的価値が高い．
(3) 胸水や髄液などの局所液と血清の比較により診断の精度は高くなる．
(4) アビディティ試験で急性期と慢性期の鑑別が可能．

寄生虫病診断のための抗体検査は，原虫のシストや栄養体，虫体や虫卵の直接的な証明が困難な場合に選択される．通常の形態学的検査で検出可能な場合はそちらを優先する．抗体検査が適しているのは，幼虫移行症や異所寄生，あるいは寄生数が少なく虫体や虫卵を発見しにくい寄生虫の感染である．抗体検査は，治療効果の評価や治癒判定，あるいは集団中での流行の程度を知るために多数のサンプルを短時間で処理する必要がある場合には有用である．

抗体応答の原理と抗体検査の適応

寄生虫は宿主にとって免疫学的な異物であり，感染は多かれ少なかれ免疫応答を引き起こす．抗体検査は，免疫応答の一部として，体内に侵入した寄生虫の抗原に対して産生された抗体を検出する検査法である．したがって，抗体検査を寄生虫病の診療に上手に利用するためには，抗体産生の仕組みと抗体分子の特徴を理解しておく必要がある．

1 感染から抗体産生まで

寄生虫抗原に対して曝露されたことのない宿主が検出可能な抗体を産生するまでには，何段階もの細胞反応が必要である．免疫応答は，最初に樹状細胞が寄生虫抗原を取り込むことから始まる．樹状細胞は寄生虫が存在している部位のリンパ液が流入する所属リンパ節に遊走して，ここで取り込んだ寄生虫抗原のペプチドを細胞表面のMHC分子とともにナイーブT細胞に提示して刺激する．樹状細胞の刺激を受けたT細胞は抗原特異的T細胞に分化して，同じくリンパ節でナイーブB細胞を刺激して抗体産生細胞へと分化させる．

そして，リンパ組織で分化増殖した抗原特異的なT細胞とB細胞はリンパ組織を離れて体内を循環し，寄生虫周囲の炎症部位（局所という）に到達し，血管外に遊走する．ここでT細胞はサイトカインを，B細胞は抗体を分泌して，炎症の現場でマクロファージなどの種々の免疫担当細胞を活性化し，寄生虫の破壊・殺滅を行う（図Ⅶ-23）．

炎症局所で産生された抗体はリンパ系から血液系に流入し，一定の濃度に達すると血清で検出可能になる．一部のB細胞はさらに形質細胞に分化して，抗原刺激なしでも抗体の産生を続けるようになる．

2 抗体検査の適応，検体採取のタイミング，検体の選択

前項で述べた抗体産生の仕組みにより，抗体検査には次のような特徴のあることが理解できる．

1) 感染していても，樹状細胞に取り込まれる抗原量が少ないと十分な抗体産生が起きない

樹状細胞は上皮内や上皮下に存在するので，そもそも組織移行や粘膜下への侵入を伴わない腸管寄生虫感染では，抗原刺激がほとんど起きない．消化管寄生虫の場合には抗体検査にあまり意味はなく，確定診断が可能な便検査が優先される．また，当然ながら感染虫体数がごく少ない軽度の感染でも，検出可能な量の抗体は産生されない．

2) 感染後十分な時間が経過していないと血清中の抗体は検出できない

抗体応答のための細胞反応には一定の時間が必要なので，感染直後の検査では抗体陽性とならない．このような検査陰性の時期を一般に**ウインドウ期**というが，寄生虫病抗体検査の場合には症状が発現してから2週間程度をウインドウ期と考えてよい．こ

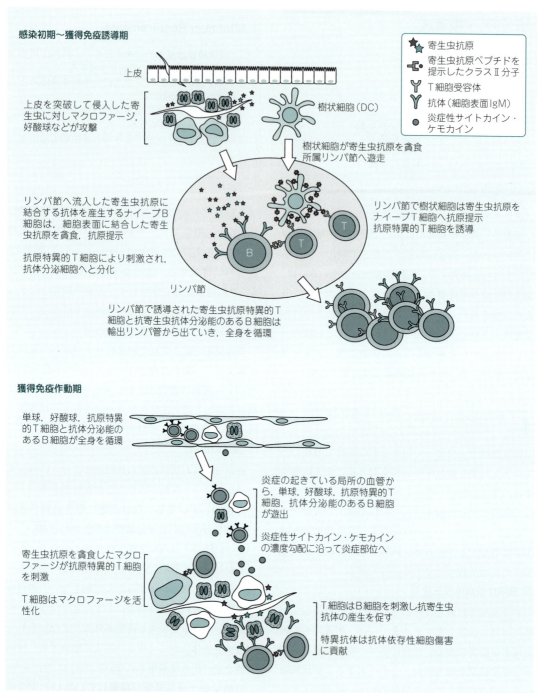

図Ⅶ-23　免疫応答の概念図

の間には検査結果が陰性でも感染は否定できない．

　これは一見すると欠点のように思えるが，逆にウインドウ期を利用することで診断の信頼性を上げることができる．すなわち，初診時に陰性あるいは低値だった抗寄生虫抗体が経過とともに上昇してくれば，症状の原因が寄生虫感染である疑いがきわめて濃くなる．たとえば，小腸アニサキス症の場合には虫体そのものの証明は困難だが，症状発現後約2週

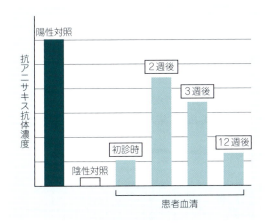

図Ⅶ-24 ペア血清を用いた診断

間で抗アニサキスIgG抗体が上昇するので診断が可能になる(図Ⅶ-24).このように,病初期の血清と一定時間が経過した時点での血清の組み合わせを**ペア血清**という.

3)抗体は,今現在の感染だけでなく,感染の既往でも陽性になる

寄生虫,特に蠕虫は細菌やウイルスに比べると巨大であり,食細胞による貪食処理に時間を要する.したがって,体内の寄生虫が死滅した後でも抗原は長期にわたって存在し,抗原刺激が続くということが起きる.また,B細胞が形質細胞になってしまえば抗原刺激がなくても抗体を分泌するので,はやり感染終息後にも抗体産生が続くことになる.つまり,ある時点で抗体が陽性であっても,それがただちに現在の感染を示すとは限らない.

4)局所液の利用で診断の精度を上げることができる

前述のペア血清は,時間経過にともなう血清抗体濃度と臨床症状の関係から感染を探り当てる方法だが,もうひとつ,検体の空間的な違いで,検出された抗体が現在の感染によるものか否かを判定する方法がある.

抗体産生の場は寄生虫周囲の炎症組織であり,局所液(胸水,腹水,髄液,硝子体液など)は炎症部位に貯留した液体なので,比較的高濃度の抗寄生虫抗体が含まれる.したがって,局所液の抗体濃度を血清の抗体濃度と比較して,局所液の原因が寄生虫によるものかを判断することができる.たとえば,胸水中の抗寄生虫抗体濃度が血清よりも高ければ,胸腔内に寄生虫が原因の炎症が起きていることがわかる.逆に血清中の抗体が陽性であっても胸水中の抗体濃度が低い,あるいは陰性であれば,その胸水貯留には寄生虫感染は関与していないと判断できる.

3 抗原抗体反応における交差反応

抗体はB細胞が分泌する糖蛋白質であり,抗体分子の中の可変領域variable region,特に相補性決定領域complementarity determining regionのアミノ酸配列で決定される立体構造によって,結合する抗原エピトープが決まる.相補性とは,抗体の抗原結合部位と抗原エピトープの間にはいわゆる形状相補性shape complementarityが成り立っていることを意味し,ファンデルワールス相互作用,水素結合,イオン性相互作用,芳香環相互作用からなる非共有結合により結合する.相補性が高ければ結合力すなわち**親和性**affinityも高い.

抗体分子が抗原エピトープの立体構造を認識して結合していることから,似たような立体構造であれば,抗体は別の分子にも結合する.これを抗体の**交差反応**cross reactionという.たとえば,ウエステルマン肺吸虫に感染した場合,宿主は多数のウエステルマン肺吸虫抗原に対する多種多様な抗体を産生するが,これらの抗体はウエステルマン肺吸虫以外の肺吸虫抗原に対しても結合する.

寄生虫病診断においてこれは長所にも短所にもなりうる.長所とは,上の例でいえば,ウエステルマン肺吸虫の抗原が準備できれば,肺吸虫症なら原因種にかかわらず抗体を検出できることであり,短所は抗体検査だけでは種の同定ができないことである.

近年,特異性の向上のために組換え蛋白質を抗原として用いることが多くなっている.しかしながら,単一の組換え蛋白質には理論的には抗原エピトープの数が数個から数十個しかないので,検査の感度は低下する.したがって,粗抗原(虫体の可溶性分画で,10^4オーダーの種類の蛋白質を含む)を用いた抗体検査でスクリーニングをして,組換え抗原で確認試験とすることが多い.

4 抗体の親和性

系統的に近い(進化的に近縁な)生物が持つ蛋白

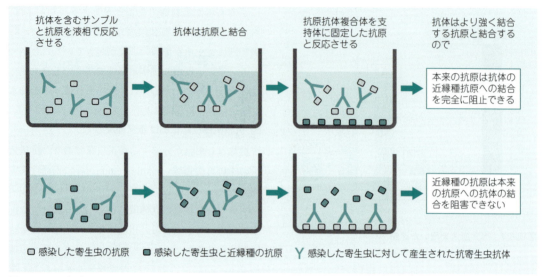

図Ⅶ-25　吸収試験の原理

質のアミノ酸配列は似ているので，立体構造も似ていて，肺吸虫の例のように，同じ属に属する寄生虫を抗体で鑑別することは難しい．近縁の寄生虫を鑑別したい場合には吸収試験を実施する．これは，抗原と抗体の結合が形状相補性に基づくことを利用した競争阻害試験である．

免疫系が同じ抗原による刺激を受け続けると，B細胞では抗体の可変領域，特に相補性決定領域をコードする遺伝子に高率に変異が入る．そして，より結合力の強い抗体を産生するB細胞クローンが選択されていき，結果として，血清全体で抗体の結合力が時間経過とともに高くなっていく．これを**親和性成熟** affinity maturationという．

宿主がある寄生虫に感染した場合，宿主が産生する抗体は原因寄生虫の抗原に対して親和性成熟を起こすので，近縁寄生虫の抗原に対してよりも形状相補性が高く結合力が強くなる．つまり，原因寄生虫の抗原と近縁種の抗原があった場合，宿主の抗体と原因寄生虫抗原の結合は近縁寄生虫抗原で阻害できないが，近縁寄生虫抗原と宿主の抗体との結合は原因寄生虫抗原によって阻害される（図Ⅶ-25）．

親和性成熟を利用した抗体検査に，抗トキソプラズマIgG抗体の**アビディティ**試験 avidity testがある．アビディティとは抗体分子全体の抗原分子への結合力のことで，上述の抗原エピトープと抗原結合部位の間の結合力（親和性）の和より大きい．これは，一般に抗体は二価であること，5分子一組のIgMのようなケースがあることから理解できる．

抗体のアビディティ試験は，血清抗体の結合力（アビディティ）を評価して，慢性感染か急性感染かを決定する方法である．妊娠中にトキソプラズマに初感染すると，児に先天性トキソプラズマ症のリスクがあるので，抗体陽性の場合に急性感染か慢性感染かを区別しなければならないからである．

具体的には，後述のELISA法で，抗原に抗体を結合させた後に蛋白変性剤である尿素を加え，どの程度の抗体が解離するかをみる．尿素を添加しても結合力の強い抗体は抗原と結合したままだが，結合力の弱い抗体は抗原から解離する（図Ⅶ-26）．すなわち，尿素で抗体の結合があまり影響を受けなければ慢性感染であり，ほとんどの抗体が解離すれば急性感染であると判断される．

なお，感染とは関係なく非特異的なB細胞の活性化によって寄生虫抗原に結合する抗体が産生されることがあるが，そのような抗体の結合力は弱いのが普通である（親和性成熟が起きないので）．

抗体検査法の種類

抗体検査の方法には多くの種類があるが，今日最

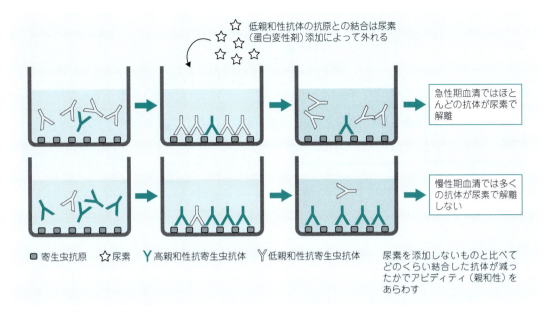

図Ⅶ-26　アビディティ試験の原理

も用いられているのはELISA（enzyme linked immunosorbent assay）法である．酵素抗体法enzyme immunoassay（EIA）ともいう．酵素の基質に発色基質ではなく蛍光基質を用いるものをfluorescence enzyme immunoassay（FIA）といい，感度がよく測定範囲（ダイナミックレンジ）が広いので，抗原特異的IgE（アレルゲン）の検出などに用いられている．

　抗寄生虫抗体検査は，検査会社も多くは対応していない．国立感染症研究所あるいは大学の研究室に問い合わせて，検査の実施を依頼する．抗体検査の対象となる疾患は，原虫では，トキソプラズマ症，腸管外アメーバ症，リーシュマニア症などで，蠕虫では，トキソカラ症，顎口虫症，イヌ糸状虫症，広東住血線虫症，腸アニサキス症，肺吸虫症，住血吸虫症，肝蛭症，マンソン孤虫症，包虫症，有鉤囊虫症などである．抗体検査のために分離された血清は数日間ならば冷蔵保存でよいが，長期の場合は冷凍あるいはアジ化ナトリウムを0.1％に添加して保存．

1 ELISA法　enzyme-linked immunosorbent assay

　専用のポリスチレン製の96穴プラスチックプレートの小穴（ウェル）の底に寄生虫抗原を吸着させておき，患者血清（あるいは他の体液）と反応させると，検体中の抗体（一次抗体）は抗原と反応してウェルの底に結合する．洗浄後，酵素（ペルオキシダーゼ，アルカリフォスファターゼなど）で標識した抗ヒトIgG抗体（二次抗体）を反応させる．一次抗体が抗原に結合していれば，二次抗体は一次抗体を介してウェルの底に結合する．未反応の二次抗体を洗い流した後，ウェルに酵素の基質を加えて発色させると，その強さによって結合した抗体量がわかる（図Ⅶ-27）．プレートリーダーと呼ばれる器具で色の濃さ（吸光度）を数値として定量的に表せる．感度が高く優れた方法であり，多くの寄生虫種（原虫，蠕虫）に対して日常的に利用されている．

　マルチドットELISA（multiple dot ELISA）法の基本原理は上記プレートELISAと同じで，抗原の支持体として，96穴プレートではなくニトロセルロース膜などを用いる．膜に10種類以上の寄生虫抗原を吸着させておくと，一度に患者血清と反応させることができる．膜小片上の抗原の部位に抗体の量に応じた濃さで発色する．

2 ウエスタンブロッティング法　Western blotting

　ELISA法では単一の組換え蛋白質を抗原として用いるのでない限り，抗原は多種多様な蛋白質を含むことになる．そのような混合物に抗体を反応させると，感染特異的な抗体結合と非特異的な抗体の結合の両方をみてしまい，特異性が低下する．

　ウエスタンブロッティング法では，抗原混合物を

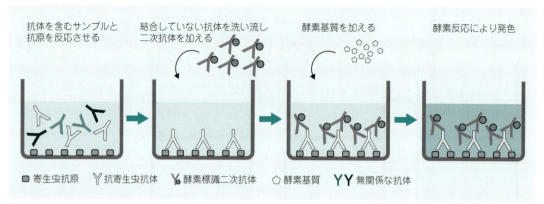

図Ⅶ-27　ELISA法の原理

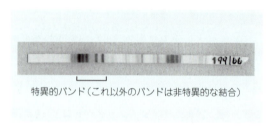

図Ⅶ-28　ウエスタンブロッティング法の膜（トキソカラ症）

電気泳動によって分子量で分画したものをニトロセルロースまたはポリフッ化ビニリデン（PVDF）などの膜に転写し，この膜に患者血清を反応させて二次抗体と反応させた後，ELISAと同様に発色基質（または蛍光基質）を加え，どの分子量のバンドに抗体が結合したかをみる（図Ⅶ-28）．多くは確認試験として利用されている．

3 CAP法 capsulated hydrophilic carrier polymer system

ELISAに用いるようなポリスチレンではなく，多孔性のセルロースポリマーに抗原を吸着させ，患者血清を反応させる．セルロースポリマーには多数の抗原吸着部位があり，感度を上げることができるため，抗原特異的IgEの検出に用いられる．結合の測定には，蛍光標識された抗ヒトIgE抗体（二次抗体）を反応させて蛍光の強さを測定する．

4 凝集反応 agglutination test

赤血球凝集反応あるいはラテックス凝集法 latex agglutination test はトキソプラズマ症，腟トリコモナス症などの診断に広く用いられ，診断キットが市販されている．寄生虫抗原を吸着させたヒツジ赤血球あるいはラテックスビーズと患者血清（抗体）を反応させると，抗原抗体反応により赤血球またはビーズが架橋され凝集する（図Ⅶ-29）．凝集を起こす血清の希釈倍率を抗体価といい，結果は何倍と表現される．専用機器が要らず肉眼で判定できる利点がある．

5 ゲル内二重拡散法 double diffusion test

オクタロニー法 Ouchterlony method ともいう．平らな寒天板に穴を2個あけ，一方に寄生虫の抗原，他方に患者血清を入れて一定時間おいておくと，両者はゲル内に拡散して出会い，適当な濃度で抗原抗体反応を起こして肉眼で確認可能な沈降線を形成する（図Ⅶ-30）．近縁種の抗原との結合性を比較でき，かつては蠕虫類の免疫診断によく用いられたが，使用抗原量が多いので，最近はELISA法のほうが好まれている．

6 免疫染色 immunostaining

虫体の切片（小さなものは虫体そのもの）をスライドグラスに張りつけて抗原とし，これと患者血清（抗体）を反応させて，酵素（または蛍光）標識二次抗体を結合させ，顕微鏡で観察する．寄生虫抗原が調製できない場合に用いられることがある．

7 寄生虫学分野に特異な免疫診断

1) 虫卵周囲沈降テスト circumoval precipitin test（COP test）

住血吸虫症の診断に用いられる．卵を被検血清に浸して37℃，20時間反応させると，卵内より滲出した抗原と抗体が反応して虫卵周囲に特異な沈降物

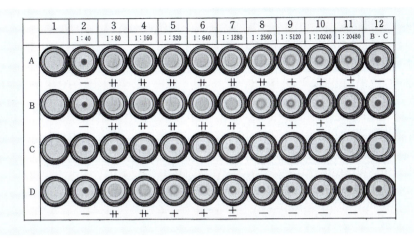

図Ⅶ-29　凝集反応試験
被検体A〜D，血清の希釈倍率3〜11，陰性コントロール2，12

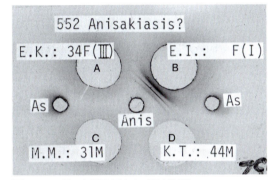

図Ⅶ-30　ゲル内沈降反応（二重拡散法）
A〜D：患者血清　As：回虫抗原　Anis：アニサキス抗原　BとAnisが反応している．

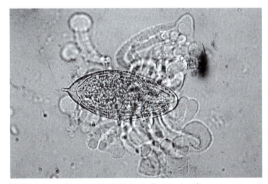

図Ⅶ-31　虫卵周囲沈降テスト（COP test）

を形成する（図Ⅶ-31）．特異性が高く急性患者の約98％が陽性となる．手技が容易であるため集団検査に適している．凍結乾燥した虫卵も使用できる．

2）色素試験 Sabin-Feldman dye test

トキソプラズマ症の診断に用いられる．生きた虫体（タキゾイト）はアルカリ性メチレンブルーにより青く染色されるが，抗体（患者血清）と反応させると染色されなくなることを利用した免疫反応である．非常に信頼性の高い検査法だが手技が難しい．

8 その他（in vivo 抗体検査）

血清や体液を用いた，体外での抗体検査以外に，被験者に抗原を投与してその反応から抗原への曝露を検出する検査法がある．一般にアレルギーの検査であり，寄生虫病の診断目的で使われることはない．

1）プリックテスト

前腕屈側に抗原（アレルゲン）を載せて，そこを27G程度の専用の細い針で刺し，膨疹を観察する方法．即時型アレルギーを検出する．プリックテストが陰性の場合はスクラッチテストを行う．これは針で刺す代わりに，上述の細い針で出血しない程度に5mmくらいの傷を付ける方法である．

2）皮内反応

プリックテストと比べて，著しく鋭敏な方法で，非常に感度が高いので皮内反応陰性の場合にはほぼ間違いなく感染を否定できる．かつては顎口虫症や肺吸虫症などの診断に用いられたが，アナフィラキシーを誘発するおそれがあるので，寄生虫病の診断には用いない．

Ⅶ 診断・検査法

5 遺伝子診断法

Key Words
- polymerase chain reaction (PCR)法
- loop mediated isothermal amplification (LAMP)法
- 18SリボソームDNA遺伝子
- ミトコンドリア遺伝子

Minimum Requirements
(1) 遺伝子検査では，形態によらず，種，亜種，遺伝子型などの決定が可能．
(2) 原虫の遺伝子検査は形態学的方法より高感度で，虫種が違っても基本的手技は一定で検査者の技量や経験に左右されない．
(3) 標的遺伝子には，ゲノム当たりのコピー数の多いリボソーム遺伝子あるいはミトコンドリア遺伝子が用いられることが多い．
(4) LAMP法は増幅効率が高いので，コピー数の少ない遺伝子を標的にすることも可能．
(5) 遺伝子検査を目的とした検体は，ホルマリンではなくエタノールで固定するか凍結して保存する．

近年，種々の寄生虫のゲノム塩基配列情報が公共データベースに登録，蓄積され，寄生虫の同定に塩基配列情報が日常的に利用されている．ゲノム塩基配列はその生物に特有であることから，遺伝子検査は100％の特異度を達成することも可能であり，今後も重要度は一層高まると考えられる．また，遺伝子検査に必須の核酸増幅法や塩基配列決定法の技術革新が進み，新しい原理で作動する小型で比較的安価なDNAシーケンサ（塩基配列決定装置）などの開発も進められている．遺伝子診断法は，近い将来に革命的な変化が起こりうる領域である．

1 遺伝子診断法の長所と短所

塩基配列を利用する検査の利点は主に3点ある．形態学的な訓練を全く受けていなくても種の同定が可能なこと，形態では鑑別できない亜種や遺伝子型を決定できること，原虫においては顕微鏡検査よりも感度が高いことである．結果は増幅の有無，あるいは塩基配列というデジタルな情報で得られるので曖昧さを排除することができる．データベースに存在しない新規の配列が得られた場合も，既知配列との異同を定量的に表現することが可能である．

一方でその短所は，核酸（DNA）の抽出から結果が得られるまでに多くの操作と時間を要すること，使用する機器や試薬が比較的高価なこと，試薬などの保存には冷蔵あるいは冷凍などの条件があり有効期限も比較的短いことである．したがって，形態学的検査のようにどんな施設でも顕微鏡さえあれば実施可能というわけにはいかず，検査キットが使用可能な場合以外は，予算や人員の限られた検査室で日常的に実施するのは難しい．検査は，解析を含めて研究所や大学に依頼する必要がある．さらに，熱帯・亜熱帯の流行地では安定した電源の確保が難しく試薬類の輸送体制が整っていないなど，検査の実施自体が現実的でないこともある．

また遺伝子検査では，市販のキットを利用する場合のほかは，適切なプライマー設計のため，あるいは得られた塩基配列を解析するために，ネットワークを介してデータベースにアクセスして，各種のコンピュータソフトウェアを利用する．このため，ソフトウェアの取り扱いや特性に習熟し，限界などを正しく認識する必要がある．

留意すべき点として，まれな寄生虫の場合には公共データベースに塩基配列が登録されていないか，誤った配列情報が登録されている場合もありうる．また，試料のコンタミネーション（汚染）により誤った結果が得られることもある．形態から完全に離れて遺伝子検査に全面的に依存するとそのような誤りに気づくことができない．寄生虫の同定，寄生虫病の診断には，各種の検査法をバランスよく組み合わせることが必要である．

2 遺伝子診断法の種類と原理

遺伝子診断では，対象サンプル中に含まれる核酸（DNA）を抽出して特定領域を増幅し，増幅の有無や増幅産物の塩基配列を調べることで，サンプル中のDNAに寄生虫由来のものが含まれるか，含まれるのであればどの寄生虫のものかを決定する．種や

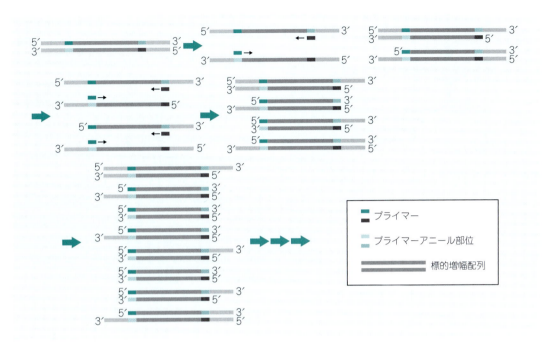

図Ⅶ-32　PCR法による核酸増幅

亜種の同定のために増幅する標的遺伝子には，基本的に細胞当たりのコピー数が多くデータベースに登録されている種数が圧倒的に多い18Sリボソーム遺伝子かミトコンドリア遺伝子が選ばれる．場合によっては，薬剤耐性遺伝子などの個別目的の標的を設けることもある．

ミトコンドリアゲノムは核ゲノムに比べて変異速度が大きく，種間あるいは種内変異をとらえやすいので，解像度の高い遺伝子検査にはチトクロームオキシダーゼ遺伝子などミトコンドリア遺伝子のほうが好まれる．しかしながら，一部の原虫（赤痢アメーバ，ジアルジア，腟トリコモナスなど）ではミトコンドリアがマイトソームあるいはハイドロゲノソームと呼ばれる細胞小器官に変成して自身のゲノムを失っているため，長領域の18Sリボソーム遺伝子が用いられる．

核酸の増幅には，原理がやや異なるpolymerase chain reaction（PCR）法とloop mediated isothermal amplification（LAMP）法の2通りが主に用いられる．どちらも塩基配列を基に特異的なプライマーを設計して増幅反応を行う．

1）polymerase chain reaction（PCR）法

基本的に，増幅領域を挟んだ20～25塩基の1組（2本）のプライマーで標的領域を増幅する．polymerase chain reaction（ポリメラーゼ連鎖反応）と呼ぶのは，ひとつの増幅サイクルごとに標的部分のDNAが倍に増え，等比級数的に標的部分の核酸量が増えるからである．増幅サイクルは，熱変性による2本鎖DNAの乖離，プライマーのアニーリング（相補的結合），DNAポリメラーゼによるプライマーからの鎖伸長からなる（図Ⅶ-32）．通常30サイクル前後で十分な増幅産物が得られるように設計する．

PCR法では高温（94～98℃）でDNAを変性させて1本鎖とし，次いで温度を下げてプライマーをアニーリングさせて鎖伸長反応を行うので，サーマルサイクラーと呼ばれる温度制御装置が必要である．高温で失活しない耐熱性DNAポリメラーゼは，好熱菌からクローニングされたものに遺伝子工学的手法で種々の改良が加えられ，AT含量が高い標的配列や6kbを超えるような長領域も忠実に増幅できるものなど，種々の製品が入手可能である．

増幅産物の確認はアガロースゲル電気泳動によって行う．プライマーから予想される塩基数のところに単一の明瞭なバンドが検出されるような反応系が望ましい．標的遺伝子のコピー数が少ない場合，十分量の増幅産物を得るにはサイクル数を増やす必要

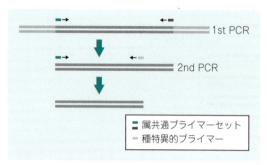

図Ⅶ-33　nested PCR法

があるが，あまり増やすと非特異的なバンドが現れ始める．このため，サイクル数を低く抑えて目的のバンドを検出するためにnested PCRという方法を用いる（nestedとは「入れ子になった」という意味）．これは，最初のPCRの後に，別のプライマーセットを用いて増幅産物を鋳型にして2段階目のPCRを行う方法である（図Ⅶ-33）．

　PCR法では，種や遺伝子型に特異的なプライマーセットを用いて目的のバンドが得られたか得られないかで結果の判定をする場合と，属あるいはもっと広い分類単位に共通するプライマーで増幅して増幅産物の塩基配列を決定し，種や亜種，遺伝子型などを決定する場合がある．前者の典型例はマラリア原虫の種の決定で，ヒトのマラリアの原因となる5種類のマラリア原虫を鑑別できるnested PCR法が開発されている（後述）．後者は，リーシュマニアのように種複合体を形成している原虫の鑑別や，感染症アウトブレイク時の病原体の広がりを追跡する場合に適用される．また，パラフィン切片の不明虫体の種の同定を行う場合も，一定の寄生虫に共通するプライマーで増幅して塩基配列を決定し，種を同定するなどが行われる．

2）loop mediated isothermal amplification (LAMP)法

　PCR法よりも新しく開発された核酸増幅法で，増幅効率が高く15分から1時間でDNAを10^9～10^{10}倍に増幅することができる．本法がloop mediated isothermal amplification（ループ介在性等温増幅）法と呼ばれるのは，増幅領域の末端に1本鎖ループ構造が作られるようにプライマーを設計して，ループ部分を起点にプライマーから鎖置換型DNAポリメラーゼが2本鎖を外しながら鎖伸長反応を行い，さらに増幅産物末端に形成される自己相補的なループから折り返して増幅反応が起きるためである（図Ⅶ-34）．DNAの熱変性のための温度変更が不要ですべての反応を一定温度（60～65℃）で進めることができる．しかも，2本鎖DNAを熱変性・乖離させるステップがないため，DNAポリメラーゼが休みなく鎖伸長を続けるので増幅に要する反応時間が短い．

　一方で，LAMP法はプライマーの設計が複雑である．それは，両端が1本鎖ループ構造をとるような増幅産物を生成させるためには，増幅領域を挟んだ上流と下流のそれぞれ3ヵ所（計6ヵ所）の各20塩基程度からなる認識部位を選び，これらの部位を組み合わせた4本のプライマーを設計しなければならないからである（図Ⅶ-34）．つまり，20塩基が6ヵ所として少なくとも120塩基程度がプライマーの認識配列と一致する必要があり（PCRでは40～50塩基），それが正しい順番に並んでいなくてはならない．また，期待した増幅産物が得られるためには，増幅標的領域の長さは100塩基対程度までである必要がある．

　以上より，LAMP法はPCR法と比べて増幅領域は短いが反応の特異性が高く，増幅産物のDNA量がきわめて大きいという特徴を持つことがわかる．したがって，LAMP法は塩基配列解析には用いられず，増幅が起こるか否か（陽性か陰性か）をみるような用いられ方をする．増幅量が多いので，増幅の副産物であるピロリン酸マグネシウムの濁度の測定で標的遺伝子の有無を判定できる．あるいは，蛍光キレート剤を反応チューブに添加して，光らせることにより目視での結果判定も可能である．

　このようなLAMP法の特徴は，等温で反応が進むことと併せて，実験機材の運用や試薬の調達環境が厳しいフィールドでの遺伝子検査をやりやすくしている．現在，種々の寄生虫病についてLAMP法に基づいた信頼性が高く簡便な検査法の研究開発が進められている．PCR法とLAMP法の主な違いを表Ⅶ-18にまとめた．

３ 遺伝子診断のためのサンプルの取扱い

　虫卵，嚢子，オーシストといった環境耐性の高いサンプルは常温でも1週間以上，冷蔵では時に1ヵ月以上生存する．したがって，便中にオーシストが

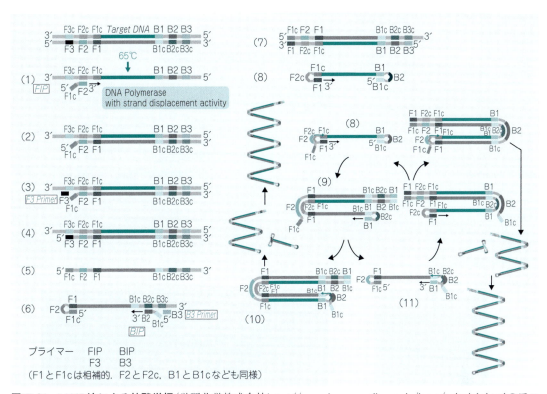

図Ⅶ-34　LAMP法による核酸増幅（栄研化学株式会社http://www.loopamp.eiken.co.jp/lamp/principle.htmlのアニメーション参照）

あるなどの場合には，サンプルの保存と検査のための輸送は冷蔵で十分である．凍結保存では長期間安定的にDNAを保持できるが，形態が破壊されることと，細胞内分画の崩壊によってDNA分解酵素が放出される点に注意する必要がある．

一方，血液，便，脳脊髄液など各種の体液，喀痰，肺胞洗浄液などに原虫の栄養体や蠕虫の虫体が含まれている場合は，体外に取り出された瞬間からゲノムDNAの劣化が始まるので，サンプルの保存条件は遺伝子検査の結果に大きく影響する．臨床の現場ではホルマリンないしホルマリンを含む固定液が用いられることが多いが，ホルマリンはゲノムDNAを分断するので，虫体の遺伝子検査が予想される場合には素早くエタノールで固定するのが望ましい．エタノールは特別なものである必要はなく，市販の消毒用エタノールでよい．エタノール固定では形態も保存されるので，そのまま冷蔵あるいは冷凍で保存可能である．原虫の栄養体などは，形態学的検査施行後であれば市販の核酸保護剤（RNA laterなど）を用いるのがよい．

4 遺伝子診断の実際

1）原虫類

原虫類の同定に遺伝子診断を用いる利点は主にふたつある．ひとつは，形態学よりも感度が優れていることで，例えば臨床的にトキソプラズマ症が疑われる場合に，血液，脳脊髄液，羊水，前房水などから原虫の検出が試みられるが，虫体自体の検出例はきわめてまれで，確定診断はトキソプラズマ遺伝子の検出によることがほとんどである．

ふたつ目の利点は形態的に区別できない種を確実に鑑別できることである．形態による近縁種との鑑別が困難または不可能な原虫の代表には，赤痢アメーバ，クリプトスポリジウム，リーシュマニアがある．

赤痢アメーバ*Entamoeba histolytica*か近縁で非病原性の*E. dispar*，あるいは*E. moshkovskii*かは治療の要否に直結する．さらに，詳細な遺伝子型の解析により，同一施設内での集団発症が単一の株からの感染なのかを確定でき，治療後に再発症した場合には再燃なのか再感染なのかを明らかにできる．

表Ⅶ-18 PCR法とLAMP法の主な違い

	PCR法	LAMP法
検査所要時間*	3〜4時間(リアルタイムPCRで1〜2時間)	1時間以内
標的配列の増幅度	高い(10^8程度)	きわめて高い(10^9〜10^{10})
増幅反応温度	2段階もしくは3段階のサイクル(熱変性・アニーリング/鎖伸長)	等温(60〜65℃)
プライマー設計	比較的単純(増幅領域を挟む2本1組)	複雑(増幅領域を挟む6領域から4本)
増幅反応の特異性	高い	きわめて高い
増幅産物の確認法	アガロースゲル電気泳動	反応液の濁度・蛍光
増幅産物の定量性	あり	なし
増幅領域の長さ	100塩基対前後〜10kb以上(目的別の各種ポリメラーゼが市販)	100塩基対程度まで
塩基配列の決定	適している	不適

*DNA調製時間を除く

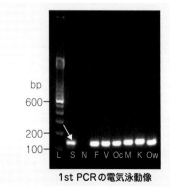
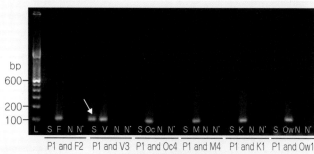

図Ⅶ-35 nested PCR法による5種のマラリア原虫の鑑別
各レーンに流されたDNA
S:サンプル(患者血液), N:陰性対照, F:熱帯熱マラリア原虫 *P. falciparum*, V:三日熱マラリア原虫 *P. vivax*, Oc:卵形マラリア原虫 *P. ovale curtisi*, M:四日熱マラリア原虫 *P. malariae*, K:ノウルズマラリア原虫 *P. knowlesi*, Ow:卵形マラリア原虫 *P. ovale wallikeri*
出典:Komaki-Yasuda K et al. A novel PCR-based system for the detection of four species of human malaria parasites and Plasmodium knowlesi. PLoS ONE 13(1):e0191886.

　クリプトスポリジウムでは臨床的な違いは大きくないが,ヒト由来の*Cryptosporidium hominis*か,動物由来の*C. parvum*や*C. meleagridis*などかは感染源の特定に必要な情報であり,正確な種同定には遺伝子検査が必須である.一般的に,人獣共通感染症の疫学的解析のためには,遺伝子解析が必要になる.

　リーシュマニア類は巨大な亜種複合体を形成していて形態による鑑別は不可能である.治療法の決定には遺伝子検査による同定が欠かせない.

　マラリア原虫では,末梢血塗抹標本のギムザ染色による形態学的診断がゴールドスタンダードだが,混合感染の見逃しや形態的に鑑別が難しい場合があり,遺伝子診断の重要性は高い.ヒトに感染する5種のマラリア原虫を鑑別するための18Sリボソーム遺伝子を標的としたnested PCR法が開発され診断に用いられている(図Ⅶ-35).また,原虫におけるコピー数が多くより感度が高いと考えられるミトコンドリアDNA(*cox 3*遺伝子)を標的とした診断法も開発されている.流行地においては,研究目的での薬剤耐性遺伝子の検出なども行われる.

2) 蠕虫類

　ヒトを固有宿主とする線虫,条虫,吸虫などでは,虫体ないし虫卵による形態学的な鑑別診断が比較的容易である.しかしながら,アニサキス類での

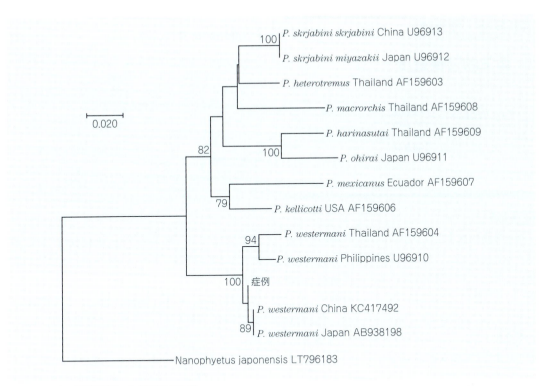

図Ⅶ-36　分子系統解析による種同定の例
症例から得られた配列はウエステルマン肺吸虫のクラスターに含まれていることから，ウエステルマン肺吸虫症と診断できる

　Anisakis simplex sensu strictoと*A. pegreffii*，広節裂頭条虫と日本海裂頭条虫，無鉤条虫とアジア条虫の鑑別などには遺伝子診断が必要になる．芽殖孤虫症などきわめてまれな疾患に遭遇した場合にも，確実な証拠という意味で分子診断が用いられる．

　蠕虫類の遺伝子診断が最も力を発揮するのは不明虫体の同定である．これは，皮下腫瘤から寄生虫らしき異物が摘出されたなど虫体そのものを材料にする場合と，病理組織切片になんらかの虫体があるものの診断的特徴が切片にみられず，病理組織を出発材料にして種名同定のため実施する場合がある．虫体は，「何らかの吸虫」というような漠然とした場合もあれば，「イヌ糸状虫であって*Dirofilaria immitis*と*D. repens*の鑑別」というようにある程度鑑別がついている場合もある．

　虫体が生きていれば，ただちにゲノムDNAを抽出するか，エタノール固定して大学や研究所などしかるべき施設に送付する．病理切片で虫体（らしきもの）がみられた場合には，パラフィンブロックを厚めに薄切し，切片の虫体部分からパラフィン包埋組織用DNA抽出キットを用いて抽出する．パラフィンブロック内に虫体が残存していなければ，染色済み切片からDNAを抽出することもありうるが，この場合組織切片は失われてしまう．病理組織はいったんホルマリンで固定されているので長鎖PCRは成功しないことがあり，おおむね200塩基未満の短鎖領域を標的としてDNAを増幅する．

　寄生虫の種類が不明なまま遺伝子を増幅するには，多様な真核生物で塩基配列が保存されている領域でプライマーを設計し，PCR法で増幅して増幅産物の塩基配列を決定する．種の決定において，データベース上で完全に一致する配列がなかった場合には，近い配列のデータを多く集めて系統解析をして決定する（図Ⅶ-36）．分子系統解析では，単系統群（クラスター）の信頼性がブートストラップ値といわれる統計量として得られるので，同定結果を客観的に評価できる．

Ⅶ 診断・検査法

6 衛生動物検査法

Key Words
- 採集法
- 粘着板トラップ
- 標本作製
- 飼育法

> **Minimum Requirements**
> (1) 採集：吸虫管や捕虫網で採集．ライトトラップや粘着板トラップで捕集．
> (2) 標本：70％エタノール液で保管．採集場所，採集年月日，採集者名などの標本ラベル添付．
> (3) 封入：バルサム法．セロソルブ簡便法．ガムクロラール法．
> (4) 飼育法：給餌と温湿度・日長の管理．採卵．
> (5) 生態調査法：発生場所，生息場所を把握する．
> (6) 個体数調査法：生息密度を把握する．

1 採集法

　衛生動物の採集法は対象種や調査目的によって種々異なっている．効果的に採集するには，対象動物の生態，とりわけ生息地，餌，産卵場所，出現期，日周活動性などを熟知して行うのが望ましい．

　虫体を指で直接つまんで集められるが，咬んだり毒液を出す虫などはピンセットを用いて採集する．微小昆虫などは吸虫管sucking tubeで吸って捕えたり，細筆に水やグリセリン・アルコールをしみ込ませて，先にくっつけて捕える．吸虫管は吸い口側のフイルター（金網）で虫体を管内にとどめる．光や二酸化炭素（ドライアイス）などの吸血源に集まってくる個体を捕虫網やライトトラップlight trapなどで採集する．

　捕えた虫は冷凍庫や麻酔薬などで殺し，70％エタノール液などで保管する．生きたものが必要な場合はポリエチレン袋や飼育篭などに移す．マダニの採集には旗ずり法で白い布を旗状にして草の上をなすって付着個体を集める．土壌などはツルグレン法で金属漏斗に入れて光で虫を下に追い出し，水を張ったシャーレに集める．また，食塩水や水にサンプルを溶かし，浮上する虫を集めるなどの方法を用いる（図Ⅶ-37～42）．発生源にいる蚊幼虫などはひしゃくですくったり，駒込ピペットで吸って採集する．粘着トラップで捕えた虫体はヒーターで温めて外し，ベンジンや石油で洗う．

2 標本作製法

　虫体を70～80％エタノールか，それにグリセリン5～10％を加えた液でガラス管瓶に保存する．DNA解析用には無水アルコールかアセトンにて保存するのがよい．標本瓶には，採集場所，日付，採集者などを鉛筆書きした紙ラベルを入れておく（図Ⅶ-43）．

　乾燥標本は，昆虫針や微針で刺し，よく乾燥させて標本箱に保管するか，管瓶中で綿栓の間に保存する．

　小型の虫はバルサムやガムクロラール液で封入し，プレパラート標本にして，顕微鏡で調べる．10％水酸化カリウム液で3～数分煮沸させて軟化後に標本にすることが多い．

1) バルサム法

　ノミ，シラミ，蚊幼虫など剛毛の太い小さい虫の標本には最適で，永久標本には面倒でも本法が優れている．軟化後よく水洗し，70％エタノール，90％エタノール，無水エタノール，フェノール・キシロール，キシロールの順に5～15分ぐらいずつ浸し，スライドグラス上におき，バルサムまたはエンテランスなどで封入する．気泡を柄付針の先で除去し，形を整えて後にカバーグラスをかける．透明なものは脱水前に酸性フクシンなどで染色するとよい．平面上に2週間ばかり安置して硬化させ，プレパラートボックスに保管する．

2) セロソルブ・エンテランス法

　アルコールに保管した材料を小型シャーレに入れたセロソルブ液ethylene glycol monoethyl etherに約2時間浸し，スライドグラス上に置き，エンテランスなどで封入する．すぐに観察は可能だが，硬化に1～2週間を要す．急ぐときは約50℃の乾燥器に入れると約1日で硬化する．永久標本になる簡便法である．

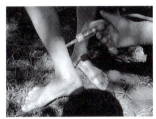

図Ⅶ-37 吸虫管によるブユ採集

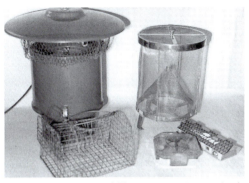

図Ⅶ-38 各種トラップ(左上：ライトトラップ，右上：ハエ捕り器，左下：捕鼠ケージ，右下：ゴキブリ捕り器，粘着板トラップ)

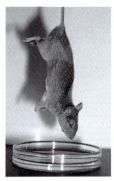

図Ⅶ-39 アカネズミからのツツガムシの分離

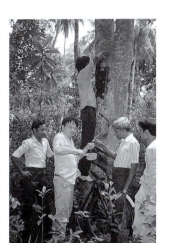

図Ⅶ-40 ビニールサイフォンによる蚊幼虫採集

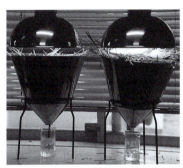

図Ⅶ-41 ツルグレン装置

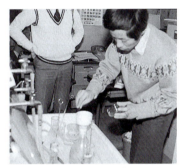

図Ⅶ-42 室内塵からのダニ分離

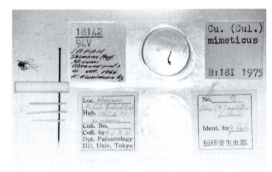

図Ⅶ-43 微小昆虫の乾燥標本(左)とプレパラート標本(右)

3) ガムクロラール法

小型の虫を脱水せずに生きたものからでもアルコール標本からでも直接封入でき，観察にも適しているが，長期保存ができない．

ガムクロラール液はアラビアゴム粉末8g，抱水クロラール30g，温湯10mLを乳鉢に入れて砕いて溶かし，これに氷酢酸1mL，グリセリン2mLを加えて再び撹拌して溶かし，3，4枚重ねたガーゼで濾過して使用する．常温では硬化に2週間を要すが，急ぐときは弱火であぶる．シガラールとして市販されている．

3 飼育法

動物の生活史，食性などによって飼育には難易がある．飼育容器のほか，ピンセット，小筆，駒込ピペット，脱脂綿，ガーゼなどを用意する．野外生息環境に近い条件で飼育するのが原則で，温度，湿度(水分)，日長，病気など健康管理に注意し，よい餌を十分に与える．

年間を通じて飼育するには保温できる設備が必要である．恒温室がなければ既製の恒温器を用いる．一般に25〜28℃，装置湿度75%前後，昼夜別の照

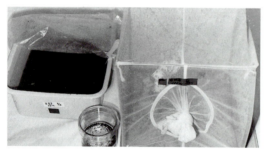

図Ⅶ-44 蚊の飼育（左：幼虫，中：蛹，右：成虫）

明がコントロールできることが望ましい．密閉容器の一隅に常時飽和食塩水を入れておくと湿度は約75%に保持される．

飼育容器は，プラスチック容器，飼育ケージなどを用いる（図Ⅶ-44）．飼育容器には，虫種，産卵日，羽化日などを記したラベルを付けておく．ふるい，茶こし，先突ピペット，先突ピンセット，羽根ばけ，小筆，吸虫管などを必要に応じて虫の選別に用いる．飼育ノートには，種類（系）と累代数，産卵・蛹化・羽化月日，室温などを記録しておく．

与えた餌がなくなってきたら追加する．古い餌かすは廃棄し，使用済みの容器は早めに取り出して洗浄する．余分な虫は冷凍庫で凍死させるか，熱処理で殺虫する．中性洗剤を数滴入れた70%エタノール液に入れるのもよい．

野外から採集してきた個体は，病気や寄生虫を持っていて，全体に広がることがあるので，注意する．

4 生息調査法

衛生動物への対応で重要なのは現状を把握すること，すなわち生息調査である．調査にあたっては，①対象種を捕集し，種名を同定する，②生息密度を数値的に測定する，③餌場，巣など発生場所や生息場所を把握する，④侵入経路を知る，⑤被害を解析し，被害の査定をする，⑥発生予察を行うことが大切である．

現場の害虫管理担当者に同行してもらい，現場平面図を元に調査を行い，現場写真や記録をとっておく．特に，防除に関しては，建築物衛生法という法律で，6ヵ月以内に1回，発生しやすい場所では2ヵ月内に1回，定期的，統一的に，衛生動物の発生場所，生息場所および侵入経路と被害の状況を調査し，それに基づいて効果的な防除作業を行うことが規定されていて，医療機関もそれに準拠することになっている．

5 個体数調査法

衛生動物の個体数を調べることは，駆除効果を判定したり，加害状態をモニタリングしたり，発生予察をするのに役立ち，特に総合的有害生物管理integrated pest management（IPM）を行うために必要である．一定面積の個体数を卵から成虫まで全数調査をするのは手間がかかりすぎるので，普通は，ある齢期に限ってごく一部の個体数を調べて全体の個体数の変動を推定する方法が用いられる．

無作為にサンプリングするのが原則で，それを成虫（雌・雄），蛹，若虫，幼虫，卵別にカウントして記帳する．枠法quadrat methodは1辺50cmほどの一定の大きさの枠を床面に置いて，その中の個体数を調べる．すくい取り法sweeping methodは捕虫網を左右に一定回数振って捕えた数を記録する．すくい取った採集物は，ビニール袋にクロロホルムをしみ込ませた脱脂綿を入れ，アミごと入れて殺し，死虫をラベルとともに管瓶などに保存する．掃除機法は吸引口に小袋を挿入して一定区間を一定時間吸い取って採集物を抽出して調べる．

対象動物の運動性を利用して抽出する方法として，粘着板トラップや落とし穴トラップを床面に一定数ある期間置いて捕集したり，ライトトラップで日没時から一定時間ライトで誘引して吸入あるいは粘着させて捕集したり，10cm角の黒紙を床面に一定時間置いて表面または裏面に付着した虫数を調べる方法が行われる．餌や誘引物質の匂いを用いる誘致法や動物おとり法などもある．また，目視検査や巡回目撃法，払い落しや追い出して捕集する方法，糞塊，足跡，食痕，脱皮殻などの証跡，無毒餌消費量などによる推定法も行われている．

記号再捕法marking and recapture methodは，個体群の一部個体にエナメルなどでマーキングして放逐した後，再びトラップなどで適当数捕集して，その中にマーキング個体がどのぐらいの割合でいるかを数え，全個体数を推定する方法である．

各 論

Ⅰ 原虫類
Ⅱ 吸虫類
Ⅲ 条虫類
Ⅳ 線虫類
Ⅴ 鉤頭虫類
Ⅵ 衛生動物類
Ⅶ 診断・検査法
Ⅷ 寄生虫病の治療

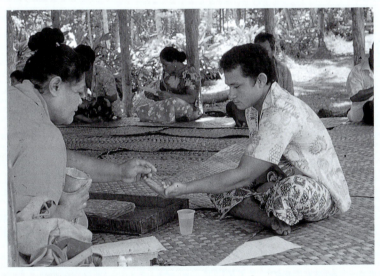

駆虫剤ジエチルカルバマジン（スパトニン®）の投与（サモア）

VIII 寄生虫病の治療

1 主な原虫症の治療法

Key Words
・重症マラリア
・輸入感染症
・日和見感染症

Minimum Requirements
(1) 熱帯・亜熱帯からの帰国者の発熱では必ずマラリアを疑う．
(2) 重症マラリアには注射薬を用いる．
(3) メトロニダゾールはクリプトスポリジウム症を除く腸管原虫症と腟トリコモナス症に有効．

　寄生虫病の治療薬のうち，抗蠕虫薬は駆虫薬とも呼ばれる．寄生虫病は薬物による内科的治療が原則で，皮下など摘出しやすい部位の寄生虫や，有効な薬剤のない寄生虫症では外科的治療法が選択される．ほとんどが内服薬で，重症例や内服困難な症例では注射薬が用いられる．一般的に抗菌薬と違って抗寄生虫薬の種類は少なく選択の幅は狭いが，マラリアでは原因虫種や病態に応じていくつかの薬剤が使い分けられる．

　わが国に特有の事情として，海外では標準治療薬とされている抗寄生虫薬が医薬品として承認を受けていないことが多く，特に輸入原虫症治療薬には国内未承認薬が多い．国内で市販されていない薬剤は，医師による個人輸入で入手できる．ただし，これでは重症マラリアなどの緊急疾患に対応できないので，一部の薬剤については「熱帯病治療薬研究班」が研究用に医薬品を輸入し，治療に用いている．研究班で取り扱っている薬剤や参加医療機関についての最新の情報は，研究班のウェブサイト（https://www.nettai.org/）で確認できる．

1 腸管原虫症

　主な原虫症の治療薬を表VIII-1にまとめた．赤痢アメーバ症やランブル鞭毛虫症，腟トリコモナス症には，嫌気性菌に対して用いられる抗菌薬のメトロニダゾールが有効である．通常は内服薬で十分だが，重症のアメーバ赤痢で経口摂取ができないときなどには注射薬を用いる．パロモマイシンは無症候性の赤痢アメーバシスト排出者に投与される．パロモマイシンは腸管から吸収されないので，腸管外アメーバ症に用いてはならない．

　イソスポラ症とサイクロスポラ症にはメトロニダゾールは無効で，ST合剤を用いる．クリプトスポリジウム症では，免疫不全がない場合には補液などの対症療法で治療し，HIV感染による免疫不全が背景にある場合も，抗HIV治療でCD4リンパ球の回復とともに治癒する．非HIVの免疫抑制に合併したクリプトスポリジウム症にはニタゾキサニド錠があるが，わが国では承認されていない．

2 マラリア

　マラリアでは，原虫種と病態により薬剤を使い分ける．治療の観点からは，重症マラリアかそうでないか，原因虫種が熱帯熱マラリア原虫かそれ以外かが最も重要である．熱帯熱マラリアは，特に抗マラリア免疫のない日本人では容易に重症化するおそれがあり，内科的緊急疾患として取り扱うべきである．すべてのマラリアは原則入院して治療する．

　現在，わが国で使用可能な抗マラリア薬のうち，赤血球期の原虫に効果を発揮するのが，キニーネ粉末，メフロキン，アトバコン・プログアニル合剤，アルテメテル・ルメファントリン合剤で，肝臓の休眠原虫に作用して根治療法に用いられるのがプリマキンである．クロロキンは，海外では非熱帯熱マラリアの第1選択薬だが，わが国では医薬品として承認されていない．ヒドロキシクロロキンが皮膚エリテマトーデスと全身性エリテマトーデスの治療薬として承認されているが，あえてマラリアの治療にヒドロキシクロロキンを用いる積極的な理由はない．

1) 重症ではない非熱帯熱マラリア

　本来，非熱帯熱マラリアの第1選択薬はクロロキンで，きわめて有効で安全性の高いことが証明されている．しかしながら，上記の通りわが国では入手できず，またクロロキン耐性原虫も一部報告されて

表Ⅷ-1 主な原虫症の治療法

寄生虫症	使用薬剤など	注意点
赤痢アメーバ感染症	メトロニダゾール錠/注射薬	
	チニダゾール錠	
	パロモマイシンカプセル	
ランブル鞭毛虫症	メトロニダゾール錠	
クリプトスポリジウム症	対症療法(免疫不全のない患者)	
	ニタゾキサニド錠(非HIV性免疫不全患者)	国内未承認
イソスポラ症・サイクロスポーラ症	スルファメトキサゾール・トリメトプリム配合錠	保険適用外
腟トリコモナス症	メトロニダゾール錠	
	チニダゾール錠	
熱帯熱マラリア以外のマラリアおよび重症ではない熱帯熱マラリア	クロロキン錠	国内未承認
	キニーネ粉末+ドキシサイクリン錠	
	メフロキン錠	
	アトバコン・プログアニル配合錠	
	アルテメテル・ルメファントリン配合錠	
重症マラリア	アーテスネート注射薬	国内未承認
	キニーネ注射薬*	国内未承認
マラリアの根治療法	プリマキン	
アフリカ睡眠病	ペンタミジン注射薬(ガンビア型初期)	国内未承認
	スラミン注射薬(ローデシア型初期)	国内未承認
	エフロールニチン注射薬(ガンビア型後期)	国内未承認
	メラルソプロール注射薬(両型の後期)	国内未承認
シャーガス病	ニフルチモックス錠	国内未承認
	ベンズニダゾール錠	国内未承認
リーシュマニア症	アムホテリシンBリポソーム注射薬	
	スチボグルコン酸注射薬	国内未承認
	ミルテフォシンカプセル	国内未承認
トキソプラズマ症	スピラマイシン錠	
	スルファメトキサゾール・トリメトプリム配合錠/注射薬	保険適用外
	ピリメタミン錠*+スルファジアジン錠*	国内未承認
自由生活性アメーバ症	アムホテリシンBリポソーム注射薬	保険適用外
	ミルテフォシンカプセル	国内未承認

*熱帯病治療薬研究班(略称)で臨床研究として使用

いることから,キニーネ粉末,メフロキン,アトバコン・プログアニル合剤,アルテメテル・ルメファントリン合剤のどれかを用いる.一般的にキニーネ粉末は認容性が悪いためにあまり使われず,メフロキン,アトバコン・プログアニル合剤,アルテメテル・ルメファントリン合剤から選択される.アトバコン・プログアニル配合錠には小児用製剤もある.

三日熱マラリアと卵形マラリアの場合には,再発を防止するために急性期治療後にプリマキンを投与する.プリマキンは,G6PD欠損症患者には重い溶血性貧血を起こすため禁忌とされ,使用前にG6PD活性を確認する必要がある.G6PD活性の測定は熱帯病治療薬研究班で実施している.

2)重症ではない熱帯熱マラリア

熱帯熱マラリアには重症化のおそれがあるため,原虫消失時間の最も短いアルテメテル・ルメファン

表Ⅷ-2　重症マラリアの所見

- 意識障害
- 急性腎不全（血清クレアチニン＞3.0mg/dL）
- 代謝性アシドーシス（HCO_3^-＜15mEq/L）
- 肺水腫・急性呼吸不全
- 貧血（ヘモグロビン＜8g/dL）
- 低血糖
- ショック
- 出血傾向・DIC
- 感染赤血球率＞2％

トリン合剤が第1選択薬である．吸収効率を上げるため高脂肪食とともに投与する．ただし，熱帯熱マラリアの治療で最も重要なことは一刻も早く抗マラリア治療を開始することであり，すぐに投与できる薬剤を用いるべきである．

アルテメテル・ルメファントリン合剤は，マラリア流行地での推奨治療法（アルテミシニン・コンビネーション・セラピー）にも用いられる薬のひとつである．きわめて有効性と安全性に優れ，流行地での有効性は95〜100％と報告されている．しかしながら，ヨーロッパや日本など，抗マラリア免疫のない先進国の患者に用いられた場合，治療失敗率が高くなることが報告されている．再燃（一旦消失した原虫が再び出現すること）や治癒の遷延がみられた場合には，他の内服薬に切り替える必要がある．

3）重症マラリア

感染赤血球率が高い，あるいは腎不全や意識障害など重症マラリアの所見があれば，すぐに注射薬での治療を開始する（表Ⅷ-2）．ところが，海外で標準的に使用されているアーテスネート注射薬もキニーネ注射薬も日本では承認・発売されていない．ただちに「熱帯病治療薬研究班（略称）」に連絡を取り，キニーネ注射薬を保有する研究班に所属する医療機関に転院させるなどの措置をとる必要がある．

キニーネ注射薬は，5％ブドウ糖または生理食塩水と混注して，時間をかけて点滴する．最初に8時間ごとに3回点滴し，24時間後の原虫血症の様子をみて，キニーネの点滴を続けるか経口薬にスイッチするか判断する．経口摂取が可能であれば，作用機序の違うアルテメテル・ルメファントリン合剤を最初から併用してもよい．

キニーネの副作用には，低血糖，QT延長，めまい・難聴などが知られている．投与に際しては，血糖のチェック，心電図モニターの装着など厳重に対応する．重症マラリアでは来院直後心肺停止という事例もあり，マラリア原虫自体は治療に反応し消失しても，腎不全，呼吸不全が進行して多臓器不全に移行することがある．脳マラリアによる脳ヘルニアも死亡の原因となる．救命できなかった症例の多くは発症から診断までに数日以上経過しており，くれぐれも，熱帯地域からの帰国者の発熱をみたときに，「通常の」感染症として片付けないことが重要である．

3　その他の原虫症

アフリカ睡眠病，シャーガス病，リーシュマニア症は，日本では報告がないかまれな疾患である．ただし，定住外国人の増加により，今後シャーガス病とリーシュマニア症は増加する可能性が高い．自由生活アメーバ症はごくまれな疾患であり，現在までに国内で数例の発生にとどまる．多くは死後の病理解剖で診断され，救命例はない．

トキソプラズマ症は無症候性感染が多く必ずしも治療の対象にならないが，眼トキソプラズマ症，播種性トキソプラズマ症，トキソプラズマ脳炎，妊婦の初感染，先天性トキソプラズマ症は積極的に治療する．この中で，国内承認薬による治療が可能なのは妊婦の初感染で，胎児感染を抑制するためのスピラマイシンが，わが国初の抗トキソプラズマ薬として最近承認・発売された（2018年9月）．他の病型については，海外での標準治療法はスルファジアジンとピリメタミン（葉酸代謝拮抗薬）に副作用防止のための還元型葉酸製剤（ホリナート）を加えた併用療法だが，国内ではスルファジアジンとピリメタミンはともに未承認である．

VIII 寄生虫病の治療

2 主な蠕虫症の治療法

Key Words
・プラジカンテル
・ピランテルパモ酸塩
・メベンダゾール
・イベルメクチン

Minimum Requirements
(1) プラジカンテルはほとんどの吸虫症と条虫症（成虫寄生）に有効．
(2) 腸管内の線虫にはピランテルパモ酸塩，組織内の線虫にはアルベンダゾールが有効．
(3) イベルメクチンは糞線虫症，オンコセルカ症の他，ハエ幼虫症，疥癬など節足動物にも有効．

1 吸虫症

肝蛭症を除いてすべてプラジカンテルで治療できる（表VIII-3）．ただし用量には違いがあり，肺吸虫症では高用量が推奨される．肝蛭症に効果のあるトリクラベンダゾールは，日本では承認・発売されていない．

2 条虫症

条虫症は，成虫寄生では基本的にプラジカンテルで完治する（表VIII-3）．有鉤条虫症ではガストログラフィン法が推奨されることが多い．それは，ガストログラフィンでは虫体の破壊が起こらず，六鉤幼虫の散布を防止できるためである．ただし，プラジカンテルが有鉤囊虫症を誘発するという明らかなエビデンスはなく，欧米ではプラジカンテルで治療されている．

一方，条虫症の場合，幼虫寄生は比較的治療が難しい．包虫症とマンソン孤虫症は外科的治療が第1選択である．

3 線虫症

主な線虫症の治療薬を表VIII-4にまとめた．線虫症全体に有効な薬剤はベンズイミダゾール系のアルベンダゾールとメベンダゾールだが，わが国ではアルベンダゾールは抗包虫薬として，メベンダゾールは抗鞭虫薬として承認されており，それ以外への使

表VIII-3 主な吸虫・条虫症の治療法

寄生虫症	使用薬剤など	注意点
横川吸虫症	プラジカンテル錠	
肝吸虫症	プラジカンテル錠	
肺吸虫症	プラジカンテル錠	
日本住血吸虫症	プラジカンテル錠	保険適用外
肝蛭症	トリクラベンダゾール錠*	国内未承認
日本海/広節裂頭条虫症・無鉤条虫症・大複殖門条虫症	プラジカンテル錠	保険適用外
有鉤条虫症	プラジカンテル錠	保険適用外
	ガストログラフィン（造影剤）	保険適用外
有鉤囊虫症	アルベンダゾール錠	保険適用外
小形条虫症	プラジカンテル錠	保険適用外
包虫症（エキノコックス症）	外科的摘出が第1選択	
	アルベンダゾール錠	
マンソン孤虫症	外科的摘出が第1選択	
	プラジカンテル錠	保険適用外

*熱帯病治療薬研究班（略称）で臨床研究として使用

表Ⅷ-4 主な線虫症の治療法

寄生虫症	使用薬剤	注意点
回虫症・鉤虫症・蟯虫症	ピランテルパモ酸塩/小児用ドライシロップ	
	メベンダゾール錠	保険適用外
	アルベンダゾール錠	保険適用外
鞭虫症	メベンダゾール錠	
糞線虫症	イベルメクチン錠	
旋毛虫症	アルベンダゾール錠	保険適用外
リンパ系フィラリア症	ジエチルカルバマジン錠	
オンコセルカ症	イベルメクチン錠	保険適用外
トキソカラ症・ブタ回虫症	アルベンダゾール錠	保険適用外
顎口虫症	アルベンダゾール錠	保険適用外
広東住血線虫症	アルベンダゾール錠	保険適用外

用はすべて保険適用外になる．アルベンダゾールのほうがメベンダゾールよりも組織移行性が高い．ピランテルは体内に吸収されないため，腸管腔内に成虫が寄生している回虫症，鉤虫症，蟯虫症，東洋毛様線虫症に有効である．鞭虫は大腸粘膜に寄生しているので，ピランテルではなくメベンダゾールを用いる．糞線虫も粘膜寄生であり，イベルメクチンが著効を示す．

成虫が腸管外の組織に寄生している糸状虫症では，リンパ系フィラリア症にはジエチルカルバマジン，オンコセルカ症にはイベルメクチンが用いられる．その他の糸状虫症は，ジエチルカルバマジン，イベルメクチン，アルベンダゾールのどれか，あるいは共生細菌に対する抗菌薬であるドキシサイクリンで治療する．

トキソカラ症，ブタ回虫症，顎口虫症，広東住血線虫症など，人体内で成虫になれない線虫が原因のいわゆる幼虫移行症では，第1選択薬としてアルベンダゾールが用いられ，効果が得られないときにはイベルメクチンで治療する．ただし確立した用法用量はない．

【MEMO】 虫刺症（虫刺され）の治療 therapy of insect bites

蚊，ブユ，アブ，トコジラミ，ノミ，イエダニなどの虫に皮膚を刺され，唾液などが体内に入るとアレルギー反応が起き，痛み，痒み，赤み，腫れなどの症状が起き，アナフィラキシーショックを引き起こすこともある．

症状が軽ければ患部を保冷剤などで局所冷却して回復を待つが，ただちに市販の虫さされ用軟膏や抗ヒスタミン薬外用薬を塗布し，痒みが強ければ副腎皮質ステロイド外用薬をさらに塗布する．抗ヒスタミン薬の内服もよい．痒みをかきむしると細菌の二次感染を起こしやすいので，抗菌薬の外用や内服を処方する．痛みが強ければリドカインなどの局所麻酔薬の貼付け，皮下注射や，鎮痛薬を投与する．気分不良，吐気，蕁麻疹，血圧低下，痙攣，呼吸困難などアナフィラキシーショックが疑われれば速やかに救急病院への搬入を手配するが，自己注射用アドレナリン（エピペン®）があればただちに使用し，やはり救急病院に向かわせる．高熱や水疱，潰瘍が1ヵ月以上続くと虫刺過敏症が疑われる．

（上村 清）

VIII 寄生虫病の治療

3 主な衛生動物疾患の治療法

Key Words
・アナフィラキシーショック
・イベルメクチン
・抗ヒスタミン薬

Minimum Requirements
(1) ハチ刺傷の死亡例はアナフィラキシーショックによるものが多い．
(2) 海外でのイヌ咬傷では狂犬病の曝露後ワクチンを投与する．
(3) 疥癬はイベルメクチン内服が有効．

人体組織内に節足動物が侵入する疥癬，ハエ幼虫症ではイベルメクチンによる内服治療が可能である．シラミ症ではフェノトリン外用薬が用いられる（表VIII-5）．

1 疥癬

肌の痒みが疥癬によるのか顕微鏡検査で確認する．イベルメクチン200μg/kgを内服する．フェノトリンローションの塗布も有効．どちらも卵には効かないので，2週後に2回目の投与をする（1回目と同量）．イオウ外用薬やオイラックスの全身塗布を1週間続ける方法もある．なお，ステロイド薬は皮膚症状を増悪させるので禁忌である．

2 ハチ刺傷

スズメバチに刺されたら，すぐに後ずさりしながらその場を離れること．毒を絞り出すには，口で吸うのではなく，指でつねって出すか，流水で洗い流す．または「リムーバー」などの吸引器を利用する．ミツバチの場合は，残された毒針を抜き取る．抗ヒスタミン薬含有ステロイド軟膏を塗布し，患部を冷湿布する．

過去にハチに刺された経験があるとハチ毒に感作されている可能性があり，アナフィラキシーショックを起こすおそれがある．症状として，気分不良，嘔気，蕁麻疹はショックの兆候であり，血圧低下，痙攣，呼吸困難があればきわめて危険と判断される．速やかに救急病院へ向かうが，自己注射用アドレナリン（エピペン）があればただちに使用する．

3 ドクガ皮膚炎

主に露出部の頸，上肢などに激しい痒みを伴う紅色丘疹が多発するのが特徴．膨疹・蕁麻疹，または紅斑のこともある．微少な毒針毛（0.1mm）をガムテープかセロファンテープを貼り付けて丹念に除去する．毒針毛の付着部を流水でよく洗い流す．このときこすらないこと．ステロイド外用薬を患部に塗布し，痒みに対しては抗ヒスタミン薬を内服する．

4 イヌ咬傷

イヌなど動物に咬まれた場合は，石けんと流水で患部をよく洗い，細菌感染を予防するため予防的に抗菌薬を投与する．日本国内では狂犬病のおそれはないが，海外ではイヌなどの動物は狂犬病ウイルスを保有していると考えたほうがよい．狂犬病は，発症すると死亡率はほぼ100％である．海外で動物に咬まれ，感染が心配される場合は，現地の病院で受傷後3〜5日以内に狂犬病ワクチンの接種を複数回受ける．帰国後に治療する場合，国産のワクチンはあるが，ウイルスを中和する抗狂犬病ヒトガンマグロブリン製剤は入手できない．

表VIII-5　主な衛生動物疾患の治療法

寄生虫症	使用薬剤
疥癬	フェノトリンローション
	イオウ外用薬
	イベルメクチン錠
シラミ症	フェノトリンシャンプー/パウダー
ドクガ皮膚炎	抗ヒスタミン薬含有ステロイド軟膏

寄生虫学のまとめ

学習の到達度を自己評価し，[　　]内にチェックしてみよう．

《総論》
(1) 世界の寄生虫病の現状について概要を説明できる． [　]
(2) 日本の寄生虫病の推移の概要を説明できる． [　]
(3) 顧みられない熱帯病について概要を説明できる． [　]
(4) 次の用語の概念を説明できる．
　1) 寄生 [　]
　2) 寄生虫 [　]
　3) 腸管寄生虫 [　]
　4) 外部寄生虫 [　]
　5) 原虫 [　]
　6) 蠕虫 [　]
　7) 衛生動物 [　]
(5) 分類上の基本的な形態的特徴を説明できる．
　1) 原虫類 [　]
　2) 吸虫類 [　]
　3) 条虫類 [　]
　4) 線虫類 [　]
　5) 昆虫類 [　]
　6) ダニ類 [　]
(6) 次の用語を例をあげて説明できる．
　1) 学名 [　]
　2) 和名 [　]
　3) 二名法 [　]
　4) 属名 [　]
　5) 種小名 [　]
　6) シノニム [　]
　7) スーパーグループ [　]

(7) 次の用語を例をあげて説明できる．
　1) 無性生殖 [　]
　2) 両性生殖 [　]
　3) 単為生殖 [　]
　4) 幼生生殖 [　]
　5) 雌雄同体 [　]
(8) 次の用語を例をあげて説明できる．
　1) 中間宿主 [　]
　2) 終宿主 [　]
　3) 固有宿主 [　]
　4) 保虫宿主 [　]
　5) 待機宿主 [　]
(9) 次の用語を例をあげて説明できる．
　1) 宿主特異性 [　]
　2) 臓器特異性 [　]
　3) 異所寄生 [　]
　4) 迷入 [　]
　5) 転移 [　]
　6) 幼虫移行症 [　]
(10) 次の用語を例をあげて説明できる．
　1) 人獣共通感染症 [　]
　2) 届出感染症 [　]
　3) 輸入感染症 [　]
　4) 日和見感染症 [　]
(11) 次の用語を例をあげて説明できる．
　1) 経口感染 [　]
　2) 経皮感染 [　]
　3) 性行為感染 [　]
　4) 経胎盤感染 [　]
　5) 自家感染 [　]
　6) 媒介動物感染 [　]

(12) 次の用語を例をあげて説明できる．
　1) 集団治療　　　　　　　　[　]
　2) 自然免疫　　　　　　　　[　]
　3) 獲得免疫　　　　　　　　[　]
　4) 感染症法　　　　　　　　[　]

≪原虫症≫
(1) 次の用語の概念を説明できる．
　1) 真核生物ドメイン　　　　[　]
　2) 原虫（原生動物）　　　　[　]
　3) 消化管寄生原虫　　　　　[　]
　4) 組織寄生原虫　　　　　　[　]
　5) 病原性寄生原虫　　　　　[　]

(2) 次のスーパーグループの分類上の特徴を説明できる．
　1) アメーボゾア　　　　　　[　]
　2) オピストコンタ　　　　　[　]
　3) エクスカバータ　　　　　[　]
　4) ストラメノパイル　　　　[　]
　5) アルベオラータ　　　　　[　]

(3) 次の用語を例をあげて説明できる．
　1) 細胞小器官　　　　　　　[　]
　2) ミトコンドリア　　　　　[　]
　3) 大核と小核　　　　　　　[　]
　4) 栄養型　　　　　　　　　[　]
　5) シスト（囊子）　　　　　[　]

(4) 次の疾患の病原体，生活史，感染経路，寄生部位，症状，検査法などの概略を説明できる．
　1) 赤痢アメーバ症　　　　　[　]
　2) ジアルジア症　　　　　　[　]
　3) クリプトスポリジウム症　[　]
　4) 戦争イソスポーラ症　　　[　]
　5) サイクロスポーラ症　　　[　]
　6) 肉胞子虫症　　　　　　　[　]
　7) バランチジウム症　　　　[　]
　8) ブラストシスチス症　　　[　]
　9) 腟トリコモナス症　　　　[　]
　10) マラリア　　　　　　　　[　]
　11) バベシア症　　　　　　　[　]
　12) トリパノソーマ症　　　　[　]
　13) リーシュマニア症　　　　[　]
　14) トキソプラズマ症　　　　[　]
　15) アメーバ性角膜炎　　　　[　]

(5) 赤痢アメーバ症に関して次の用語を説明できる．
　1) 偽足　　　　　　　　　　[　]
　2) 成熟シスト　　　　　　　[　]
　3) 粘血便　　　　　　　　　[　]
　4) 腸アメーバ症　　　　　　[　]
　5) 腸管外アメーバ症　　　　[　]
　6) 肝膿瘍　　　　　　　　　[　]
　7) 非病原性腸管寄生アメーバ類　[　]

(6) マラリアに関して次の用語を説明できる．
　1) 三日熱マラリア　　　　　[　]
　2) 熱帯熱マラリア　　　　　[　]
　3) サルマラリア（二日熱マラリア）[　]
　4) 重症マラリア　　　　　　[　]
　5) 脳マラリア　　　　　　　[　]
　6) 再発と再燃　　　　　　　[　]
　7) 薬剤耐性マラリア　　　　[　]
　8) 抗マラリア薬　　　　　　[　]

(7) マラリア原虫に関して次の用語を説明できる．
　1) スポロゾイト　　　　　　[　]
　2) メロゾイト　　　　　　　[　]
　3) リングフォーム（輪状体）[　]
　4) シゾント（分裂体）　　　[　]
　5) ガメトサイト（生殖母体）[　]
　6) 半月体　　　　　　　　　[　]
　7) ヒプノゾイト（休眠体）　[　]

(8) トリパノソーマ症に関して次の用語を説明できる．
　1) キネトプラスト　　　　　[　]
　2) 波動膜　　　　　　　　　[　]
　3) アフリカ睡眠病　　　　　[　]
　4) ガンビア型とローデシア型[　]
　5) 変異株特異的表面糖蛋白（VSG）[　]
　6) シャーガス病　　　　　　[　]

(9) リーシュマニア症に関して次の用語を説明できる．
　1) 内臓リーシュマニア症　　[　]
　2) カラアザール　　　　　　[　]
　3) 皮膚リーシュマニア症　　[　]
　4) 粘膜皮膚リーシュマニア症[　]

(10) トキソプラズマ症に関して次の用語を説明できる．
    1) 急増虫体（タキゾイト）　　　　[　　]
    2) 緩増虫体（ブラディゾイト）　　[　　]
    3) 眼トキソプラズマ症　　　　　　[　　]
    4) 先天性トキソプラズマ症　　　　[　　]
    5) トキソプラズマ脳炎　　　　　　[　　]

《吸虫症》
(1) 次の用語を例をあげて説明できる．
    1) 口吸盤と腹吸盤　　　　　　　　[　　]
    2) 幼生生殖　　　　　　　　　　　[　　]
    3) セルカリア　　　　　　　　　　[　　]
    4) メタセルカリア　　　　　　　　[　　]

(2) 次の疾患の病原体，生活史，感染経路，寄生部位，症状，検査法などの概略を説明できる．
    1) 横川吸虫症　　　　　　　　　　[　　]
    2) 肝吸虫症　　　　　　　　　　　[　　]
    3) 肝蛭症　　　　　　　　　　　　[　　]
    4) 肺吸虫症　　　　　　　　　　　[　　]
    5) 住血吸虫症　　　　　　　　　　[　　]
    6) セルカリア皮膚炎　　　　　　　[　　]

《条虫症》
(1) 次の用語を例をあげて説明できる．
    1) 擬葉類　　　　　　　　　　　　[　　]
    2) 円葉類　　　　　　　　　　　　[　　]
    3) 頭節と片節　　　　　　　　　　[　　]
    4) プレロセルコイド　　　　　　　[　　]
    5) 六鉤幼虫　　　　　　　　　　　[　　]
    6) 嚢尾虫　　　　　　　　　　　　[　　]
    7) 多包虫　　　　　　　　　　　　[　　]

(2) 次の疾患の病原体，生活史，感染経路，寄生部位，症状，検査法などの概略を説明できる．
    1) 日本海裂頭条虫症　　　　　　　[　　]
    2) 大複殖門条虫症　　　　　　　　[　　]
    3) 無鉤条虫症　　　　　　　　　　[　　]
    4) 有鉤条虫症　　　　　　　　　　[　　]
    5) アジア条虫症　　　　　　　　　[　　]
    6) 小形条虫症　　　　　　　　　　[　　]
    7) 孤虫症　　　　　　　　　　　　[　　]
    8) エキノコックス症　　　　　　　[　　]

《線虫症》
(1) 次の用語を例をあげて説明できる．
    1) 幼虫包蔵卵　　　　　　　　　　[　　]
    2) 感染幼虫　　　　　　　　　　　[　　]
    3) ミクロフィラリア　　　　　　　[　　]
    4) 自家感染　　　　　　　　　　　[　　]

(2) 次の疾患の病原体，生活史，感染経路，寄生部位，症状，検査法などの概略を説明できる．
    1) 回虫症　　　　　　　　　　　　[　　]
    2) 鉤虫症　　　　　　　　　　　　[　　]
    3) 鞭虫症　　　　　　　　　　　　[　　]
    4) 蟯虫症　　　　　　　　　　　　[　　]
    5) 糞線虫症　　　　　　　　　　　[　　]
    6) 旋毛虫症　　　　　　　　　　　[　　]
    7) リンパ系フィラリア症　　　　　[　　]
    8) オンコセルカ症（回旋糸状虫症）[　　]
    9) トキソカラ症　　　　　　　　　[　　]
    10) アニサキス症　　　　　　　　　[　　]
    11) 旋尾線虫症　　　　　　　　　　[　　]
    12) 顎口虫症　　　　　　　　　　　[　　]
    13) 広東住血線虫症　　　　　　　　[　　]

(3) 次の疾患の概要を説明できる．
    1) 若菜病　　　　　　　　　　　　[　　]
    2) レフレル症候群　　　　　　　　[　　]
    3) 好酸球性髄膜脳炎　　　　　　　[　　]
    4) 象皮病　　　　　　　　　　　　[　　]
    5) ロア糸状虫症　　　　　　　　　[　　]
    6) 陰嚢水腫　　　　　　　　　　　[　　]
    7) 河川盲目症　　　　　　　　　　[　　]
    8) 皮膚爬行症　　　　　　　　　　[　　]
    9) 播種性糞線虫症　　　　　　　　[　　]

《衛生動物性疾患》
(1) 次の用語の概念を説明できる．
    1) 外部寄生虫　　　　　　　　　　[　　]
    2) 病原体保有動物　　　　　　　　[　　]
    3) 媒介動物　　　　　　　　　　　[　　]
    4) 生物学的伝播　　　　　　　　　[　　]
    5) 機械的伝播　　　　　　　　　　[　　]

6) 有毒動物　　　　　　　　　[　　]
　　7) 線状皮膚炎　　　　　　　　[　　]
　　8) ハチ刺症　　　　　　　　　[　　]
　　9) フグ中毒　　　　　　　　　[　　]
　　10) 不快動物　　　　　　　　　[　　]
　　11) ハエ幼虫症　　　　　　　　[　　]
　　12) 人体内ダニ症　　　　　　　[　　]
　　13) ダニ恐怖症　　　　　　　　[　　]
(2) 次の節足動物が媒介する疾患を知っている．
　　1) ハマダラカ　　　　　　　　[　　]
　　2) コガタイエカ（コガタアカイエカ）　　[　　]
　　3) ネッタイイエカ（アカイエカ）　　　　[　　]
　　4) ネッタイシマカ　　　　　　[　　]
　　5) ヒトスジシマカ　　　　　　[　　]
　　6) ヌカカ　　　　　　　　　　[　　]
　　7) ブユ　　　　　　　　　　　[　　]
　　8) アブ　　　　　　　　　　　[　　]
　　9) サシチョウバエ　　　　　　[　　]
　　10) ツェツェバエ　　　　　　　[　　]
　　11) サシガメ　　　　　　　　　[　　]
　　12) シラミ　　　　　　　　　　[　　]
　　13) ノミ　　　　　　　　　　　[　　]
　　14) マダニ　　　　　　　　　　[　　]
　　15) ツツガムシ　　　　　　　　[　　]
　　16) ケンミジンコ　　　　　　　[　　]
　　17) サワガニ　　　　　　　　　[　　]
(3) 次の用語を例をあげて説明できる．
　　1) 環境的防除　　　　　　　　[　　]
　　2) 総合的有害生物管理（IPM）　[　　]
　　3) 化学的防除　　　　　　　　[　　]
　　4) ネオニコチノイド系殺虫剤　[　　]
　　5) ピレスロイド系殺虫剤　　　[　　]
　　6) 有機リン系殺虫剤　　　　　[　　]
　　7) 昆虫成長制御剤（IGR）　　　[　　]
　　8) 忌避剤（リペレント）　　　[　　]
　　9) 殺虫剤抵抗性　　　　　　　[　　]

《診断・検査》
(1) 次の各症状から疑うべき主な寄生虫病を列挙できる．
　　1) 発熱　　　　　　　　　　　[　　]
　　2) 好酸球増加　　　　　　　　[　　]
　　3) 貧血　　　　　　　　　　　[　　]
　　4) 腹痛　　　　　　　　　　　[　　]
　　5) 下痢　　　　　　　　　　　[　　]
　　6) 胸水　　　　　　　　　　　[　　]
　　7) 咳・喀痰　　　　　　　　　[　　]
　　8) 血痰・喀血　　　　　　　　[　　]
　　9) 肝脾腫　　　　　　　　　　[　　]
　　10) 血尿　　　　　　　　　　　[　　]
　　11) 皮膚爬行症　　　　　　　　[　　]
　　12) 角膜炎　　　　　　　　　　[　　]
　　13) 意識障害　　　　　　　　　[　　]
　　14) 脳炎　　　　　　　　　　　[　　]
(2) 次の各検査法で診断可能な寄生虫病を列挙できる．
　　1) 糞便の顕微鏡検査　　　　　[　　]
　　2) 血液塗抹標本の顕鏡　　　　[　　]
　　3) 尿沈渣の顕鏡　　　　　　　[　　]
　　4) 肛囲検査　　　　　　　　　[　　]
　　5) 喀痰検査　　　　　　　　　[　　]
　　6) 血清抗体検査　　　　　　　[　　]
　　7) 胃腸の内視鏡検査　　　　　[　　]
　　8) 迅速診断キット　　　　　　[　　]
(3) 次の各検査法の概略を説明できる．
　　1) 生鮮薄層塗抹法　　　　　　[　　]
　　2) ホルマリン・酢酸エチル法　[　　]
　　3) セロハン厚層塗抹法　　　　[　　]
　　4) AMSⅢ法　　　　　　　　　 [　　]
　　5) 飽和食塩水浮遊法　　　　　[　　]
　　6) セロファンテープ法　　　　[　　]
　　7) 濾紙培養法　　　　　　　　[　　]
　　8) 血液塗抹標本法　　　　　　[　　]
　　9) ショ糖遠心浮遊法　　　　　[　　]
　　10) 酵素抗体法　　　　　　　　[　　]
　　11) 遺伝子診断法　　　　　　　[　　]
　　12) 検索表による同定法　　　　[　　]
　　13) バルサム法　　　　　　　　[　　]
　　14) 記号再捕法　　　　　　　　[　　]

《治療》
(1) 次の薬剤が有効な寄生虫病とその用法を列挙できる．
    1) メトロニダゾール   [   ]
    2) パロモマイシン   [   ]
    3) クロロキン   [   ]
    4) メフロキン   [   ]
    5) プリマキン   [   ]
    6) キニーネ   [   ]
    7) マラロン®   [   ]
    8) アルテミシニン   [   ]
    9) アセチルスピラマイシン   [   ]
    10) プラジカンテル   [   ]
    11) パモ酸ピランテル   [   ]
    12) アルベンダゾール   [   ]
    13) メベンダゾール   [   ]
    14) ジエチルカルマバジン   [   ]
    15) イベルメクチン   [   ]
    16) フェノトリン   [   ]

(2) 次の寄生虫病治療の留意点を説明できる．
    1) 重症熱帯熱マラリア   [   ]
    2) アメーバ性肝膿瘍   [   ]
    3) トキソプラズマ脳炎   [   ]
    4) 住血吸虫性肝硬変   [   ]
    5) 有鉤囊虫性脳膜炎   [   ]
    6) 肝多包虫症   [   ]
    7) 播種性糞線虫症   [   ]
    8) 皮膚顎口虫症   [   ]
    9) スズメバチ刺症   [   ]
    10) シラミ症   [   ]
    11) ドクガ皮膚炎   [   ]
    12) 疥癬   [   ]

欧文索引
(ローマ数字は巻頭カラー図譜の頁)

A

abscess 37
Acanthamoeba 71
Acanthocephala 12
acariasis 197
acarophobia 197, 201
accidental infection 34
Achatina fulica 179
acquired immunity 18
acquired toxoplasmosis 69
acridine orange staining 233
Aedes aegypti 192
Aedes albopictus 192
Aedes japonicus 192
Aedes togoi 192
AFA液 245
affinity 251
affinity maturation 252
African sleeping sickness 62
agglutination test 254
AIDS 142
AIDS診断 43
　　——の指標疾患 68
alarmin 18
allergenic animals 186
Alveolata 9, 10, 29
alveole 29
amastigote 62, 66
amebiasis 35
amebic colitis 37
amebic dysentery 37
ameboma 37
American trypanosome 64
Amiota okadai 211
Amoebozoa 9, 10, 28
Amphibia 12
amphid 126
amplifier 191

AMS液 239
AMSⅢ法 86, 239, 247
anaplasmosis 198
anchoring disk 50
Ancylostoma braziliense 182
Ancylostoma caninum 182
Ancylostoma ceylanicum 141
Anisakis simplex xix
Annelida 12, 207
Anopeles lesteri 193
Anopeles minimus yaeyamensis 193
Anopeles sinensis 192
ant stings 203
anus 125
apical complex 30
apicoplast 31
Apis 203
Apodemus speciosus 214
Arachnida 12
Archaeplastida 9
Arthropoda 12, 206
Arthus phenomenon 19
Ascaris pneumonitis 132
Ascaris suum 167
asexual reproduction 43
assassin (triatomine) bugs 194
asymptomatic cyst carrier 35
attractants 221
autogeny 189
autoinfection 14, 17, 44, 112, 126, 142
autoreinfection 143
Aves 12
axostyle 51

B

Babesia 60

Babesia bovis 60
Babesia caballi 60
Babesia divergens 60
Babesia microti xi, 60
babesiosis 199
bacillary cells 135
Baermann apparatus 248
Balamuthia mandrillaris 71, 72
Balantidium coli 48
basal body 41
Baylisascaris procyonis 167
bedbugs 195
biconta 29
Bikonta 9
binary fission 13
binominal nomenclature 9
biological control 219
biological transmission 15
bisexual reproduction 13
biting midges 193
black fly (flies) 157, 193
black widow spider 204
bladder worm 99
Blastocystis 49
Blattella germanica 209
blepharoplast 51
blood transfusion infection 16
blood-sucking insects 188
blow flies 210
Boettcherisca peregrine 211
Bolbosoma 183
bothrium 98
bradyzoite 68
breeding place 190
brood capsule 118
Brugia timori 156
*Brugia*属ミクロフィラリア xviii
buccal capsule 139
bullous dermatitis 202

Bythinella nipponica 90

C

C. Linnaeus 8
Calabar swelling 159
calcareous corpuscles 98
Calliphora lata 210
Cambarus clarki 87
CAP法 254
capsulated hydrophilic carrier polymer system 254
cell surface antigens 32
centipedes 204
central body 49
Cephalonomia gallicola 203
cercaria 77
cercarial dermatitis 96
Cerithidia cingulata 80
cervical alae 163
Cestoda 11, 76
cestodes 98
Chagas disease 64
chagoma 65
chancre 64
Charcot-Leyden crystal 88, 127, 132
Chelacaropsis moorei 201
chemical control 219
Chgironomus yoshimatsui 211
chigger mites 199
Chikungunya fever 190
Chilomastix mesnili 42
Chilopoda 12
Chiracanthium japonicum 204
Chloeia flava 207
Chordata 12
chromatin granule 36
chromatoid body 36
chyluria 155
ciguatera 30
ciguatera fishes 208
cilia 32, 48
Ciliophora 48
Cimex lectularius 195
circumoval precipitin test (COP test) 94, 254
class 8

clinical microbiology 2
Clinostomum complanatum 81, 82
cloaca 125
Clogmia albipunctatus 211
Clonorchis sinensis 83
Cnidaria 12, 205
cockroaches 209
coenurus 99
coin lesion 89, 168
collar spine 82
commercial sex worker (CSW) 35
common name 9
compromised host 34
congenital toxoplasmosis 69
conjugation 13
contact infection 16
contact transmission 33
container pools 190
contractile vacuole 48
Conus 206
copulatory bursa 126, 140
coracidium 98
Cordylobia anthropophaga 211
Corynosoma 183
crab louse 195
creeping eruption 127, 176
cross reaction 251
Crustacea 12
crusted scabies 200
Cryptosporidium hominis 43, 44
Cryptosporidium parvum 43
Culex pipiens pallens 192
Culex pipiens quinquefasciatus 192
Culex tritaeniorhynchus 192
curved bristle 41
cutaneous gnathostomiasis 176
cutaneous larva migrans 127
cutaneous leishmaniasis 66
cuticle 124
cuticular expansion 136
cuticular membrane 118
cutting plate 139
Cyclophyllidea 98
Cyclospora cayetanensis 45
cyst 14, 29, 32, 148
cystacanth 183
cysticercoid 112
cysticercosis 110

cysticercus 99
cysticercus bovis 107
Cysticercus cellulosae 109
Cysticercus cellulosae hominis 109
Cystoisospora belli（旧名 *Isospora belli*) 45
cytopyge 32, 48
cytosome 42
cytostome 32, 48

D

daughter cyst 119
definitive host 15
delusional parasitic dermatosis 201
Demodex folliculorum 200
dengue fever 190
dengue hemorrhagic fever 190
Dermatobia hominis 211
Diadema setosum 207
Dientamoeba fragilis 42, 51, 53
dientamoebiasis 53
Digenetic trematodes 76
dioecism 13, 124
Diphyllobothrium latum 102
Diphyllobothrium nihonkaiense 100
Diphyllobothrium pacificum 104
Diphyllobothrium yonagoense 103, 104
Dipylidium caninum 114
direct transmission 33
Dirofilaria immitis 192
Dirofilaria repens 170
Disability-Adjusted Life Years (DALYs) 35
disseminated strongyloidiasis 144
diurnal periodicity 159
domein 9
double diffusion test 254
drug resistance 22

E

echinococcosis 118
echinococcus 99
Echinococcus granulosus 118

Echinococcus multilocularis 118, 120
Echinodermata 12, 207
Echinostoma hortense 81
ectoparasite 2
ectoparasites 186
ectoplasm 31
egg sac 114
egg tubercle 92
ehrichiosis 198
elephantiasis 155
embryonated egg 126, 130
emerging infectious diseases 8
encystation 37
encysted larva 148
endodyogeny 13, 68
Endolimax nana 40
endoparasite 2
endoplasm 31
Entamoeba bangladeshi 39
Entamoeba coli 40
Entamoeba dispar 35, 39
Entamoeba gingivalis 40
Entamoeba hartmanni 40
Entamoeba histolytica 35
Entamoeba moshkovskii 35, 39
Entamoeba nuttalli 40
Entamoeba polecki 40
Enteromonas hominis 42
environmental control 219
enzyme-linked immunosorbent assay (ELISA) 法 39, 94, 110, 253, 254
eosinophilic granuloma 173
eosinophilic meningoencephalitis 180
epidemic typhus 196
epimastigote 62
Eriocheir japonicus 87
erratic parasitism 16, 132
esophagus 124
Eucoccidiorida 45
eukaryote 28
Euproctis pseudoconspersa 202
Euproctis subcule 202
Excavata 9, 10, 30
excretory bladder 76
excretory pore 76, 126

excystation 37
extra-intestinal amebiasis 37
eye worm 159

F

family 8
Fasciola gigantica 85
Fasciola hepatica 85
fecal-oral transmission 32
fertilization 13
fertilized egg 126
filarial fever 154
filariasis 192
filariform 138
final host 15
fire ant 203
first intermediate host 15
fishes 207
flagella 51
flagellum 32
flame cell 76, 98
fleas 196
flies 209
flour mites 201
food vacuole 48
food-borne infection 14
free flagella 41, 51
free living 28
free-living ameba 71
free-living generation 142
free-living nematodes 124

G

gametocyte 57
generici name 9
genital girdle 130
genital pore 77
genital sucker 76
genus 8
geophagy 132
Geothelphusa dehaani 87
germinal layer 13, 118
Gigantobilharzia sturniae 96
Global Programme to Eliminate Lymphatic Filaraisis (GPELF) 6

Gloydius blomhoffi 205
glycogen vacuole 36
glycosome 31
Gnathostoma doloresi 175, 178
Gnathostoma hispidum 175, 178
Gnathostoma nipponicum 175, 178
Gnathostoma spinigerum 175
gonotophic cycle 190
granulomatous amebic encephalitis (GAE) 71
gravid proglottids 98
Gregarina 43
Gregarinomorphea 43
ground pools 190
gynecophoral canal 91

H

Haemadipsa zeylanica japonica 208
Haemaphysalis longicornis 197
Halyomorpha halys 212
halzoun 82
head bulb 175
helminths 2
hemorrhagic fever with renal syndrome (HFRS) 216
hepatosplenic schistosomiasis 93
hermaphroditism 13
heterochromatin 41
Heterokonta 30
Heterophyes heterophyes nocens 80
heterotopic parasitism 16
heterotopic (ectopic) parasitism 34
highly pathogenic avian influenza (HPAI) 217
hookworm 139
horse flies 193
host 2
host specificity 15
host-parasite relationship 14
house fly 209
human acariasis 201
human louse 195
hydatid sand 119
hydrocele 155
hydrocephalus 69
hydrogenosome 31
Hymenolepis diminuta 113

I

hyperinfection 144
hypodermis 124

identification 9
IgE 20, 127
immature proglottids 98
immune evasion 19
immunostaining 254
in vivo 抗体検査 255
infective animals 186
infective form 16
infective larva 126
inoculation infection 16
insect growth regulators (IGR) 221
Insecta 12
insecticide resistance 221
integrated pest management (IPM) 22, 219
intermediate host 15
intermittent preventive therapy in pregnancy (IPTp) 60
International Code of Zoological Nomenclature 9
intestinal amebiasis 37
intestine 125
intracranial calcification 69
Iodamoeba butschlii 40
itch mites 200
ivermectin 200
Ixodes ovatus 197
Ixodes persulcatus 197

J

Japanese encephalitis 191
Japanese spotted fever 198
jungle yellow fever 191

K

kala-azar 66
karyosome 36
Kato-Katz (加藤 Katz) 法 241
key 9
kinetoplast 31, 62
kinetosome 41

kingdom 8
Knott 法 156, 247

L

Löffler's syndrome 132
lamina propria 47
larva migrans 19, 127
Lassa fever 216
lateral alae 136
lateral cord 124
lateral line 124
Leishmania 66
leopard skin xviii, 158
lepidopteran dermatitis 202
leptospirosis 218
Leptotrombidium akamushi 199
Leptotrombidium pallidum 199
Leptotrombidium scutellare 199
lice 195
linear dermatitis 202
Linepithema humile 203
liver abscess 37
Loa loa 159
long-lasting insecticidal nets (LLINs) 192
longitudinal fiber 41
loop mediated isothermal amplification (LAMP) 法 256, 258, 259
Lutzomyia 属 66
Lyme disease 198
Lymnaea japonica 82
Lymnaea ollula 85
lymphatic filaria 153
lymphedema 155

M

macronucleus 31, 48
malaria 191
Mammalia 12
Mansonella ozzardi 159
Mansonella perstans 159
Mansonella streptocerca 159
mass drug administration (MDA) 22
mature oocyst 43
mature proglottids 98

mature schizont 57
mature trophozoite 56
Maurer's dots 56
mechanical control 219
mechanical transmitters 186
median body 41
medical zoology 2
Meghimatium bilineatum 213
membrane filtration method 246
men who sex with men (MSM) 35
Mesocestoides lineatus 114
metacercaria 77, 83
metacystic trophozoite 37
Metagonimus takahashii 80
Metagonimus yokogawai 79
metamorphosis 14
metastasis 16
Metazoa 10
metazoa 28
microbial insecticides 219
microfilaria 126, 153
micronucleus 31, 48
Microsporidia 30, 50
microsporidiosis 50
microtriches 98
Microtus montebelli 214
millipedes 213
miracidium 77
mitochondrion related organelles (MROs) 31
mitosome 31
modified acid-fast staining 231
modified Kohn's chlorazol black E staining 229
Mollusca 12, 206
Monema flavescens 202
Moniliformis moniliformis 183
Monomorium pharaonis 203
mosquito vector 15
mosquitoes 188
mouth 124
MRI 検査 110
mucocutaneous leishmaniasis 67
multilocular hydatid 120
multiple fission 13
murine typhus 217
Mus musculus 214
Musca domestica 209

myiasis 211

N

Naegleria fowleri 71
natural enemies 219
natural immunity 17
Neglected Tropical Diseases (NTDs) 7
Nematoda 12
nematodes 124
neonicotinoid insecticides 220
nerve ring 126
nested PCR法 258, 260
nocturnal periodicity 153
nonbiting (chironomid) midges 211
nuisances 187
nymph 14

O

Octopus maculosus 206
ocular toxoplasmosis 70
Onchocerca dewittei japonica 170
onchocercal nodule 157
onchocercoma 157
Oncomelania hupensis nosophora 91
Oncorhynchus gorbusha 100
Oncorhynchus masou 100
oncosphere 99
one step sugar flotation 230
oocyst 32
Opisthokonta 9
Opisthorchis felineus 83
Opisthorchis viverrini 83, 84
opportunistic infection 8, 34
oral infection 16, 32
oral sucker 76
order 8
organ specificity 15, 19
organelle 30
organochlorine insecticides 220
organophosphorus insecticides 221
Ornithonyssus bacoti 200
Ornithonyssus sylviarum 200
ovary 126
ovoviviparity 126

Oxidus gracikis 213

P

paddy field dermatitis 96
Paederus fuscipes 202
paedogenesis 13
PAIR法 120
Parafossarulus manchouricus 83
Paragonimus heterotrema 90
Paragonimus kellicoti 90
Paragonimus miyazakii 89
Paragonimus ohirai 90
Paragonimus westermanii 87
parasite 2
parasitemia 69
parasitic 28
parasitic generation 142
parasitic nematodes 124
parasitism 2
parasitology 2
parasitophoras vacuole 45
paratenic host 15
parous mosquito 190
parthenogenesis 13, 142
Pediculus humanus corporis 195
Pediculus humanus humanus 195
pellicle 29
Pentatomides 212
Pentatrichomonas hominis 42, 51, 53
percutaneous infection 16, 32
Periplaneta americana 209
Periplaneta fuliginosa 209
Periplaneta japonica 209
peristome 32
Phaenicia sericata 211
phasmid 126
*Phlebotomus*属 66
phylum 8
pica 132
pinworm 136
Pisces 12
plague 218
Plasmodium 54
Plasmodium falciparum 54, 59
Plasmodium knowlesi 54
Plasmodium malariae 54, 59

Plasmodium ovale 54
Plasmodium vivax 54
Platyhelminthes 11, 76, 98
plerocercoid 99
Pneumocystis jiroveci 30
poisonous animals 186, 202
poisonous moths 202
polar tube 50
Polistes 203
polymerase chain reaction (PCR) 法 20, 256, 257, 258
post-kala-azar dermal leishmaniasis 66
precyst 37
primary amebic meningoencephalitis (PAM) 71
proboscis 183
procercoid 99
proglottids 98
promastigote 62, 66
Protista 28
Protobothrops flavoviridis 205
protoscolex 118
protozoa 2, 28
pseudocoel 124
pseudocyst 33
Pseudophyllidea 98
pseudopodium 32
psichomotor disorder 69
pufferfishes 207
pupa 14
Pyemotes tritici 201
pyrantel pamoate 132
pyrethroid insecticides 221

Q

Q fever 198

R

rabies 216, 217
rapid diagnosis test (RDT) 233, 248
rat mites 200
rat-bite fever 217
rats and mice 214
Rattus norvegicus 214

Rattus rattus 214
re-emerging infectious diseases 8
rectum 125
recurrent flagellum 42, 51
red back spider 204
redia 77
Reduviidae 64
relapsing fever 196, 198
renette cell 173
repellents 221
reproduction 13
Reptilia 12
reservoir host 15
reservoir hosts 186
residual spraying 192
retinochoroiditis 69
Retortamonas intestinalis (syn. *Embadamonas intestinalis*) 42
retrofection 136
retroinfection 136
rhabditiform 138
Rhabdophis tigrinus 205
Rihizaria 9
ring form 56
river blindness 157
rodenticides 221
Roll Back Malaria Campaign 6
Romaña's sign 65
rostellum 98
Russian spring-summer encephalitis 198

S

Sabin-Feldman dye test 70, 255
SAF液 232
Salivaria 62
salmonellosis 217
sand fly (flies) 66, 194
Sappinia pedata 71, 72
SAR 9
sarcocyst 47
Sarcocystis 47
Sarcocystis hominis (= *S. bovihominis*) 47
Sarcocystis lindemanni 47
Sarcocystis nesbitti 48
Sarcocystis suihominis 47

sarcocystosis 47
Sarcoptes scabiei 200
scabie mites 200
scabies 200
Schüffner's dots 56
Schistosoma haematobium 95
Schistosoma intercalatum 96
Schistosoma mansoni 95
Schistosoma mekongi 96
schizogony 13
scientific name 9
Sclerodermus nipponicus 203
scolex 98
Scolopendra subspinipes 204
scorpion sting 204
scorpions 204
Scotch tape method 137
scrub typhus 216
sea snakes 208
second intermediate host 15
Semisulcospira libertina 79, 87
senile proglottids 98
sensory papilla 126
severe fever with thrombocytopenia syndrome (SFTS) 197, 198
sexual reproduction 43
sexual transmission 32
sexually transmitted infection 16, 32
sheath 154
sheathed larva 138
shellfish poisoning 206
shizogony 43
sibling species 9
*Simulium*属 157
skin snip法 158
sleeping sickness 194
slug moths 202
slugs 213
small flies 210
snake venom 205
soft ticks 197
soil-transmitted infection 14
Solenopsis geminata 203
sparganosis 115
Sparganum proliferum 117
species 8, 9
specific name 9

spicule 125
Spirometra erinaceieuropaei 115
sporoblast 45
sporocyst 46, 77
sporozoite 46
Stegomyia 190
Stercoraria 62
stichocyte 134
Stramenopiles 9, 10, 30
strawberry appearance 51
subspecies 9
sucker 98
sucking disk 41
sucrose centrifugal flotation 231
swimmer's itch 96
symbiosis 31

T

tachyzoite 68
Taenia asiatica 109
Taenia saginata 107
Taenia solium 109
Taeniarhynchus saginatus 107
tapeworms 98
tegument 76, 98
testis 125
Tetratrichomonas empyemagena 53
Tetratrichomonas gallinarum 53
tetrodotoxin 207
The Special Program for a Research and Training in Tropical Diseases (TDR) 6
Thereuonema tuberculata 213
tick-borne encephalitis 198
ticks 197
Tineari alternata 210
tooth 139
Toxocara cati 166
toxoplasma encephalitis 70
transmitters 186
transovarian infection 190, 199
transplacental infection 16, 69
Trematoda 11, 76
trench fever 196
tribe 8
Trichinella britovi 150

Trichinella murrelli　150
Trichinella nativa　150
Trichinella nelsoni　150
Trichinella pseudospiralis　150
Trichinella spiralis　149
Trichomonas tenax　51, 52
Trichomonas vaginalis　51
Trichuris dysentery　135
Tritrichomonas foetus　53
trophozoite　14, 29
tropical medicine　2
tropical pulmonary eosinophilia　155
Trypanosoma　62
Trypanosoma brucei　62
Trypanosoma brucei gambiense　62
Trypanosoma brucei rhodesiense　62
Trypanosoma cruzi　64
Trypanosoma evansi　65
Trypanosoma lytic factor (TLF)　65
Trypanosoma rangeli　65
trypomastigote　62
tsetse fly (*Glossina* spp.)　63
tsutsugamushi diseases　216
tularemia　199
Tyrophagus putrescentae　201

U

undulating membrane　32, 51
uniconta　29

Unikonta (= Amorphea)　9
unilocular hydatid　118
urban yellow fever　191
uterus　126

V

vagina　126
Vampirolepis nana　112
variant surface glycoprotein (VSG)　63
vector　15
vector-borne infection　14, 16
vector-borne transmission　33
vectors　186
venomous beetles　202
venomous fishes　207
venomous snakes　205
venomous spicules　202
venomous spiders　204
venomous spine　202
ventral sucker　76
Vertebrata　12
Vespa　203
Vespa mandarinia　203
Vespa simikkima　203
Viannia　66
visceral gnathostomiasis　176
visceral larva migrans　127
visceral leishmaniasis　66
vulva　126

W

wakana disease　141
wasp (hymenoptera) stings　203
wasps and ants　203
water-borne infection　14, 32
West Nile fever　191
Western blotting　253
whipworm　134
Winterbottom徴候　64
Wolbachia　154, 157
worm cyst　88

X

Xanthochroa waterhousei　203
xenodiagnosis　65
Xenopsylla cheopis　196

Y

yellow fever　190
young schizont　57

Z

Zika fever　190
zoonoses　8, 217
zoonosis　34, 214
zygote　45

和文索引
(ローマ数字は巻頭カラー図譜の頁)

あ

アオカミキリモドキ xxii, 203
アオバアリガタハネカクシ xxii, 202
アカイエカ xx, 192
アカイエカ吸血 xx
アカエイ xxiii
アカカミアリ 203
アカツツガムシ 199
アカネズミ 214
アカントアメーバ xii, 71
アカントアメーバ角膜炎 73
アカントアメーバ属 71, 72
悪性貧血 103
アクリジンオレンジ(AO)染色 233
アーケプラスチダ 9
浅田棘口吸虫 81
アジア条虫 109
アシナガバチ類 203
アシマダラブユ 193
亜種 9
アセチルスピラマイシン 70
亜属 9
アタマジラミ 195
圧平染色標本(カルミン染色) 245
圧平標本 238
アーテメター・ルメファントリン配合錠 59
アトバコン 70
アトバコン・プログアニル配合錠 59
アナフィラキシーショック 271
アナプラズマ症 198
アニサキス 171
アニサキス幼虫 xix, 174
アニサキス類 173
アピコプラスト 30, 31
アピコンプレックス門 43
アビディティ試験 252, 253
アブ xx
アフリカ睡眠病 62, 194, 267
アフリカトリパノソーマ 62
アフリカトリパノソーマ症 62
アフリカマイマイ 179
アブ類 193
アメーバ型 xii
アメーバ腫 37
アメーバ性角膜炎 71
アメーバ性肝膿瘍 ix
アメーバ性大腸炎 37
アメーバ性肉芽腫性脳炎 71, 73
アメーバ性肺膿瘍 ix
アメーバ赤痢 37
アメーボゾア 9, 10, 28
アメリカ鉤虫 138, 139, 140, 141, 244
アメリカザリガニ 87
アメリカトリパノソーマ 62, 64
アメリカトリパノソーマ症 64
アユ 79
アライグマ回虫 167
アラーミン 18
アリ刺症 203
R型幼虫 139
アルサス反応 19
アルゼンチンアリ 203
アルベオラータ 9, 10, 28, 29
アルベオール 29
アルベンダゾール 42, 111
アレルゲン 186
アレルゲンになる動物 186
アンフィッド 126
アンボイナ xxiii

い

胃アニサキス症 171, 173
イエダニ xxi, 200
イエダニ刺症 xxi
イエダニ類 200
イエバエ xxiii, 209, 210
イエヒメアリ 203
イカ類 171
易感染性宿主 34
囲口部 32
異質染色質 41
異所寄生 16, 19, 34, 87, 88, 127
異食症 130, 132, 141
イソスポラ症 267
イソヌカカ 193
イチゴ状所見 51
一般名 9
遺伝子検査 227
遺伝子診断 117
移動性腫瘤 115, 117
移動性皮膚腫脹 127, 175
移動性(遊走性)皮膚腫脹 176
医動物学 2
イヌ回虫 xviii, 163, 164
イヌ咬傷 271
イヌ鉤虫 182
イヌ糸状虫 xix, 168, 169, 192
イヌ鞭虫スチコサイト 135
イネ 85
イノシシ肉 88
異物性肉芽腫像 116
イベルメクチン 142, 145, 157, 158, 159, 200, 269, 271
異味症 165
イムノクロマトグラフィ 228
イモガイ類 xxiii, 206
イヨシロオビアブ吸血 xx
イラガ xxii, 202

イラガ刺症　xxii
インターカラーツム住血吸虫　96
陰嚢水腫　152, 155
陰嚢象皮病　153
陰門　126

う

ウイルス血症　190
ウイルス性疾患　216
ウインドウ期　249
ウエスタンブロッティング法　253
ウエステルマン肺吸虫　xiii, 78, 87
ウエステルマン肺吸虫症　89
ウエステルマン肺吸虫卵　xxiv
ウエストナイル熱　191
ウグイ　79
ウシ生殖器トリコモナス　53
ウジ療法　213
器状水域　190
ウミケムシ　207
ウミヘビ類　208
瓜実条虫　xvi, 114
運動性　108, 110

え

永久染色標本　228
衛生動物　2, 12, 14, 186
栄養型　14, 29, 35, 41
栄養生殖周期　190
エキノコックス症　118, 269
エクスカバータ　9, 10, 28, 30
エゾヤチネズミ　120
X線透視下　99
エバンシトリパノソーマ　65
F型感染幼虫　139
エーリキア症　198
炎細胞　76, 98
塩酸キニーネ末　59
塩酸プリマキン錠　59
炎症性サイトカイン　18
遠心集卵法　89
遠心沈殿法　147, 247
延長中間宿主　15
円葉類　98, 99, 107, 112
円葉類条虫　98, 99

お

黄熱　190
オオクロバエ　210
オオスズメバチ　203
オオチョウバエ　210
オオツルハマダラカ　193
大平肺吸虫　90
オキアミ　171
オザード糸状虫　159
オーシスト　x, 32, 43, 44, 45, 46, 47
オニヒトデ刺症　xxiii
オピストコンタ　9, 28
オルガネラ　28, 30
オンコセルカ　xviii, 157, 158
オンコセルカ腫瘤　xviii, 157, 158
オンコセルカ症　170, 193, 270

か

科　8
界　8
海外渡航・居住歴　20
回帰熱　196, 198
回帰鞭毛　42, 51
海産魚　171
外質（外肉）　31
海水浴皮膚炎　xxiii
疥癬　xxi, 197, 200, 271
疥癬トンネル　200
回虫　xvii, 125, 130, 131, 132, 133
回虫受精卵　xxiv
回虫症　270
回虫性胆石　xvii
貝中毒　206
回虫不受精卵　xxiv
外被　29, 76, 98
外被下細胞　76
外部寄生虫　2, 186
海洋性裂頭条虫　103
外来生物法　23
顧みられない熱帯病（NTDs）　6, 7
カエル　115
化学的防除　219
角化型疥癬　xxi, 200
顎口虫症　270
額嘴　98
核小体　36

顎体部　197
喀痰検査法　246
確定診断　20
獲得免疫　18, 19
獲得免疫系　18
獲得免疫作動期　250
獲得免疫誘導期　250
角皮　124
角皮下層　124
学名　9
家住性ゴキブリ類　xxiii
過剰感染　144
芽殖孤虫　117
ガストログラフィン法　99
河川盲目症　157
画像診断法　20
家族内感染　136
家畜伝染病予防法　23
カツオノエボシ刺症　xxiii
顎口虫　xix, 176
学校保健法　4
家ネズミ類　xxii
カバキコマチグモ　204
カバーグラス薄層塗抹法　237, 238
ガムクロラール法　263
カメムシ　209
カメムシ類　212
カラアザール　66
カラアザール後遺皮膚病変　66
カラバル腫脹　159
カラフトマス　100
カワニナ　79, 87
簡易迅速ショ糖浮遊法　230
感覚乳頭　126
ガンガゼ　207
眼球　177
肝吸虫　xiii, 78, 83
肝吸虫症　xiii, 269
肝吸虫虫卵　84
肝吸虫卵　xxiv
環境的防除　219
環形動物　207
環形動物門　12
眼瞼浮腫　xi
肝障害　83
間接発育　142
感染型　16
感染症法　22, 23

感染幼虫　124, 126, 138
肝臓障害　85
肝臓多包虫症　120
緩増虫体　68
肝多包虫症　xvi, 121
肝単包虫症　xvi
肝蛭　78, 85
肝蛭症　86, 269
寒天平板培養法　145, 237, 238, 243, 244
眼トキソカラ症　xviii, 163, 165
眼トキソプラズマ症　xii, 68, 70
広東住血線虫　xix, 179, 180
広東住血線虫症　270
肝内胆管　83
肝膿瘍　37
ガンビア型　64
ガンビアトリパノソーマ　xi, 62
肝脾住血吸虫症　93
顔面浮腫　148
肝毛細虫線症　161
緩和型　173
緩和型アニサキス症　174
肝・胆管寄生吸虫類　76
カ（蚊）類　188

き

キイロスズメバチ　203
機械的伝播　186
機械的伝播者　186
寄生　2
寄生性　28
寄生性線虫　124
寄生世代　142
寄生世代成虫　xvii
寄生体胞　45
寄生虫　2
寄生虫学　2
寄生虫検査　224
寄生虫性咽喉頭炎　82
寄生虫病予防法　4
寄生虫卵　xxiv
偽足（仮足）　32
擬体腔　124
キタキツネ　120
基底小体　41
基底膜　76

キニーネ　60
キネトソーム　41
キネトプラスト　31, 62, 66
キネトプラスト綱　62
偽嚢子（シュードシスト）　33
擬嚢尾虫　xvi, 112, 113
忌避剤（リペレント）　221
ギムザ染色　228, 229, 232
逆行性感染　136
吸血行動　188
吸血昆虫　188
吸血昆虫類　188
吸血刺咬　186
吸溝　98, 101
吸収試験　252
吸収不良　151
急性腹症　171
急増虫体　68
吸着円盤　41
吸虫綱　76
吸虫症　269
吸虫類　11
Q熱　198
吸盤　98
鏡検　232
狂犬病　214, 216, 217
凝集反応　254, 255
共生　31
蟯虫　xvii, 136, 137
蟯虫症　270
蟯虫卵　xxiv
共尾虫　99
胸部肺吸虫症　88
擬葉類　98, 100, 105, 115
擬葉類条虫　98, 99
極管　50
棘口吸虫類　81
曲刺　41
棘皮動物　207
棘皮動物門　12
魚食性　82
巨大肝蛭　xiii, 85
巨大肝蛭卵　xxiv
魚類　12, 207
筋層　124
筋肉痛　148, 149
筋肉内　83
キンメアブ　159

く

偶発感染　34
クサギカメムシ　212
くさふるい　154
クジラ複殖門条虫　105
クチクラ層　118
駆虫薬　20
クマネズミ　214
クマリン系殺鼠剤　221
クモ　209
クモ類　12
クラゲ　202
グリコーゲン胞　36
グリコソーム　31
クリプトスポリジウム　x, 43, 44, 230
クリプトスポリジウム症　44, 267
クリプトスポリジウム属　43
クリンダマイシン　60, 70
クルーズトリパノソーマ　xi, 62, 64
グレガリナ類　30, 43
グレガリノモルフェア綱　43
クレソン　85
クロアリガタバチ　xxii, 203
クロゴキブリ　209, 210
クロゴケグモ　204
クロバエ類　210
クロロキン　59

け

経口感染　16, 32, 126, 138, 146, 151
経口摂取　162
経産蚊　190
形態検査　227
経胎盤感染　16, 69, 163
経腟感染　51
経皮感染　16, 32, 91, 126, 138, 142, 152, 182
頸部結節様肉芽腫　xii
頸翼　163
経卵感染　190, 199
ケオプスネズミノミ　188, 196
劇症型　173
劇症型アニサキス症　173
ゲジ　213
ケジラミ　xx, 195
血液厚層塗抹標本　232, 246, 247

血液塗抹標本　152, 232
血液薄層塗抹標本　232
血液・組織寄生原虫　33
血管内寄生　91
血清　20
血痰　88
血尿　95
ケナガコナダニ　201
下痢　41, 45, 47, 151
ケリコット肺吸虫　90
下痢症　49
下痢性貝毒　206
ゲル内二重拡散法　254
検疫法　23
検索表　9
原生生物界　28
原生動物　10, 28
原虫　10, 28
原虫症　268
原虫性疾患　217
原虫類　2, 14, 259
原虫　28
原頭節　xvi, 118
原発性アメーバ性髄膜脳炎　71
検皮法　157, 158, 247
ケンミジンコ　100, 162, 175

こ

コイ科淡水魚の生食　83
綱　8
口　124
肛囲検査　137
甲殻類　12
口吸盤　76
剛棘顎口虫　xix, 175, 177, 178
口腔　139
口腔トリコモナス　51, 52
硬結　64
抗原虫薬　20
交差反応　251
好酸球　20, 124
好酸球性髄膜脳炎　179, 180
好酸球性肉芽腫　173
好酸球増加　127, 149, 180
抗酸染色法　x, 230, 231
後生動物　10, 28
交接刺　125

交接嚢　126, 140
交接輪　130
広節裂頭条虫　101, 102, 103
酵素結合免疫吸着法　39
酵素抗体法　249
抗体依存性細胞傷害作用　18
抗体検査　227
抗体検査法　252
抗体診断　20
鉤虫症　270
鉤虫幼虫包蔵卵　xxiv
鉤虫卵　xxiv
後天性トキソプラズマ症　68, 69
後天性免疫不全症候群　142
鉤頭虫　166
鉤頭動物門　12
紅斑　xx, xxi
抗ヒスタミン薬　271
高病原性鳥インフルエンザ　214, 217
後方1本鞭毛　29
コウモリマルヒメダニ　xxi
肛門　125
抗レトロウイルス薬　70
小形アメーバ　40
コガタイエカ　xx, 188, 191, 192
小形条虫　xvi, 112, 113
小形条虫症　269
小形条虫卵　xxiv
コガタハマダラカ　193
ゴキブリ　133, 209
ゴキブリ類　209
国際医療協力　8
国際原生動物学会　28
国際動物命名規約　9
コクシジウム類　45, 47
個体数調査法　264
コダニ　197
孤虫症　115
固定板　50
古典型つつが虫病　199
コナダニ類　201
コバエ類　210
コブラ　xxiii
コマーシャルセックスワーカー　35
固有宿主　15
コラシジウム　98
五類感染症　23
コロモジラミ　188, 195

コーン染色　228, 229
コーン染色変法　229
昆虫　188
昆虫成長制御剤　221
昆虫類　12

さ

細菌性疾患　217
サイクロスポーラ　x, 45, 46
サイクロスポーラ症　45, 267
再興感染症　8
採集法　262
細胞口　32, 42, 48
細胞肛門　32, 48
細胞内細胞質外寄生　43
細胞内小器官　28, 30
細胞表面抗原　32
サクラマス　100
サシガメ科　64
サシガメ類　194
刺し口　217
サシチョウバエ　66, 188, 194
サシチョウバエ類　194
鎖状鉤頭虫　183
サソリ刺症　204
サソリ類　204
殺鼠剤　221
殺虫剤長期残効型蚊帳　192
殺虫剤抵抗性　219, 221
蛹　xx, 14
サナダムシ　11
サピニア　71, 72
サピニア感染　72
サピニア属原虫　72
サリバリア　62
サルコシスチス　47, 48
サルコシスチス症　48
サルモネラ症　217
サワガニ　87, 90
塹壕熱　196
残留噴霧　192

し

ジアルジア　ix, 41
ジアルジア症　41
飼育法　262, 263

ジエチルカルバマジン 152, 155, 156
歯牙 139
ジカウイルス感染症(ジカ熱) 190, 191
自家感染 14, 17, 44, 112, 124, 126, 142, 144, 151
自家再感染 142
シガテラ 30
シガテラ中毒 208
シガテラ毒魚 202
シガテラ毒魚類 208
シカ肉 88
色素試験 70, 255
子宮 126
子宮分枝 110
子宮分枝数 107
軸索 51
シスト ix, xii, 14, 29, 32, 35, 41, 48, 72
雌性生殖器 76
雌性生殖体 43
雌性生殖母体 43
自然免疫 17
シゾゴニー 13
刺毒魚類 207
シナハマダラカ xx, 192
歯肉アメーバ 40
シノニム 183
歯板 139
シバンムシアリガタバチ xxii, 203
刺胞動物 205
刺胞動物門 12
シマカ亜属 190
シャーガス病 xi, 62, 64, 267
シャゴーマ 65
蛇毒 205
シャルコー・ライデン結晶 88, 127, 132
種 8, 9
雌雄異体 13, 91, 124
雌雄が抱合 91
住血吸虫性肝硬変 93
住血原虫 60
終宿主 15
収縮胞 48
重症熱性血小板減少症候群 198
重症熱帯熱マラリア 59
重症マラリア 58, 266, 267, 268

自由生活 28
自由生活性アメーバ 71
自由生活性アメーバ症 267
自由生活性アメーバ脳炎 72
自由生活性線虫 124
自由生活世代 142
雌雄生殖器 105, 107
縦線維 41
縦走筋 76
集団駆虫 4
集団治療 6, 22
雌雄同体 13, 98
18SリボソームDNA遺伝子 256
終齢幼虫 xxii
収斂進化 31
宿主 2
宿主特異性 15, 28, 34
宿主・寄生虫相互関係 14
縮小条虫 xvi, 112, 113
縮小条虫卵 xxiv
種小名 9
受精 13
受精卵 126
受胎片節 98
シュフナー斑点 56
シュルツェマダニ 197
鞘 154, 160
障害調整生存年 35
消化管寄生 45, 47
消化管寄生吸虫類 76
消化管寄生原虫 32, 43
消化管寄生鞭毛虫類 42
小核 31, 48
小顎肢 188
常在糸状虫 159
条虫綱 76
条虫症 269
条虫類 11, 98
小児感染症 136
小児喘息 197
上鞭毛型 62
食道 124
食品衛生法 23
食胞 48
食物由来感染 14
処女生殖 13, 142
ショ糖遠心浮遊法 x, 228, 230, 231
ショ糖遠心浮遊法抗酸染色 229

シラウオ 79
シラミ症 271
シラミダニ xxi, 201
シラミ類 195
四類感染症 23, 118, 121
真核生物 9, 28
陣笠様の小蓋 83
新型つつが虫病 199
神経輪 126
新興感染症 8
真コクシジウム目 45
人獣共通感染症 8, 28, 34, 43, 66, 68, 91, 214, 215, 217, 218
人獣共通線虫 166
腎症候性出血熱 216
新生幼虫 148
迅速診断キット 227, 233, 248
人体内ダニ症 201
人体有鉤嚢虫 109
腎多包虫症 xvi
森林型黄熱 191
親和性 251
親和性成熟 252

す

水系感染 14, 32
水中 91
水田性皮膚炎 96
水頭症 69
錐鞭毛型 xi, 62
水疱性皮膚炎 202
水様下痢 43
スズメサシダニ吸血 xxi
スズメバチ 202
スズメバチ刺症 xxii
スズメバチ類 203
スチコサイト 134
頭痛 180
ステルコラリア類 62
ストラメノパイル 9, 10, 28, 30
ストール管 241
ストール法 240
スナノミ雌成虫 xx
砂場 163
スーパーグループ 28, 29
ズビニ鉤虫 xvii, 138, 139, 140, 141, 244

和文索引 — *291*

スポロシスト　46, 47, 77
スポロゾイト　43, 46, 47
スポロブラスト　45
スルファジアジン　70
スルファドキシン・ピリメタミン合剤（SP合剤）　60

せ

セアカゴケグモ　xxi, 204
性感染症　32, 51
生検　247
性行為感染　16, 32
成熟栄養体　56, 57
成熟オーシスト　x, xii, 45
成熟シスト　ix
成熟分裂体　57
成熟片節　98
生殖　13
生殖吸盤　76
生殖孔　77
生殖母体　57
精神運動機能障害　69
生鮮薄層塗抹　229
生鮮薄層塗抹標本　228
精巣　125
生息調査法　264
成虫寄生　98
生物学的伝播　15, 186
生物的防除　219
生毛体　51
セイロン鉤虫　141
世界3大感染症　6
脊索動物門　12
脊椎動物亜門　12
赤痢アメーバ　ix, 35, 231
赤痢アメーバ感染症　267
赤痢アメーバ症　35
セスジユスリカ　211
石灰小体　98, 115, 116
接合　13
接種感染　16
接触感染　16, 33
節足動物　206
節足動物門　12
銭型陰影　89, 168
セリ　85
セルカリア　xiv, 77, 91

セルカリア皮膚炎　xiv, 96
セロソルブ・エンテランス法　262
セロファン厚層塗抹法　237, 238
セロファンテープ法　136, 137, 237, 238, 240
線形動物　124
線形動物門　12
線状皮膚炎　202
染色質顆粒　36
戦争シストイソスポーラ　x, 45, 46, 47
戦争シストイソスポーラ症　45
センチニクバエ　xxiii, 211
線虫症　269
蠕虫性疾患　217
線虫類　12, 14, 124, 260
蠕虫類　2
線虫　125
先天性トキソプラズマ症　68, 69, 70
前嚢子　37
旋尾線虫　xix, 181
前鞭毛型　62
前鞭毛型虫体　66
繊毛　32, 48
旋毛虫　xviii, 148, 149
旋毛虫症　148, 270
繊毛虫類　47, 48
旋毛虫類　148, 150

そ

臓器特異性　15, 16, 19, 28, 34
総合的有害生物管理　22, 219
総排泄腔　125
象皮病　xviii, 152, 153, 155
増幅動物　191
属　8
族　8
側棘　95
側索　124
即時型反応　19
即時型皮膚反応　190
側線　124, 130
属名　9
側翼　136
鼠咬症　217
組織寄生吸虫類　76
嗉嚢　189

た

第1期幼虫　179
第1中間宿主　15, 79, 83, 87, 100
大核　31, 48
タイ肝吸虫　83, 84
待機宿主　15, 163, 172
第3期幼虫　126, 179
第3後期幼虫　177
大腸アメーバ　ix, 40
大腸バランチジウム　47, 48
大腸バランチジウム栄養型　x
第2中間宿主　15, 79, 83, 87, 100
大複殖門条虫　xv, 105, 106
大複殖門条虫症　269
大複殖門条虫卵　xxiv
太平洋裂頭条虫　104
対立遺伝子多型　32
高橋吸虫　80
多重感染　59
多数分裂　13, 43
脱嚢　37
脱嚢後栄養型　37
脱皮　124, 126
タテツツガムシ　xxi, 199
ダニ　197
ダニ恐怖症　197, 201
ダニ症　197
ダニノイローゼ　201
ダニ媒介脳炎　198
多発性結節性病変　167
ダブル・クロマチン　59
多包条虫　xvi, 118, 119, 120
多包条虫卵　xxiv
多包虫　xvi, 120
多包虫症　118
単為生殖　13, 142
単為生殖型（3倍体）　87
単為生殖　142
胆管　85
胆管寄生　83
淡水魚　151
淡水魚・汽水魚の生食　79
淡水産ヒラマキガイ　81
男性同性愛者　35
胆石　xvii
胆石様発作　85
胆嚢/胆管炎　41

胆嚢炎　85
胆嚢寄生　85
蛋白膜　130, 132
単包条虫　118, 119
単包条虫症　119
単包虫　118
単包虫症　118

ち

遅延型反応　19
遅延型皮膚反応　190
チカイエカ　192
畜産害虫　193
チクングニア熱　190
腟　126
腟炎　51
腟トリコモナス　xii, 51, 52, 231
腟トリコモナス症　51, 52, 267
チニダゾール　42
地表水域　190
チモール糸状虫　156
チャドクガ　xxii, 202
チャドクガ幼虫　xxii
チャバネゴキブリ　209, 210
中央小体　41
中央体　49
昼間周期性　159
中間宿主　14, 15, 95
中間宿主貝　91
虫体血症　69
虫嚢　88
虫卵　98, 108
虫卵結節　92
虫卵検査　237, 246
虫卵検査法　238
虫卵周囲沈降テスト　91, 94, 254
腸　125
腸アニサキス症　171, 173
腸アメーバ症　ix, 35, 37, 48
腸管外アニサキス症　173
腸管外アメーバ症　35, 37
腸管寄生アメーバ　36
腸管原虫症　266
腸管性有鉤条虫症　110
頂端複合構造　30, 69
腸トリコモナス　42, 51, 52, 53
腸閉塞　171

腸閉塞症　181
腸盲嚢　173
鳥類　12
腸レトルタモナス　42
直接感染　33
直接蛍光抗体法　x, 230
直接塗抹法　237, 238
直接発育　142
直腸　125

つ

ツェツェバエ　63, 188, 194
ツェツェバエ類　194
ツチハンミョウ　xxii, 203
ツツガムシ　xxi, 197, 199
つつが虫病　xxi, 197, 216
ツツガムシ類　199
ツボ型潰瘍　37

て

ディスパアメーバ　35, 39
鉄欠乏性貧血　138, 141
テトロドトキシン　207
転移　16, 19
デング出血熱　190
デング熱　190
天敵　219

と

頭冠棘　82
頭球　175
頭球鉤　175
トウゴウヤブカ　192
頭節　98
同定　9
動物疥癬　200
動物への感染予防　218
頭部膨大　136
同胞種　9
東洋眼虫　160
東洋毛様線虫　xvii, 146, 147, 244
東洋毛様線虫卵　xxiv
トキソカラ症　270
トキソカラ成虫　xviii
トキソプラズマ　xii, 68, 69

トキソプラズマ症　267
トキソプラズマ脳炎　68, 70
ドクガ　xxii, 202
ドクガ皮膚炎　xxii, 202, 271
ドクガ類　202
毒棘　202
毒グモ　202
毒グモ類　204
毒針毛　202
毒蛇　202
毒ヘビ類　205
トコジラミ　xx, 195
トコジラミ類　195
都市型黄熱　191
ドジョウ　82
土壌伝搬性感染　14
ドジョウの生食　81
土食症　132
届出感染症　35, 41, 43, 54
トビズムカデ　204
ドブネズミ　214
塗抹標本　232, 234, 247
ドメイン　9
トリクローム染色　229
トリコモナス類　52
トリサシダニ　200
トリパノソーマ　65
トリパノソーマ属　62
トリパノソーマ目　62
トリパノソーマ溶解因子　65
ドロレス顎口虫　175, 177, 178

な

内視鏡検査　171, 244
内質（内肉）　31
内出芽二分裂　13, 68
内臓顎口虫症　176
内臓トキソカラ症　163, 165
内臓幼虫移行症　127, 128
内臓リーシュマニア症　66
内部寄生虫　2
生水　115
ナメクジ　179, 209, 213
ナメクジ類　213
ナンキンムシ　195
南西諸島　142
軟体動物　206

軟体動物門　12

に

二核アメーバ　42, 51, 52, 53
二核アメーバ症　53
ニキビダニ　200
肉芽腫　xix, 168
肉芽腫性アメーバ性脳炎　71
肉胞子虫　47
肉胞嚢　47
二次囊胞　119
二重拡散法　255
二世吸虫亜綱　76
ニタゾキサニド　42
二分裂　13
日本海/広節裂頭条虫症　269
日本海裂頭条虫　xv, 100, 101, 103
日本海裂頭条虫卵　xxiv
日本顎口虫　xix, 175, 177, 178
日本寄生虫予防会　4
日本紅斑熱　197, 198
日本住血吸虫　xiv, 78, 91, 92, 93
日本住血吸虫症　xiv, 94, 269
日本住血吸虫卵　xxiv
日本脳炎　191
二名法　8, 9
乳び尿　xviii, 152, 155
ニューモシスチス・イロベチイ　30
ニワトリトリコモナス　53

ぬ

ヌカカ類　193
ヌッタルアメーバ　39

ね

ネオニコチノイド系殺虫剤　219, 220
ネグレリア属　72
ネコ回虫　xviii, 164, 166
ネコ肝吸虫　83
ネコノミ　xx, 196
ネコノミ吸血　xx
ネコノミ虫咬症　196
ネズミ寄生　112
ネズミ類　214
熱性筋痛症候群タイプ　48

ネッタイイエカ　192
熱帯医学　2
ネッタイシマカ　192
熱帯性肺好酸球増加症　155
熱帯熱マラリア　54, 56, 58, 267
熱帯熱マラリア原虫　xi, 54
熱帯病研究・訓練特別計画　6
熱帯病治療薬研究班　20
熱発作　154
粘液胞子虫　30
粘着板トラップ　262
粘膜固有層　47
粘膜皮膚リーシュマニア症　66, 67

の

膿胸トリコモナス　53
嚢子　14, 29, 32, 35
脳神経系　177
脳神経系トキソカラ症　163, 165
嚢虫　99
脳内石灰化　69
脳膿瘍　37
脳肺吸虫症　xiii, 88
嚢尾虫　xv, 99, 107
脳有鉤嚢虫症　111
膿瘍　37
ノミ類　196

は

肺イヌ糸状虫症　xix, 169
媒介蚊　15, 152, 168
媒介疾患　188
媒介体診断法　65
媒介動物　15, 186
媒介動物感染　14, 16
肺寄生吸虫類　76
肺吸虫症　xiii, 269
バイコンタ　9, 29
排泄孔　76, 126
排泄囊　76
胚層　13, 118
肺動脈　168
排尿痛　95
肺膿瘍　37
ハエウジ症　211
ハエ幼虫症　xxiii, 209, 211

ハエ類　209
薄層塗抹標本　228
播種性糞線虫症　xvii, 142, 144
ハタネズミ　214
パターン認識受容体　18
ハチ刺症　203
ハチ刺傷　271
爬虫類　12
ハチ類とアリ類　203
発育試験　46
ハツカネズミ　214
発癌因子　83
発疹熱　217
発生源　190
発熱　54
波動膜　32, 51
ハブ　xxiii, 205
ハブ咬症　xxiii
ハブ毒液　xxiii
バベシア　xi, 60
バベシア症　54, 199
ハマダラカ　54, 188, 191
ハーラー器官　197
バラムス　72
バラムチア　xii, 71, 72
バラムチア属　72
バルサム法　262
ハルトマンアメーバ　40
パロモマイシン　39, 42
バングラデシアメーバ　39
バンクロフト糸状虫　xviii, 152, 153, 154, 155, 156
バンクロフト糸状虫症　192
繁殖胞　118

ひ

ビアーニア亜属　66
ヒアリ　203
尾核　xviii
皮下結節　157
皮下有鉤嚢虫症　110
皮棘　76, 175
菱の実　81
微小毛　98
被鞘幼虫　138
皮疹　xx
微生物殺虫剤　219

ヒゼンダニ xxi, 197, 200
ヒゼンダニ類 200
肥大吸虫 xiii, 78, 81, 82
肥大吸虫卵 xxiv
ヒトエンテロモナス 42
ヒト寄生ミクロフィラリア 154
ヒトクイバエ 211
ヒトジラミ 195
ヒトスジシマカ xx, 188, 192
ヒト肉胞子虫 47
ヒト肉胞子虫類 48
ヒトノミ xx
ヒトヒフバエ 211
ヒト二日熱マラリア 59
ヒトへの感染予防 218
ヒドロゲノソーム 30, 31, 51
皮内反応 67, 255
泌尿生殖器寄生原虫 32
非熱帯熱マラリア 56, 266
被嚢 37, 148
被嚢幼虫 xviii, 148, 150
非病原性アメーバ 36
非病原性腸管寄生アメーバ類 39
皮膚炎 xxii
皮膚顎口虫症 176
皮膚寄生虫妄想 201
皮膚瘙痒症 157, 158
皮膚爬行症 xix, 124, 127, 175, 176, 178, 181, 182
皮膚幼虫移行症 127, 128
皮膚リーシュマニア症 xii, 66
微分干渉像 xii
微胞子虫 30, 49
微胞子虫症 50
微胞子虫門 50
飛沫感染 218
ヒメダニ類 197
ヒメモノアラガイ 85
病原性自由生活性アメーバ 71
病原性自由生活性アメーバ類 72
病原体の感染源になる動物 186
病原体保有動物 186
病原体を伝播する伝播者 186
ヒョウヒダニ 197, 200
標本 9
標本作製法 262
ヒョウモンドコ xxiii, 206
日和見感染 8, 49

日和見感染症 28, 34, 43, 68, 266
ヒラマキガイ 95
ピランテルパモ酸塩 130, 132, 136, 137, 141, 147, 269
ピリミジン生合成経路 29
ピリメタミン 70
ビルトリシド 99
ビルハルツ住血吸虫 91, 93, 95
ピレスロイド系殺虫剤 219, 221
ヒロクチ肺吸虫 90
ヒロズキンバエ 211
貧血 54

ふ

ファスミッド 126
フィラリア型 138, 140, 146
フィラリア型幼虫（F型幼虫） 138
フィラリア症 192
フィラリア（F） 142
フィリピン毛細線虫 151
フォーラーネグレリア xii, 71, 72
不快動物 186, 187
フグ 202
腹吸盤 76
フグ中毒 207
腹壁静脈怒張 xiv
フグ類 207
ブタ回虫 167
ブタ回虫症 270
フタトゲチマダニ 197
双葉状 171
二日熱マラリア原虫 54
物理的防除 219
不等毛類 30
フトゲツツガムシ 199
フナ 79
ブユ 157
ブユ吸血 xx
ブユ類 193
プラジカンテル 80, 81, 84, 86, 95, 99, 113, 117, 269
ブラジル鉤虫 182
ブラストシスチス x, 49, 231
プリックテスト 255
ブルーストリパノソーマ 62
プレドニゾロン 70, 111
フレボトームス熱 194

プレロセルコイド xv, 99, 100, 101, 102, 103, 115, 116
プレロセルコイド虫体 xv
プロセルコイド 99, 100
吻 183
分芽増殖 115
糞口感染 32, 37
分子系統解析 9, 261
糞線虫 xvii, 142, 143, 244
糞線虫症 270
糞便検査 102

へ

ペア血清 251
ベクター媒介感染 33
ペスト 214, 218
ヘナタリ 80
ヘビ 115
ペルコロゾア類 30
ベールマン装置 248
変異遺伝子群 32
変異株特異的表面糖蛋白 63
扁形動物門 11, 76, 98
片節 98
変態 14
鞭虫 xvii, 134, 135
鞭虫症 270
鞭虫性赤痢 134, 135
鞭虫卵 xxiv, 135
鞭毛 32, 51

ほ

防御免疫 17
膀胱癌 95
膀胱壁静脈 95
抱雌管 91
包虫 99
包虫砂 119
包虫症 269
飽和食塩水浮遊法 138, 237, 238, 239, 240
墨汁注入法 238, 245
牧草 85
ホシチョウバエ 210
補体依存性細胞傷害作用 18
保虫宿主 15

北海道全域に拡大　120
発疹チフス　196
哺乳類　12
ボラ　80
ホラアナミジンニナ　90
ホルマリン・エーテル法　237
ホルマリン・酢酸エチル法　86, 89, 135, 147, 229, 237, 238, 239, 247
ポレックアメーバ　40

ま

マイトソーム　30, 31
マウレル斑点　56
膜濾過法　156, 246, 247
マゴットセラピー　213
マダニ　xxi, 54, 197
マダニ類　197
マダラウミヘビ　xxiii
マダラメマトイ　211
麻痺性貝毒　206
マムシ　xxiii, 205
マメタニシ　83, 84
マメハンミョウ　203
マラリア　54, 191, 232, 233, 266
マラリア原虫　54
マレー糸状虫　xviii, 152, 153, 154, 155, 156
マレー糸状虫症　192
マンソン孤虫症　xv, 269
マンソン住血吸虫　xiv, 91, 93, 95
マンソン住血吸虫症　xiv
マンソン住血吸虫卵　xxiv
マンソン裂頭条虫　xv, 115, 116, 117
マンソン裂頭条虫卵　xxiv
マンドリル　72

み

ミクロフィラリア　xviii, 126, 152, 153, 159, 192
未熟分裂体　57
未熟片節　98
未成熟オーシスト　x, 45
未成熟分裂体　x
三日熱マラリア　56, 58
三日熱マラリア原虫　x, xi, 54, 55

ミツバチ類　203
ミトコンドリア　31
ミトコンドリア遺伝子　256
ミトコンドリア関連オルガネラ　31
ミナミツメダニ　201
ミヤイリガイ　91
宮崎肺吸虫　xiii, 87, 89
ミラシジウム　xiv, 77, 79
ミレニアム開発目標（MDGs）　6

む

ムカデ　202
ムカデ類　12, 204
無吸血産卵　189
ムクドリ住血吸虫　96
無鉤条虫　xv, 107, 108
無鉤条虫症　269
無鉤条虫卵　xxiv
無鞘　154
無症候性シストキャリア　35
娘嚢胞　119
無性生殖　43
無鞭毛型　xi, xii, 62, 66

め

迷入　16, 127, 130, 132
メコン住血吸虫　91, 96
メジナ虫　xviii
メタサイクリック錐鞭毛型　65
メタセルカリア　xiii, 77, 79, 83
メトロニダゾール　39, 41, 42
メニール鞭毛虫　42
メフロキン塩酸錠　59
メベンダゾール　134, 135, 150, 269
メロゾイト　43
メロント　43
免疫応答　250
免疫回避　19
免疫クロマトグラフィー　234
免疫診断　17, 20
免疫染色　254

も

盲腸寄生　134
毛包虫　200

網脈絡膜炎　xii, 69
毛様線虫類　147
目　8
モクズガニ　87
モシュコフスキアメーバ　35, 39
モツゴ　83
モニタリング　219
モノアラガイ　82
モロコ　83
門　8
問診　20

や

夜間周期性　152, 153, 168
薬剤抵抗性　22
ヤケヤスデ　213
ヤスデ類　213
ヤドクガエル　xxii
野兎病　199
ヤマカガシ　205
ヤマトゴキブリ　209, 210
ヤマトマダニ　xxi, 197
ヤマトヤブカ　192
ヤマビル　208
ヤマビル刺症　xxii

ゆ

誘引剤　221
有害異形吸虫　xiii, 79, 80
融合体　45
有機塩素系殺虫剤　220
有棘顎口虫　xix, 175, 177
有機リン系殺虫剤　221
有鉤条虫　xv, 107, 108, 109
有鉤条虫症　110, 269
有鉤嚢虫　109, 110
有鉤嚢虫症　xv, 107, 110, 111, 269
有鞘　154, 159
有性生殖　43
雄性生殖器　76
雄性生殖体　43
雄性生殖母体　43
有線条虫　xvi, 114
遊走性紅斑　xxi, 198
有毒渦鞭毛藻　30
有毒性甲虫類　202

有毒動物　186
有毒動物類　202
遊離鞭毛　41, 51
輸血感染　16
ユスリカ　209
ユスリカ類　211
ユニコンタ　9, 29
輸入感染症　266

よ

幼犬　163
葉酸製剤　70
幼生生殖　13
幼虫　xx
幼虫移行症　14, 19, 115, 124, 127, 128, 163, 165, 168, 171
幼虫寄生　98, 118
幼虫検査　246
幼虫被殻　108
幼虫包蔵卵　124, 126, 130, 131, 134, 136
横川吸虫　xiii, 78, 79
横川吸虫症　269
横川吸虫卵　xxiv
四日熱マラリア　56, 58
四日熱マラリア原虫　xi, 54
ヨードアメーバ　40
ヨード染色　228, 229
米子裂頭条虫　103, 104
予防内服　22

ら

ライム病　xxi, 198
ラッサ熱　216
ラブジチス　142
ラブジチス型　138, 140
ラブジチス型幼虫（R型幼虫）　138
卵殻の接合部が突出　83
卵殻表面に亀甲様の紋理　83
卵形マラリア　56, 58
卵形マラリア原虫　xi
ランゲルトリパノソーマ　65
卵巣　126
卵胎生　126, 148
卵嚢　114
卵嚢子　32
ランブル鞭毛虫　ix, 41, 42
ランブル鞭毛虫症　267

り

リケッチア　154, 157
リケッチア性疾患　216
リザリア　9
リーシュマニア　xii, 66
リーシュマニア亜属　66
リーシュマニア症　235, 267
リーシュマニア属　62, 66
両生類　12
両性生殖　13
両性生殖型（2倍体）　87
輪状筋　76
輪状体　56, 57
臨床微生物学　2
リンデマン肉胞子虫　47
リンネ　8
リンパ系フィラリア　xviii, 152
リンパ系フィラリア症　152, 154, 270
リンパ系フィラリア症制圧世界プロ
　グラム　6
リンパ浮腫　152, 154, 155

る

類　9
類染色質体　36

れ

レジア　77
裂頭条虫性貧血　103
レネット細胞　171, 173
レプトスピラ症　214, 218
レフレル症候群　130, 132, 141, 144
レンコン　81

ろ

ロア糸状虫　159
ロア糸状虫症　194
老熟片節　98
六鉤幼虫　99, 107
ロシア春夏脳炎　198
濾紙培養法　237, 238, 241, 243
ローデシア型　64
ローデシアトリパノソーマ　62
ロマーニャ徴候　xi, 65
ロールバック・マラリア・キャンペーン　6

わ

若菜病　138, 141
若虫　14, 197
ワモンゴキブリ　209, 210

検印省略

寄生虫学テキスト

定価（本体 5,200円 + 税）

2000年 8 月10日　第1版　第1刷発行
2002年12月16日　第2版　第1刷発行
2008年 3 月17日　第3版　第1刷発行
2019年12月21日　第4版　第1刷発行
2022年 9 月 5 日　同　　　第2刷発行

著　者　上村　　清・木村　英作・金子　　明
　　　　丸山　治彦・所　　正治・大槻　　均
発行者　浅井　麻紀
発行所　株式会社 文光堂
　　　　〒113-0033　東京都文京区本郷7-2-7
　　　　TEL（03）3813-5478（営業）
　　　　　　（03）3813-5411（編集）

Ⓒ上村 清, 木村英作, 金子 明, 丸山治彦, 所 正治, 大槻 均, 2019　印刷・製本：真興社

ISBN978-4-8306-0519-2　　　　　　　　　　　　　　　Printed in Japan

・本書の複製権, 翻訳権・翻案権, 上映権, 譲渡権, 公衆送信権（送信可能化権を含む）, 二次的著作物の利用に関する原著作者の権利は, 株式会社文光堂が保有します.
・本書を無断で複製する行為（コピー, スキャン, デジタルデータ化など）は, 私的使用のための複製など著作権法上の限られた例外を除き禁じられています. 大学, 病院, 企業などにおいて, 業務上使用する目的で上記の行為を行うことは, 使用範囲が内部に限られるものであっても私的使用には該当せず, 違法です. また私的使用に該当する場合であっても, 代行業者等の第三者に依頼して上記の行為を行うことは違法となります.
・JCOPY〈出版者著作権管理機構 委託出版物〉
本書を複製される場合は, そのつど事前に出版者著作権管理機構（電話 03-5244-5088, FAX 03-5244-5089, e-mail：info@jcopy.or.jp）の許諾を得てください.